粤北
中草药

朱卫星　梅全喜　廖远忠　主编

Chinese Herbal Medicine
From Northern Guangdong

化学工业出版社
·北京·

内容简介

本书主要以《粤北草药》（1969年版）等本草资料为参考，共收载粤北地区生长的中草药204种，分别按来源、形态特征、生长环境、采集加工、性味功能、主治用法、化学成分、现代研究、临床应用、使用注意、参考文献等11个栏目编写，每味药均附有以实地拍摄的原植物高清彩色图片，基本能够满足粤北地区中草药研究、资源开发以及采制、炮制、鉴别和应用等方面工作的需要。

本书既可作为中医药院校中药、药剂、中医等专业学生以及中医药工作者野外采药、识药用书，也可作为研究和应用岭南草药的重要参考书，同时适合从事中药产品开发的科研人员及中医药爱好者阅读参考。

图书在版编目（CIP）数据

粤北中草药/朱卫星，梅全喜，廖远忠主编. —北京：化学工业出版社，2023.11
ISBN 978-7-122-44223-9

Ⅰ.①粤…　Ⅱ.①朱…②梅…③廖…　Ⅲ.①中草药-介绍-广东　Ⅳ.①R282

中国国家版本馆CIP数据核字（2023）第179448号

责任编辑：孙高洁　赵爱萍　　　　装帧设计：史利平
责任校对：宋　玮

出版发行：化学工业出版社
　　　　　（北京市东城区青年湖南街13号　邮政编码100011）
印　　装：河北鑫兆源印刷有限公司
710mm×1000mm　1/16　印张27　字数546千字
2024年2月北京第1版第1次印刷

购书咨询：010-64518888　　　售后服务：010-64518899
网　　址：http://www.cip.com.cn
凡购买本书，如有缺损质量问题，本社销售中心负责调换。

定　　价：128.00元　　　　　　　　版权所有　违者必究

本书
编写人员
名单

主　编　朱卫星　梅全喜　廖远忠

副主编　胡　莹　刘基柱　李　炜　罗小军　张锦炳　曾自珍
　　　　　李晓燕　龙志坚　唐木聪

参编人员（按姓名笔画排序）
　　　　　邓永洁　邓桂珠　甘国兴　龙志坚　卢　泳　冯会婷
　　　　　朱卫星　刘志杰　刘基柱　李红念　李　炜　李晓燕
　　　　　李润虹　李皓翔　杨小催　肖志勇　吴茂勇　辛晓芳
　　　　　宋　叶　张锦炳　陈　畅　林　慧　罗小军　罗　清
　　　　　罗景斌　周国彦　郑依玲　胡玉良　胡艳华　胡　莹
　　　　　饶剑花　唐木聪　唐志芳　唐艳忠　唐　烨　曹海丽
　　　　　梅全喜　覃喜香　曾自珍　廖远忠

前言

　　粤北主要包括广东省清远市（辖清城区、清新区、连州市、连南瑶族自治县、连山壮族瑶族自治县、英德市、阳山县、佛冈县）和韶关市（辖浈江区、武江区、曲江区、仁化县、始兴县、翁源县、新丰县、乳源瑶族自治县、乐昌市、南雄市），介于东经111°55′～114°45′，北纬23°50′～25°31′，属于中亚热带湿润季风气候，年平均气温18.8～21.6℃，年变幅较大，极端最低温度在0℃以下；热量丰富，年均日照时数1750h左右，年太阳总辐射量4145～4689MJ/m²；雨量充沛，年均降雨量为1500mm，全年无霜冻期约达310天。该地区东西横亘南岭山脉，南北纵贯北江水系，地貌类型复杂多样，以山地、丘陵分布较多，还有平原、河流、湖泊等。山地主要为东北—西南走向的南岭山地山脉，高700～1100m；其次为西北—东南走向的山地，如连州至韶关的大东山脉，高800～1200m；而全省最高的石坑崆（1902m）位于阳山、乳源与湖南省的交界处。山脉多为向南拱出的弧形山脉，山脉之间有谷地和盆地分布，山地四周有丘陵分布。土壤主要为红壤和山地黄壤，基岩岩石以花岗岩最为普遍，砂岩和变质岩也较多，还有较大片的石灰岩分布。这些优越的自然条件，非常有利于药用植物的生长，形成了粤北山区药用植物资源种类繁多的局面，因此有"天然药库"之称。

　　独特的土壤、气候条件，形成了粤北山区药用植物资源的特色。粤北山区药用植物种类繁多，据调查，粤北山区常见药用植物707种，分属于167科，472属，不少种类是珍稀药用植物，如银杏、天葵、华重楼、灵香草、三尖杉、绞股蓝、五指毛桃、杜仲、灵芝等。近年来，还引种和栽培了不少南北药材，如阳春砂仁、巴戟天、黄连、白术、生地黄、泽泻、菊花、茯苓等药用植物。粤北山区药用植物资源的整体蕴藏量大，且有较高的经济价值。粤北山区栽培中药已有悠久的历史，许多野生药用植物资源被驯化为栽培品种，这使得粤北山区成为广东省药用植物资源比较丰富的地区，其中列入收购商品的药用植物近430种：根茎类122种，果实种子类91种，全草类107种，花叶类50种，树皮类18种，藤本树脂类31种，菌藻类8种，药材年收购量占全省20%以上。

1969年由粤北地区中医药相关人员编写发行了《粤北草药》，该书编入了防治常见病、多发病的常用草药335种，大部分是本地区地产中草药。迄今为止它仍然是粤北地区广大中医药人员应用中草药开展防治疾病工作中重要参考书之一，在该地区中草药学研究、资源开发以及采制、炮制、鉴别、应用等方面发挥了重要作用。但时至今日，该书的内容已经显得较为陈旧了，五十多年来粤北地区地产中草药的研究越来越受到重视且已取得越来越多的成果，新的药物研究成果及国家、省级中药标准也不断推陈出新。为了进一步发掘、推广应用地方中草药资源，近年来，清远市中医院主持广东省中医药局立项课题编写了本书，以全面反映目前粤北地区中草药资源。该项工作主要由清远市中医院朱卫星主任中药师带领的团队与深圳市宝安纯中医治疗医院梅全喜教授带领的团队合作承担，还特别邀请了中山市中医院、清远市人民医院、连州市中医院、阳山县中医院、韶关市中医院、广东药科大学、中国中药控股有限公司和广东豪爽天然保健食品有限公司等长期从事教学、科研和临床应用研究的专家参与编写。

本书共收载粤北地区的204种中草药，按来源、形态特征、生长环境、采集加工、性味功能、主治用法、化学成分、现代研究、临床应用、使用注意、参考文献等11个栏目内容来描述，其中来源、现代研究、临床应用、使用注意、参考文献等是新增栏目，其他栏目以《粤北草药》为参考资料重新整合，草药手绘图改用高清彩色原植物图片，以求更直观地为读者提供参考。新增栏目如下。

① 来源：主要介绍该草药的科属、拉丁名及入药部位。②化学成分：介绍该药的主要化学成分。③现代研究：重点阐明该药的药理作用研究概况。④临床应用：收载病例为该药的主要治疗病症，按现代病名逐条列出，描述药物组成、治疗结果，包括病例数、治愈率、有效率等。⑤原植物图：配以高清彩色草药原植物图片。

本书编写中参考的医药期刊皆列入每味药物后面的参考文献项下，重点参考的医药专著集中列入书后的主要参考文献中。借此机会对本书所参考的专著、期刊文章的作者表示衷心感谢！本书还得到了中山大学生命科学学院廖文波教授、广州中医药大学中药学院彭光天教授等老师和学生的帮助，在此一并表示感谢！

由于编者水平有限，加之时间仓促，经验不足，书中可能存在疏漏和不足之处，恳请读者批评指正。

编者

2023年9月

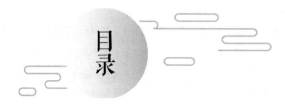

目录

上篇·粤北中草药各论

下篇·粤北药用原植物彩图

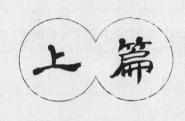

上 篇

粤北中草药
各论

1 一枝黄花

【来源】菊科植物一枝黄花*Solidago decurrens* Lour. 的干燥全草。

【形态特征】多年生草本，高可达20～100cm。茎直立，紫红色，少分枝。叶互生，下部的叶卵形或矩圆形，长4～10cm，先端尖，边缘有细疏齿，基部楔形或下延成长柄；上部的叶较小而狭，近全缘。花小，黄色，排成头状花序，1至数个着生于叶腋内或单个生于枝顶。

【生长环境】在旷野、山岗、路旁常见。

【采集加工】全草。夏秋采集，鲜用或晒干备用。

【性味功能】辛，微温。祛风解毒，散瘀消肿。

【主治用法】风热感冒，头痛，咽喉肿痛，肺热咳嗽，黄疸，泄泻，热淋，痈肿疮疖，毒蛇咬伤。内服：煎汤，9～15g，鲜品20～30g。外用：适量，鲜品捣敷；或煎汁搽。

皮肤瘙痒，干用或鲜用适量煎水外洗。

【化学成分】皂苷、挥发油和黄酮等。

【现代研究】

1. 消炎：一枝黄花煎剂对吲哚美辛（消炎痛）所致大鼠胃溃疡有明显的抑制作用。

2. 抗肿瘤：加拿大一枝黄花花序的石油醚、乙酸乙酯浸膏对人癌细胞系、白血病K562、肝癌SMMC7721、乳腺癌Bcap37、肺腺癌SPC-A1均具有较强的体外抑制生长的能力。

3. 利尿：一枝黄花提取物经小鼠皮下注射有利尿作用，但剂量太大时可使尿量减少。

4. 抗菌：一枝黄花煎剂在试管内对肺炎球菌、伤寒杆菌、金黄色葡萄球菌、铜绿假单胞菌及舒氏、宋氏痢疾杆菌等均有不同程度的抑菌作用。对红色癣菌及禽类癣菌有极强的杀菌能力。一枝黄花水煎醇提液有抗白念珠菌作用，其疗效与制霉菌素相当。

5. 平喘祛痰：本品煎剂可使吸入氨水蒸气所致家兔气管炎解除收缩状态，消除哮鸣音，减轻干性啰音，可解除喘息症状及有一定祛痰作用。

【临床应用】

1. 真菌性阴道炎：将一枝黄花溶液用于治疗真菌性阴道炎患者，每天揩洗阴道一次，10天为一疗程，共治疗50例，有效44例，无效6例，有效率88.0%。

2. 急性扁桃体炎：用一枝黄花鲜品适量，捣烂绞汁，加食盐、醋少许拌匀，徐徐含咽，共治小儿急性扁桃体炎300例，服药1～3剂治愈者204例，4～6剂93例，无效3例，总有效率99%。

3. 急性脑卒中：用一枝黄花中药煎液（中药一枝黄花40g＋水100mL入中药机

煎煮取汁装瓶）棉球口腔擦洗，应用于30例急性脑卒中患者口腔护理，临床疗效显著，口臭患者5例（16.67%），口腔溃疡患者4例（13.33%），脑卒中相关性肺炎患者3例（10%），明显降低患者口腔溃疡和口臭及脑卒中相关性肺炎的发生。

【使用注意】孕妇慎服。

【参考文献】

[1] 王文杰，马腾，白虹，等. 一枝黄花属植物二萜类化学成分及其药理活性研究进展[J]. 齐鲁药事，2011, 30(6): 349.

[2] 石红，郑红杰. 加拿大一枝黄花花中挥发油类成分分析[J]. 甘肃医药，2016, 35(5): 385.

[3] 刘素鹏，裘名宜，李晓岚. 一枝黄花总皂苷和总黄酮对消炎痛所致大鼠胃溃疡的影响[J]. 时珍国医国药，2011, 22(3): 645.

[4] 裘名宜，李晓岚，刘素鹏，等. 一枝黄花对消炎痛所致大鼠胃溃疡的影响[J]. 时珍国医国药，2005, 16(12): 75.

[5] 刘晓月，朱宏科，吴世华，等. 加拿大一枝黄花二萜成分的抗肿瘤活性[J]. 浙江大学学报（理学版），2007, 34(6): 661.

[6] 上海市纺织工业局第一医院妇科门诊中药制剂室. 一枝黄花与制霉菌素治疗霉菌性阴道炎疗效比较[J]. 新医学，1974, 6(10): 21.

[7] 李宝梅. 急性脑卒中患者一枝黄花煎液口腔护理干预效果观察[J]. 中外女性健康研究，2018, 26(15): 21.

2 十大功劳

【来源】小檗科十大功劳属植物华南十大功劳 *Mahonia japonica* (Thunb.) DC. 的干燥全株。

【形态特征】常绿灌木，高约1m。茎粗壮直立。叶厚且硬，为羽状复叶，有小叶7～15片，宽卵形或卵状长圆形，无柄，对生，先端渐尖，边缘反卷，且常有2～5个或更多的大刺状齿；总叶柄的基部扁阔成鞘状而抱茎。在幼苗植株上往往会出现小叶全缘，无锯齿。夏季开花，花小，黄褐色，有芳香味，常排成多数总状花序簇生在枝顶。

【生长环境】喜生在阴湿山坡或山谷的乔、灌木林下。

【采集加工】全年可采。

【性味功能】苦，寒。强壮筋骨，退潮热，清肺止咳。

【主治用法】骨蒸劳热、腰酸膝软、头晕耳鸣、肺热咳嗽、肠炎腹泻等。内服：

煎汤，6～9g。叶可晒干研末作刀伤止血药。

【化学成分】生物碱、蒽醌类、酚酸类等。

【现代研究】

1. 抗菌：用纸片法测定华南十大功劳不同溶剂提取物对金黄色葡萄球菌、大肠杆菌、枯草杆菌、藤黄球菌、白念珠菌的作用，结果显示最低抑菌浓度依次为0.6g/mL、1.0g/mL、0.8g/mL、1.0g/mL、2.0g/mL；其最小杀菌浓度均为2.0g/mL，但对黑曲霉没有抑制作用；不同溶剂提取物中，无水甲醇溶液提取物具有最佳抑菌效果，提示提取物易溶解于极性萃取物。5种敏感菌对华南十大功劳提取物的敏感性由强到弱依次为：金黄色葡萄球菌＞枯草杆菌＞藤黄球菌＞大肠杆菌＞白念珠菌。

2. 抗肿瘤：用华南十大功劳中的不同浓度小檗碱处理K562细胞，MTT法测定。结果显示经小檗碱处理后K562细胞生长明显受抑，作用呈时间和剂量依赖性，IC_{50}为27.2 (24h)mg/L、4.69 (48h)mg/L、1.22 (72h)mg/L。

【参考文献】

[1] 吕光华，王立为，陈建民，等. 高效液相色谱法测定十大功劳属植物中的7种生物碱成分[J]. 药物分析杂志，1999, 19(4): 271.

[2] 姜远良，周顺海. 从十大功劳中提取盐酸小檗碱工艺研究[J]. 中国中药杂志，1993, 18(6): 347.

[3] 纪秀红，李奕，刘虎威，等. 十大功劳属部分植物茎中生物碱的高效毛细管电泳法测定[J]. 药学学报，2000, 35(3): 220.

[4] 王筠默. 中药十大功劳的研究[J]. 中医药研究，2002, 18(5): 45.

[5] 欧阳蒲月，黄智璇，莫端峰. 华南十大功劳提取物抑菌活性初步研究[J]. 亚热带植物科学，2012, 41(3): 1.

3 七姐妹

【来源】海桐花科植物光叶海桐*Pittosporum glabratum* Lindl.的根、叶。

【形态特征】常绿灌木，高2～3m。上部枝条有时轮生，全株无毛。单叶互生，有短柄，常数片聚生在枝顶，叶片长椭圆状披针形或倒披针形，长6～10cm，宽1～3.5cm，先端渐尖，基部楔形，边缘微波状或全缘；两面均光滑，中脉突出明显。夏季开花，花黄色，有柄，通常单朵着生于叶腋。蒴果卵形或椭圆形，长2～2.5cm，宽约0.3cm，初时青绿色，成熟后转黄色，开裂成3瓣，每瓣内含种子8～10粒，果皮薄，革质，种子大，近圆形，长5～6mm，朱红色。花期4月，果熟期9月。

【生长环境】多生于山坡、溪边处。

【采集加工】根、叶，全年可采。

【性味功能】苦、辛，凉。散瘀消肿，去腐生肌，清热解毒。

【主治用法】麻疹，喉痛，口腔溃疡，跌打骨折。用干根25～50g煎水内服。无名肿毒，疮疖跌打损伤，枪弹伤，用鲜叶捣烂外敷。

【化学成分】丁香脂素-4, 4'-双-O-β-D-葡萄糖苷、紫丁香苷、3, 4, 5-三甲氧基苯-1-O-β-D-呋喃芹糖-$(1\rightarrow6)$-β-D-吡喃葡萄糖苷、芥子醛葡萄糖苷等。

【现代研究】

1. 镇痛：光叶海桐茎叶醇提取物能显著提高热板法和电刺激法小鼠足跖的痛阈值；并能显著地延长醋酸引起的小鼠扭体反应的潜伏期，减少扭体反应的次数。表明光叶海桐茎叶醇提取物对实验性致痛模型有显著的拮抗作用。

2. 对心肌收缩力及血压的影响：光叶海桐茎叶总皂苷（SPGL）能明显增强离体豚鼠心脏及家兔在体心脏收缩力，增大大鼠动脉搏动振幅，表明光叶海桐茎叶总皂苷具有正性肌力作用。光叶海桐茎叶总皂苷的降压作用在一定范围内与剂量呈正相关，可同时降低收缩压、舒张压及动脉压，对舒张压及动脉压作用更为突出。

【临床应用】

1. 高血压：取光叶海桐根皮切细，加白酒以浸没药面为度，封闭浸泡7天后应用。每次5～15mL（根据患者酒量增减），每日服3次。治疗55例，其中血压高于200/120mmHg者13例，在200/110mmHg左右者34例。随诊观察5个月，于2周后血压下降者39例，其中降至正常水平者19例。临床症状特别是伴随的神经衰弱症状，均有不同程度好转。

2. 小儿轮状病毒：将120例小儿轮状病毒性肠炎患儿随机分为对照组和治疗组，对照组50例口服蒙脱石散联合双歧四联活菌片治疗，治疗组70例口服醒脾养儿颗粒（毛大丁草、山栀茶、一点红、蜘蛛香）联合双歧四联活菌片治疗，观察2组3天内治疗前后主要临床症状的恢复时间及实验室检查的变化情况。结果表明，治疗组临床症状及体征恢复时间较对照组明显缩短，差异有统计意义（$P<0.05$或$P<0.01$）。

【使用注意】孕妇忌服。

【参考文献】

[1] 遵义医学院附院. 新医药资料，1971(11): 7.

[2] 乔里，汪石丽，李勇军，等. 山栀茶化学成分的研究[J]. 贵阳医学院学报，2015, 40(5): 447.

[3] 杨华中，周玉英，肖永新，等. 光叶海桐茎叶镇痛作用实验研究[J]. 中国现代医学杂志，1996, 6(3): 14.

[4] 肖永新，杨华中，周玉英，等. 光叶海桐茎叶总皂苷(SPGL)对心肌收缩力及血压的

影响 [J]. 中药药理与临床，1992, 8(5): 29.

[5] 严晓华，万璐，王杰民. 醒脾养儿颗粒治疗小儿轮状病毒性肠炎70例 [J]. 陕西中医，2014, 35(3): 291.

4 人字草

【来源】豆科鸡眼草属植物鸡眼草 *Kummerowia striata* (Thunb.) Schindl. 的全草。

【形态特征】一年生草本，高10～30cm，多分枝。小枝上有向下倒挂的白色细毛。三出羽状复叶，互生；有短柄；小叶细长，长椭圆形或倒卵状长椭圆形，长2～8cm，宽3～7mm，先端圆形，其中脉延伸呈小刺尖，基部楔形；沿中脉及边缘有白色粗毛。托叶较大，长卵形，急尖，初时淡绿色，干时为淡褐色。花蝶形，1～2朵，腋生；小苞片4，卵状披针形；花萼深紫色，钟状，长2.5～3mm，5裂，裂片阔卵形；花冠浅玫瑰色，较萼长约1倍，旗瓣近圆形，顶端微凹，具爪，基部有小耳，翼瓣长圆形，基部有耳，龙骨瓣半卵形，有短爪和耳，旗瓣和翼瓣近等长，翼瓣和龙骨瓣的末端有深红色斑点；雄蕊2体。荚果圆形或倒卵形，顶部稍急尖，有小喙，萼宿存。种子1粒，黑色，具不规则的褐色斑点。花期7～9月。果期8～10月。

【生长环境】生于林下、田边、路旁。

【采集加工】7～8月采取，晒干或鲜用。

【性味功能】甘、辛，平。清热解毒，健脾利湿。

【主治用法】感冒发热，暑湿吐泻，疟疾，痢疾，传染性肝炎，热淋，白浊。内服：煎汤，9～30g，鲜品30～60g。捣汁服或研末服。外用：适量捣敷。

【化学成分】含黄酮类、葡萄糖苷等。

【现代研究】

1. 体外抑菌：鸡眼草水浸剂在体外对四种痢疾杆菌（弗氏、宋氏、志贺氏、舒氏）和大肠杆菌无抗菌作用，仅醇浸液对弗氏痢疾杆菌显示微弱作用。长萼鸡眼草水浸液在体外对弗氏、舒氏、志贺氏痢疾杆菌均有一定的抗菌作用（平板法）。

2. 抗炎：采用二甲苯致小鼠耳肿胀模型观察人字草各部位抗炎作用。结果人字草乙酸乙酯部位高低剂量均能明显减轻小鼠耳肿胀，显示良好的抗炎作用。

3. 增强免疫力：建立脂多糖（LPS）诱导巨噬细胞系RAW264.7细胞体外炎症模型，使用1μg/mL、5μg/mL和10μg/mL三种浓度的鸡眼草乙醇提取物对其进行干预，结果显示鸡眼草乙醇提取物干预后，细胞上清液中TNF-α、IL-1β、IL-6和NO含量与模型组相比均显著降低（$P < 0.01$），并存在剂量依赖关系；干预后细胞TNF-α、i-NOS和COX-2的mRNA表达水平显著降低（$P < 0.01$），也存在剂量依赖关系；鸡眼草乙醇提取物干预后COX-2蛋白水平明显降低，HO-1蛋白表达水平明

显升高，亦存在剂量依赖关系。

【临床应用】

1. 传染性肝炎：每日用新鲜人字草300g（小儿减半），洗净，加水煎煮20～30min，去渣分3次服，连服10天。观察23例，对黄疸消退及肝功能恢复有一定作用。治程中亦未发现不良反应。

2. 迁延性慢性腹泻：迁延性慢性腹泻患儿106例，随机分为对照组50例，治疗组56例。对照组应用液体疗法，营养，饮食疗法，微生态疗法，八面蒙脱石散口服及必要时抗感染治疗；治疗组在对照组基础上加用鸡眼草煎剂3～5mL/（kg·次）口服，3次/天。结果对照组总有效率为66%，治疗组总有效率为92%，2组比较有显著性差异（$P<0.01$）。两组均未见明显不良反应。

3. 轮状病毒导致的腹泻：将大便轮状病毒检测阳性腹泻患儿208例随机分为两组，观察组110例予鸡眼草煎剂3～5mL/kg口服，每日3次；对照组98例予利巴韦林10～15mg/（kg·d）静脉滴注。结果观察组总有效率87.27%，对照组为59.18%，两组总有效率比较差异显著，两组均未见明显不良反应。

【参考文献】

[1] 张宝徽，崔晓慧，叶代望，等.人字草抗炎活性部位的筛选[J].数理医药学杂志，2012, 25(6): 686.

[2] 孙洁，王燕，丁希伟.鸡眼草治疗婴幼儿迁延性慢性腹泻病疗效观察[J].现代中西医结合杂志，2010, 19(5): 553.

[3] 张宝徽，陶君彦，胡则林，等.鸡眼草乙醇提取物抗炎作用研究[J].时珍国医国药，2011, 22(10): 2550.

[4] 孙洁，王晓菊，王燕，等.鸡眼草治疗婴幼儿轮状病毒肠炎临床体会[J].中国中医急症，2009, 18(9): 1520.

5　八角枫

【来源】八角枫科植物八角枫*Alangium chinense* (Lour.) Harms和瓜木*Alangium platanifolium* (Sieb. et Zucc.) Harms的根、叶。

【形态特征】落叶灌木或小乔木，高约3m，但有时可超12m。树皮平滑，灰褐色，小枝灰黄色，有淡黄色粗毛。叶互生，叶形变异很大，通常有卵形、椭圆形或圆形，长13～19cm，宽9～15cm；边全缘或有2～7浅裂，基部极偏斜。夏季开花，花白色，排成聚伞花序生于叶腋。果肉质，卵形，黑色，内有种子1粒。

【生长环境】生于旷野、村旁丛林地带。

【采集加工】根、叶。根全年可采，叶在春、夏、秋可采。

【性味功能】辛、微苦，温；有毒。行血祛瘀，舒筋活络。

【主治用法】内服：煎汤，须根1～3g，根3～6g，用量由小逐渐加大，切勿过量；或浸酒。外用：适量，捣敷或煎汤洗、研末撒。

【化学成分】喜树次碱、消旋毒黎碱、β-香树脂醇乙酸酯、三十烷醇、β-谷甾醇等。

【现代研究】

1. 肌松：不同剂量的八角枫碱均对家兔横纹肌有明显的肌肉松弛作用。八角枫碱对猫胫神经-胫前肌接点有较完全的传导阻滞，表明八角枫碱对自主神经节和运动神经横纹肌同时具有传导阻断作用，但对前者的作用较对后者为轻。

2. 抗炎：八角枫水提液能够减轻Ⅱ型胶原诱发关节炎（CIA）模型大鼠的炎症反应、关节软骨退变及骨破坏，其机制可能与下调大鼠血清白细胞介素-1β(IL-1β)、肿瘤坏死因子-α(TNF-α)水平，调节滑膜骨保护素（OPG）/核因子κB受体活化因子配体（RANKL）/核因子κB受体活化因子（RANK）系统平衡有关。用八角枫细根提取的八角枫醇提物（EA）、八角枫总碱（TA）都可以有效地改善佐剂性关节炎大鼠关节的红肿和肿胀，而且可以有效降低炎症指数。复方七叶莲液（以八角枫须根为主药）可抑制二甲苯所致小鼠耳郭肿胀，并能降低组胺所致小鼠皮肤毛细血管通透性的增加，表明该制剂能对抗化学物质诱发的鼠局部炎症。

3. 镇痛：八角枫须根煎剂腹腔注射可使热板法致痛小鼠的痛觉反应消失。其药用部位以须根作用最强，较细根强3倍，较粗根强5倍左右。

4. 抑菌：八角枫的花和叶具有体外抑菌作用，特别是对大肠埃希菌、金黄色葡萄球菌、沙门氏菌和铜绿假单胞菌效果明显。

5. 对中枢神经系统的作用：通过八角枫支根醇提液对小鼠器官的影响发现，该提液能加强催眠作用，而其本身无催眠作用。另外毒黎碱成分对中枢神经系统的作用是先兴奋后持久抑制。

6. 对心血管系统的作用：八角枫总碱可引起小鼠血压下降，而麻醉犬静注八角枫总碱可使血压上升。八角枫须根煎剂低浓度时，对离体心肌无明显作用；高浓度时可产生房室传导阻滞和收缩力减弱。另有研究发现，用八角枫总碱灌注离体心脏，可引起心肌收缩力增强，振幅加大，增大剂量，则收缩减弱。大剂量时可使房室传导阻滞，但能自动恢复。

7. 对呼吸系统的作用：八角枫须根煎剂或八角枫总碱对兔静注以及麻痹犬静注均可引起呼吸兴奋，而后则产生呼吸抑制，加大剂量，则呼吸停止。呼吸兴奋可能是对颈动脉体和延髓浅表部位作用的缘故，而呼吸抑制主要是呼吸肌麻痹的后果。

8. 对平滑肌的作用：八角枫须根煎剂可引起兔的肠管痉挛性收缩；增强兔的离体子宫收缩，但大剂量时则收缩明显减弱。

【临床应用】

1. 辅助麻醉及肌肉松弛剂：八角枫应用于腹部外科、骨科、小儿外科、妇产科、泌尿外科等手术共900例，肌肉松弛的成功率为97.9%，其中患者年龄最大的63岁，最小的仅15天。八角枫作为麻醉剂进行妇科手术（包括绝育、子宫全切除、宫外孕手术、卵巢囊肿切除等）计111例，总有效率为96.4%。其中良效（手术前、手术中不用药，切口线上用小量普鲁卡因，患者不喊痛，肌肉松弛相当于全身麻醉的二期、三期）30例，有效（术前用基础麻醉如哌替啶加异丙嗪，切口线上用0.5%～1%普鲁卡因在10～30mL以内者）77例，无效4例。

2. 慢性风湿性关节炎：用云南民间彝族草药八角枫、紫金藤等制成的消痹灵合剂治疗风湿性关节炎患者120例，痊愈75例，占62.5%；好转35例，占29.2%；无效10例，占8.3%，总有效率91.7%。

3. 类风湿关节炎：采用八角枫根煎液熏洗配合腰腿痹通胶囊口服治疗类风湿关节炎患者40例，能明显改善患者的临床症状及体征。

4. 肩关节周围炎：采用手法推拿加服八角枫治疗肩关节周围炎患者56例，疗效满意，治愈36例，占64.29%；好转18例，占32.14%；未愈2例，占3.57%，总有效率为96.43%。

5. 不孕症：取八角枫细须干粉5～6g和猪肉50g或鸡蛋1个，放油盐炖煮，于月经干净后第2晚睡前趁热服下，服后次日晚上同房，治疗3例不孕患者，效果良好，均痊愈并且其中2名患者当月受孕。

6. 心力衰竭：用八角枫干根（包括须根、细根和粗根）500g切碎，加水2000mL，文火煎至100mL，过滤去渣，再加入蜂蜜25g同煎至沸，冷贮备用。每次10～20mL，口服，每日3次，民间用于治疗心力衰竭。

7. 精神分裂症：将八角枫的根须部处理后制成片剂，按照2～3g/次，2次/日的剂量服用，1个月为1个疗程，配合小剂量的安定剂同服，治疗精神分裂症患者50例。临床疗效显示，八角枫对各型精神分裂症都有一定的近期疗效，痊愈13例，显效7例，进步9例，总有效率达58%。

8. 顽固性肺咯血：用复方八角枫煎剂（鲜品八角枫30g、陆英20g、红牛膝10g、白茅根30g）水煎服，1剂/日，晚饭后服用。治疗顽固性肺咯血患者20例，治愈18例，无效2例，治愈率90%，随访未见复发。

9. 泛发性神经性皮炎：用八角枫鲜根500g煎水，外洗皮肤3～4次/天，并辅以内服中药（土茯苓20g，胡黄连12g，白鲜皮、连翘、蒲公英各15g，桑白皮、地骨皮、竹叶、蝉蜕各10g），治疗泛发性神经性皮炎患者。治疗3天后，症状减轻，20天左右痒感已不明显，30天后痊愈。

【使用注意】八角枫根孕妇禁用；老幼体弱者慎用；有毒，内服剂量要严格控制，宜从小剂量开始。

【参考文献】

[1] 浙江中医药大学. 八角枫碱肌肉松弛作用的研究 [J]. 新医药学杂志，1974(10): 45.

[2] 江勇，梁子聪，陈其宽，等. 苗药八角枫水提液对CIA模型大鼠血清IL-1β、TNF-α水平及滑膜OPG/RANKL/RANK系统的影响[J]. 中国药房，2018, 29(24): 3401.

[3] 张威，徐红梅，任娜，等. 八角枫对佐剂性关节炎大鼠的治疗作用及毒性[J]. 合肥工业大学学报(自然科学版)，2012, 35(6): 832.

[4] 万照宇，郭小平，韩烨，等. 复方七叶莲液对小鼠局部炎症的作用[J]. 贵州医药，2004, 28(4): 368.

[5] 舒刚，唐婵，林居纯，等. 八角枫花、叶体外抑菌活性的初步研究[J]. 江苏农业科学，2012, 40(6): 286.

[6] 苏州医学院生理教研组. 盐酸八角枫碱对家兔大脑皮层电活动的影响[J]. 中麻通讯，1977(2): 20.

[7] 余应年. 八角枫碱对外周及中枢性化学感受装置的影响[J]. 浙江医科大学学报，1981, 10(6): 267.

[8] 章元沛. 关于八角枫碱心血管系统作用的若干实验观察[J]. 浙江医科大学学报，1981, 10(6): 262.

[9] 八角枫临床研究协作组. 肌松剂盐酸八角枫碱的临床观察[J]. 中华医学杂志，1978(6): 345.

[10] 薛开先. 新斯的明对抗八角枫碱引起的呼吸麻痹的实验研究[J]. 药学学报，1979, 14(12): 738.

[11] 张长银，张礼俊，胡永良，等. 小鼠急性八角枫中毒的病理学观察[J]. 法医学杂志，2009, 25(5): 329.

[12] 吴坚，仝淑花，钱舒怡，等. 基于GC-MS技术研究八角枫对大鼠血浆与尿液代谢的影响[J]. 新中医，2020, 52(16): 12.

[13] 曹泽民. 彝族草药消痹灵合剂治疗痹证120例疗效观察[J]. 中国民族医药杂志，1998, 10(4): 13.

[14] 蒲明，苏仁强，王丽，等. 八角枫根煎液熏洗配合腰腿痹通胶囊口服治疗类风湿关节炎临床观察[J]. 湖北中医杂志，2016, 38(5): 11.

[15] 吕维斌，杨丽华. 手法加八角枫散治疗肩关节周围炎56例报告[J]. 中国民族民间医药杂志，2001(6): 340-341.

[16] 舒振兴，李雯. 八角枫治疗不孕症[J]. 云南中医学院学报，1982(4): 42.

[17] 解放军第372陆军医院精神科. 八角枫治疗精神分裂症50例临床小结[J]. 新医学，1977, 3(4): 275.

[18] 陶伟垣，陶立清. 复方八角枫煎剂治疗顽固性肺咯血20例分析[J]. 中国乡村医生杂志，1999(S1): 28.

[19] 彭享娣. 以八角枫浸洗为主治疗泛发性神经性皮炎一例报道[J]. 湖北中医杂志，1979(2): 53.

6 八角莲

【来源】小檗科植物八角莲 *Dysosma versipellis* (Hance) M. Cheng ex Ying的根及根茎。

【形态特征】多年生草本，高20～30cm。地下茎块状，粗壮，质硬，外皮棕褐色，凹凸不平，很少分枝。地上茎直立，茎顶或近顶处生叶，叶通常1片，很少2片同生在一茎上；叶片近圆形，长16～22cm，宽9～18cm，呈4～9角形，以6～8角的最常见；边缘有小齿；主脉与叶的角数相同，自叶中心向角尖射出；叶柄长10～15cm，着生在叶背的中心。夏季在叶腋处抽出短花柄，其上着生单朵或数朵花，花红紫色。果肉质、卵圆形。

【生长环境】长在海岛近大山顶的阴沟处或湿润草丛中。

【采集加工】根及根茎。全年可采集，洗净除去须根，晒干或炒干备用。外敷可用鲜草。

【性味功能】甘、微辛，凉；有毒。散结祛瘀，清热解毒。

【主治用法】淋巴结肿大，腮腺炎，痈疮，疔肿，无名肿毒，毒蛇咬伤。多作为外用药。用鲜根或干根捣烂外敷或加酒、醋调涂局部。如毒蛇咬伤可用2～3钱煎服。内服：煎汤，3～12g；磨汁，或入丸、散。外用：适量，磨汁或浸醋、酒涂搽；捣烂敷或研末调敷。

【化学成分】木脂素类、黄酮类、醌类、氨基酸等。

【现代研究】

1. 抗肿瘤：八角莲中的鬼臼毒素对小鼠腹腔注射可以抑制艾氏腹水癌细胞分裂，对组织培养的癌细胞和移植动物肿瘤均高度敏感。

2. 抗免疫：八角莲中鬼臼毒素及其衍生物可降低小鼠脾细胞特异抗体的产生和溶血素半数溶血值（HC_{50}），抑制小鼠足垫迟发型超敏反应，减轻小鼠脾和胸腺重量。

3. 抗炎：八角莲成分中的金丝猴苷有明显的抗炎作用，大鼠植入羊毛球后，每天20mg/kg腹腔注射7天，可明显抑制炎症过程。

4. 对胃肠道作用：八角莲中提取的鬼臼脂素给猫灌服，能刺激胃肠道蠕动增强反应，引起呕吐、腹泻，血便，严重可导致衰竭性虚脱死亡。

5. 对平滑肌作用：八角莲结晶性物质对兔、豚鼠离体子宫有兴奋作用，对兔离体小肠平滑肌有显著抑制作用。

6. 对中枢神经系统作用：八角莲鬼臼脂素注射液注入动物体内，能引起中枢神经抑制状态，表现为抽搐，继之嗜睡、昏迷、瞳孔散大、呼吸麻痹、心跳停搏致死亡。小白鼠腹腔内注射其半数致死量为30～35mg/kg。

7. 抗病毒：八角莲甲醇提取物通过体外实验发现对单纯疱疹病毒有抑制作用。

八角莲水溶液分离出来的单体槲皮素-3-O-β-呋喃葡萄糖苷对HSV-1有抑制作用，山柰酚和苦鬼臼毒素对柯萨奇B组病毒（CBV）和单纯疱疹病毒Ⅰ型（HSV-1）有明显抑制作用。

8. 毒性：从八角莲全草中分离的一种树脂，兔服后引起腹泻，猫用后致呕吐、腹泻及死亡。

【临床应用】

1. 流行性乙型脑炎：八角莲注射液每100mL含40g生药提取物，治疗乙型脑炎，成人每日40mL，加10%葡萄糖液中静脉滴注，疗程7～10天，儿童每日20mL，加10%葡萄糖液静脉滴注，疗程7天。治疗乙型脑炎85例，治愈81例，死亡4例，总有效率95.29%，疗效显著。

2. 流行性出血热：八角莲注射液40mL（含生药16g）溶于10%葡萄糖溶液50mL中，每日静脉滴注1次，5日为1个疗程，用于治疗流行性出血热86例，治愈85例，死亡1例，总有效率98.84%，疗效显著。

3. 带状疱疹：用八角莲注射液（每毫升含生药250mL）治疗带状疱疹，成人每次2mL，儿童减半，肌内注射，每日2次，直至痊愈。26例患者有效率99%，平均2.2天显效，平均痊愈时间5天，无后遗性神经痛。治疗中2例出现过敏性血小板减少，停药后恢复，效果显著。

4. 肛门尖锐湿疣：从八角莲根部提取八角莲酯，以安息香酊为溶液，制成25%八角莲酊外涂治疗肛门尖锐湿疣28例，全部治愈，1疗程治愈者24例，占85.7%，2疗程治愈者4例，占4.3%，有效治愈率均为100%。

【使用注意】孕妇禁服，阳盛热极及体质虚弱者慎服。

【参考文献】

[1] 吕敏，苏艳芳，郭增军，等. 八角莲属植物化学成分及生物活性研究概况[J]. 西北药学杂志，2007, 22(3): 152.

[2] 赵立春，何颖，岳桂华，等. 八角莲属药用植物化学成分及生理活性研究进展[J]. 中国民族民间医药，2009, 18(13): 37.

[3] 夏提古丽·阿不利孜，贾晓光，等. 八角莲的研究进展[J]. 新疆中医药，2010, 28(3): 69.

[4] 冯艳. 八角莲的研究进展[J]. 中药材，2006, 29(3): 308.

[5] 尚明英，徐珞珊，李萍，等. 鬼臼类中药及其木脂素类成分的药效学研究[J]. 中草药，2002, 33(8): 722.

[6] 粟晓黎，林瑞超，王兆基，等. 毒性中药鬼臼质量标准研究[J]. 中成药，2006, 28(3): 342.

[7] 卢军. 八角莲的药理及临床应用[J]. 现代医药卫生，2009, 25(23): 3608.

7 八卦拦老虎

【来源】锦葵科植物地桃花 *Urena lobata* L.的根。

【形态特征】直立亚灌木状草本，高达1m。分枝多，被星状茸毛。叶互生，叶柄长1～4cm，被灰白色星状茸毛；下部的叶接近圆形，上部的较狭，矩圆形或披针形，长4～5cm，基部圆形或近心形，边缘有3～5浅裂或有角，裂口阔，不深入中部；叶面绿色，叶背灰绿色；在背面中脉基部有一腺体。夏秋间开花，花淡红色，着生在叶腺处。果扁球形，被有短而具倒毛的刺。

【生长环境】多生于荒野草地。

【采集加工】根。夏秋采集。晒干备用。

【性味功能】甘、辛，凉。祛风利湿，活血通痹，清热解毒，解蛇毒。

【主治用法】风湿痹痛，关节肿痛，湿热泄泻，感冒，淋证，带下，月经不调，跌打肿痛，喉痹，乳痈，疮疖，毒蛇咬伤。内服鲜用25～40g，干用减半，水煎服或配伍用。

【化学成分】氨基酸、蛋白质、糖类、皂苷、鞣质、酚类、有机酸类、黄酮类等。

【现代研究】

1. 抑菌：采用杯碟法抑菌实验研究地桃花根的体外抑菌作用，结果表明，地桃花根的甲醇提取物（125～1000μg/mL）除对伤寒杆菌无效外，对枯草杆菌、金黄色葡萄球菌、表皮葡萄球菌、藤黄微球菌、大肠杆菌、肺炎克雷伯杆菌、志贺痢疾杆菌、霍乱弧菌均有较显著的抑制作用。另有研究报道，地桃花水提取物对金黄色葡萄球菌、大肠埃希菌、铜绿假单胞菌、普通变形杆菌和肺炎克雷伯杆菌5种常见细菌所致急性腹腔感染小鼠有保护作用，可降低小鼠血清肿瘤坏死因子α(TNF-α)和白细胞介素6(IL-6)含量的影响，表明其体内抗菌作用机制与降低血清TNF-α和IL-6有关。此外，有研究表明，地桃花分别与头孢唑啉钠、左氧氟沙星联合使用对小鼠金黄色葡萄球菌肺炎模型呈现不同程度的联合抗菌作用。

2. 抗氧化：地桃花叶的乙酸乙酯部位和正丁醇部位提取物在二氯二氰苯吡啶溶液中显示快速的抗氧化反应，而正乙烷和二氯甲烷部位提取物无抗氧化反应。另有研究报道，比较花红片中地桃花、白背叶根、鸡血藤、一点红、桃金娘根、白花蛇舌草、薜荔7种药材的体外抗氧化活性，发现地桃花提取物还原Fe^{3+}的能力大于鸡血藤、薜荔、白花蛇舌草和一点红，清除DPPH自由基能力大于薜荔、鸡血藤、白花蛇舌草和一点红，清除羟基自由基能力大于薜荔和白花蛇舌草，对油脂氧化的抑制作用大于薜荔、一点红和白花蛇舌草。此外，有研究表明，地桃花地上部分不同富集部位的抗氧化活性，包括水提醇沉（Ⅰ），水提醇沉后过聚酰胺树脂再依次用10%乙醇（Ⅱ）、20%乙醇（Ⅲ）、30%乙醇（Ⅳ）、40%乙醇（Ⅴ）洗脱，以及水提醇沉后过D101大孔树脂再依次用10%乙醇（Ⅵ）、30%乙醇（Ⅶ）洗脱，结果显示各部位均有一定的抗氧化活性，部位Ⅱ～Ⅶ的抗氧化性均高于部位Ⅰ，表明过聚酰胺树脂和D101大孔树脂可以对水提醇沉部位中的抗氧化成分起到富集作用，以部位Ⅲ、Ⅴ较强。

3. 抗炎：地桃花水提物可有效抑制对二甲苯致小鼠耳郭肿胀和对角叉菜胶致小鼠足跖肿胀，可能与抑制炎性介质释放、减少炎性渗出等有关。另有报道，地桃花水提物对小鼠非感染性炎症模型具抗炎作用，可有效减轻小鼠棉球肉芽组织增生；降低腹腔炎症冲洗液的前列腺素$E_2(PEG_2)$含量；减少小鼠气囊渗出液体积，恢复灌洗液中超氧化物歧化酶活性，降低小鼠气囊灌洗液中丙二醛、蛋白、PGE_2含量，抑制一氧化氮产生。

4. 抗肿瘤：有研究报道，地桃花中的山柰酚、槲皮素等具有抗肿瘤活性。另有研究发现地桃花甲醇提取物可显著降低人乳腺癌MB-MDA435细胞的增殖，显著升高超氧化物歧化酶、过氧化氢酶和谷胱甘肽S-转移酶的活性。

【临床应用】

1. 淋巴结结核：治疗组成年人每日用猫爪草100g（鲜）与肖梵天花50g（干品）合煎，联合服用异烟肼片，每日早服0.3g。儿童用量酌减。治疗淋巴结结核患者60例。化疗组应用常规化疗药物抗结核治疗。治疗组3个月淋巴结缩小或消失者达88.8%；对照组3个月淋巴结缩小或消失者达58.3%。两组差异显著，治疗组与化疗组均未发现肝功能损害。停药1年内对照组复发2例，复发率为6.67%，治疗组未发现复发。

2. 流行性腮腺炎：以新癀片（主要成分是三七、人工牛黄、猪胆粉、肖梵天花、珍珠层粉等）外敷，辅助治疗流行性腮腺炎34例，疗效满意。

【使用注意】孕妇勿用。

【参考文献】

[1] Mazumder U K，Malaya G，Manikandan L，et al. Antibacterial activity of Urena lobata root[J]. Fitoterapia，2001(72): 927.

[2] 魏江存，谢臻，陈勇，等. 地桃花水提物对5种常见致病菌腹腔感染小鼠血清TNF-α和IL-6含量变化研究[J]. 辽宁中医药大学学报，2020, 22(1): 29.

[3] 彭妹，庞丽，张艳华，等. 花红片中七种中草药抗氧化活性研究[J]. 广西大学学报（自然科学版），2013, 38(3): 554.

[4] 薛井中，刘帅兵，王立升，等. 地桃花提取物体外抗氧化活性研究[J]. 食品工业，2013, 34(10): 162.

[5] 黄小理，邹小琴，杨玉芳，等. 广西地桃花对金黄色葡萄球菌肺炎小鼠的体内抗菌作用[J]. 中国实验方剂学杂志，2015, 21(11): 116.

[6] 蒙小菲，黄振光，杨玉芳，等. 广西地桃花水提物的急性毒性和体内抗炎作用的研究[J]. 广西医科大学学报，2015, 32(6): 901.

[7] 黄春，杨玉芳，覃巧，等. 广西地桃花水提物对小鼠非感染性炎症模型抗炎作用的研究 [J]. 药学与临床研究，2018, 26(1): 18.

[8] Odeloye O A, Akinpelu A D, Ogundaini O A, et al. Studies on antimicrobial, antioxidant and phytochemical analysis of Urena lobata leave extract[J]. J Phys Nat Sci，2007, 1(2): 1.

[9] Pieme C A, Ngogang J, Costache M. In vitro antiproliferative and anti-oxidant activities of methanol extracts of Urena lobata and Viscum album against breast cancer cell lines[J]. Toxicol Environ Chem, 2012, 94(5): 987.

[10] Yadav A K, Tangpu V. Antidiarrheal activity of Lithocarpus dealbata and Urena lobata extracts: therapeutic implications[J]. Pharm Biol, 2007, 45(3): 223.

[11] 陈乃德，郑守炎. 猫爪草、肖梵天花和异烟肼治疗淋巴结结核病疗效的探索 [J]. 海峡药学，2001, 13(1): 83.

[12] 滕世秀，孙洪丽. 新癀片外敷佐治流行性腮腺炎34例 [J]. 中国民间疗法，2005, 13(2): 45.

8 了哥王

【来源】瑞香科植物了哥王 *Wikstroemia indica* (L.) C. A. Mey.的干燥根、茎、叶及种子。

【形态特征】小灌木，高约1m，分枝多，根皮和茎皮都极韧。根较粗壮，黄色。茎紫褐色。单叶对生，较薄，倒卵形或矩圆形，长2～5cm，宽0.8～1.5cm，先端钝或尖，基部楔形，全缘，叶柄极短。夏季开花，花黄绿色，通常数朵簇生于枝顶。果肉质，卵圆形，熟时鲜红色。

【生长环境】多生于山野，旷地亦极常见。

【采集加工】根、茎、叶及种子。全年可采根及茎，洗净切片晒干备用；全年可采叶，干用或鲜用；秋冬采收种子，晒干备用。

【性味功能】苦，寒；有毒。清热解毒，散结逐瘀，利水杀虫。

【主治用法】主肺炎，支气管炎，腮腺炎，咽喉炎，淋巴结炎，乳腺炎，痈疽肿毒，风湿性关节炎，水肿臌胀，麻风，闭经，跌打损伤。根、茎、叶，内服：煎汤（宜煎4h以上），10～15g。外用：适量，捣敷或研末调敷，或煎水洗。子，外用：适量，捣敷，或浸酒搽。内服宜慎，体虚及孕妇禁服。

【化学成分】香豆素类、黄酮类、木脂素类、甾体类及挥发油等。

【现代研究】

1. 抗菌：了哥王水煎液对大肠杆菌、金黄色葡萄球菌、肺炎球菌、溶血性链球菌、藤黄八叠球菌、枯草芽孢杆菌有抑菌效果，且具有浓度依赖性。

2. 抗肿瘤：了哥王茎的甲醇提取物腹腔注射对小鼠艾氏腹水癌、小鼠淋巴细胞性白血病 P388 均有抑制作用；了哥王煎剂对小鼠淋巴肉瘤 I、肉瘤 180、子宫颈癌 U_{14}、子宫颈癌、人肺腺癌细胞株 AGZY-83-a、人喉癌细胞 Hep2、人肝癌细胞 $HepG_2$ 均有抑制作用。

3. 抗病毒：了哥王提取物对流感病毒、乙型肝炎病毒、人类免疫缺陷病毒等有明显的抑制作用；了哥王提取物有抗甲 3 型流感病毒作用。

4. 抗炎、镇痛：了哥王素对大鼠耳部炎症、大鼠足跖肿胀、大鼠巴豆油气囊肿肉芽足趾增生、小鼠扭体反应有明显抑制作用。

5. 改善冠脉循环：了哥王中西瑞香素对小鼠心肌营养血流有较明显的改善作用。

6. 对中枢神经系统的作用：了哥王茎甲醇浸剂可延长硫喷妥钠小鼠睡眠时间，对抗甲基苯丙胺所致过度兴奋，对抗电刺激所致惊厥，但无镇静与肌肉松弛作用。

7. 促癌：了哥王提取物对 Raji 细胞 EB 病毒早期抗原有诱发作用，并能促进 EB 病毒对淋巴细胞的转化作用；对甲基胆蒽和单纯疱疹病毒诱发的小鼠宫颈癌亦有促癌作用；对小鼠表皮细胞鸟氨酸脱羧酶有早期诱导作用，呈量效关系。

【临床应用】

1. 急性扁桃体炎：三越了哥王片口服，每次 3 片，每日 3 次，疗程 7 天，治疗急性化脓性扁桃体炎 30 例，痊愈 8 例，显效 12 例，有效 5 例，总有效率 83.3%。

2. 慢性支气管炎：三越了哥王片口服，每次 3 片，每日 3 次，共治疗热痰型老年慢性支气管炎 52 例，临床控制 28 例，减轻 19 例，无效 5 例，总有效率 90.4%。

3. 癌症：了哥王用于治疗多种癌症，如乳腺癌、恶性淋巴癌、肺癌及各种体表癌有一定效果。

4. 慢性肝炎：基础治疗加服三越了哥王片，每次 3 片，每日 3 次，1 个月为 1 疗程，共治疗慢性乙肝 27 例，肝炎后肝硬化 8 例，疗效满意。治疗慢性肝炎患者 50 例，总有效率为 72%。

5. 化脓性皮肤病：三越了哥王片口服，每次 3 片，每日 3 次，疗程 3 ～ 10 天，平均 7 天。治疗化脓性皮肤病 200 例，治愈率 59%，总有效率 86%；用了哥王片治疗小儿早期头面部疱疹 25 例，治愈率 60%，总有效率 100%。

6. 肝硬化：基础治疗加服了哥王，从 6g 开始，每服 3 剂增加 1g，最大剂量不超过 10g，煎后约剩药液 300mL，分 2 次服，每天 1 剂，1 个月为 1 疗程。共治疗肝硬化 24 例，治愈 10 例，好转 9 例，总有效率 79.17%。

7. 肺部炎症：了哥王注射液，每次 2mL，每日 2 ～ 3 次，肌注，或口服了哥王片，每次 3 ～ 4 片，每日 3 ～ 4 次，治疗肺炎 53 例，治愈 25 例，好转 17 例，总有效率 79.25%。

8. 膝关节创伤性滑膜炎：了哥王片内服，治疗 50 例患者，8 例外敷了哥王粉固定膝关节，治愈 40 例，好转 8 例，总有效率 96%。

9. 带状疱疹后遗神经痛：了哥王片口服治疗带状疱疹后遗神经痛患者30例，痊愈18例，显效7例，有效2例，痊愈率60%，显效率23.33%。

10. 阴道炎：了哥王片口服，另外用甲硝唑、制霉菌素各2片研碎溶于水，每晚冲洗阴道后，再将了哥王2片放入阴道深处，共治疗300例患者，治愈235例，好转54例，总有效率96.3%。

11. 流行性角结膜炎：了哥王片内服，每次3片，每日3次，连服1周为1疗程，治疗流行性角结膜炎80例，35例痊愈，40例有效，总有效率93.75%。

12. 防治术后肺部感染：采用了哥王片口服，每次3片，每日3次。共治疗术后并发支气管炎患者100例，25例痊愈，42例显效，22例有效，11例无效，总共有效率为89%。

【使用注意】孕妇忌服；本品有毒宜慎用；若内服则应久煎（5～7h）去毒后方可内服。服本品后自觉胸闷、头晕、四肢无力、吐泻等症则为药毒反应，应予注意。服本品后第二天煲绿豆糖水饮可以解药毒。

【参考文献】

[1] 杨振宇，杜智敏. 了哥王的抑菌作用研究 [J]. 哈尔滨医科大学学报，2006, 40(5): 326.

[2] 李雨田，顾雪竹，张村. 了哥王的化学成分和药理作用研究进展 [J]. 中国实验方剂学杂志，2011, 17(24): 252.

[3] 杨振宇，郭薇，吴东媛，等. 了哥王中西瑞香素的提取分离及抗肿瘤作用研究 [J]. 天然产物研究与开发，2008, 20(3): 522.

[4] 李雨田，顾雪竹，张村. 了哥王的化学成分和药理作用研究进展 [J]. 中国实验方剂学杂志，2011, 17(24): 252.

[5] 倪刚，王艳. 三越了哥王片治疗急性化脓性扁桃体炎30例 [J]. 浙江中医杂志，2002, 47(7): 45.

[6] 王连方. 三越了哥王片治疗流行性角结膜炎80例 [J]. 浙江中医杂志，2005, 50(9): 414.

[7] 刘玲，张利占. 三越了哥王片防治术后肺部感染100例观察 [J]. 浙江中医杂志，2000, 45(7): 45.

9　三月泡

【来源】蔷薇科植物茅莓 *Rubus parvifolius* L.的干燥根、叶。

【形态特征】攀缘状灌木，枝条弯垂，茎和叶柄被柔毛及小钩刺。叶为复叶，通常有小叶3片，少有5片的，阔倒卵形，顶端的一片较大，边缘有不整齐的粗齿；表面疏生长毛，背面密被白色的茸毛。春夏间开粉红色花，通常排成圆锥花序生于枝顶。果肉质，小球形，多数小果聚合而成圆锥状，成熟时橙红色，味甜。

【生长环境】多生于山坡、旷地、丘陵灌木丛中。

【采集加工】根、叶。夏秋挖根，洗净晒干，切片备用。叶多鲜用。

【性味功能】苦、涩，凉。清热凉血，散瘀止痛，解毒止痒。

【主治用法】感冒发热，咳嗽吐血，咽喉肿痛，淋病刺痛。用鲜根50～100g煎水服（干用减半）。腰腿疼痛浸酒服。皮肤湿疹，鲜叶适量煎水洗。疮痈肿毒，捣烂敷患部。

【化学成分】鞣质、黄酮苷、糖类、酚类、氨基酸、有机酸酯和烷烃等。

【现代研究】

1. 抗血栓形成：蛇泡簕水提物可明显抑制血栓形成，显著缩短家兔优球蛋白溶解时间，说明蛇泡簕具有提高纤维蛋白溶解酶的活性，从而抑制体内血栓形成。

2. 抗心肌缺血：蛇泡簕能明显扩张冠状血管，增加离体大鼠心脏冠状动脉流量，明显对抗由垂体后叶素诱发的大鼠缺血性心电图改变。此外，小鼠常压和低压缺氧耐力实验表明，蛇泡簕水提物灌胃可增强动物常压和低压情况下的缺氧耐力。

3. 抗肿瘤：蛇泡簕总皂苷体外对HR8348直肠腺癌细胞、A375黑色素癌细胞、Hut-78人皮肤T细胞淋巴瘤细胞有抗肿瘤活性，主要通过将细胞周期阻滞在S期而发挥抗肿瘤作用。

4. 防治铅中毒：茅莓提取物治疗醋酸铅灌胃染毒造模SD大鼠，茅莓能对抗大鼠铅中毒引起的SOD活性降低和MDA含量升高。

【临床应用】

1. 腹泻：将鲜茅莓根洗净，剥下根皮，焙干，研末，成人初次用2.5g（儿童酌减），装入胶囊服，此后每隔6h再服1次。一般服1次即效，无效时酌情加量至3.75g，泻止再服1次，以资巩固。治疗83例，治愈80例。

2. 肾炎：取茅莓鲜根15～60g，洗净切片，纳入杀好的鸡腹中，再加米酒200mL置盆内盖好，放锅内蒸5h取出，将肉汤在1天内吃完，1周服1次。用药期间嘱患者注意休息，调节营养，减少食盐量。经治30例（急性肾炎22例，慢性肾炎8例），全部治愈，其中服药1次治愈者2例，3次治愈者14例，4次治愈者11例，5次治愈者3例。

【使用注意】孕妇禁用。

【参考文献】

[1] 郑振淡，张玲菊，黄常新，等.茅莓总皂苷体外抗肿瘤作用研究[J].浙江临床医学，2007, 9(5): 611.

[2] 梁荣感，侯巧燕，李植飞，等. 茅莓对铅染毒大鼠血清SOD活性及肝组织MDA含量的影响 [J]. 华夏医学，2006, 19(1): 15.

[3] 朱志华，张惠勤，袁模军. 茅莓的药理研究 [J]. 中国中药杂志，1990, 15(7): 43.

10 三白草

【来源】三白草科植物三白草 *Saururus chinensis* (Lour.) Baill. 的全草。

【形态特征】多年生湿生草本，高达1m。茎直立，粗壮，无毛。单叶互生，纸质，密生腺点；叶柄长1～3cm，基部与托叶合生成鞘状，略抱茎；叶片阔卵形至卵状披针形，长5～14cm，宽3～7cm，先端尖或渐尖，基部心形，略呈耳状或稍偏斜，全缘，两面无毛；花序下的2～3片叶常于夏初变为白色，呈花瓣状，总状花序生于茎上端与叶对生，长10～20cm，白色；总花梗及花柄被毛；苞片近匙形或倒披针形，长约2mm；花两性，无花被；雄蕊6枚，花药长圆形，略短于花丝；雌蕊1，由4心皮组成，子房圆形，柱头4，向外反曲。蒴果近球形，直径约3mm，表面多疣状凸起，成熟后顶端开裂。种子多数，圆形，花期5～8月，果期6～9月。

【生长环境】多生于田野、池沟边、湿地，或人工栽培。

【采集加工】全草，全年可采，洗净晒干备用或鲜用。

【性味功能】辛、甘，寒。清热利湿，凉血解毒，利小便。

【主治用法】水肿脚气，风湿性关节炎，血淋，小便不利。15～30g，鲜品加倍，水煎服。叶外用，适量，捣烂外敷。

【化学成分】黄酮类、苯丙素类、挥发油类等。

【现代研究】

1. 保肝：三白草石油醚部位500mg/kg、250mg/kg和125mg/kg剂量组和正丁醇部位800mg/kg、400mg/kg和200mg/kg剂量组灌胃CCl_4诱导急性肝损模型小鼠，结果显示，三白草石油醚部位和正丁醇部位给药能显著降低小鼠血清中谷丙转氨酶和谷草转氨酶水平，对肝脏具有保护作用。

2. 抗菌、抗病毒：三白草水提物和醇提物质量浓度≥31.25mg/mL时，对金黄色葡萄球菌有明显的抑制作用，且随浓度增大，抑制作用增强。三白草水提液通过抑制单纯疱疹病毒（HSV-2）诱导的NF-κB核转移发挥抗单纯疱疹病毒作用。三白草提取物能够阻断EV71诱导的NF-κB核转移发挥抗EV71病毒复制的活性。

3. 对血糖的影响：三白草提取物颗粒剂（350mg/kg）灌胃给药Zucker肥胖大鼠，给药4周后，三白草提取物随机血糖显著下降，血清胰岛素水平有降低的趋势；高胰岛素-正葡萄糖钳夹实验后葡萄糖输注率（GIR）轻度提高，具有降低血糖，轻度改善胰岛素抵抗的作用。

4. 利尿：三白草有效成分萹蓄苷静注对麻醉犬有利尿作用；对大鼠不论灌服或注射，均可显著利尿，作用强度不如氨茶碱，但治疗指数较大。

5. 抗炎、镇痛：三白草水提物高、中、低（8g/kg、4g/kg、2g/kg）剂量组灌胃NIH小鼠，结果显示，三白草能明显抑制二甲苯致小鼠耳郭肿胀、大鼠棉球肉芽肿增长以及醋酸致小鼠腹腔毛细血管通透性增加；同时能减少醋酸所致小鼠扭体反应次数，提高热板法致痛小鼠痛阈时间，具有显著的抗炎镇痛作用。

6. 中枢抑制：三白草氯仿提取物高、中、低（0.08g/20g、0.0063g/20g、0.005g/20g）剂量组灌胃昆明小鼠，结果显示，三白草氯仿提取物在药后60min和120min后，能明显抑制小鼠自发活动，且具有剂量依赖性，说明三白草氯仿提取物对小鼠中枢神经系统具有抑制作用。

7. 抗肿瘤：三白草酮（200μg/mL）可显著抑制体内实验性肺转移小鼠肺组织中转移灶的形成，并可显著抑制Runx 2的磷酸化前列腺癌细胞（PC3）的增殖并发生G_1期阻滞，抑制ERK磷酸化及Cyclin D1表达，降低PC3细胞的迁移能力，抑制前列腺癌PC3细胞的增殖。采用尾静脉注射肿瘤细胞法建立实验性转移模型研究三白草抗乳腺癌转移作用，结果表明，三白草提取物（ESH）低、高（200mg/kg、400mg/kg）剂量组的侵袭细胞抑制率分别为32.57%、68.04%和71.92%，说明三白草醇提物具有明显的抗乳腺癌转移作用。

8. 降脂：三白草总黄酮6.3g/kg、3.15g/kg和1.57g/kg剂量组灌胃给药高脂血症大鼠，能明显改善模型大鼠的血脂水平，改善血液流变学指标，使血液处于低浓、低黏、低聚、低凝状态，调节血管内皮功能，从而缓解血液流动阻力，增大血流量，促进机体的脂质代谢恢复正常。

【临床应用】

1. 高血压：用三白草全草60g，水煎服，每日1剂，临床观察高血压病10例，除1例未服过任何降压药外，9例均经服各种降压西药而无明显作用，用三白草治疗后，8例有效，2例无效，总有效率80%。

2. 肝炎：以三白草为主药，同时配以地耳草、黄芩、茯苓等中药制成三白草肝炎糖浆，3次/天，每次15mL，治疗病毒性肝炎95例，连续治疗30天，降谷丙转氨酶方面，基本控制36例，显效21例，好转11例，无效27例，总有效率71.6%。

3. 湿热带下病：三白草4000g，黄柏、苦参、败酱草、龙胆、百部、地肤子、蛇床子各3000g，荆芥、防风各2000g，花椒、冰片各1000g，水煎，治疗湿热带下病100例，痊愈73例，显效16例，有效7例，无效4例，总有效率96%。

4. 妇科炎症：用4000g三白草、3000g龙胆、3000g败酱草、1000g花椒、3000g蛇床子、2000g防风、1000g冰片、2000g荆芥、3000g苦参、3000g黄柏、3000g地

肤子、3000g百部制成三白草洗液，治疗妇科炎症患者60例，治疗疗程结束后，痊愈32例、显效18例、有效8例、无效2例，总有效率达96.7%。

【使用注意】脾胃虚寒者甚服。

【参考文献】

[1] 陈宏降，陈建伟，李祥.三白草地上部分化学成分研究（Ⅱ）[J].中国药学杂志，2019，54(5): 360.

[2] 尹震花.三白草和猕猴桃保肝降血糖作用研究[D].开封：河南大学，2013.

[3] 王春阳，严琴琴，魏兰兰，等.三白草水提液抗肠道病毒71型作用初探[J].中国免疫学杂志，2018，34(11): 1649.

[4] 赵锦慧，周琳，侯小歌，等.三白草2种提取物的体外抑菌活性研究[J].江苏农业科学，2012，40(11): 234.

[5] 曾婉君，余应嘉，王叶茗，等.三白草抗炎镇痛作用研究[J].中国医药导报，2012，9(11): 33.

[6] 黄坤，潘琳娜，肖代彪，等.三白草氯仿提取部位对小鼠中枢抑制作用实验研究[J].时珍国医国药，2015，26(5): 1054.

[7] 吴冰，崔颖，甄威，等.三白草酮对前列腺癌细胞PC3凋亡的影响及其机制研究[J].肿瘤药学，2018，8(4): 537.

[8] 吕红，邹乐兰，麻俊超，等.三白草提取物抗乳腺癌转移作用及其机制研究[J].中国实验方剂学杂志，2015，21(7): 123.

[9] 孙雷华.三白草洗剂治疗妇科炎症60例疗效分析[J].中国医药指南，2018，16(1): 178.

11　三荚草

【来源】莎草科水蜈蚣属植物短叶水蜈蚣*Kyllinga brevifolia* Rottb.的全草。

【形态特征】多年生草本，丛生。根茎带紫色，生须根。茎瘦长，秃净，高10～50cm，三棱形，芳香。叶质软，狭线形，长短不一，长3～10cm，宽1.5～3mm，末端渐尖，下部带紫色，鞘状。头状花序，单生，卵形，绿色，长4～8mm，稠密；叶状苞片3枚，连接穗下，长5～11cm，往往外向开展；小穗极多数，长椭圆形，长约3mm，成熟后全穗脱落；花颖4枚，呈舟状的卵形，脊无翼，具小刺，2列，相对排列于轴上，背浅绿色，先端尖，下部2枚具不发育花，中部1枚具发育花，上端的仅具雄蕊；花无被，雄蕊3，花丝细长丝状，花药椭圆形；雌蕊1，花柱细长，与花丝等长，柱头二歧。瘦果呈稍压扁的倒卵形，褐色。花期夏季。果期秋季。

【生长环境】生长于水边、路旁、水田及旷野湿地。全国大部分地区有分布。

【采集加工】全年可采，洗净，晒干备用。

【性味功能】辛、微苦、甘，凉。疏风解表，清热利湿，活血解毒。

【主治用法】感冒风寒，寒热头痛，筋骨疼痛，咳嗽，疟疾，黄疸，痢疾，疮疡肿毒，跌打刀伤。内服：煎汤，15～30g，鲜品30～60g；或捣汁；或浸酒。外用：适量，捣敷。

【化学成分】苷类成分、黄酮类、挥发油类成分等。

【现代研究】保护血管内皮细胞功能：采用手术加高脂饲料建立家兔髂动脉球囊扩张术后再狭窄模型，观察上述水蜈蚣供试品（约为临床人常用量的4倍等效剂量）于造模同时连续灌胃给药6周后，水蜈蚣组家兔血清Hcy显著降低，水蜈蚣组血管组织中SOD活力显著升高；MDA显著降低。

【临床应用】

1. 病毒性肝炎：用清肝汤加水蜈蚣20g，治疗急性肝炎58例，所有病例均治愈，其中疗程最短者20天，最长者60天，临床症状全部消失，复查肝功各项指标亦恢复正常，其中有28例HBsAg阳性者转阴，转阴时间有22例为30天，有6例为60天。水蜈蚣治疗病毒性肝炎的疗效较确切，但仍缺乏大数据研究。

2. 疟疾：取水蜈蚣全草连根（晒至半干）60～90g，水煎3～4h。于疟疾发作前2h或前1天顿服，连服3天。共治48例，其中21例用60g，服药前血检找到疟原虫，服药后症状消失，厚血片未查得疟原虫者15例；用90g的27例，有效24例。认为剂量不宜少于90g，煎药时间不少于3h，服药不少于3天。

3. 丝虫病等原因引起的乳糜尿、乳糜血尿：运用水蜈蚣单味制成的冲剂，治疗乳糜尿22例，其中男7例，女15例，病史最长达20年，最短为3个月，平均病程为8年，绝大多数患者病情反复发作，经中西药治疗效果不著，所有病例均单纯予以口服水蜈蚣冲剂，每次30g，2～3次/天，其中部分患者在病程中因疗效不佳而增加剂量，服药时间最短者2周，最长者10周，平均为6周，22例患者经服药休息后，乳糜尿转阴，尿液澄清，其中尿常规改善者9例，治愈率约为41%。

4. 细菌性痢疾：取水蜈蚣、白粉藤（即独脚乌桕）各30g，水煎，分2次服（重症可每日2剂）。治疗70例，平均服药7天左右，痊愈54例，显效14例，无效2例。退热时间平均2.3天，大便次数及性状恢复正常平均日数约5天，大便培养转阴平均4.08天。其疗效与磺胺胍对照组相比，似无逊色。

5. 慢性气管炎：取地杨梅（水蜈蚣）500g，香叶树（别名山苍树）根、叶各250g，加水1000mL蒸馏，取中段蒸馏液500mL，日服3次，每次20mL，10天为一疗程。治疗92例，近期控制11例，显效12例，好转41例，有效率69.6%。本药具有一定的镇咳、平喘、祛痰作用，疗效多在服药后2～4天出现，副作用轻微。但远期疗效欠佳，停药后易复发。有将剂量增至每次30mL，以20天为一疗程，治疗400例，有效率显著提高。

【参考文献】

[1] 陈建飞，王淑美，聂棱. 水蛭蛸在传染病防治中的应用[J]. 湖北中医杂志，2021，43(8): 50.

[2] 陈建飞，王淑美，聂棱. 水蛭蛸治疗时疫发热、肝炎、肿瘤等作用探析[J]. 亚太传统医药，2020，16(6): 202.

[3] 巨军，李洪珠，刘慧，等. 水蛭蛸药学研究进展[J]. 安徽农业科学，2014，42(4): 983.

12 三桠苦

【来源】芸香科植物三叉苦 *Evodia lepta* (Spreng.) Merr. 的干燥根及带叶嫩枝。

【形态特征】灌木或小乔木。茎粗大，多分枝，灰白色。叶矩圆状披针形，为三出复叶，黄绿色，搓之有似萝卜苗的特殊气味。

【生长环境】生于海岛山坡、山沟林阴下或半阴的山谷中。

【采集加工】叶及根。全年可采集，根采集后洗净切片阴干，叶采后阴干备用或鲜用均可。

【性味功能】苦，寒。清热解毒，消炎止痛。

【主治用法】预防流脑或治疗初期流脑，流感，风湿骨痛，断肠草药中毒。每用叶3～5钱煎服。作凉茶可减至5分至1钱。风湿性关节炎、坐骨神经痛、胃痛、黄疸、腰腿痛用根，每用3钱至1两煎服。毒蛇咬伤、蜂蜇伤、蜈蚣咬伤、湿疹、皮炎、疔肿、跌打扭伤用鲜叶捣烂敷局部。耳内生疔用鲜叶捣烂取汁滴耳。

【化学成分】黄酮类、生物碱类、挥发油等。

【现代研究】

1. 抗炎：以三桠苦为其主要成分的双三口服液对小鼠耳郭肿胀、小鼠腹腔毛细血管通透性增高、小鼠棉球肉芽组织增生有明显抑制作用；三桠苦水煎液灌服对高脂饮食性胰岛素抵抗大鼠脂肪细胞炎症因子有调节作用；对LPS诱导的BV-2细胞产生NO的抑制率较高，有较好的体外抗炎活性；对炎性组织中PGE$_2$和血清中COX-2含量有降低作用。

2. 镇痛：三桠苦泡茶水提液的中、高剂量组给小鼠灌服能抑制由稀醋酸引起的小鼠扭体反应。

3. 抗菌：三桠苦叶对福氏痢疾杆菌、乙型溶血性链球菌都有较明显的抑制作用。

4. 抗氧化：三桠苦提取物对体外产生的H$_2$O$_2$、O^{2-}·和·OH均有明显清除作用，清除率与浓度之间存在着明显的量效关系。

5. 保肝：三桠苦提取物灌服昆明种小鼠，对化学性肝损伤有明显保护作用，且与药物剂量呈相关性。

6. 调节血糖、血脂：三桠苦水煎液对高脂饮食性IR大鼠血脂、血糖代谢有调节作用。

7. 抗内毒素：三桠苦能防治内毒素引起的多器官损伤，提高内毒素血症小鼠生存率。

【临床应用】

1. 浅表性胃炎、糜烂性胃炎、萎缩性胃炎等各类型慢性胃炎、胃溃疡：三桠苦配九里香、白芍、生地黄、木香、茯苓加工制成三九胃泰冲剂，每天2次，早晚各服1包，15天为1个疗程，治疗胃炎302例，有效287例，总有效率95.0%。

2. HBsAg阳性：三桠苦合剂为基本方，每天1例，每周6天，连服3周为1个疗程治疗HBsAg阳性9例，7例转阴，有效率77.78%。

3. 上呼吸道感染：口服中药煎剂三桠苦组方（三桠苦、鸭脚木皮、佛手柑根、岗梅根、金盏银盘、金银花、板蓝根），每天2次，第1天加倍，治疗上呼吸道感染60例，显效42例，总有效率93%。

4. 细菌性肺炎：双三口服液治疗细菌性肺炎50例，治愈43例，有效5例，总有效率96%。

5. 肾病综合征：由三桠苦组成的参芪三丫汤，每日1剂，水煎服，3个月为1个疗程，治疗难治性肾病综合征20例，完全缓解2例，基本缓解12例，总有效率为70%。

【使用注意】虚寒者慎用。

【参考文献】

[1] 胡向阳，李安，杨璇. 三丫苦对胰岛素抵抗模型大鼠脂肪细胞炎症因子的影响[J]. 时珍国医国药，2012, 23(10): 2514.

[2] 邓琦，梁粤，郭丽冰，等. 三丫苦对乙型溶血性链球菌的体外抗菌作用[J]. 中国实验方剂学杂志，2010, 16(1): 123.

[3] 胡向阳，林春淑，李安. 三丫苦对高脂饮食性胰岛素抵抗模型大鼠骨骼肌IRS-1 mRNA的影响[J]. 四川中医，2012, 30(9): 46.

[4] 胡向阳，杨璇，李安. 三丫苦对高脂饮食性胰岛素抵抗模型大鼠GLP-1 mRNA的影响[J]. 实用中医药杂志，2012, 28(9): 730.

[5] 邓琪，黄美景，郭丽冰，等. 三丫苦抗炎镇痛作用及机制研究[J]. 中国实验方剂学杂志，2011, 17(4): 125.

[6] 刘浩端. 参芪三丫汤治疗难治性肾病综合征20例[J]. 国医论坛，2003, 18(3): 23.

[7] 梅全喜，高玉桥，钟希文，等. 12种广东地产清热解毒中药对EB病毒壳抗原表达的抑制作用及其细胞毒作用[J]. 中药材，2011, 34(11): 1760.

13 三钱三

【来源】杜鹃花科杜鹃属植物羊踯躅 *Rhododendron molle* (Bl.) G.Don 的根。

【形态特征】落叶灌木，高1～2m。老枝褐色无毛，嫩枝有短柔毛及长刺毛。花芽卵圆形，鳞片9～12片，宽卵形。叶互生，有短柄；叶片纸质，常繁生于枝顶，长椭圆形或倒披针形，长6～15cm，宽3～6cm。先端钝或具短尖，基部楔形，边全缘，叶背及边缘有长刺毛。花大，多数排列成短总状伞形花序，生于枝顶，先叶开放或与叶同时开放；花萼小，5裂，半圆形，宿存，被稀疏细毛；花冠宽钟状，金黄色，先端5裂，裂片椭圆形至卵形，上面1片较大，有淡绿色斑点；雄蕊5，与花冠等长或稍伸出花冠外，花药孔裂；雌蕊1，子房上位，5室，外被灰色长毛，花柱细长，无毛，长于雄蕊，柱头头状。果椭圆形，长达2.5cm，熟时深褐色，外被细茸毛及稀疏的硬毛，胞间开裂。种子多数，细小，灰棕色，扁卵形，边缘有薄膜翅。花期4～5月，果期6～8月。

【生长环境】多野生于山坡地。

【采集加工】根。全年均可采，洗净，切片，晒干备用。

【性味功能】辛，温，有大毒。祛寒湿，消肿散瘀，追风定痛，化痰止咳。

【主治用法】风湿寒痹痛，跌打创伤，咳嗽。内服：煎汤，1.5～3g。外用：适量，研末调敷；煎水洗或涂搽。

【化学成分】闹羊花毒素Ⅲ（八厘麻毒素）、闹羊花毒素Ⅵ、羊踯躅素（Ⅰ、ⅩⅨ、ⅩⅩⅥ、ⅩⅩⅦ、ⅩⅩⅧ）、木藜芦素Ⅱ～Ⅲ、β-谷甾醇、熊果酸等。

【现代研究】

1. 免疫调节：羊踯躅根制剂灌胃[1.5g/(kg·d)]，与对照组（佐剂）相比，4周和6周末24h尿蛋白量及血肌酐较对照组升高，系膜基质和系膜细胞增生，肾小球和间质炎症细胞浸润，局灶节段性肾小球硬化等。羊踯躅根水煎液能有效减轻雄性大鼠蛋白尿，改善肾功能及延缓病变，其治疗慢性肾小球肾炎可能与显著抑制核转录因子κB(NF-κB)的激活有关。

2. 抗炎：羊踯躅根氯仿部分对二甲苯致小鼠耳肿胀有一定的抑制作用。通过测定小鼠巨噬细胞RAW 264.7一氧化氮（NO）的产生量，研究羊踯躅中二萜类成分的抗炎活性。结果显示羊踯躅叶中分离的rhodojaponin Ⅰ～Ⅲ、Ⅵ、Ⅶ、mollfoliagein C等11个二萜类化合物有显著抗炎活性，半数抑制浓度（IC_{50}）为2.8～35.4μmol/L。

3. 镇痛：羊踯躅根乙酸乙酯提取物不同剂量（200mg/kg、50mg/kg、10mg/kg）对小鼠灌胃给药，结果显示，各剂量组均有显著镇痛作用，且作用起效快，高、中剂量作用持久。

4. 降压和肾脏保护：八厘麻毒素不同剂量[0.6mg/(kg·d)、0.2mg/(kg·d)、

0.07mg/(kg·d)]分别对大鼠灌胃给药，结果显示八厘麻毒素各剂量组均能明显降低自发性高血压大鼠的血压和减慢心率，大鼠肾小球、肾小管间质病变均减轻，形态基本正常，出入球动脉肥厚改善，系膜基质减少。

5. 解热：羊踯躅根1.3g/kg灌胃酵母菌致热家兔，60～120min家兔体温较空白对照组低0.6～0.8℃；剂量在2.6g/kg时，灌胃后60～180min体温较空白对照组低0.7～0.9℃。羊踯躅根剂量2.6g/kg时，灌胃后1～4h体温比空白对照组低0.5～0.8℃。羊踯躅根可以轻度阻止体温升高，具有轻度的解热作用。

6. 抗菌：羊踯躅75%醇提物对金黄色葡萄球菌、化脓性链球菌、表皮葡萄球菌、大肠杆菌4种菌种均具有不同程度的抑制作用。对大肠杆菌和化脓性链球菌极敏感，最低抑菌浓度都是15.62mg/mL，对金黄色葡萄球菌和表皮葡萄球菌也极敏感，最低抑菌浓度都是31.24mg/mL，其醇提物浓度为1g/mL时对所有供试菌都有抑菌作用。

【临床应用】

1. 急性踝关节扭伤：运用羊踯躅联合石菖蒲捣碎酒炒外敷治疗116例急性踝关节扭伤患者，治愈8例，显效87例，有效13例，无效8例，有效率为93.1%。

2. 类风湿关节炎：羊踯躅根片（单味浸膏片，每片含生药0.5g）每日4.5～15g（少数患者每日用22.5g），分3次饭后口服，疗程4周至6个月（2例服18个月，1例连服两年以上，每日2g维持），治疗114例类风湿关节炎患者，临床缓解19例（17%），显效48例（42%），好转33例（29%），无效14例（12%），总有效率88%。

【使用注意】本品有毒，一般不作内服；必要时，不宜久服、过量；虚弱患者及孕妇禁服。

【参考文献】

[1] 梁国芬，毛焕元，郭清桂，等. 八厘麻毒素的亚急性毒性实验[J]. 武汉医学院学报，1985(4): 299.

[2] 陈东生，黄艳兵. 薄层扫描法测定羊踯躅根及果实中八厘麻毒素的含量[J]. 中国医药学报，1998, 13(5): 69.

[3] 薛秋雯，梁爽. 羊踯躅化学成分及其药理作用研究进展[J]. 中草药，2020, 51(5): 1350.

[4] 夏德超，杨天明，朱景申，等. 羊踯躅的研究进展[J]. 中药材，2002, 25(11): 829.

[5] 向彦妮. 羊踯躅根的生药学研究[D]. 武汉：华中科技大学，2004.

[6] 刘建社，熊京，朱忠华. 羊踯躅根对慢性肾小球肾炎大鼠核因子κB表达的影响[J]. 中华肾脏病杂志，2005, 21(11): 696.

[7] 向彦妮，邓冬青，曾凡波. 羊踯躅根乙酸乙酯提取物的药理作用[J]. 医药导报，2004, 23(12): 893.

[8] 程慧珍，丁伯平，黄帧桧. 八厘麻毒素的降压与肾脏保护作用[J]. 临床和实验医学

杂志，2011，10(2): 81.

[9] 曾凡波，孙仁荣，曲燕华，等.羊踯躅根药理作用研究[J].中国中西医结合杂志，1995，基础理论研究特集: 312.

[10] 蒋利荣，覃玥，诸葛臣林，等.羊踯躅提取物对金黄色葡萄糖球菌的抑菌机制研究[J].广州化工，2020，48(12): 70.

[11] 刘笑蓉，李硕夫，周日宝，等.羊踯躅联合石菖蒲治疗急性踝关节扭伤的临床观察[J].湖南中医药大学学报，2017，37(1): 55.

[12] 罗永焱，查加权，李焰卿，等.羊踯躅根治疗类风湿性关节炎114例[J].中国中西医结合杂志，1993，13(8): 489.

[13] 姜玉祥，张金福.镇痛散治疗外伤性疼痛212例疗效观察[J].中医正骨，1999，11(6): 30.

[14] 刘敏.单味羊踯躅熏蒸法治疗疥疮134例[J].中国中西医结合杂志，1999，19(2): 121.

[15] 熊密，彭杰青，陈昌纬，等.羊踯躅根治疗慢性肾小球肾炎的实验及临床研究[J].同济医科大学学报，1990，19(3): 198.

14 土人参

【来源】为马齿苋科植物栌兰 *Talinum paniculatum* (Jacq.) Gaertn.的根。

【形态特征】一年生草本，高达60cm，全体肉质，全株无毛。主根粗壮有分枝，外表棕褐色。茎直立，有分枝，圆柱形，基部稍木质化。叶互生；倒卵形或倒卵状长圆形，长5～7cm，宽2.5～3.5cm，先端渐尖或钝圆，全缘，基部渐狭而成短柄。圆锥花序顶生或侧生；二歧状分枝，小枝及花梗基部均具苞片；花小两性，淡紫红色，直径约6mm；萼片2，早落；花瓣5，倒卵形或椭圆形；雄蕊10枚以上；子房球形，花柱线形，柱头3深裂，先端外展而微弯。蒴果近球形，直径约4mm，3瓣裂，熟时灰褐色。种子多数，细小，扁圆形、黑色有光泽，表面具细腺点。花期6～7月，果期9～10月。

【生长环境】生于田野、路边、墙脚石旁、山坡沟边等阴湿处。

【采集加工】8～9月采挖，挖出后，洗净，除去细根，晒干或刮去表皮，蒸熟晒干。

【性味功能】甘、淡，平。补气润肺，止咳，调经。

【主治用法】气虚劳倦，食少，泄泻；肺痨咯血，眩晕，潮热，盗汗，自汗，月经不调，带下，产妇乳汁不足。内服：煎汤，30～60g。外用：适量，捣烂外敷。

【化学成分】含环烯醚菇，类似人参，含三萜皂苷，尚含香豆素类、挥发油和糖类等。

【现代研究】

1. 抗疲劳：人参、土人参水煎液灌胃后小鼠负重游泳时间明显延长，有显著统计学差异。说明人参、土人参水煎液都有较好的抗疲劳作用。

2. 提高耐缺氧能力：给小鼠灌胃人参、土人参水煎液的耐缺氧实验结果显示小鼠灌胃药液三天后，人参、土人参组耐缺氧时间明显延长，有显著统计学差异。说明人参、土人参水煎液都可以显著提高小鼠耐缺氧能力，延长小鼠的存活时间。

3. 抗氧化：土人参多糖具有清除DPPH和羟自由基的作用，并且随着多糖浓度的增加，对DPPH和羟自由基的清除增强，呈明显的量效关系；对邻苯三酚体系产生的超氧阴离子自由基具有一定的清除作用，而且具有抑制油脂氧化，清除羟自由基和超氧阴离子自由基的功能，表明土人参多糖对活性氧自由基均有清除作用，从而能够清除体内产生的过多氧自由基，阻断体内自由基反应链的作用，并在抗氧化及防衰老方面具有一定作用。

【临床应用】 带状疱疹：常规西药治疗联合土人参鲜嫩茎叶捣碎加米醋外敷治疗带状疱疹患者，可提高治疗有效率，缩短疱液吸收、疱疹结痂和红肿消退时间，降低中医证候积分，其效果优于常规西药治疗联合喷昔洛韦乳膏外涂治疗效果。

【参考文献】

[1] 蓝晓玉.广西常见中草药土人参的研究进展[J].中国民族民间医药，2012, 21(18): 42.

[2] 汤榕，李雪丽，兰建平，等.土人参外敷治疗带状疱疹患者的临床效果[J].中华灾害救援医学，2020, 8(8): 468.

[3] 易增兴，杨琳.土人参对小鼠负重游泳时间和耐缺氧时间的影响[J].宜春学院学报，2016, 38(12): 25.

15 土荆芥

【来源】 藜科藜属土荆芥*Chenopodium ambrosioides* L.的带果穗全草。

【形态特征】 一年生或多年生直立草本，高50～80cm，有强烈香味。茎直立，有棱，多分枝，被腺毛或无毛。单叶互生，具短柄；叶片披针形至长圆状披针形，长3～16cm，宽达5cm，先端短尖或钝，下部的叶边缘有不规则钝齿或呈波浪形，上部的叶较小，为线形或线状披针形，全缘，上面绿色，下面有腺点，揉之有一种特殊的香气。穗状花序腋生，分枝或不分枝。花小，绿色，两性及雌性，3～5朵簇生于上部叶腋；花被5裂，果时常闭合；雄蕊5；花柱不明显，柱头通常3，伸出花被外。胞果扁球形，完全包于花被内。种子横生或斜生，黑色或暗红色，平滑，有光泽。

【生长环境】生于旷野、路旁、河岸和溪边。

【采集加工】8月下旬至9月下旬收割全草，摊放在通风处，或捆束悬挂阴干。

【性味功能】辛、苦，温；有毒。祛风除湿，杀虫止痒，活血消肿。

【主治用法】主治钩虫病、蛔虫病、蛲虫病，头虱，皮肤湿疹，疥癣，风湿痹痛，经闭，痛经，口舌生疮，咽喉肿痛，跌打损伤，蛇虫咬伤。内服：煎汤3～9g，鲜品15～24g，或入丸、散；或提取土荆芥油，成人常用量0.8～1.2mL，极量1.5mL，儿童每岁0.05mL。外用：适量，煎水洗或捣敷。不宜多服、久服、空腹服，服前不宜用泻药。孕妇及有肾、心、肝功能不良或消化道溃疡者禁服。

【化学成分】山柰酚-7-O-α-L-鼠李糖苷、山柰酚-3,7-O-α-L-二鼠李糖苷、万寿菊素、槲皮素-7-O-α-L-鼠李糖苷、蚱蜢酮等。

【现代研究】

1. 抗幽门螺杆菌（HP）：研究表明土荆芥挥发油在不同时间情况下对HP甲硝唑耐药株及敏感株的MIC值为4～256μg/mL不等，其差异性随药物作用时间的延长而降低。也有研究发现土荆芥具有根除HP的作用，其对胃黏膜组织NF-κB入核过程可能有一定程度的抑制作用。土荆芥提取物在体外对于HP菌株的生物膜形成具有抑制作用，联合抗生素时具有协同抑制生物膜形成的作用。

2. 抗肿瘤：土荆芥叶醇提物可抑制腹腔内艾氏固体瘤和腹水瘤的形成，显著提高荷瘤小鼠存活率，全株醇提物可抑制MCF-7细胞增殖，土荆芥种子石油醚-乙酸乙酯-正丁醇提取物的总黄酮含量最高，且抗肿瘤活性最强。

3. 抗菌：土荆芥挥发油对发癣菌等真菌有良好的抑制作用，对霉菌、金黄色葡萄球菌、铜绿假单胞菌、枯草杆菌、肺炎双球菌等有较强的抑制作用。

【临床应用】

1. 股癣：应用土荆芥洗液治疗股癣，干品土荆芥60g（或鲜品100g），煎水坐浴10～15min，1天2次，每天1剂，连续21天，取得满意疗效。

2. HP感染胃炎：在四联疗法的基础上服用荆花胃康胶丸（主要成分：土荆芥、水团花），160mg/次，餐前口服，3次/天，连续服用4周，治疗幽门螺杆菌感染慢性胃炎临床疗效显著。

【参考文献】

[1] 宋坤，王洪庆，刘超，等. 土荆芥化学成分的研究[J]. 中国中药杂志，2014, 39(2): 254.

[2] 叶晖，于靖，张学智. 土荆芥挥发油对小鼠体内幽门螺杆菌清除作用及对NF-κB表达的影响[J]. 中华中医药杂志，2017, 32(12): 5346.

[3] 于靖, 张学智, 史宗明, 等. 土荆芥挥发油对幽门螺杆菌甲硝唑耐药株及敏感株的体外抗菌作用研究[J]. 北京中医药, 2018, 37(10): 929.

[4] 张恩恩, 叶晖, 贾晓芬, 等. 土荆芥提取物在体外对幽门螺杆菌生物膜的作用[J]. 中国中西医结合杂志, 2020, 40(10): 1241.

[5] 郝俊玫, 王亚男, 钱瑞华, 等. 土荆芥种子总黄酮提取条件的优化和抗肿瘤活性评价[J]. 天然产物研究与开发, 2020, 32(2): 200.

[6] 聂小妮, 梁宗锁, 段琦梅, 等. 土荆芥挥发油的化学成分及抗菌活性研究[J]. 西北农林科技大学学报 (自然科学版), 2010, 38(11): 151.

[7] 杨福龙, 谢昆, 章浩军. 土荆芥洗浴治疗股癣的疗效观察[J]. 中国社区医师 (综合版), 2004(6): 48.

[8] 黄静娟, 李树斌. 中西药联合治疗幽门螺杆菌感染慢性胃炎的临床观察[J]. 陕西中医, 2016, 37(9): 1130.

16 土党参

【来源】桔梗科金钱豹属植物金钱豹 *Campanumoea javanica* Bl. 的干燥根。

【形态特征】多年生缠绕草质藤本。茎细长, 绿色, 长可达60～150cm或过之, 有白色乳汁, 无毛。叶软而薄, 对生, 有时互生; 阔卵形至卵形, 长2～7.5cm, 宽3～6cm, 先端钝或短尖, 基部心形, 边缘有粗齿; 叶面深绿色, 背面粉绿色; 叶柄约与叶片等长或稍短。秋季开花, 花有细柄, 单朵生于叶腋, 下垂, 淡黄绿色, 有紫色脉纹。果肉质, 紫红色, 顶端可见花冠着生痕迹或花冠残迹。

【生长环境】多生于山坡湿地或山坑边湿草丛中。

【采集加工】根。秋季采集, 晒干或稍蒸后晒干备用。

【性味功能】甘, 微温。补中益气, 润肺生津。

【主治用法】营养不良, 贫血, 面色萎黄, 病后体虚, 肺虚久咳, 肺热燥咳, 脾虚泄泻。内服: 煎汤, 15～30g; 干品9～15g。外用: 鲜品适量, 捣烂敷。

【化学成分】金钱豹苷、3,4-二羟基苯甲酸、党参苷Ⅱ、蛇葡萄素、贝壳杉双芹素等。

【现代研究】

1. 抗疲劳: 土党参醇总提取物5.5g/kg、3.0g/kg、0.5g/kg及氯仿萃取物0.25g/kg均具有显著的抗疲劳作用, 生存时间比对照组分别延长34.60%、32.90%、32.70%和38.50%。

2. 具有常压耐缺氧作用: 土党参多糖 (400mg/kg、200mg/kg、100mg/kg) 灌胃

亚硝酸钠所致缺氧、常压缺氧及缺血缺氧再灌注模型小鼠，每日1次，连续21天，结果土党参多糖延长了亚硝酸钠所致缺氧小鼠的存活率，分别是17.48%、21.22%、30.70%；常压耐缺氧条件下的存活率分别是4.63%、10.36%、17.87%；使缺血再灌注小鼠的血红蛋白及红细胞含量增加。

3. 促进小鼠胃肠运动：分别将KM小鼠给予土党参多糖（100mg/kg、200mg/kg、400mg/kg）及生理盐水灌胃，连续给药30天，结果土党参多糖能够增加小鼠食物利用率及体重增重率，促进D-木糖吸收及明显增加胃肠抑制小鼠墨汁推进率，对小鼠胃肠运动有促进作用。

【临床应用】毒蛇咬伤：将土党参、犁头尖（头部）、蚤休（头部）及天花粉等量混合捣烂外敷，每天1次。共治疗2例，均痊愈。

【使用注意】细菌传染之热性病勿用。

【参考文献】

[1] 陈致印，杨小斌，罗求实，等. 土党参多糖分离纯化及抗氧化能力分析[J]. 食品科技，2016, 41(8): 185.

[2] 杨大松，李资磊，王雪，等. 土党参的化学成分及其抗血管生成活性研究[J]. 中草药，2015, 46(4): 470.

[3] 彭梅，姚佳，杨晓玲，等. 土党参多糖促进小鼠胃肠运动的初步研究[J]. 山地农业生物学报，2011, 30(5): 461.

[4] 吴广衡. 治疗毒蛇咬伤经验简介[J]. 福建中医药，1965(5): 19.

17 大飞扬草

【来源】大戟科大戟属飞扬草 *Euphorbia hirta* L.的全草。

【形态特征】一年生草本。被粗毛，折断时有白色乳液流出，基部多分枝，枝通常淡红色或淡紫色。叶对生，有短柄，叶片卵形或矩圆形，长1～4cm，基部略狭而偏斜，边缘有小锯齿，叶中部通常有紫色斑纹。在叶腋处生出稠密的聚伞花序，花序无柄或有短柄，淡绿色或淡紫色，花期全年。蒴果三棱状，被毛。

【生长环境】多生于荒地、路旁、村边草地或灌丛下。

【采集加工】药用全草。全年可采。

【性味功能】酸、微苦，微凉，鲜用有小毒。解毒排脓，收敛止痒，通乳。

【主治用法】主治肺痈，乳痈，痢疾，泄泻，热淋，血尿，湿疹，脚癣，皮肤瘙痒，疔疮肿毒，牙疳，产后少乳。皮癣、脚癣用鲜草液汁擦患处。内服：煎汤，6～9g；鲜品30～60g。外用：适量，捣敷；或煎水洗。

【化学成分】无羁萜、β-香树脂醇、β-谷甾醇、豆甾醇、三十烷醇、没食子酸、槲皮苷等。

【现代研究】

1. 止痛、镇静：飞扬草水提物冻干粉具有中枢镇痛作用。对小鼠分别使用化学刺激法（扭体实验）和热刺激法（热板实验），剂量从20mg/kg和25mg/kg起呈量效关系，当剂量为50mg/kg时，它对化学刺激的镇痛作用（61%保护）与1.15mg/kg的硫酸吗啡（67%保护）相当，对热刺激，与4.6mg/kg的硫酸吗啡相当（痛阈提高约45%），该作用能被纳洛酮（吗啡拮抗药）所抑制。

2. 抗菌：大飞扬草煎剂对金黄色葡萄球菌、大肠杆菌和铜绿假单胞菌均有抑制作用。Keiji Funatogawa 等研究飞扬草中的大戟素C对幽门螺杆菌的最低抗菌活性为25μg/mL。Sudhakar M.等研究了飞扬草地上部分乙醇提取物的抗菌活性，表明提取物对抗菌活性有较宽的菌谱，尤其是对大肠杆菌、变形杆菌、铜绿假单胞菌和金黄色葡萄球菌等几种菌群。Vijaya K. 等研究了飞扬草甲醇提取物对志贺氏菌属菌群的抗菌活性，同时研究发现该提取物无细胞毒性，是有效的抗菌剂。

3. 抗炎：应用大鼠角叉菜胶法急性炎症模型和佐药法慢性炎症模型研究飞扬草水提物的抗炎活性，实验表明在100mg/kg以上时，有抗炎活性，与非甾体抗炎药吲哚美辛（消炎痛）（10mg/kg）效果相当；用酵母诱发大鼠体温升高法研究了其解热作用，表明在致镇静剂量下（100mg/kg和400mg/kg）能降低高体温大鼠的直肠温度，而对体温正常大鼠亦有一过性降温作用。

4. 止泻：由蓖麻油、花生四烯酸和前列腺素E诱发的小鼠实验模型中，飞扬草冻干煎剂（剂量为350～700mg/kg）具有止泻作用。但用硫酸镁导泻时，飞扬草未显示止泻作用。

5. 抗疟：从飞扬草地上部分的甲醇提取物中分得阿福豆苷、槲皮苷等几个黄酮苷类化合物，且它们具有抑制疟原虫增殖作用，IC_{50}分别为1.1μg/mL、4.1μg/mL和5.1μg/mL。

6. 驱虫：研究发现乙酸乙酯提取物、正丁醇提取物和石油醚提取物都有杀虫活性，其中石油醚提取物的杀虫活性最强，它对 *Aedes aegypti* L.的半数致死量为272.36mg/kg，对 *Culex quinquefasciatus* Say的半数致死量为424.94mg/kg。

7. 抗肿瘤：研究发现飞扬草的乳汁体外能特异性地杀灭恶性黑色素瘤细胞（MM96L）和宫颈癌细胞（HeLa），尤其是对宫颈癌细胞，在极低浓度下（稀释千倍）尚有抑制作用。

8. 抗糖尿病活性：研究飞扬草叶、花和茎的乙醇提取物（浓度分别为250mg/kg和500mg/kg）对正常大鼠和链脲佐菌素诱导的糖尿病大鼠的抗糖尿病活性，口服提取物21天后血糖明显下降，而且发现血胆固醇、三酰甘油、肌酐、尿素和碱性磷酸水平都有明显下降，从而表明飞扬草具有抗糖尿病活性。

9. 对血管紧张素转化酶的抑制：实验结果表明飞扬草提取物（500μg）具有抑

制血管紧张素转化酶作用，抑制率达90%以上，其有效部位是低极性和极性部分。

10. 止渴：动物给予飞扬草提取物（腹腔注射，40mg/mL），其饮水量显著降低，并持续2h，表明飞扬草提取物具有止渴作用。

11. 诱变和抗突变活性：在无S-9代谢激活条件下，水和甲醇提取物不能抑制2-硝基芴对鼠伤寒沙门菌突变体TA98的诱变性；而水提取物100μg/mL，甲醇提取物10μg/mL、100μg/mL且在有S-9代谢激活条件下，对2-氨基蒽的诱变性有强烈抑制作用。

12. 抗过敏：飞扬草乙醇提取物浓度在100～1000mg/mL时能抑制化合物48/80诱导的系统过敏；在同剂量时抑制被动的皮肤过敏（PCA）。

13. 灭螺（软体动物）：飞扬草叶的水提物亚致死量（40%～80%LD_{50}）能明显改变钉螺总蛋白、总游离氨基酸、核酸和蛋白酶、碱性磷酸激酶活性。

14. 利尿：飞扬草叶水提物和醇提物（50mg/kg和100mg/kg）皆引起大鼠排尿量增加。尿液成分明显受到提取液的影响，水提物增加尿液的Na^+、K^+和HCO_3^-，而醇提物增加尿液的HCO_3^-，减少K^+的损失，对肾脏Na^+的清除几乎没有影响，飞扬草叶水提物中的活性成分与乙酰唑胺对尿液成分的影响相似。

【临床应用】

1. 急性菌痢：用大飞扬草制成浸膏片（每片含生药15g），治疗急性菌痢40例，每次6片，每日4次。40例全部治愈（症状消失，大便镜检正常，培养转阴）。退热时间平均为1.31天，腹痛消失时间平均为2.12天，里急后重消失时间为1.35天，大便次数恢复正常时间平均为4天，用药5天，大便培养转阴。

2. 慢性支气管炎：飞扬草120g，桔梗9g。加水煮沸2h，滤汁再煎，将两次药液合并过滤浓缩至60mL。每服20mL，每日3次，10天为1疗程，连服2个月。据128例观察，近期控制33例（25.8%），显效36例（28.1%），好转45例（35.2%）。

3. 皮肤浅部真菌病：飞扬草醇提制成酊、飞扬草水煎剂治疗皮肤浅部真菌病139例，结果飞扬草酊剂治愈率为66.7%，有效率为98.8%；飞扬草煎剂治愈率为54.4%，有效率为98.2%。两种提取方法的飞扬草药液有效率无显著差异。

【参考文献】

[1] 王莉，李盈，杨梦莹. 飞扬草的化学成分研究 [J]. 中成药，2014, 36(8): 1687.

[2] Kumar S, Kumar R D. Evaluation of antidiabetic activity of *Euphorbia hirta* Linn. In streptozotocin induced diabetic mice[J]. Indian Journal of Natural Products and Resources, 2010, 1(2): 200.

[3] Lee K H, Chen Y S, John Paul Judson, et al. The effect of water extracts of Euphorbia hirta on cartilage degeneration in arthritic rats[J]. Malaysian J Pathol，2008, 30(2): 95.

[4] Loh D S, Er H M, Chen Y S. Mutagenic and antimutagenic activities of aqueous and

methanol extracts of Euphorbia hirta[J]. J Ethnopharmacol, 2009, 126(3): 406.

[5] 郭秀云. 飞扬草水提取物和甲醇提取物的诱变作用和抗突变活性[J]. 现代药物与临床，2010, 25(2): 157.

[6] Youssouf M S, Kaiser P, Tahir M, et al. Anti-anaphylactic effect of Euphorbia hirta[J]. Fitoterapia, 2007, 78(7-8): 535.

18 巴豆

【来源】大戟科植物巴豆 *Croton tiglium* L.的叶和成熟果实、根。

【形态特征】常绿乔木，树皮灰白色，幼枝被疏毛，叶互生，有长柄，叶片长卵圆形，长6.7～13.3cm，宽5～8.3cm；先端渐尖，基部钝圆，边缘有浅而疏的锯齿；叶基部主脉的两侧叶缘上各有1枚盘状腺体。春季开花，花小，绿色，排列成顶生总状花序。果倒卵形，有3个钝角。种子称巴豆，有剧毒。

【生长环境】喜生于山谷、沟边等具有腐殖质较丰富之地及沙质土壤。

【采集加工】根、叶、果。果实：秋季果实成熟时采收，堆置2～3天，摊开，干燥。叶：随采随用，或采后晒干用。根：全年均可采，洗净，切片，晒干。

【性味功能】根、叶：辛，性温，有毒。祛风消肿，散寒截疟，抗毒杀虫。果实：辛，热；有大毒。外用蚀疮。

【主治用法】叶。内服：研末酒冲，或装胶囊，0.03～0.15g。外用：适量，煎水洗，或浸酒搽。根，内服：煎汤，3～6g。外用：适量，捣敷；煎水熏洗。酒浸或研末调敷。果实：外用适量，研末涂患处，或捣烂以纱布包擦患处。

【化学成分】3-Deoxo-hydroxyphorbol-12,13,20-triacetate、Crotignoid K、Crotignoids J等。

【现代研究】

1. 致泻：巴豆霜（1.5g/kg）给小鼠灌胃，可增强小鼠胃肠推进运动，促进肠套叠的回纳作用；在离体兔回肠实验中，可增加回肠的收缩幅度。巴豆提取物灌胃小鼠，可诱导小鼠小肠组织中蛋白质差异表达，使小鼠胃肠运动增强，同时迷走神经也有调节作用。等量巴豆油、巴豆霜给小鼠灌胃，结果巴豆油促进小鼠肠推进作用强于巴豆霜，毒性小于巴豆霜。

2. 抗肿瘤：巴豆水提液（4mg/mL）可诱导白血病HL-60细胞向正常方向分化。巴豆提取物对小鼠肉瘤S_{180}实体型和腹水型、小鼠宫颈癌U14实体型和腹水型以及艾氏腹水癌均有抑制作用。巴豆注射液在试管内有杀瘤细胞作用。巴豆油乳剂给大鼠移植性皮肤癌癌内注射，能引起瘤体退化并延缓皮肤癌的发展。巴豆生物碱针剂使红细胞膜和牛血清白蛋白α螺旋量增加，改变膜蛋白二级结构，其抗肿瘤作用可能与之相关。巴豆总生物碱（50mg/mL、100mg/mL、

150mg/mL）给接种腹水型肝癌小鼠灌胃，抽取腹水发现总生物碱可使腹水型肝癌细胞质膜刀豆球蛋白A（ConA）受体侧向扩散速度增加，ConA受体碱破坏癌细胞微管有关流动性增加，胞质基质结构程度有所改变，这可能与破坏癌细胞微管有关。

3. 致炎：2%巴豆油溶液涂擦声带，对家兔声带组织有致炎作用。各种炮制品巴豆油均对小鼠耳郭有明显致炎作用，其强度依次为炒巴豆油>高压蒸巴豆油、常压蒸巴豆油>生巴豆油>煮巴豆油。

4. 抗炎及对免疫功能的影响：巴豆制剂（1.5g/kg）灌胃，对小鼠耳郭肿胀、腹腔毛细血管通透性及大鼠白细胞游走、对热疼痛反应均有抑制作用，并能减少小鼠胸腺和脾指数及腹腔巨噬细胞的吞噬功能。巴豆霜给小鼠灌服，可抑制小鼠腹腔巨噬细胞的吞噬活性，还降低小鼠胸腺重量。

5. 对胆囊的影响：家兔消化道给予巴豆粉煎出液（0.3g/kg），可增强奥狄括约肌峰电活动的频率，减小峰电位电压，改变峰电节律。严重巴豆中毒时，其电活动几乎消失。阿托品可对抗巴豆对奥狄括约肌的电活动。

【临床应用】

白喉：巴豆（生，去壳，研末）、朱砂各0.5～0.8g，混合，撒普通牛皮纸膏药上，贴于患者眉间上方，后觉轻度灼热，并出现红肿、充血及起米粒大小水疱后即揭去，共治206例，无1例死亡，全部痊愈出院，有效率达100%。体温恢复正常时间1～2天者154例；3～4天者49例；4天以上者3例。假膜全部脱落时间1～2天者80例；3～4天者92例；5～6天者34例。206例患者中除5例出现轻度心脏中毒外，余均未见其他合并症。

【使用注意】非适用证及孕妇忌用。中毒者，用冷开水、黄连汁、大豆汁解毒。

【参考文献】

[1] 彭帅，刘年珍，吕珍珍，等. 巴豆叶提取物在人肠道菌群中的体外代谢研究[J]. 亚太传统医药，2017, 13(1): 26.

[2] 宁德生，蒋丽华，吕仕洪，等. 石山巴豆与毛果巴豆叶中挥发油成分分析[J]. 广西植物，2013, 3(3): 364.

19　大叶驳骨兰

【来源】爵床科植物鸭嘴花 *Adhatoda vasica* Nees 的全株。

【形态特征】

1. 鸭嘴花：大灌木，高1～3m或更高。枝圆柱形，幼枝密生灰白色柔毛，各部揉后有特殊臭气。叶对生，叶柄长1.5～2cm；叶片纸质，卵形或椭圆状卵形至披针形，长15～20cm，宽4.5～7.5cm，先端渐尖，有时稍呈尾状，基部阔楔形，全缘，上面近无毛，下面被柔毛；侧脉每边约12条。穗状花序长5～7cm；总花梗长5～10cm；苞片卵形或阔卵形，长1.5～2cm，宽8～15mm；小苞片披针形，较苞片稍短；花萼裂片5，长圆状披针形；花冠白色而有紫色条纹，长约2.5cm，被柔毛，具卵形短管，管中部膨胀、两端收狭，喉部的下侧扩大，冠檐二唇形，上唇直立，拱形，先端浅2裂，下唇伸展，先端3裂；雄蕊2，花丝粗壮，基部被白色绵毛状毛，花药2室，不等高，药室通常有球形附属物或附属物不明显；子房每室有胚珠2，柱头单一。蒴果近木质，长约0.5cm，上部具4个种子，下部实心短柄状。

2. 黑叶爵床：常绿灌木，高1～2.5m。茎直立，圆柱形；新枝绿色，老枝灰黄色，节显著膨大呈膝状。叶对生；具短柄；叶片近革质；椭圆形，长10～15cm，宽4.5～6cm，先端钝，基部渐窄，全缘。穗状花序顶生，长达10cm；有多数宽卵形的苞片，长约1.2cm，宽约1cm，绿色，稍有毛，内有3～4花；小苞片极小；萼片5，长约5mm；花冠二唇形，长约1.5cm，花白色而有红色斑点，上唇2裂，下唇较大，3浅裂，中裂较宽；雄蕊2，着生于花冠喉部，伸出，花柱线形，2浅裂。蒴果卵形或椭圆形，长约8mm，有毛。常栽培作绿篱。

【生长环境】 野生于山坡、水边、路旁灌木丛中或林下湿润地。

【采集加工】 全年可采，洗净鲜用或晒干。

【性味功能】 辛、苦，平。活血止痛，化瘀接骨，祛风除湿，消肿解毒。

【主治用法】 用于跌打伤肿，骨折，劳伤腰痛，风湿痹痛，胃气痛，肺痈，乳痈。
内服：煎汤，9～15g；或泡酒。外用：适量，捣敷；或研末撒。

【化学成分】

1. 鸭嘴花：根含鸭嘴花酚碱、鸭嘴花醇碱等；叶含鸭嘴花酮碱等；花和花序含β-谷甾醇、β-谷甾醇-D-葡萄糖苷等；地上部分含2-甲基三十烷-1-醇、鸭嘴花考林酮碱等。

2. 黑叶爵床：含对羟基苯甲酸、1,2,4-三甲氧基苯、β-胡萝卜苷、丁香树脂醇、角鲨烯等。

【现代研究】

1. 子宫兴奋：本植物的叶和花含有鸭嘴花碱（Ⅰ），有显著的子宫兴奋作用，其作用强度与缩宫素和甲基麦角新碱相似。10mg/kg、20mg/kg给已妊娠小鼠皮下注射，有显著抗早孕作用，其流产率分别为80%和93%，10～30mg/kg可使中期妊娠的豚鼠100%流产；给中期妊娠家兔皮下注射40mg/kg，肉眼可见胚珠液化。将药液洒在子宫肌上，可见子宫呈明显的节律性收缩，此作用随剂量增加而增强，并随妊娠期增加剂量减少。鸭嘴花碱（Ⅰ）的盐酸盐，能使人未孕、早期妊娠及足月妊娠的子宫肌肉兴奋，使张力增加，收缩幅度加大，有时其作用较缩宫素和甲基麦角新碱更强。此外，鸭嘴花碱（Ⅰ）可选择性地兴奋子宫底，对子宫颈无明显兴奋作用；注射给药的，子宫中分布量多，能诱发动物流产。临床上羊膜腔内注射鸭嘴花碱（Ⅰ）62例中有39例给药量达60mg以上者在12h内流产，且出血量正常。鸭嘴花碱（Ⅰ）的作用机制与前列腺素相关，雌激素能促进前列腺素（PG）合成，因而加强鸭嘴花碱（Ⅰ）的作用，而阿司匹林或吲哚美辛（消炎痛）能抑制前列腺素合成，也使鸭嘴花碱（Ⅰ）作用减弱。

2. 对神经系统的作用：叶中所含脱氢鸭嘴花酮碱（Ⅱ）有显著局部麻醉作用，对毛果芸香碱所致唾液分泌有抑制作用，对内源性和外源性乙酰胆碱和肾上腺素均有阻断作用。在阻断胆碱能神经方面，脱氢鸭嘴花酮碱（Ⅱ）较阿托品弱，且无阿托品的中枢和心脏兴奋作用；对实验动物的行为和运动无明显影响。此外，鸭嘴花碱（Ⅰ）有显著兴奋呼吸的作用。

3. 对心血管系统的作用：鸭嘴花碱（Ⅰ）能减弱心肌收缩力，减少冠脉流量；叶和花中所含鸭嘴花酮碱（Ⅱ），经离体豚鼠和兔心灌流实验表明，能增强心肌收缩力，增加冠脉流量。此外，有轻度降低血压的作用。

4. 对支气管的作用：鸭嘴花酮碱（Ⅰ）对支气管有收缩作用，鸭嘴花酮碱（Ⅱ）对支气管有强大扩张作用，特别对组胺所致支气管收缩有显著的解痉作用，但较肾上腺素弱。另有报道，鸭嘴花碱（Ⅰ）在体内和体外均有支气管扩张作用，而鸭嘴花酮碱（Ⅱ）在体外有支气管扩张作用，在体内呈支气管收缩作用；鸭嘴花碱（Ⅰ）和鸭嘴花酮碱（Ⅱ）合用，在体内和体外均有更强的支气管扩张作用。

5. 对消化系统的作用：鸭嘴花酮碱（Ⅰ）能兴奋牛小肠平滑肌，使胃收缩更强，频率更快，并使胃液分泌增加。在猫急性实验和犬的慢性实验中，15mg/kg静脉注射有利胆作用；在犬皮下注射后，胆汁排泄增加40%～100%，并使胆汁变稀，胆红素排出增加。

6. 抗病原体：鸭嘴花酮碱（Ⅰ）对金黄色葡萄球菌、宋内菌、志贺菌、变形杆菌和伤寒杆菌等有中度抗菌作用。从叶、花及根部提取的油脂部分有抗结核杆菌作用，对人型结核菌（$B_{19\text{-}4}$）的抑制浓度为2μg/mL，对牛型（$B_{19\text{-}3}$）或鸟型（$B_{19\text{-}1}$）结核菌在5μg/mL时才能完全抑制；从叶中提取的有效成分对结核杆菌的作用较链霉素弱2倍。鸭嘴花油有驱蛔作用，能抑制蛔虫的自发运动。

7. 毒性：从叶、花和根中提取的油脂部分，2.3g/kg给小鼠皮下注射，未见任何中毒症状。鸭嘴花酮碱（Ⅱ）对实验动物无明显毒性，在1g/kg时对动物行为和运动无影响。鸭嘴花酮碱（Ⅰ）毒性很低，对血液、生化值及各组织器官未发现有毒性反应。

【使用注意】孕妇慎用。

【参考文献】

[1] 关永霞，杨小生，佟丽华，等. 大驳骨化学成分研究（Ⅱ）[J]. 天然产物研究与开发，2004, 16(6): 516.

[2] 章小丽，余正文，郭芳琴，等. 大驳骨化学成分研究[J]. 天然产物研究与开发，2004, 16(2): 131.

[3] 谢珍连，甘广玉，罗爱月，等. 大驳骨和落地生根及其配伍抗炎镇痛的实验研究[J]. 中国医院药学杂志，2018, 38(17): 1792.

20 大叶紫珠

【来源】马鞭草科紫珠属大叶紫珠 *Callicarpa macrophylla* Vahl 的根及叶。

【形态特征】灌木，稀为小乔木，高 3～5m。小枝近四方形，密生灰白色粗糠状分枝茸毛。单叶对生；叶柄粗壮，长 1～3cm，密生灰白色分枝的茸毛；叶片长椭圆形、椭圆状披针形或卵状椭圆形，长 10～24cm，宽 5～10cm，先端短渐尖，基部钝圆或宽楔形，边缘有细锯齿，表面有短毛，脉上较密，背面密生灰白色分枝茸毛，两面均有不明显的金黄色腺点；侧脉 8～14 对。聚伞花序腋生，5～7 次分歧；苞片线形；花萼杯状，长约 1mm，被灰白色星状毛和黄色腺点，萼齿不明显或呈钝三角形；花冠紫红色，长约 2.5mm，疏被星状毛；雄蕊 4，花丝长约 5mm；子房微被毛。果实球形，紫红色，有腺点及微毛。

【生长环境】生于海拔 110～2000m 的山坡路旁、疏林下或灌丛中。

【采集加工】根，全年可采，洗净，切片晒干。叶，夏、秋季采收，晒干或鲜用。

【性味功能】味苦、辛，性平。散瘀止血，消肿止痛。

【主治用法】主治咯血，吐血，衄血，便血，创伤出血，跌打瘀肿，风湿痹痛。内服：煎汤，15～30g。外用：适量，捣敷；或研末敷。

【化学成分】黄酮类、萜类、苯丙素类、酚酸类、甾体类等。

【现代研究】

抗炎镇痛：动物实验表明中、高剂量（400mg/kg）的大叶紫珠总黄酮表现出明显的抗炎、镇痛及止血作用，低剂量（100mg/kg）时仅表现出镇痛作用。

对凝血功能的影响：大叶紫珠水煎液高剂量[10g（生药）/kg]和低剂量[5g（生药）/kg]均能明显缩短大鼠的 PT、TT、APTT，显著增加纤维蛋白原（FIB）、TXB_2 的水平，同时能降低 6-keto-PGF_{1a} 水平，可能通过激活内源性、外源性凝血系统和调节 TXB_2、6-keto-PGF_{1a} 水平发挥止血作用。

【临床应用】溃疡病出血：采用大叶紫珠三种剂型（粉剂、片剂、针剂）和四种治疗方法（粉剂、片剂、针剂、片剂+针剂）治疗溃疡病出血共296例，均取得较好的止血效果。

【参考文献】

[1] 金晓东，张杰，顾正兵.大叶紫珠醇溶性成分的研究[J].中成药，2014，36(6)：1234.

[2] 孟令杰，刘百联，张英，等.大叶紫珠中得到的一个新苯丙素类衍生物[J].天然产物研究与开发，2015，27(10)：1697.

[3] 曹莉，黄多临，陈华.大叶紫珠的化学成分研究[J].中国现代中药，2014，16(9)：733.

[4] 孟令杰，覃芳敏，袁红娥，等.大叶紫珠的化学成分[J].暨南大学学报（自然科学与医学版），2014，23(1)：61.

[5] 余行，徐诗强，马冬晴，等.大叶紫珠总黄酮的提取工艺优选及其抗炎、镇痛及止血作用考察[J].中国实验方剂学杂志，2013，19(12)：8.

[6] 鲁合军.大叶紫珠对大鼠凝血功能及TXB_2、6-keto-PGF_{1a}表达的影响[J].中医学报，2017，32(6)：989.

[7] 广西合浦县人民医院内科.大叶紫珠治疗溃疡病出血296例的临床疗效[J].中华内科杂志，1977(6)：328.

21 大血藤

【来源】 木通科大血藤属植物大血藤*Sargentodoxa cuneata* (Oliv.) Rehd. et Wils. 的藤茎。

【形态特征】 为落叶木质藤本，长达10m或更长；藤茎褐色，圆柱形，有条纹。叶为三出复叶，互生，叶柄长5～10cm；小叶两面无毛，有光泽，全缘；顶生小叶近棱状、倒卵圆形，长4～14cm，先端急尖，小叶柄长5～10mm；侧生小叶较大，斜卵形，两侧不对称，内侧狭，基部楔尖，外侧阔大。春季开花；花单性，雌雄异株，排成腋生下垂的总状花序；雄花花枝长1～1.5cm，基部有1苞片和2小苞片；萼片6枚，长圆形，长6～12mm；花瓣6片，圆形，长约1.2mm，雄蕊与花瓣同数而对生；雌花有6个退化雄蕊和多数分离、螺旋状排列的心皮。浆果卵形或长圆形，长7～10mm，成熟时黑蓝色，被白霜，有长约1cm的肉质果梗。种子卵形，褐色，有光泽。

【生长环境】 多见于山林下，溪边富含腐殖质的地方。

【采集加工】 多用藤茎。秋、冬二季采收。割取藤茎，除去侧枝，截段，晒干。

【性味功能】 苦，平。祛风，通经络，利尿，杀虫。

【主治用法】风湿痹痛，产后风，阑尾炎，淋病，蛔虫腹痛。9～15g，水煎服，亦可配伍浸酒服。

【化学成分】二氢愈创木脂酸、毛柳苷、鹅掌楸素、大黄素、鞣质等。

【现代研究】

1. 抗炎免疫活性：大血藤水煎剂对小鼠的T淋巴细胞介导的细胞免疫和B淋巴细胞介导的体液免疫均具有抑制作用，有明显的抗炎效果。大血藤能够抑制佐剂性关节炎大鼠滑膜细胞MMP-2、MMP-9的分泌，减轻其参与或介导的对滑膜组织造成的损害，控制滑膜炎症的发生，从而阻止关节软骨及骨的损坏，还有减轻局部炎症的作用。

2. 抑菌：大血藤的大黄素和β-谷甾醇均具有较强的抑菌活性。25%大血藤煎剂对金黄色葡萄球菌及乙型链球菌均有较强的抑制作用，对大肠杆菌、白色葡萄球菌、卡他球菌、甲型链球菌及铜绿假单胞菌，亦有一定的抑制作用。大血藤不同器官丙酮提取物对金黄色葡萄球菌和枯草芽孢杆菌所表现出的抑菌能力大小顺序为叶片＞饮片＞多年生老茎＞一年生嫩茎。

3. 抗肿瘤：缩合鞣质 B_2 对小鼠乳腺癌（tsFT210）细胞和K562细胞均显示出显著的细胞周期抑制活性（G_2/M 期），能作为新的细胞周期抑制剂。绿原酸对人慢性髓性白血病K562细胞的半数抑制浓度（IC_{50}）为97.2μg/mL，N-（对-羟基苯乙基）阿魏酸酰胺在100μg/mL的浓度下对K562细胞的增殖抑制率为46.6%，均显示出显著的坏死性细胞毒活性。大血藤和牡丹皮用水煮醇沉方法制成的20%"红丹液"，灌入家兔腹腔，不仅有预防损伤性腹腔内粘连的效果，而且在体内有明显抗肿瘤的作用。

4. 对心血管系统的影响：大血藤水溶性提取物可以提高心梗家兔心电图ST段，心梗范围也相应缩小，并且能够降低家兔心肌乳酸含量，所以大血藤水溶性提取物不仅具有舒张血管的作用，而且能够改善心梗所致的心肌乳酸代谢紊乱。大血藤水溶性提取物三种组分（毛柳苷、liriodendrin、大血藤多糖）中多糖对缺血心肌的保护作用最强，liriodendrin有微弱的保护作用。纯化的大血藤多糖对皮下注射垂体后叶素所致的急性心肌缺血大鼠的心电图变化有明显的改善作用，并且大血藤多糖静脉注射给药对异丙肾上腺素所致的亚急性心肌缺血损伤有一定的保护作用。

【临床应用】

1. 早期急性乳腺炎：大血藤60g（病重者用90g）水煎，分2次口服。共治疗24例，结果治愈21例（其中2～4天痊愈者18例，4～6天痊愈者3例），好转2例，无效1例，有效率95.8%。

2. 盆腔炎并盆腔积液：红藤汤联合磷霉素氨丁三醇散治疗盆腔炎并盆腔积液41例，药用红藤、败酱草、紫花地丁、鱼腥草、金银花、蒲公英各15g，浓煎100mL，加利多卡因5mL、庆大霉素8万U，日1剂，每晚保留灌肠。结果治愈24

例，显效11例，有效5例，无效1例，有效率97.56%，效果较好，且不良反应少。

　　【使用注意】孕妇慎服。

【参考文献】

[1] 马瑞丽，于小凤，徐秀泉，等. 大血藤的化学成分及药理作用研究进展[J]. 中国野生植物资源，2012，31(6)：1.

[2] Ruecker G，Mayer R，Shin-kim J S，et al. Triterpene saponins from the Chinese Drug "Daxueteng"（Caulis Sargentodoxae)[J]. Planta Medica，1991，57(5)：468.

[3] 张鹏，颜寿琪，邵以德，等. 红藤水溶性提取物的抗心肌缺血研究[J]. 上海医科大学学报，1988，15(3)：191.

[4] 付钰，王光义. 中药大血藤对佐剂性关节炎大鼠滑膜细胞MMP-2，MMP-9的影响[J]. 贵州医药，2009，33(12)：1097.

[5] 李钧敏，金则新，邵红. 大血藤叶片提取物的抑菌活性分析[J]. 中药材，2005，28(10)：906.

[6] 管丽红，郑永红，杨璠. 红藤汤联合磷霉素氨丁三醇散治疗盆腔炎并盆腔积液临床研究[J]. 实用中医药杂志，2020，36(12)：1581.

[7] 毛水春，顾谦群，崔承彬，等. 中药大血藤中酚类化学成分及其抗肿瘤活性[J]. 中国药物化学杂志，2004，14(6)：326.

[8] 王兆金，王先荣，杨志华. 红藤化学成分的研究[J]. 中草药，1982，13(8)：7.

22　大茶药根

　　【来源】马钱科钩吻属植物钩吻 *Gelsemium elegans* (Gardn.et Champ.) Benth. 的根。

　　【形态特征】常绿藤本，长约12m。枝光滑，幼枝具细纵棱。单叶对生；具短柄；叶片卵状长圆形至卵状披针形，长5～12cm，宽2～6cm，先端渐尖，基部阔楔形至近圆形，全缘。聚伞花序多顶生，三叉分枝，苞片2，短三角形；萼片5，分离，长约3mm；花小，黄色，花冠漏斗形，先端5裂，内有淡红色斑点，裂片卵形，先端尖，较花筒短；雄蕊5；子房上位，2室，花柱丝状，柱头4裂。蒴果卵形或椭圆形，长10～14mm，直径6～8mm，下垂，基部有宿萼，果皮薄革质。种子长圆形，多数，具刺状突起，边缘有翅。花期5～11月，果期7月至翌年3月。根呈圆柱形，长短不一，直径1～6cm。表面灰黄色或带浅棕色，具细纵纹及点状须根痕，常于弯曲处皮部呈半环状断裂。质硬脆，断面不整齐，皮部外侧类白色或淡黄色，近木部红棕色；木部黄色。鲜时将根反扭后木部呈片状分离。横切面可见放射状纹理及众多细孔。鲜时气香，味苦。

【生长环境】生于海拔500～2000m的向阳山坡、路边草丛或灌丛中。

【采集加工】全年均可采，除去茎叶，洗净，切段，晒干。

【性味功能】辛、苦，温；大毒。祛风攻毒，散结消肿，止痛。

【主治用法】疥癣，湿疹，瘰疬，痈肿，疔疮，跌打损伤，风湿痹痛，神经痛。外用：适量，浸酒擦；或煎汤熏洗；或捣敷。

【化学成分】吲哚类生物碱、环烯醚萜类、三萜类、甾体类、香豆素类等。

【现代研究】

1. 镇痛：钩吻碱腹腔注射，对小鼠热板法实验表明有镇痛作用，ED_{50}为0.28mg/kg；对小鼠醋酸扭体法也表明有镇痛作用，腹腔注射的ED_{50}为0.28mg/kg，灌胃的ED_{50}为0.39mg/kg；对大鼠光辐射甩尾法也表明有镇痛作用，腹腔注射的ED_{50}为0.5mg/kg。钩吻碱与阿司匹林合用时镇痛作用增强，推荐于临床的剂量为阿司匹林300～500mg，钩吻碱0.5～2mg。

2. 镇静：钩吻总碱肌注或皮下注射0.5mg/kg、0.7mg/kg、1.0mg/kg均可显著增强阈下剂量戊巴比妥钠及水合氯醛对小鼠的中枢抑制作用，明显增加翻正反射反射消失鼠数；钩吻总碱还可使大鼠自发活动明显减少，外观安静，表明钩吻总碱有持久的中枢抑制作用。

3. 抗炎：钩吻总碱皮下或腹腔注射1mg/kg，对鹿角菜胶、蛋清所致大鼠脚肿有显著的抑制作用，皮下注射0.5mg/kg还可显著抑制大鼠棉球肉芽组织增生，由于钩吻总碱对幼年大鼠胸腺、肾上腺重量无明显影响，也不影响大鼠血浆皮质醇浓度，但可使鹿角菜胶所致肿胀大鼠鼠爪PGE含量明显降低，提示其抗炎机制不是通过垂体-肾上腺皮质系统，而是与抑制炎症部位前列腺素合成有关。但对于酵母所致的大鼠发热，钩吻总碱腹腔注射0.4mg/kg、0.8mg/kg、1.0mg/kg、1.5mg/kg和2.0mg/kg，均无解热作用。

4. 散瞳：国产钩吻及钩吻碱有散瞳作用，钩吻中毒可见有复视、视力减退、睑下垂及瞳孔散大等表现。实验表明所含钩吻碱对家兔有明显散瞳作用，且恢复快，以1%钩吻碱溶液给人点眼，每次2滴，每5min一次共3次，69例志愿者可见瞳孔迅速扩大，作用强，恢复也快，滴眼后30min即可见瞳孔直径、远视力、近视力、近点调节等均有明显改变，至6h各指标几乎恢复至给药前水平。

5. 抗肿瘤：钩吻碱具有显著的抗肿瘤作用，钩吻碱注射液于体外对人肺腺癌细胞AGZY-83-a和胃腺癌细胞Sc-823的增殖有一定抑制作用，可使癌细胞增长速度减慢，有丝分裂指数下降，细胞膜脂流动性降低，死亡率增高，对人肺腺癌细胞克隆形成的IC_{50}为55μg/mL；40μg/mL浓度时人肺腺癌细胞及人胃腺癌细胞增殖指数分别仅0.57和0.31，而死亡指数为1.74和1.90，癌细胞可见肿胀、异型增大、膜不完整、胞浆有空泡及核固缩等；$50\mu g/mL$浓度使癌细胞膜脂流动性（微黏度）增加为1.92和1.248，但对人胚肺细胞HEL-8901无明显影响，还可显著提高其对辐射的敏感性；$50\mu g/mL$浓度使其D_0值降低34%和66%，Dq值AGZY-83-a无明显改变，而Sc-823下降29%，表明对人胃腺癌细胞的敏感性较人肺腺癌为高。

6. 对免疫功能的影响：本品根茎乙醇粗提取物腹腔注射0.1g/kg可使小鼠腹腔巨噬细胞对鸡红细胞的吞噬百分率及吞噬指数均明显增高，并明显拮抗环磷酰胺所致吞噬功能抑制；对小鼠溶血素抗体生成及体内淋巴细胞转化无明显影响，但可显著拮抗环磷酰胺的抑制作用。

7. 对心脏及循环系统的影响：钩吻水溶性总碱于0.01%～0.687%浓度对蟾蜍离体心脏的收缩力均有明显抑制作用，浓度增高，抑制作用增强，但于0.429%浓度方可见心率明显减慢；对于蟾蜍在体心脏，于0.268%浓度可明显抑制心收缩幅度，但对心率无明显影响。1%浓度以2mL/kg给蟾蜍淋巴囊或大白鼠腹腔注射，可见蟾蜍心率明显减慢，P波时限延长，QRS波群时间延长，ST段和Q-T间期延长，P波、R波和T波均降低，表明其有负性变时、变力和变传导作用，并可能有心肌缺血存在；而对于大鼠，则除ST段电压降低及Q-T间期延长外，余无明显影响。钩吻碱能阻断电刺激心迷走神经或注射乙酰胆碱（Ach）引起的降压反应，并具有弱的5-羟色胺样作用，可加强肾上腺素的升压作用。

8. 对平滑肌的影响：钩吻水溶性总碱对豚鼠肺支气管灌流可显著降低流出量，表明其可使支气管平滑肌收缩，异丙肾上腺素对此有拮抗作用，但苯海拉明无拮抗效果，表明其收缩支气管平滑肌作用与组胺H_1受体无关，而可能与β受体有关。钩吻碱对犬、兔小肠及子宫于小剂量时略显兴奋，而大剂量时则抑制之，此为对平滑肌的直接作用。国产钩吻也显著抑制平滑肌，乙酰胆碱、氯化钡也可拮抗之。

9. 毒性：煎剂对小鼠的LD_{50}，根为0.0798g/kg，老茎为1.309g/kg，嫩茎为1.830g/kg，叶为0.255g/kg，花为0.458g/kg，果为1.275g/kg，中毒于给药后数分钟即发生，主要为呼吸困难，死亡时心跳后于呼吸停止，并于呼吸停止后仍可见膈肌有收缩，表明呼吸停止为死亡原因，中毒未死亡小鼠可很快恢复正常。钩吻的毒性作用是先对呼吸中枢直接抑制，再对血管运动中枢直接抑制。

【使用注意】本品有剧毒，只作外用，禁作内服。

【参考文献】

[1] 黄慧慧. 钩吻素子的抗焦虑作用及其脑内机制初探 [D]. 福州：福建医科大学，2013.

[2] 张国鹏，李彤. 断肠草抗肿瘤机制及其临床研究进展 [J]. 黔南民族医专学报，2018，31(4): 273.

23 小飞扬草

【来源】大戟科大戟属植物千根草 *Euphorbia thymifolia* L.的全草。

【形态特征】一年生矮小、披散草本，折断时有白色乳汁流出。茎纤细，分枝多，通常红色，稍被毛。叶小，对生，有短柄，叶片椭圆形或矩圆形，长不及1cm，先端近圆形，基部偏斜而平截状，边缘有小锯齿；叶面深绿色，背面浅绿带灰白色。夏季开花，花小，淡紫色，聚集而成一近无柄的腋生聚伞花序。果三角形，有毛。

【生长环境】多生于田野、屋旁、路旁及旷地。

【采集加工】全草。外用宜采用鲜草。春夏秋均可采集，晒干备用。

【性味功能】酸、微涩，凉；有小毒。内服清热利湿，通乳。外用收敛止痒、消肿。

【主治用法】痢疾，黄疸，疳积，妇女产后乳汁不足，便血，尿血。用干药6～10g（鲜药加倍），多配伍水煎内服。天疱疮，皮肤瘙痒，用干药15～30g（鲜药加倍）煎水外洗。

【化学成分】表蒲公英赛醇、二十六烷基醇、大戟醇等。

【现代研究】

1. 抑菌：本品体外能抑制大肠埃希菌、痢疾杆菌。小飞扬草水提液与苦丁茶混合配制（浓度分别为2.0g/mL、1.0g/mL、0.5g/mL、0.25g/mL）对多重耐药性大肠杆菌有明显抑制作用。

2. 收涩：本品吸附水分涩肠止泻，肠炎及小儿腹泻皆宜。

3. 镇静：飞扬草水提物50mg/kg、100mg/kg、200mg/kg、400mg/kg、800mg/kg给予小鼠腹腔注射，发现飞扬草对小鼠的活动有明显的镇静作用，也具有抗焦虑活性。

【临床应用】红臀：采用鲜大、小飞扬草治疗红臀96例，采用大、小飞扬草各50g，加水500mL煎至100mL。先洗净患处，再用药液浸洗，内服，早晚各两次。显效是治疗4天后皮损完全恢复正常；有效是治疗4天后皮损明显减轻，其范围明显缩小；无效是治疗4天后皮损无改变或加重。结果总有效率是97.9%。

【参考文献】

[1] 汤以佳. 飞扬草的镇静和抗焦虑作用 [J]. 国外医药（植物药分册），1991(2): 85.

[2] 刘坤友，周艳，陈桂生，等. 苦丁茶和小飞扬草对多重耐药性大肠杆菌外排泵acrA基因表达的影响 [J]. 广西医学，2016, 38(2):207.

[3] 黄杰之，吴润田，马文斌. 7种壮药抗耐药性大肠杆菌的抑菌效果研究 [J]. 深圳中西医结合杂志，2016, 26(20): 67.

[4] 李淑婉. 大、小飞扬草治疗红臀[J]. 海峡药学，1997(4): 4.

24 小木通

【来源】毛茛科铁线莲属小木通 *Clematis armandi* Franch 的茎。

【形态特征】木质藤本，高达6m。茎圆柱形，有纵条纹，小枝有棱，有白色短柔毛，后脱落。三出复叶；小叶片革质，卵状披针形、长椭圆状卵形至卵形，长4～12(16)cm，宽2～5(8)cm，顶端渐尖，基部圆形、心形或宽楔形，全缘，两面无毛。聚伞花序或圆锥状聚伞花序，腋生或顶生，通常比叶长或近等长；腋生花序基部有多数宿存芽鳞，为三角状卵形、卵形至长圆形，长0.8～3.5cm；花序下部苞片近长圆形，常3浅裂，上部苞片渐小，披针形至钻形；萼片4(5)，开展，白色，偶带淡红色，长圆形或长椭圆形，大小变异极大，长1～2.5(4)cm，宽0.3～1.2(2)cm，外面边缘密生短茸毛至稀疏，雄蕊无毛。瘦果扁，卵形至椭圆形，长4～7mm，疏生柔毛，宿存花柱长达5cm，有白色长柔毛。花期3～4月，果期4～7月。

【生长环境】生长于海拔700～2000m的山坡林缘、灌木丛中、悬崖边以及溪流河畔，常依附其他树木而攀缘生长。性喜温暖，也能稍为耐寒，喜半阴环境。

【采集加工】药用茎。全年可采，去皮切片阴干备用。

【性味功能】苦，寒。清热，祛湿，利尿，通血脉。

【主治用法】泌尿系统感染，湿热淋病，小便不利，水肿，乳汁不通，妇女经闭。内服：煎汤，15～30g，外用：适量，煎汤熏洗；或捣烂塞鼻。

【化学成分】三萜皂苷类、黄酮类及木脂素成分等。

【现代研究】

1. 利尿：川木通有明显的利尿作用，其水煎剂20g/kg给大鼠灌胃，24h平均排尿百分率为167.32%，呈显著的利尿作用。川木通水提醇沉液1g/kg给兔静注，给药后1h尿量为 (24±1)mL/h，亦呈显著利尿作用，同时尿中钾、钠、氯离子含量亦显著增加，特别是钠离子。

2. 抗菌：川木通具有一定的杀菌能力，对金黄色葡萄球菌、大肠杆菌、铜绿假单胞菌、变形杆菌的最小杀菌生药浓度分别为576mg/mL、2304mg/mL、576mg/mL、1152mg/mL。

3. 抗炎：川木通水煮液对炎症痛大鼠疼痛有调节作用，给予炎症痛模型大鼠不同浓度的川木通水煮液灌胃，采用热板和压板测痛仪进行行为学测痛实验，观察记录5min、10min、15min、20min、30min、45min和60min时大鼠后爪缩爪反应潜伏期（HWL），把炎症痛大鼠HWL作为衡量痛觉的指标。结果表明，三种浓度均能延长炎症组HWL，表明川木通水煮液对炎症痛模型大鼠具有明显的镇痛作用，而且这种镇痛作用在15min时效果最为明显。

【临床应用】

泌尿系结石：泌尿系结石患者183例，随机分为2组。治疗组112例，对照组71例。治疗方法：对照组常规应用阿托品类解痉药及黄酮类平滑肌松弛剂，疗程为6周；治疗组在对照组治疗的基础上加用尿石通丸（含川木通等），每次4g，每天2次，疗程为6周。结果显示总有效率治疗组为76.8%，对照组为49.3%。

【使用注意】孕妇忌用。

【参考文献】

[1] 叶潇，朱萱萱，刘婷，等. 川木通对大鼠利尿作用及其物质基础研究[J]. 中国中药杂志，2019, 44(9): 1889.

[2] 唐远，万德光，裴瑾，等. 川木通的研究进展[J]. 时珍国医国药，2007, 18(10): 2346.

[3] 裴瑾，万德光，唐远，等. 川木通对大鼠的肾毒性研究[J]. 华西药学杂志，2009, 24(5): 461.

[4] 付曦娆. 川木通水煮液对炎症痛大鼠疼痛的调节作用[J]. 中国老年学杂志，2017, 37(24): 6019.

[5] 曾斌，郑锡松，林翠凤. 木通的应用和肾毒性概述[J]. 中药材，2001, 24(6): 463.

[6] 黄文武，孔德云，杨培明. 小木通的化学成分研究（Ⅰ）[J]. 中草药杂志，2004, 35(6): 26.

[7] 宋方闻，魏鸿蔼，钟惟德. 尿石通治疗泌尿系结石112例[J]. 新中医杂志，2007(11): 60.

[8] 王文辉. 尿石通治疗输尿管结石72例[J]. 新中医杂志，2006, 38(3): 90.

25 小金不换

【来源】远志科远志属植物小花远志 *Polygala arvensis* Willd. 的带根全草。

【形态特征】一年生小本草，高10～15cm，根细弱，土黄色。茎纤细，直立或铺地，少分枝，被短柔毛。叶小，近无柄，卵形、倒卵形或矩圆形，长1～1.7cm；先端钝或短尖，基部钝或渐尖，边缘稍向背面反卷；侧脉几乎不显。夏季开花，花小，黄色。通常数朵生于叶脉处长出的短柄上。果小，扁圆形，长宽不及0.3cm，成熟时开裂成2果瓣。

【生长环境】海岛山坡、路旁、草丛中或空旷平地。

【采集加工】全草，夏秋可采，晒干备用。

【性味功能】微苦，平。散瘀止血，化痰止咳，解毒消肿。

【主治用法】劳伤咳嗽，跌打疼痛，腹痛吐泻。内服：煎汤，15～30g。外用：适量，捣敷。

【化学成分】含3种二苯甲酮C-葡萄糖苷、三种低聚糖酯、黄酮C-葡萄糖苷等。

【现代研究】

1. 对吗啡镇痛作用的影响：小鼠经口给予小花远志（100mg/kg、300mg/kg），灌胃30min后皮下注射给予吗啡（10mg/kg），用热板法观察有镇痛作用。

2. 对吗啡戒断症状的作用：小鼠灌胃给药小花远志（10mg/kg、100mg/kg和300mg/kg），灌胃给药30min后经皮下注射给予吗啡，每12h逐渐增加剂量（10mg/kg、15mg/kg、20mg/kg、25mg/kg、30mg/kg、35mg/kg、40mg/kg、45mg/kg），共给予8次。末次给予吗啡2h后，腹腔注射给予纳洛酮（10mg/kg），观察对出现的戒断症状的作用，结果显示小鼠经口给予小花远志（100mg/kg）对连续给予吗啡后出现的戒断症状有明显的抑制作用，并呈剂量依赖性。

3. 对吗啡所致空间记忆障碍的作用：小鼠灌胃给药小花远志（100mg/kg、300mg/kg），灌胃30min后皮下注射给予吗啡（10mg/kg），给予吗啡30min后进行观察。结果显示小鼠经口给予小花远志（100mg/kg）对吗啡引起的空间记忆障碍有明显的抑制作用，并呈剂量依赖方式，表明小花远志可减轻吗啡的副作用。

【临床应用】麻风神经反应：用小金牛草水剂治疗麻风病神经反应，结果上述病症轻者一般服用1～2剂症状开始缓解，3～4剂症状消失。重者则服用3～4剂见效，5～8剂痊愈。17例全部有效，有效率100%。

【参考文献】

[1] 广东省澄迈县红石医院，等. 小金牛草治疗麻风神经反应观察报告[J]. 中草药通讯，1973(3): 13.

[2] 怡悦. 小花远志的药理学研究[J]. 国外医学（中医中药分册），2005(2): 107.

26 山大颜

【来源】茜草科植物九节 *Psychotria rubra* (Lour.) Poir. 根及叶。

【形态特征】直立灌木，高1～3m。嫩枝近四方形，后逐渐变圆形。叶对生，较薄，椭圆状矩圆形，长可达8～20cm，宽2.5～7cm，先端长尖，基部渐狭、边全缘；叶背主脉与侧脉间的脉腋内有簇毛。秋季开花，花浅绿色或白色，排成圆锥花序，生于枝顶或叶腋。果近球形，熟时红色。

【生长环境】 多生于丘陵、山坡灌木丛中。

【采集加工】 根、叶。夏季采叶，秋季采根。叶，鲜用或晒干；根，洗净切片，晒干备用。

【性味功能】 苦，寒。清热解毒，消肿拔毒，祛风祛湿。

【主治用法】 跌打肿痛，风湿骨痛，无名肿毒，疮疖，疟疾，产后风瘫，青竹蛇咬伤。每用干根一至二两煎水内服。外用鲜叶捣烂或干研粉调敷。预防白喉，用鲜嫩叶1～5两煎水服。

【化学成分】 酚类、甾体、鞣质等。

【现代研究】

1. 抗肿瘤：山大颜乙醇提取物九节素体外实验可显著抑制人鼻咽癌细胞毒性，ED_{50}为3.0μg/mL，有较好的抗肿瘤作用。

2. 抗抑郁：给予抑郁模型小鼠山大颜乙醇提取物灌胃（50mg/kg生药、100mg/kg生药、150mg/kg生药），可显著缩短小鼠悬尾时间和强迫游泳不动时间，改善小鼠自主活动次数及利血平所致小鼠体温下降及眼睑下垂。

3. 抗阿尔茨海默病：给予阿尔茨海默病模型小鼠灌胃山大颜水煎液（50mg/kg生药、200mg/kg生药），能增强阿尔茨海默病小鼠记忆力，改善血清SOD和ChAT活力，有抗阿尔茨海默病的作用。

4. 抑菌：山大颜根、茎、叶醇提物100mg/mL（以提取物计），采用平板打孔法测定不同药用部位提取物的体外抑菌作用，结果100mg/mL山大颜根、茎和叶的醇提物对金黄色葡萄球菌、大肠埃希菌、铜绿假单胞菌、枯草芽孢杆菌、藤黄微球菌、粪肠球菌有较好的抑菌作用，其作用强弱为茎＞叶＞根；山大颜乙酸乙酯部位的抑菌作用最强，特别对金黄色葡萄球菌，其抑菌圈直径为(38.93±0.12)mm，MIC、MBC均为0.39mg/mL。

【临床应用】

1. 白喉：山大颜根煎水顿服治疗白喉带菌者9例，治疗8天后转阴6例，有效率66.67%。

2. 小儿夏季热：山大颜6g，绿豆衣4.5g，黑豆衣3g，芦茎叶5枚，香蕉皮半个，白薇1.5g，地骨皮4.5g，治疗小儿夏季热30例，服2剂治愈10例，3剂治愈12例，4剂治愈5例，5剂治愈3例，总有效率100%。

3. 烫伤：鲜山大颜嫩叶捣烂，调适量新鲜洗米水外敷治疗烫伤2例，敷后疼痛立止，7～15天均痊愈，有效率100%。

4. 痛风性关节炎：山大颜合四妙汤方（山大颜30g，苍术15g，薏苡仁15g，黄柏10g，川牛膝15g，土茯苓20g，制半夏12g，细辛3g，刘寄奴20g，甘草3g），每日1剂，分2次煎服。治疗痛风性关节炎30例，疗程15天，结果临床痊愈9例，显效16例，有效4例，无效1例，总有效率96.67%。

5. 结节性红斑：山大颜合方（山大颜、滑石各20g，黄连6g，土茯苓、川牛膝、薏苡仁、赤芍各15g，黄柏8g，制半夏、陈皮各9g，炙甘草3g）联合洛索洛芬钠分散片治疗结节性红斑30例，连续治疗2周，结果临床痊愈16例，显效10例，有效3例，无效1例，总有效率为96.7%。

【参考文献】

[1] 卢海啸，李家渊，叶鋆，等. 山大颜抗抑郁作用实验研究[J]. 亚太传统医药，2012，8(5): 37.

[2] 张金花，卢海啸，李家洲. 山大颜抗老年痴呆作用的实验研究[J]. 中国药师，2011，14(3): 365.

[3] 庄可邹. 山大颜治烫伤[J]. 四川中医，1987(5): 45.

[4] 罗晓东，魏丽芳，钟眏，等. 山大颜根、茎、叶提取物的体外抑菌活性评价及其作用机制研究[J]. 中国药房，2019, 30(1): 73.

[5] 赫军，李丽华，何宾，等. 山大颜合四妙汤治疗急性痛风性关节炎疗效观察[J]. 中国中医药科技，2014, 21(1): 30.

[6] 吴昌枝，孙晟君，蒋金萍，等. 山大颜合方辨治结节性红斑30例疗效观察[J]. 新中医，2014, 46(11): 182.

27　山芝麻

【来源】梧桐科植物山芝麻 *Helicteres angustifolia* L. 的干燥根。

【形态特征】多年生小灌木，高达1m。小枝被灰绿色短柔毛。单叶互生，叶柄长5～7mm，被星状短柔毛；叶片全绿，狭长圆形或条状披针形，长3.5～5cm，宽1.5～2.5cm。聚伞花序腋生，有花2至数朵，夏季开淡紫色小花，花期几全年。结卵状矩圆形蒴果，表面披柔毛，形如芝麻，长12～20mm，宽7～8mm。种子小，褐色，有椭圆形小斑点。

【生长环境】多生于山坡或小灌木丛中。

【采集加工】根。全年可采，洗净切片晒干用。

【性味功能】微苦、甘、寒。清热解毒。

【主治用法】感冒，高热不退，菌痢，肺结核，咽喉痛，痈疮肿毒，扁桃腺炎，皮肤湿疹。内服：煎汤，9～15g，鲜品30～60g。亦可作凉茶配料。外用：适量，鲜品捣敷。

【化学成分】三萜类化合物，如山芝麻酸甲酯等；香豆素类、倍半萜醌类、葫芦素E等。

【现代研究】

1. 抗菌、抗病毒：体外实验表明山芝麻对金黄色葡萄球菌有杀灭作用，对铜绿假单胞菌有抑制作用。体外实验表明山芝麻可显著抑制HBV，对HepG2.2.15细胞及分泌HBsAg和HBeAg有抑制作用，对HepG2.2.15细胞的TC_{50}为482.1mg/L，对细胞分泌HBsAg的IC_{50}为7.3mg/L，治疗指数（TI）为66；对HBeAg的IC_{50}为14.6mg/L，TI为33。

2. 抗肿瘤：体外实验表明山芝麻中葫芦素D、J对肝癌细胞BEL-7402和恶性黑色素瘤细胞SK-MEL-28有显著抑制作用；白桦脂酸对人结肠癌细胞、人胃癌细胞有细胞毒性作用。山芝麻三萜提取物可通过干预NF-κB/K/STAT3信号转导通路有效抑制结肠癌细胞HT-29增殖并诱导其凋亡，表现出抗结肠癌活性。

3. 抗结肠炎：山芝麻提取物200mg/kg、400mg/kg给葡聚糖硫酸钠诱导的结肠炎小鼠连续灌胃7天，可有效缓解结肠炎小鼠体重下降，降低疾病评分，降低结肠组织TNF-α、IL-1β、IL-6水平及TNF-α、IL-1β、IL-6mRNA表达和髓过氧化物酶水平，通过抑制NF-κB和STAT3信号通路改善小鼠结肠炎。

4. 抗纤维化：给肝纤维化模型大鼠灌胃山芝麻水提物（30g/kg生药、15g/kg生药），可降低肝脏α-SMA、TIMP-1蛋白表达，抑制模型大鼠肝脏纤维组织形成。

5. 抗炎：给小鼠灌胃山芝麻水煎剂（31.2g/kg生药、15.6g/kg生药），可显著抑制二甲苯致小鼠耳肿胀、醋酸致小鼠毛细血管通透性增加。

6. 解热：给大鼠灌胃山芝麻水煎剂（31.2g/kg生药、15.6g/kg生药），可有效降低干酵母致发热大鼠模型的体温升高，有解热作用。

7. 镇痛：给小鼠灌胃山芝麻水煎剂（31.2g/kg生药、15.6g/kg生药），可提高热板致小鼠痛阈值，延长小鼠疼痛反应潜伏期，减少醋酸致小鼠内脏疼痛的扭体次数。

8. 保肝：给CCl_4诱导肝损伤模型小鼠灌胃山芝麻煎剂，可提高肝组织SOD、T-AOC含量；降低MDA、NO水平，对肝损伤脂质过氧化反应有对抗作用；山芝麻水提物（5g/kg、10g/kg）给乙型肝炎鸭灌胃，可抑制鸭体内乙型肝炎病毒DNA，并呈显著量效和时效反应关系。

【临床应用】

1. 感冒：山芝麻、黄芩、连翘、虎杖等制得黄虎解热袋泡剂，用于治疗小儿外感发热60例，结果痊愈14例，显效21例，有效24例，无效1例，总有效率98.33%。

2. 声带小结：用山芝麻、牡丹皮、桃仁、白茅根等组成的方剂治疗声带小结40例，结果痊愈31例，显效5例，有效2例，无效2例，总有效率为95%。

3. 非特异性结肠炎：山芝麻、入地金牛、三七、九里香、五指毛桃等组方制成痔疮水灌肠治疗40例非特异性结肠炎，结果治愈32例，好转7例，无效1例，总有效率为97.5%。

4. 湿疹：山芝麻、黄芩、黄柏、鬼针草、枯矾等组方制成搽剂，外涂治疗湿疹56例，治愈48例，总有效率为85.7%。

5. 接触性皮炎：山芝麻、黄芩、黄柏、鬼针草、枯矾等组方制成搽剂，外涂治疗接触性皮炎36例，治愈32例，总有效率88.9%。

6. 虫咬肿痛：山芝麻、蛇鳞草、大黄、三角草、独行千里等入散剂外敷治疗蚊虫咬伤75例，治愈62例，好转10例，无效3例，总有效率96%。

【使用注意】山芝麻有小毒，内服不宜过大，中毒表现恶心、头晕、腹泻等。

【参考文献】

[1] 黄权芳，韦刚，杨辉，等. 山芝麻含药血清对HepG2.2.15细胞HBV复制的抑制作用[J]. 时珍国医国药，2012，23(7): 1849.

[2] 高玉桥，胡莹，张文霞. 山芝麻的抗炎镇痛作用研究[J]. 今日药学，2012，22(5): 267.

[3] 蒋才武，杜冲，伍敏，等. 壮药山芝麻抗炎镇痛止血有效部位的研究[J]. 中华中医药杂志，2010，25(10): 1672.

[4] 林兴，黄权芳，张士军，等. 山芝麻对 CCl_4 诱导小鼠肝损伤的脂质过氧化反应的影响[J]. 中国实验方剂学杂志，2010，16(10): 147.

[5] 黄权芳，韦刚，林兴，等. 山芝麻对鸭乙型肝炎动物模型体内血清超氧化物歧化酶等3项指标的影响[J]. 时珍国医国药，2011，22(11): 2683.

[6] 邓永洁，苏丹，高玉桥，等. 山芝麻提取物通过抑制NF-κB和STAT3信号通路改善葡聚糖硫酸钠所致结肠炎[J]. 中药材，2021，44(2): 448.

[7] Dan S, Yu-Qiao G, Wei-Bo D, et al.Helicteric Acid, Oleanic Acid, and Betulinic Acid, Three Triterpenes from *Helicteres angustifolia* L. Inhibit Proliferation and Induce Apoptosis in HT-29 Colorectal Cancer Cells via Suppressing NF-κB and STAT3 Signaling[J]. Evidence-Based Complementray and Alternative Medicine, 2017:1.

28 山苍子

【来源】樟科木姜子属山鸡椒 *Litsea cubeba* (Lour.) Pers. 根、叶和果实。

【形态特征】落叶灌木或小乔木，高可达10m。叶和果实有芳香气。幼树树皮黄绿色，光滑，老树树皮灰褐色。叶芽无鳞片；幼枝细长，被绢毛。叶膜质，互生；叶柄细弱，长1～2cm；叶片披针形或长椭圆形，长4～11cm，宽1.2～2.5cm，先端渐尖，基部楔形，全缘，上面深绿色，下面苍白绿色，两面均无毛，羽状脉，侧脉每边6～10条，纤细，中脉、侧脉在两面均突起。花先叶开放，雌雄异株；伞形花序单生或簇生，总花梗纤细，长5～10mm，总苞片4，上有4～6朵小花，淡黄色；花被裂片6，倒卵圆形；能育雄蕊9，排成3轮，第3轮基部的腺体具短柄。雌花中退化雄蕊多数，子房卵形，花柱短，柱头头状。浆果状核果近球形，直径4～5mm，无毛，幼时绿色，成熟时黑色，有香气；果梗长2～4mm。花期2～3月，果期7～8月。

【生长环境】生于向阳山坡、丘陵、林缘灌丛或疏林中。

【采集加工】药用根（豆豉姜）、叶（山苍子叶）及果实（澄茄子、荜澄茄）。秋季果实成熟时采果，全年可采根、叶。果阴干备用，根、叶多鲜用。

【性味功能】

根：味辛、微苦，性温。祛风散寒除湿，温中理气止痛。

叶：味辛、微苦，性温。理气散结，解毒消肿，止血。

果实：味辛，性温。温中止痛，行气活血，平喘，利尿。

【主治用法】

1. 根：风湿痹痛，感冒风寒头痛，心胃冷痛，腹痛吐泻，脚气，孕妇水肿，胸脘胀满，跌打肿痛。内服：煎汤，15～30g，鲜品15～60g；或炖服；或泡酒服。胃脘胀痛用干果3～9g煎水服，或根亦可。外用：适量，煎水洗。

2. 叶：主痈疽肿痛，乳痈，蛇虫咬伤，外伤出血，脚肿，慢性气管炎。外用：适量，鲜叶捣敷；或水煎温洗全身。

3. 果实：主脘腹冷痛，食积气胀，反胃呕吐，中暑吐泻，泄泻痢疾，寒疝腹痛，哮喘，寒湿水臌，小便不利，小便浑浊，疮疡肿毒，牙痛，寒湿痹痛，跌打损伤。内服：煎汤，3～10g；研末，1～3g。外用：适量，研末撒或调敷。

【使用注意】实热及阴虚火旺者忌用。

【化学成分】根皮含挥发油如柠檬醛等，鲜果含挥发油如柠檬醛等，种子含月桂酸等。

【现代研究】

1. 抗血栓及对微循环的影响：给兔静注山苍子根（豆豉姜）注射液2g/kg，能显著抑制血栓形成，抑制率为57.56%。临床治疗脑血栓患者，可使脑血流图出现波幅增高，上升时间缩短，上升角度增大，血管阻力指数下降。电镜观察，患者甲皱微循环管数目增多，微血管扩张，血流流态改善，管袢血流速度变为均匀，静脉血中圆型和树型血小板百分率增加，而扩大型和聚集型明显减少，表明该药能扩张血管，增加脑血流量（18%～80%），改善微循环，并能降低血小板表面活性，对高聚集性血小板有解聚作用。

2. 对脾虚模型小鼠的药理学研究：采用大黄煎剂小鼠灌胃给药，造成苦寒泻下脾虚模型，观察不同剂量山苍子煎剂对脾虚小鼠体重、外观形态、血液流变学及脾指数的影响。结果显示不同剂量的山苍子煎剂能显著提高脾虚小鼠的体重，改善脾虚小鼠毛枯、便溏等脾虚症状，并能提高脾虚小鼠的脾指数，但对脾虚小鼠全血黏度、血浆黏度无显著影响。

3. 对小鼠低压缺氧，整体耗氧，离体兔心冠脉流量及垂体后叶素引起的缺血模型的影响：山苍子水提液 LD_{50} 为355g/kg，山苍子水提液对小鼠低压耐缺氧力有显著提高的作用；降低整体耗氧，与对照组相比少37%；增加兔心冠脉流量作用明显，增加了32%；ECG显示对垂体后叶素引起的冠脉缺血未见作用。

4. 类风湿关节炎：山苍子根可缓解胶原诱导关节炎（CIA）大鼠关节肿胀，抑制CIA大鼠血清TNF-α及IL-1β水平，且随山苍子根剂量的增加其下调血清IL-1β水平的作用亦随之增加。治疗机制可能与其下调血清TNF-α和IL-1β水平有关。

5. 山苍子叶挥发油具有较强的抗真菌活性，在培养基油浓度小于10mL/L的情况下，可以完全抑制8种供试真菌（新型隐球菌、申克氏孢子丝菌、羊毛状小孢子菌、石膏样小孢子菌、黑曲霉、黄曲霉、黑根霉、球毛壳霉）的生长繁殖，但对球孢毛霉抗性较弱，只有浓度为20mL/L时才完全抑制其生长。

6. 抗血小板聚集：体外实验表明柠檬醛在0.5mg/mL浓度能明显抑制胶原或ADP诱导的大鼠血小板凝聚，抑制花生四烯酸诱导的人血小板聚集。大鼠灌胃柠檬醛1g/kg，也能抑制ADP诱导血小板聚集。其机制可能是由于阻止血小板内 TXA_2 样物质的生成和释放。

7. 抗心肌缺血和心肌梗死：山苍子油0.3mL/kg灌胃对注射异丙肾上腺素引起的兔急性心肌缺血有保护作用，降低其急性心肌缺血性S-T段抬高，减少病理性Q波出现数目。对结扎冠状动脉前降支造成的急性心肌梗死模型，山苍子油能减少硝基四氮唑蓝染色显示的心肌梗死百分率。山苍子油能增加离体兔心冠脉流量。对正常猪离体冠脉有舒张作用，并能拮抗肾上腺素、去甲肾上腺素引起的冠脉收缩。小鼠腹腔注射山苍子油0.5mL/kg和10%滴丸液10mL/kg能明显延长常压缺氧条件下的生存时间；山苍子油亦能延长腹腔注射异丙肾上腺素小鼠在常压缺氧条件下的生存时间，并对氰化钾和亚硝酸钠中毒有缓解作用。

8. 平喘和抗过敏：山苍子油（浴槽浓度为90μL/mL）能松弛豚鼠离体气管平滑肌，并能缓解乙酰胆碱或组胺所致的气管平滑肌痉挛，该作用不能被普萘洛尔所拮抗。给豚鼠灌胃山苍子油0.3mL/kg，腹腔注射0.1mL/kg，对0.25%组胺和2%乙酰胆碱（1：2）混合液喷雾引起的气管痉挛有明显保护作用。柠檬醛为其平喘的主要成分。大鼠被动皮肤过敏实验，豚鼠过敏性休克和豚鼠离体回肠过敏实验等证明山苍子油有明显的抗过敏作用，对慢反应物质所致豚鼠肠段亦有明显的拮抗作用，表明山苍子油的平喘作用除扩张支气管，还与抗过敏介质的形成和释放有关。

9. 抗病原微生物：柠檬醛对金黄色葡萄球菌、大肠杆菌、伤寒杆菌和痢疾杆菌有较强的抑菌作用，60%山苍子油乳化液对白念珠菌、热带念珠菌、副克柔念珠菌、新型隐球菌、皮炎着色真菌、疣状着色真菌、孢子丝菌、石膏样小孢子丝菌和石膏样毛癣菌等均有明显的抑菌作用。山苍子油和柠檬醛在体外还有抗阴道滴虫作用。柠檬醛气熏能阻止真菌（黄曲霉、黑曲霉、焦曲霉及产黄青霉）对大米及中药材等的霉变，并呈杀菌作用。

10. 溶石：体外溶石实验表明，山苍子油对人胆固醇性胆石有明显的溶石作用，按每小时胆石减重量计算约为150mmol胆酸溶液的200倍。将人体胆固醇性胆石和胆色素性胆石浸泡于复方山苍子油乳剂（含10%山苍子油）中2～3天，其减重率为88.4%和75.8%。应用的山苍子油系提取柠檬醛后的含萜部分。体内溶石实验表明，复方山苍子油乳剂经胆囊造瘘管注入，每日1次，每次2mL/kg，共14次，对植入家兔胆囊内5枚人色素性结石的相对减重量为73.2%，表明山苍子油乳剂对植入家兔胆囊的人胆石有肯定的溶解作用。

11. 毒性：复方山苍子油乳剂经胆囊造瘘管注入家兔2mL/kg，每日1次，共14次，在观察溶石作用的同时，发现对家兔有一定的毒性，不良反应主要有腹泻和ALT升高，推测其腹泻作用与山苍子油对肠道黏膜的刺激及胆酸钠、EDTA-2Na和调节pH所用氢氧化钠中Na^+造成的高渗透压有关。

【临床应用】

1. 脑血栓形成：用200%山苍子（根）注射液5mL，肌内注射；每日2次，20天为1疗程；或用山苍子注射液20mL，加等量10%葡萄糖液静脉注射，每日1次，20天为1疗程。治疗脑血栓118例，有效率为92.37%，治愈率为53.38%，平均住院日数为28.21天，对轻症患者较重症患者治愈率为高。本剂能扩张脑血管，增加血流量，对血小板有明显解聚作用，未见任何不良反应，对肝、肾功能及造血系统均未发现任何不良影响。

2. 阿米巴痢疾：将荜澄茄连皮研细，装入胶囊，每次1g，隔2h服1次，每日4次。治疗60例，其中42例治后复查大便，结果38例未再发现阿米巴原虫，症状消失，4例无效。未复查大便的18例中治后16例症状消失，2例无效。

3. 预防暑热发痧：荜澄茄5g，水煎服，每日3次，有一定预防作用。

4. 慢性支气管炎及支气管哮喘：澄茄油单用或复方口服，治疗134例，有效率为80%～85%。

【参考文献】

[1] 洪华炜，邱颂平，汪碧萍，等. 豆豉姜对脾虚模型小鼠的药理学研究[J]. 海峡药学，2000, 12(2): 25.

[2] 孙松浩，李常春，李成，等. 山苍子水提液的有关药理实验研究[J]. 海峡药学，2010, 22(1): 44.

[3] 王发松，杨得坡，任三香，等. 山苍子叶挥发油的化学成分与抗真菌活性[J]. 中药材，1999, 22(8): 400.

[4] 周宏辉，葛发欢. 山鸡椒化学成分和药理作用的研究概况[J]. 中药材，1990, 13(9): 43.

[5] 张明发. 荜澄茄及其有效成分柠檬醛的抗病原体作用[J]. 上海医药，2011, 32(10): 495.

[6] 彭玉琳，周永强，赵春丽，等. 山鸡椒化学成分及药理作用的研究进展[J]. 科学技术创新，2020(25): 25.

29 山指甲

【来源】木樨科女贞属小蜡的 *Ligustrum sinense* Lour. 树皮及枝叶。

【形态特征】落叶灌木或小乔木，高2～4m。小枝圆柱形，幼时被淡黄色短柔毛或柔毛。单叶，对生；叶柄长2～8mm，被短柔毛；叶片纸质或薄革质，卵形至披针形，或近圆形，长2～7cm，宽1～3cm，先端锐尖、短渐尖至渐尖，或钝而微凹，基部宽楔形至近圆形，或为楔形，上面深绿色，沿中脉被短柔毛。圆锥花序顶生或腋生，塔形，花序轴被较密淡黄色短柔毛或柔毛以至近无毛；花梗长1～3mm，被短柔毛或无毛；花萼长1～1.5mm，先端呈截形或呈浅波状齿；花冠管长1.5～2.5mm，裂片长圆状椭圆形或卵状椭圆形；花丝与裂片近等长或长于裂片，花药长圆形，长约1mm。果近球形，径5～8mm。花期3～6月，果期9～12月。

【生长环境】生于疏林或密林中。

【采集加工】树皮及枝叶。夏、秋季采树皮及枝叶，鲜用或晒干。

【性味功能】苦，凉。清热利湿，解毒消肿。

【主治用法】感冒发热，肺热咳嗽，咽喉肿痛，口舌生疮，湿热黄疸，痢疾，痈肿疮毒，湿疹，皮炎，跌打损伤，烫伤。内服：煎汤，10～15g，鲜者加倍。外用：适量，煎水含漱；或熬膏涂；捣烂或绞汁涂敷。

【化学成分】裂环环烯醚萜类化合物、木脂素类化合物、黄酮类化合物等。

【药理作用】抑菌：叶对金黄色葡萄球菌、伤寒杆菌、甲型副伤寒杆菌、铜绿假单胞菌、大肠杆菌、弗氏痢疾杆菌、肺炎杆菌有极强的抗菌作用。

【临床应用】

1.烧烫伤：用山指甲干叶制成50%～100%水溶液喷雾，每1～2h 1次，或用山指甲溶液纱布包扎，通过塑料管注入适量山指甲溶液，保持创面纱布的湿度每隔2～3h注射1次。共治137例，均为Ⅱ、Ⅲ度烧伤，面积10%以下者85例，11%～30%39例，31%～50%10例，60%以上3例。其中4例血培养有铜绿假单胞菌，2例合并铜绿假单胞菌败血症死亡，其余135例均治愈，治愈率98.5%，平均治愈日数20.5天。中等度以下的烧烫伤，一般不使用抗生素。山指甲可保护创面，有较好的抗菌及去腐、生肌、促进皮片生长作用。

2.外科感染性疾病：表浅炎症早期，局部无渗液或渗液较少时，用50%山指甲溶液局部涂擦，每日4～6次。如渗液较多则用湿敷，每日换敷料3～4次。化脓性感染引流口较小者则用山指甲溶液浸泡或冲洗，每次20～30min，每日1次。共治蛇咬伤的早期植皮、毛囊炎、疮疖、脓肿、指头炎、湿疹合并感染、上下肢慢性溃疡、切口感染、广泛性炸伤等十多种感染性疾病98例，均收到满意效果。

3.溃疡病：用100%（后改为75%）山指甲煎剂与氢氧化铝凝胶按1:1混合，每日3次，每次30～40mL口服，30～40天为1疗程。共治胃、十二指肠溃疡79例，慢性胃炎18例，有效率为100%。临床观察表明，本品对脾胃虚寒型溃疡疗效最佳。

4.产后会阴水肿：用50%山指甲液湿敷。治疗73例，均在3天内治愈，而用硫酸镁湿敷需7天，硫酸镁湿敷加红外线照射需5天。

【使用注意】孕妇忌服。

【参考文献】

[1] 屈信成，胡琦敏，李振麟，等. 小蜡树叶的生药学研究[J]. 中国民族民间医药杂志，2012(7): 41.

[2] 欧阳明安. 女贞小蜡树的木脂素及黄酮类配糖体成分研究[J]. 中草药，2003, 34(3): 196.

[3] 欧阳明安，周剑宁. 女贞小蜡树的酚性配糖体成分研究[J]. 广西植物，2003, 23(3): 276.

30 山蚂蝗

【来源】豆科山蚂蝗属植物小槐花*Desmodium caudatum* (Thunb.) DC.的干燥根及全株。

【形态特征】灌木，高可达2～4m。茎直立，多分枝，叶为复叶，互生，叶柄顶端着生小叶3片，长椭圆形或披针形，长3～6cm，宽1～3cm；先端尖，基部楔形；顶端小叶较两侧小叶大，小叶柄也较长；叶面光滑。背面叶脉疏被柔毛。夏季开花，花小，排成总状花序，着生在叶腋或枝顶。果扁平，稍弯曲，有荚节2～8个，密被钩状毛。

【生长环境】生于海拔200～1000m的山坡草地或林边路旁。

【采集加工】根及全菜。9～10月采收，切段，晒干。

【性味功能】苦、甘，凉。祛风解毒，宽肠和胃，消食杀虫。

【主治用法】发热头痛，全身骨节疼痛，风湿关节痛，乳痈溃烂，食物中毒，气喘。内服：煎汤，干品9～15g，鲜品15～30g。外用：适量，煎水洗；或捣敷；或研末敷。

【化学成分】山奈酚、柠檬酚、苦参碱、黄檀酮A、古柯三醇、开环异落叶松脂素等。

【现代研究】

1. 解热镇痛：研究表明小槐花能明显抑制醋酸扭体反应时间，并且通过热板实验能明显延长潜伏期。

2. 抗炎：研究发现小槐花能抑制卡拉胶诱导的Wistar大鼠足肿胀和二甲苯诱导的大鼠耳肿胀。

3. 抗氧化：研究发现小槐花可能通过降低小鼠血清中丙二醇含量、同时提高超氧化物歧化酶活性，来发挥其抗氧化作用。

【临床应用】水肿：用山蚂蟥150g，水煎沸1h，去渣，浓缩至150mL，加红糖30g，待冷后加老酒60mL，早晚分服，3天为1疗程。用上述水煎液治疗水肿59例，服药6天观察结果，痊愈16例，显著好转33例，改善7例，无效3例。

【使用注意】孕妇慎用。

【参考文献】

[1] 黄泽铖，喻子薇，杨苛，等．小槐花的化学成分和药理作用研究进展[J]．中药与临床，2020，11(4): 68.

[2] 吴瑶，罗强，孙翠玲，等．小槐花的化学成分研究[J]．中国中药杂志，2012，37(12): 1788.

[3] 朱丹．小槐花大极性部位抗肿瘤活性物质研究[D]．厦门：厦门大学，2014.

[4] 卢文杰，陆国寿，谭晓，等．壮瑶药小槐花化学成分研究[J]．中药材，2013, (12): 1953.

[5] 甘洋紫，卢森华，梁爽，等．壮瑶药小槐花挥发油成分气相色谱-质谱联用分析[J]．中国民族民间医药，2018，27(18): 22.

[6] 李燕婧，钟正贤，卢文杰．小槐花醇提取药理作用研究[J]．云南中医中药杂志，2013，34(5): 64.

[7] 陆国寿，谭晓，陈家源，等．小槐花中的脂溶性成分分析[J]．广西科学，2012，19(4): 355.

[8] 毛绍春，李竹英，李聪．山蚂蟥属3种植物的抗氧化性能研究[J]．云南大学学报：自然科学版，2007，29(4): 393.

31 山薄荷

【来源】马鞭草科植物兰香草 *Caryopteris incana* (Thunb.) Miq. 的干燥全草。

【形态特征】小灌木，高25～60cm，密被微毛。茎稍四方形，分枝少。单叶对生，卵形或卵状矩圆形，具短柄，长3～17mm，先端钝，基部楔形、近圆形或平截，边缘有粗锯齿，稀近全缘，两面均密被灰白色短柔毛，背面更密，两面均有黄色腺点，叶搓之有薄荷气味。夏季开花，花小，开花时长2mm，结果时长4～5mm，蓝紫色或白色，多数集成聚伞花序，为具柄的花束，生于枝顶或上部的叶腋。蒴果倒卵状球形，被粗毛，直径约2.5mm，果瓣具宽翅。花果期6～10月。

【生长环境】 多生于干旱的山顶、坡地。

【采集加工】 全草。全年可采，洗净阴干切段备用。

【性味功能】 辛，温。祛风活血，散瘀止痛，舒筋活络，行气消肿。

【主治用法】 感冒咳嗽头痛，风湿痹痛，四肢瘫痪，跌打瘀积。内服：煎汤，10～15g；或浸酒。外用：适量，捣烂敷；或绞汁涂；或煎水熏洗。

【化学成分】 兰香草素钠以及挥发油烯烃化合物，包括α-侧柏烯、α-蒎烯、樟烯等。

【现代研究】

1. 抑菌：体外实验表明山薄荷中兰香素钠对金黄色葡萄球菌、白喉杆菌有较强的抑菌作用，对伤寒杆菌、甲乙型副伤寒杆菌、铜绿假单胞菌、大肠杆菌、痢疾杆菌、溶血性链球菌也有抑菌作用；对小鼠体内感染金黄色葡萄球菌也有较好的治疗作用。

2. 止咳：给氨水喷雾致咳嗽模型小鼠灌胃山薄荷煎剂20g/kg生药，可缓解氨水喷雾致小鼠咳嗽模型慢性支气管炎的咳嗽。

3. 抗炎：兰香草（石油醚、乙酸乙酯、正丁醇、水）不同提取部位的高（25.6g/kg生药）、中（12.8g/kg生药）、低（6.4g/kg生药）剂量组，均可显著抑制二甲苯致小鼠耳肿胀，角叉菜胶致小鼠足跖肿胀，醋酸致小鼠腹腔毛细血管通透性升高，小鼠棉球肉芽肿四种急慢性模型的炎症反应，其中乙酸乙酯部位效果最好，可显著抑制炎症足组织液PGE_2、$TNF-\alpha$、$IL-1\beta$的含量升高。

4. 毒性：给小鼠静注大剂量山薄荷提取物兰香草素钠2.5g/kg、2.25g/kg、2.0g/kg生药均引起中毒死亡，表现为肌无力，呼吸困难，最后呼吸麻痹而死。

【临床应用】

1. 肝炎：山薄荷糖浆治疗肝炎285例，急性黄疸性肝炎174例，慢性迁延性肝炎106例，毛细胆管性肝炎5例，结果急性黄疸性肝炎显效125例，好转20例，无效29例，总有效率83.3%；慢性迁延性肝炎显效34例，好转37例，无效35例，总有效率67%；毛细胆管性肝炎显效3例，无效2例，总有效率60%。

2. 肩周炎：葛根汤（葛根20g，麻黄9g，桂枝6g，白芍30g，甘草9g，生姜2片，大枣3枚）内服，每日1剂，2周为1疗程；兰香草打成粉末外敷，每次50g，以米醋炒热敷患处，每日1次，治疗肩关节周围炎46例，结果痊愈31例，好转13例，无效2例，总有效率95.65%。

【参考文献】

[1] 梁丰.葛根汤合兰香草敷贴治疗肩关节周围炎46例[J].江苏中医，1998,19(11):30.

[2] 426医院.兰香草涂膜剂用于海上战伤的实验研究[J].人民军医，1978(2)：41.

[3] 上海延安制药厂.兰香草糖浆(肝炎六号)的临床疗效观察[J].医药工业，1974(6)：4.

[4] 龚苏晓.兰香草中3种新的苯乙素苷及其抗氧化活性[J].国外医学(中医中药分册)，2001，23(6)：342.

[5] 陈美安，黄健军，贾智若，等.兰香草不同提取部位抗炎作用及其机制研究[J].中药材，2018，41(12)：2921.

32 千斤拔

【来源】豆科植物蔓性千斤拔*Flemingia prostrata* Roxb.的干燥根。

【形态特征】直立或披散亚灌木，高100～200cm。根长锥形，形如老鼠尾，故又名老鼠尾。嫩枝角形，被柔毛。叶为复叶，在叶柄顶端着生小叶3片，矩圆形，侧生的偏斜，长6～10cm，宽2～3cm；先端略钝，但有时具小锐尖；背脉明显，被有紧贴的柔毛。秋季开花，花紫色，有短柄，排成短而稠密的总状花序，着生于叶腋。果矩圆形，长0.7～1cm，被小柔毛。

【生长环境】多生于山坡、草坪较干燥处灌木丛中。

【采集加工】根。全年可采，除去泥土及须根，洗净晒干备用。

【性味功能】味淡、微涩，平。行气活血，舒筋活络，强腰壮骨，健脾祛湿。

【主治用法】脾胃虚弱，咳嗽吐血，气虚脚肿，肾虚腰痛，手足酸软，风湿骨痛，跌打损伤，腰肌劳损，偏瘫痿痹。内服：煎汤，15～30g。外用：适量，磨汁涂，或研术调敷。

【化学成分】蔓生千斤拔素甲、蔓生千斤拔素乙、蔓生千斤拔素丙、酚类、氨基酸酮等。

【现代研究】

1. 镇痛和抗炎：蔓生千斤拔乙醇提取物（4g/kg）可显著抑制小鼠醋酸性"扭体"反应；显著提高热板法小鼠痛阈值，有一定的镇痛作用。蔓生千斤拔乙醇提取物可显著抑制正常大鼠角叉菜胶性和蛋清性足肿胀，显著抑制巴豆油性小鼠耳部水肿，抑制大鼠白细胞游走，表明具有抗炎作用。千斤拔显示的镇痛和抗炎作用是其消瘀血、祛风湿的药理学基础之一。

2. 对周围神经损伤的保护：千斤拔（10g/kg）给Wistar大鼠坐骨神经挤压动物模型灌胃，结果显示，坐骨神经损伤后2周时，千斤拔可显著升高坐骨神经功能指数，加速神经纤维的功能恢复，对大鼠坐骨神经损伤有保护作用，显著提高神经再生速度和程度，有效抑制神经纤维肿胀。

3. 对脑组织及血脑屏障的保护：千斤拔对急性蛛网膜下腔出血模型兔脑电波

频率和振幅的恢复有明显促进作用，镜下可见脑组织有极少量荧光现象，证实千斤拔对急性蛛网膜下腔出血（SAH）的血脑屏障有明显的保护作用，从而保护脑细胞功能。

4. 雌激素样：蔓生千斤拔的甲醇提取物对人乳腺癌细胞（MIGF-7）的增殖以及酵母双杂交实验中对β-半乳糖苷酶的活性诱导均具有显著抑制作用，其中8-(1,1-二甲烯丙基)-染料木黄酮活性最强。连续给药14天对卵巢切除大鼠的子宫具有明显的增重作用。抗雌激素活性实验显示5, 7, 3′, 4′-四羟基-6, 8-二异戊烯基异黄酮活性最强。

【临床应用】

1. 痹证：用千斤拔、黄芪、桂枝等组成的芪桂千斤拔汤内服外用治疗痹证80例，取得满意效果，总有效率为90%。

2. 膝骨性关节炎：在玻璃酸钠的基础上加千斤拔合方治疗膝关节骨性关节炎患者32例，共治疗32例，临床痊愈4例，显效12例，有效14例，无效2例，总有效率为93.75%。

3. 腰腿痛：用千斤拔合剂（千斤拔、杜仲、熟地黄、白芍等）治疗腰腿痛，每日1剂，渣再煎，外用理骨红膏，并适当配合按摩，症状日渐减轻，经治疗28天后症状消失，腰腿活动自如。

【使用注意】孕妇慎用。

【参考文献】

[1] 禹建春，裴文利，叶红梅. 重用千斤拔治疗膝骨性关节炎32例疗效观察[J]. 中国中医药科技，2013, 20(6): 610.

[2] 陈铁. 千斤拔合剂治疗腰腿痛[J]. 新中医，1980(1): 26.

[3] 王俊芳，徐应军，阎红，等. 千斤拔对钳伤坐骨神经大鼠P物质含量的影响[J]. 中国煤炭工业医学杂志，2007(5): 590.

[4] 王学勇. 千斤拔中的天然雌激素[J]. 国际中医中药杂志，2006, 28(3): 150.

[5] 杜沛霖，周雨晴，黄贵华，等. 千斤拔属植物的化学成分·药理作用·临床应用研究进展[J]. 安徽农业科学，2017, 45(6): 109.

33 千里光

【来源】菊科植物千里光 *Senecio scandens* Buch.-Ham. 的干燥地上部分。

【形态特征】多年生草本，根状茎木质，粗，径达1.5cm。茎呈细圆柱形，稍弯曲，上部有分枝；表面灰绿色、黄棕色或紫褐色，具纵棱，密被灰白色柔毛。叶互生，多皱缩破碎，完整叶片展平后呈卵状披针形或长三角形，有时具1～6侧裂片，边缘有不规则锯齿，基部戟形或截形，两面有细柔毛。头状花序；总苞钟形；花黄色至棕色，冠毛白色。

【生长环境】多野生于路旁、坡地、园地杂草丛中。

【采集加工】地上部分。全年均可采收，洗净晒干备用。外科多鲜用。

【性味功能】苦，寒。清热解毒，祛瘀生新，明目。

【主治用法】痈肿疮疖，痔核，风热眼痛。15～30g。多用作外用药。鲜草捣烂外敷治疮疖。干草（或鲜草）煎水熏洗，治风热眼痛、痔核。

【化学成分】毛茛黄素、菊黄质、生物碱、挥发油、黄酮苷、鞣质、千里光类生物碱等。

【现代研究】

1. 抗菌：千里光水煎液对金黄色葡萄球菌、铜绿假单胞菌、大肠埃希菌、甲型副伤寒杆菌、福氏痢疾杆菌、温和气单胞菌和迟钝爱德华菌均有一定的抑制作用。

2. 抗肿瘤：千里光总黄酮体外对人肝癌细胞株SMMC-7721、人胃癌细胞株SGC-7901和人乳腺癌细胞株MCF-7三种肿瘤细胞的生长具抑制作用，千里光菲灵碱可以抑制人宫颈癌HeLa、Caski细胞的增殖。

3. 抗病毒：千里光总黄酮在人宫颈癌HeLa细胞中对人呼吸道合胞病毒（RSV）具有抑制作用。千里光水提液对HIV-1病毒有一定抑制作用。

4. 抗炎：千里光水煎液对过敏性结膜炎大鼠有抗炎作用。

5. 抗氧化、清除自由基：千里光多酚提取物可有效抑制由二苯代苦味酰基自由基（DPPH）所引起的DNA损伤及脂质过氧化，清除DPPH的能力可达86.74%。

6. 抗滴虫：千里光提取物在体外有杀灭和抑制阴道毛滴虫生长的作用。

【临床应用】

1. 小儿急性扁桃体炎：以千里光、一点红、射干和甘草组成的"清热利咽汤"，每日1剂，水煎服，共治疗小儿急性扁桃体炎84例，痊愈57例，好转9例。

2. 烧伤：以千里光、儿茶、白及、黄柏、枯矾、葫芦条、两面针、十大功劳、虎杖、地榆、大黄组成的茶白合剂，每日1剂，煎水，外洗，每日4～5次，共治疗烧伤84例，均治愈，有效率100%，治愈平均时间为16.7天，疗效显著。

3. 过敏性皮炎：千里光鲜品加水煮沸15～30min，取液待温度适宜，先熏后洗，每日2次，治疗过敏性皮炎80例，有效率达99%。

【参考文献】

[1] 孙一文. 茶白合剂治疗烧伤84例 [J]. 新医学，1989，21(1): 40.

[2] 翦平. 千里光外用治过敏性皮炎有特效 [J]. 江西中医药，1988，38(5): 61.

[3] 王振喜. 中草药治疗小儿急性扁桃体炎68例 [J]. 云南中医杂志，1983，4(1): 25.

34 广东土牛膝

【来源】菊科泽兰属华泽兰 *Eupatorium chinense* L. 的根。

【形态特征】多年生草本，高1～1.5m。根多数，着生于粗壮的根状茎上。茎圆柱形，被短柔毛，有纵沟和紫色斑点。单叶对生，无柄或几无柄，卵形、宽卵形，少有卵状披针形，长4～10cm，宽3～5cm，基部圆形，两面粗涩，被短柔毛及黄色腺点，边缘有不规则圆锯齿。头状花序在茎顶排成复伞房花序，总苞片3层；花白色、粉红或红色；花冠长5mm，外面被疏的黄色腺点。瘦果椭圆状，长约3mm，有黄色腺点。花果期6～11月。

【生长环境】生于山坡、路旁、林缘、林下及灌丛中。

【采集加工】根。秋季采挖，洗净，切段，晒干。

【性味功能】苦、甘，寒。清热利咽，凉血散瘀，解毒消肿。

【主治用法】咽喉肿痛，白喉，感冒高热，麻疹热毒，肺热咳嗽，吐血，血淋，赤白下痢，跌打损伤，痈疮肿毒，毒蛇咬伤，水火烫伤。内服：煎汤，10～20g，鲜品30～60g。外用：适量，捣敷或煎水洗。

【化学成分】生物碱、黄酮苷、氨基酸、有机酸、酚类、挥发油及生物碱等。

【现代研究】

1. 抗菌：有研究表明广东土牛膝水煎剂1：（8～16）浓度对豚鼠接种的白喉杆菌有抑制作用；100%酊剂给豚鼠皮下注射，1：（32～64）对白喉杆菌，1：32对溶血性链球菌，1：16对金黄色葡萄球菌具有抑制作用，酊剂抑菌作用强于水煎剂。

2. 抗炎：将广东土牛膝乙醇提取液分6g/kg、8g/kg、10g/kg三个剂量组，研究其对蛋清致大鼠足跖肿胀的抑制作用、对二甲苯致小鼠耳郭炎症的抑制作用、对醋酸致小鼠腹腔毛细血管通透性增高的抑制作用以及对大鼠棉球肉芽肿增生影响实验，结果表明广东土牛膝对以上三种炎症模型大鼠均有明显的抑制作用，对大鼠肉芽组织增生也有非常显著的抑制作用。

3. 镇痛：广东土牛膝12g/kg、16g/kg体重给小鼠灌胃给药，对醋酸致小鼠扭伤反应影响实验结果表明广东土牛膝对醋酸致小鼠扭体反应有非常显著的抑制作用。其抑制强度与阿司匹林相似。采用热板致小鼠疼痛和醋酸扭体法观察复方土牛膝糖浆剂的镇痛作用，复方土牛膝高（57.84g/kg）、中（23.92g/kg）、低（11.96g/kg）剂量组对醋酸所致疼痛均有显著镇痛作用，且高剂量组优于阿司匹林对照组；热板实验中，低剂量组给药90～120min后有明显的镇痛作用，中、高剂量组均一直表现出很好的镇痛作用。

4. 抗癌：从广东土牛膝中分得的1种单体化合物具有体内抑制人宫颈鳞癌细胞活性；对人胃癌HGC-27细胞及小鼠黑色素瘤B16细胞均有细胞毒活性。

5. 解热：采用干酵母致大鼠发热实验研究方法观察复方土牛膝糖浆剂的解热作用，高（33.12g/kg）、中（16.56g/kg）、低（8.28g/kg）剂量组，在给药1h后，就有较强的解热作用，高、中剂量组解热作用始终与阿司匹林对照组相似。

6. 抗病毒：复方土牛膝糖浆剂在体外对CoxB4、RSV、HSV-1、副流感-1型病毒的致细胞病变有明显的抑制作用。在小鼠感染病毒15天内，用复方土牛膝糖浆5mL/（kg·d）剂量组动物死亡率为55%；死亡保护率为38.39%，与感染对照组相比，差异有统计学意义；用复方土牛膝糖浆10mL/(kg·d)、5mL/(kg·d)两种剂量组，发现小鼠的存活天数较感染组有明显延长，且差异有统计学意义；生命延长率分别为17.67%和22.22%；研究表明复方土牛膝糖浆无论是体内或是体外均有明显的抗病毒作用。

【临床应用】

1. 白喉：黄华庭老中医用土牛膝治疗白喉78例，除1例因病情过重中途转入专区医院外，其余77例全部治愈，治愈率达98.72%；佛山专区第二人民医院对148例白喉患者进行治疗，结果119例治愈，治愈率达80.41%。番禺县人民医院收治白喉病例243例，全部以土牛膝根加桑葛汤治疗，结果188例治愈，治愈率77.40%。新会县人民医院用土牛膝合剂代替白喉抗病毒血清治疗40例白喉患者，28例治愈，治愈率达70%。佛山专区第二人民医院应用土牛膝根汤（碎土牛膝根36g，水煎取汁1碗服用，连服四天）对白喉流行区的242名儿童进行预防白喉的疗效观察，结果，服药的150名儿童中仅有2名儿童患上白喉，发生率为1.33%，而未服药的92名儿童有4人患上白喉，发生率为4.34%，表明广东土牛膝对预防白喉有显著疗效。

2. 急性咽炎、急性扁桃体炎：复方岗梅合剂（广东土牛膝、岗梅根、板蓝根、甘草）治疗急性咽炎的治愈率达78.82%，总有效率97.65%，均显著高于对照组。以复方土牛膝糖浆（广东土牛膝、岗梅根、水杨梅根、一点红、山芝麻、淡竹叶、菊花）治疗急性咽炎、急性扁桃体炎60例，与对照组头孢克洛胶囊（儿童用新达罗冲剂）比较，两组总有效率差异具有统计学意义，提示复方土牛膝糖浆治疗急性咽炎总有效率高于对照组。

3. 慢性咽喉炎、慢性扁桃体炎：观察复方土牛膝糖浆（广东土牛膝、岗梅根、水杨梅根、一点红、山芝麻、淡竹叶、菊花）对慢性咽炎、慢性扁桃体炎的临床疗效，并与金嗓利咽丸对照，结果：两组疗效比较差异无统计学意义（$P>0.05$），但有效率都达到80%以上，提示复方土牛膝糖浆治疗慢性咽炎的疗效不亚于金嗓利咽丸。

【注意事项】孕妇禁服。

【参考文献】

[1] 刘晓燕，曾晓春，江剑东，等. 广东土牛膝抗炎镇痛的研究[J]. 中医药学刊，2004，22(8): 1566.

[2] 梅全喜, 田素英, 钟希文, 等. 复方土牛膝糖浆解热、镇痛作用研究[J]. 中国药房, 2006, 17(22): 1695.

[3] 梅全喜, 钟希文, 崔小兰, 等. 复方土牛膝糖浆剂抗病毒作用的实验研究[J]. 中华中医药学刊, 2007, 25(6): 1139.

[4] Takahashi, Takemi Anticarcinogenic substances in Eupatorum chinense[OB/OL]. Jpn. Kokai Koho 80 45, 652(Cl.CO7D307/93).

[5] 尉小琴, 刘呈雄, 邹坤, 等. 华泽兰化学成分及其抗肿瘤活性研究[J]. 中药材, 2016, 39(8): 1782.

[6] 梅全喜, 孙一帆, 田素英, 等. 复方土牛膝制剂治疗咽喉疾病的药理研究与临床观察[J]. 亚太传统医药, 2007(1): 92.

35 飞龙掌血

【来源】芸香科植物飞龙掌血 Toddalia asiatica (L.) Lam. 的根或根皮。

【形态特征】木质蔓生藤本。枝与分枝常有向下弯曲的皮刺; 老枝褐色, 幼枝淡绿色或黄绿色, 常被有褐锈色的短柔毛和白色圆形皮孔。三出复叶互生; 总叶柄长3～5cm; 小叶无柄; 小叶片革质, 倒卵形、倒卵状长圆形或为长圆形, 长3.5～9cm, 宽1.5～3.5cm, 先端急尖或微尖而钝头, 基部楔形, 边缘有细钝锯齿, 齿缝及叶片都有透明腺点, 两面无毛。花单性, 白色至淡黄色; 萼片同花瓣均为4～5; 雄花常排成腋生的圆锥状聚伞花序, 雄蕊4～5, 花瓣长约3mm; 雌花比雄花稍大, 不育雄蕊4～5, 长不及雄蕊的1/2, 子房上位, 近圆球形, 被毛, 3～5室, 每室有上下叠生的胚珠2颗; 核果近球形, 直径8～10mm。橙黄色至朱红色, 有深色腺点, 果皮肉质, 表面有3～5条微凸起的肋纹。种子肾形, 黑色, 有光泽。花期10～12月, 果期12月至翌年2月。

【生长环境】生于山林、路旁、灌丛或疏林中。

【采集加工】根或根皮。全年均可采收, 挖根, 洗净, 鲜用或切段晒干。

【性味功能】辛、微苦, 温; 小毒。祛风止痛, 散瘀止血, 解毒消肿。

【主治用法】风湿痹痛, 腰痛, 胃痛, 痛经, 经闭, 跌打, 劳伤吐血, 衄血, 崩漏, 疮痈肿毒。内服: 煎汤, 9～15g; 或浸酒; 或入散剂。外用: 适量, 鲜品捣敷; 干品研末撒或调敷。

【化学成分】白屈菜红碱、二氢白屈菜红碱、茵芋碱、小檗碱以及飞龙掌血默碱等。

【现代研究】

1. 抗炎: 浓度为2g(生药)/mL的飞龙掌血注射液以1mL/100g给大鼠腹腔注

射，显著抑制大鼠蛋清性踝关节肿；同样剂量每日1次，给药5次，在大鼠踝关节附近注入甲醛后6h至5天内，踝关节肿胀程度均明显低于模型组，同样剂量每日1次，给药6天，对大鼠棉球肉芽肿有非常显著的抑制作用。50%根皮注射液以2.5g/kg、100%根心注射液以5g/kg，分别给大鼠腹腔注射，对大鼠鲜蛋清性踝关节肿在注射蛋清后1～4h有明显抑制作用，根皮和根心对大鼠甲醛性关节炎和棉球肉芽肿实验作用不明显。

2. 镇痛：飞龙掌血注射液以0.01mL/g给小鼠腹腔注射，对醋酸所致小鼠扭体反应有极显著抑制作用。根皮注射液以2.5g/kg、根心注射液以5g/kg分别给小鼠腹腔注射，发现根皮注射液对醋酸所致扭体反应抑制不明显，而根心注射液镇痛效果极显著。现代研究表明，其具有强大的镇痛作用，飞龙掌血根皮部分的镇痛作用超过或相当于杜冷丁。

3. 抗癌：飞龙掌血根二氯甲烷萃取物对人结肠癌HT-29细胞增殖有明显的抑制作用，飞龙掌血根二氯甲烷萃取物可能是通过细胞周期阻滞和诱导细胞凋亡来发挥体外抑制HT-29细胞增殖。

4. 止血：飞龙掌血根皮主要通过凝血系统、纤溶系统达到止血凝血作用，而引起凝血系统发生止血凝血作用与化合物lomatin、pimpinellin、isop-impinellin和5-methoxy-8-hydroxy补骨脂素这些活性成分有关。

5. 不良反应：飞龙掌血根皮注射液给小鼠腹腔注射的LD_{50}为（7.83±1.03）g/kg，根心注射液LD_{50}为（19.41±4.05）g/kg。两种注射液腹腔注射的中毒表现为先安静，而后呼吸困难，5～7min肢体抽搐而死亡。根、叶中的白屈菜红碱为神经肌肉毒，对心脏也有抑制作用。对豚鼠小量可引起流产，大量引起麻痹、死亡。

【临床应用】慢性腰腿疼痛：用1∶1飞龙掌血注射液每日1次，每次1～2支（每支2mL），肌内注射或疼痛部位穴位注射（肾俞、大肠俞、次髎、承山、环跳、昆仑等）。观察40例，其中属于慢性腰肌劳损18例，风湿性脊柱炎7例，肩关节周围炎3例，陈旧性腰扭伤、肥大性关节炎各2例，坐骨神经痛、脊椎结核、胸部软组织损伤、踝关节扭伤各1例，多发性神经炎和感冒引起身痛各2例。经治后，除脊椎结核1例无效外，其余39例均有显著止痛作用，有效率达97.5%。有效病例均经6个月的随访，未复发者17例（43.5%）；有复发但程度、次数减少者22例（56.4%）。注射后除局部有短暂胀痛外，均无其他不良反应。

【参考文献】

[1] 张源文，胡祖林，罗彦博，等.飞龙掌血镇痛有效部位筛选及机制研究[J].亚太传统医药，2019，15(6): 13.

[2] 李勋.飞龙掌血根二氯甲烷提取物影响人结肠癌HT-29细胞生长、增殖的分子机制研究[D].武汉：中国科学院大学（中国科学院武汉植物园），2018.

[3] 孙文博.飞龙掌血根皮止血活性成分及作用机制的研究[D].贵阳：贵州医科大学，2018.

36 马蹄蕨

【来源】观音座莲科观音座莲属福建观音座莲*Angiopteris fokiensis* Hieron.的根茎。

【形态特征】多年生大型陆生蕨类，植株高1.5～3m。根状茎块状，直立，叶柄粗壮，肉质而多汁，长约50cm，基部有肉质托叶状附属物。叶簇生，草质，宽卵形，长宽各约60cm以上，二回羽状，羽片互生，狭长圆形，宽14～18cm；小羽片平展，上部的稍斜向上，中部小羽片长7～10cm，宽1～1.8cm，披针形，先端渐尖，头、基部近截形或近全缘，具短柄，下部的渐短缩，顶生小羽片和侧生小羽片同形，有柄；叶缘均有浅三角形锯齿，侧脉一般分叉，无倒行假脉。孢子囊群棕色，长圆形，长约1mm，距叶缘0.5～1mm，通常由8～10个孢子囊组成。

【生长环境】生于林下溪边或阴湿的酸性土壤或岩石上。

【采集加工】根茎。全年均可采收，洗净，去须根，切片，晒干或鲜用。

【性味功能】微苦，凉。清热凉血，祛瘀止血，镇痛安神。

【主治用法】跌打肿痛，外伤出血，崩漏，乳痈，痄腮，痈肿疔疮，风湿痛痹，产后腹痛，心烦失眠，毒蛇咬伤。内服：煎汤，干品10～30g，鲜品30～60g；研末，每次3g，每日9g；或磨酒。外用：适量，鲜品捣烂敷，或干品磨汁涂；或研末撒敷。

【化学成分】黄酮类、有机酸类、甾体类及变型二肽类化合物等。

【现代研究】抗氧化：马蹄蕨中提取的马蹄蕨黄酮具有较强抗氧化活性，提取物中黄酮纯度达40.6%。通过测定马蹄蕨黄酮还原能力、清除DPPH和羟自由基的能力，发现随着黄酮浓度的增加，其对羟自由基的清除率增大，最高清除率达到73.07%；当马蹄蕨黄酮浓度为0.108mg/mL时其清除率较小，但随着浓度的增加，清除率呈增大趋势，但当浓度增加到0.887mg/mL时其清除率已随浓度的变化增加幅度越来越小，最后基本不变，表明马蹄蕨黄酮在一定范围内抗氧化活性和浓度呈正相关。

【临床应用】冠心病：用地莲花红花合剂治疗冠心病49例，即地莲花（福建观音座莲）30g，红花15g，蜂蜜12g。先将前两种药水煎后，冲蜜2次分服。每日1剂，连服3个月为1个疗程。经1个疗程后，心电图的总好转率占75.7%，自觉症状显著好转。

【参考文献】

[1] 何春欢，李红，张赟赟，等.马蹄蕨药材质量标准研究[J].中国民族民间医药，2018,27(16): 29.

[2] 江明珠，颜辉，闻燕.马蹄蕨黄酮的纯化及抗氧化活性研究[J].安徽农业科学，2011, (26): 15922-15923.

[3] 姜建双，詹志来，冯子明，等.桫椤化学成分研究[J].中药材，2012,(4): 568.

37 马鞭草

【来源】马鞭草科植物马鞭草 *Verbena officinalis* L. 的干燥地上部分。

【形态特征】多年生草本。高 30 ～ 80cm；多分枝，茎四棱柱形，在棱上和节上有白色硬毛。叶对生，卵形或长圆形，长 2 ～ 4.5cm，宽 1 ～ 3cm，顶端尖，基部楔形；基生叶边缘通常有粗锯齿和缺刻，茎生叶多数 3 深裂，裂片边缘有不整齐的锯齿，两面均有粗毛；叶片基部下延，叶柄不明显。夏、秋季开花；穗状花序顶生或腋生，花细小，初时密生，花轴伸长后才疏离；每朵花有苞片 1 枚，苞片卵状锥尖形，长约 2mm，被稀疏的毛；萼管状，长约 2mm，有 5 脉，被硬毛，顶端有细齿；花冠淡紫色或蓝色，漏斗状，长约 4mm，上部具 5 片开展的裂片；雄蕊 4枚，着生于冠管的中部，2 枚在上，2 枚在下，花丝很短，花柱长约 1mm；子房上位，4 室，无毛，柱头 2 裂。果长圆形，长约 2mm，包藏在宿存萼内，成熟时分裂为 4 个小坚果。

【生长环境】多生于旷野，村边。

【采集加工】地上部分。6 ～ 8 月花开时采割，除去杂质，切碎阴干备用。

【性味功能】苦，凉。清热解毒，利尿消肿，退黄，截疟。

【主治用法】流感高热，痢疾，疝气疼痛，肝炎，肝硬化腹水，血淋，肾炎水肿，血瘀闭经。鲜用 25 ～ 30g，干品 5 ～ 10g，水煎内服。跌打扭伤，狗咬伤，湿疹，皮肤瘙痒，以鲜草捣烂外敷或煎水外洗。

【化学成分】马鞭草苷、马鞭草异苷、马鞭草新苷、水苏糖等。

【现代研究】

1. 对子宫的作用：马鞭草对大鼠子宫肌条及妊娠和非妊娠人体子宫肌条均有一定兴奋作用，对动情期大鼠尤为敏感。马鞭草和前列腺素 E 有相乘作用，和前列腺素 F 仅有相加作用。足以兴奋子宫平滑肌的马鞭草浓度，对空肠平滑肌无明显作用，也不能增强前列腺素 E 对空肠平滑肌的作用。

2. 抗炎止痛：马鞭草水及醇提取物对滴入家兔结膜囊内芥子油引起的炎症均有抗炎作用，后者的抗炎作用比前者好。后者中的水溶部分又较水不溶部分为佳。水提取物对电刺激家兔齿髓引起的疼痛有镇痛作用。

3. 抗肿瘤：马鞭草醇提液在小剂量时能够显著增加紫杉醇的抗肿瘤活性；马鞭草的水提取物在体内可抑制小鼠肝癌细胞 H_{22} 的生长。

4. 抗菌：马鞭草黄酮类化合物对大肠杆菌、金黄色葡萄球菌、枯草芽孢杆菌、白假丝酵母、青霉、黑曲霉均有一定的抑制作用。

5. 防治尿石症：马鞭草提取液能明显降低实验性高尿酸大鼠肾组织中草酸和钙含量，减少乙二醇诱导的草酸钙结晶在肾中的形成、沉积，从而显著抑制大鼠草酸钙肾结石形成。

【临床应用】

1. 急性扁桃体炎：鲜马鞭草100g（干品50g），慢火浓煎成300mL，每日1剂。每次取药液100mL加食盐少许，候冷，含口中缓缓咽下，每剂分3次含服。共治疗急性扁桃体炎60例，结果服马鞭草后3天内痊愈者55例，4天后痊愈者3例，无效者2例，总有效率96.67%。

2. 闭合型软组织损伤：马鞭草、辣蓼等鲜草药切碎，按100g加入54%白酒250mL的比例浸泡2周后密封备用，涂擦患处，每日3～4次，3天为1个疗程。若在损伤后24h用药，可在患处稍加按摩。共治79例均有效，其中显效49例，有效30例。

3. 血尿：马鞭草茅根合剂治疗血尿34例，显效16例，有效11例，有效率79.41%。服药见效时间1～4个疗程，病程愈短，见效愈快，有2例肉眼血尿患者，服药后第2天尿色转清。

4. 乳痈：马鞭草治疗乳痈30例，30例乳痈患者均为哺乳期妇女，初产妇25例，发病时间≤24 h，用药1～2天，症状完全消失；3例，发病时间均≤24h，用药2～3天，症状消失；经产妇2例，发病时间＞48 h，用药后症状减轻，效果满意。

【使用注意】孕妇慎服，血虚及脾肾虚而胃弱者亦慎用。

【参考文献】

[1] 曹志然，戎瑞雪，王蓓. 马鞭草水提取物对荷瘤小鼠抑瘤作用的实验研究 [J]. 医学研究与教育，2009, 26(5): 1.

[2] 徐华娥，袁红宇，欧宁. 马鞭草醇提液小剂量时能显著增加紫杉醇的抗肿瘤活性 [J]. 南京医科大学学报（自然科学版），2008, 28(10): 1275.

[3] 王海燕，杨静. 马鞭草提取液抑制鼠草酸钙结石形成的实验研究 [J]. 四川中医，2011, 29(7): 58.

[4] 吴志华. 马鞭草茅根合剂治疗血尿34例 [J]. 陕西中医，2009, 30(4): 410.

[5] 王月秋. 马鞭草治疗乳痈30例 [J]. 中国民间疗法，2009, 17(11): 71.

38 天胡荽

【来源】伞形科植物天胡荽 *Hydrocotyle sibthorpioides* Lam. 的全草。

【形态特征】多年生、纤弱、平卧草本，茎节着地生根。叶薄，圆形或近肾形，直径6～15mm，基部心形，边缘常5～7浅裂，裂片有2～3个钝齿，两面无毛或在背面被毛，叶柄细长。春季开花，花小，白色，常由多数小花密集成头状。双悬果略呈心形，两侧压扁，气香。

【生长环境】多生于田野路旁湿地，或花盆中。

【采集加工】全草。全年可采，晒干备用。

【性味功能】辛，平。疏风清热，利湿消肿，除痰通窍。

【主治用法】伤风感冒，咳嗽痰多，黄疸性肝炎。内服：煎汤，9～15g，鲜品30～60g；或捣汁。外用：适量，捣烂敷；或捣取汁涂。

【化学成分】槲皮素、槲皮素-3-半乳糖苷、山奈酚、芹菜素、异鼠李素、牡荆苷等。

【现代研究】

1. 抗肝纤维化：盆上芫茜（天胡荽）的有效成分HAS对CCl_4致大鼠肝纤维化模型具有抗肝纤维化作用，对HBeAg和HBsAg的抑制率分别可高达87.0%和80.1%，对HBeAg和HBsAg的有效剂量（IC_{50}）分别为4.0mg/mL和3.1mg/mL。

2. 抗肿瘤及提高免疫力：盆上芫茜（天胡荽）对小鼠移植性肿瘤Hep、S_{180}、U14均有抗肿瘤作用并可提高小鼠机体的非特异性和特异性免疫功能，给药量在10g/kg时即对Hep有明显的抑瘤作用；给药量在3.0g/kg其对Hep、S_{180}、U14的抑制率最高，分别为47.0%、59.0%、55.1%；给药量在1.5g/kg及3.0g/kg能明显提高小鼠网状内皮系统吞噬功能、免疫器官的重量及血清溶血素值。

【临床应用】

1. 肝炎：鞠婉微等用天胡荽、忍冬藤各30g，草河车、虎杖、泽泻各15g，苍术、黄柏各12g，栀子10g，豆蔻9g，六一散15g。另外每日午后用生薏苡仁30g，赤小豆15g，红枣10枚。煎熬作点心服用治疗17例湿热中阻型慢性肝炎，HbsAg转阴率为29.4%，HbeAg转阴率为47.1%，抗HBC转阴率为35.3%，效果明显。

2. 急性流行性结膜炎：朱濂溪等用鲜天胡荽200g水煎煮成浓缩液过滤后的滤液150mL滴眼，每次滴2～3滴，每天滴5～6次，治疗313例急性流行性结膜炎，治疗后眼红5天消失者78例，6天消失者96例，7天消失者98例，8天消失者21例，9天消失者19例，10天消失者1例；用药后2天怕光消失者113例，3天消失者88例，4天消失者101例，5天消失者11例；用药2天流泪消失者287例，3天消失者26例，疗效确切。

3. 带状疱疹：吴友云等采用天胡荽新鲜全草洗净晾干加米醋捣烂外敷于患处，每日换1次药或将其捣烂后取汁，加米醋拌匀外洗患处皮肤，每日多次，并联合清解汤（金银花15g、连翘15g、竹叶10g、金蝉6g、浙贝母15g、桔梗15g、紫花地丁15g、黄芩15g、生地黄15g、玄参15g等药物）和阿昔洛韦片（一天4次，每次2～4片）治疗38例带状疱疹，治愈率达100%。

【参考文献】

[1] 张嫩玲，叶道坤，田璧榕，等. 天胡荽的化学成分研究[J]. 贵州医科大学学报，2017, 42(10): 1145.

[2] 穆淑珍，汪冶，郝小江. 黔产天胡荽挥发油化学成分的研究[J]. 天然产物研究与开发，2004, 16(3): 215.

[3] 李睿婷. 天胡荽有效成分HSA抗肝纤维化作用及其机制研究[D]. 杭州：浙江中医药大学，2006.

[4] 白明东，俞发荣，王佩，等. 天胡荽提取物对Hep、S_{180}、U14的抑制作用及小鼠免疫功能的影响[J]. 实用肿瘤杂志，2002, 17(2): 117.

[5] 吴友云，洪梦婕，张锡洪. 天胡荽联合中西药治疗带状疱疹的疗效观察[J]. 中外妇儿健康，2011, 19(9): 222.

39 云实

【来源】豆科云实属云实*Caesalpinia decapetala* (Roth) Alston的种子。

【形态特征】攀缘灌木。树皮暗红色，密生倒钩刺。托叶阔，半边箭头状，早落；二回羽状复叶，长20～30cm，羽片3～10对，对生，有柄，基部有刺1对；每羽片有小叶7～15对，膜质，长圆形，长10～25mm，宽6～10mm，先端圆，微缺，基部钝，两面均被短柔毛，有时毛脱落。总状花序顶生，长15～30cm；总花梗多刺；花左右对称，花梗长3～4cm，劲直，萼下具关节，花易脱落；萼片5，长圆形，被短柔毛；花瓣5，黄色，盛开时反卷；雄蕊10，分离，花丝中部以下密生茸毛；子房上位，无毛。荚果近木质，短舌状，偏斜，长6～12cm，宽2～3cm，稍膨胀，先端具尖喙，沿腹缝线膨大成狭翅，成熟时沿腹缝线开裂，无毛，栗褐色，有光泽；种子6～9颗。种子长圆形，长约1cm，宽约6mm。外皮棕黑色，有纵向灰黄色纹理及横向裂缝状环圈。种皮坚硬，剥开后，内有棕黄色子叶2枚。气微，味苦。

【生长环境】生于平原、丘陵地、山谷及河边。

【采集加工】种子。秋季果实成熟时采收，剥取种子，晒干。

【性味功能】辛，温。解毒除湿，止咳化痰，杀虫。

【主治用法】痢疾，疟疾，慢性气管炎，小儿疳积，虫积。煎汤，9～15g；或入丸、散。

【化学成分】黄酮类化合物：高异黄酮类、查尔酮类以及槲皮素、黄芪苷、萜类化合物等。

【现代研究】

1. 抑菌：华南云实对金黄色葡萄球菌和耐甲氧西林金黄色葡萄球菌具有显著活性，最小抑菌浓度(MIC)64～128mg/mL。

2. 抗疟疾：当剂量为10mg/kg时，华南云实种子二氯甲烷提取物对感染伯氏疟原虫小鼠的寄生虫血症水平有显著的抑制作用（98.6%），另外从华南云实种子中分离出的7个新的呋喃烷型二萜（caesalpinins C～G，norcaesalpinins D、E），除norcaesalpinins G外，其余化合物对恶性疟原虫FCR-3/A2的体外生长表现出明显的剂量相关性抑制作用。

3. 抗肿瘤：用阿霉素作为阳性对照，用20μmol/L的化合物处理细胞72h后发现云实属植物中含有的黄芩素和芹菜素对MGC-803细胞系表现出抗肿瘤活性。

4. 抗病毒：利巴韦林作为阳性对照，将相同质量的Para 3病毒悬浮液加到人喉表皮样癌细胞Hep-2中，在显微镜下观察抗病毒作用，结果从喙荚云实的种子中发现了5个呋喃二萜类化合物caesalmin C～G具有较好的抗Para 3病毒活性。

5. 抗炎、镇痛、解热：采用瑞士白化小鼠，给予实验动物100mg/kg阿司匹林作为阳性对照，以及云实的70%甲醇提取物和正己烷提取物100mg/kg，评估其抗炎、镇痛、解热活性，通过对各种疼痛模型的考察（包括扭体反应、甲醛诱导的舔足次数和热板法），表明云实的甲醇提取物比正己烷提取物具有更强的镇痛、抗炎和解热作用。

6. 抗氧化：采用体外方法［1,1-二苯基-2-三硝基苯肼（DPPH）、一氧化氮和超氧化物清除］筛选云实的木材和果皮中甲醇提取物（质量浓度为100～1500mg/mL）的抗氧化活性，没食子酸用作阳性对照。结果表明云实果皮的抗氧化活性及酚类含量均高于木材。

【临床应用】呼吸道感染：云实感冒合剂由蓝布正、云实皮、马鞭草和生姜4味中药材组成，具有明显的解热、镇痛、止咳、抗炎以及增强免疫作用，云实感冒合剂和猴耳环消炎胶囊联用可明显缩短老年呼吸道感染患者咳嗽、咽痛及高热的好转时间及消除时间，明显改善患者临床症状，加快治愈速度。

【参考文献】

[1] 向芳芳. 云实籽的化学成分研究[D]. 吉首：吉首大学，2019.

[2] 黄萍. 云实感冒合剂联合猴耳环消炎胶囊治疗老年呼吸道感染的疗效观察[J]. 科技视界，2020(16): 204.

[3] 袁丽，刘慧，黄勇，等. 云实属植物化学成分、药理作用及质量控制研究进展[J]. 药物评价研究，2021, 44(2): 424.

40 木芙蓉

【来源】锦葵科植物木槿属木芙蓉 *Hibiscus mutabilis* Linn. 的根、叶、花。

【形态特征】落叶灌木或小乔木，高2～5m。枝被星状短柔毛。叶大，互生，阔卵形至圆卵形，长10～20cm，宽9～22cm，掌状3～5裂，裂片三角形；基部心形，先端短尖或渐尖，边缘有波状钝齿，上面稍有毛，下面密被星状茸毛；叶柄长5～8cm。花腋生或簇生于枝端，直径7～10cm；早晨开花时白色或粉红色，至下午变深红色；花梗粗长，被黄褐色毛；小苞片8枚，线形，长1.5～2.5cm，被毛；萼5裂，长3～4cm，被毛，裂片阔卵形；花冠大而美丽，花瓣5，外面被毛，单瓣或重瓣；雄蕊多数，花丝结合成圆筒形，包围花柱；子房5室，花柱顶端5裂，柱头头状。蒴果球形，室背开裂为5瓣，长约2.5cm，被粗长毛。种子肾形，有长毛。花期8～10月。

【生长环境】多栽培于庭园。

【采集加工】根、叶、花。根全年可采，叶夏秋可采，多鲜用。花：10月采摘初开放的花朵，晒干。

【性味功能】辛，平，无毒。凉血解毒，消肿止痛，排脓。

【主治用法】痈疽疮疡，妇人乳痈，无论已溃、未溃，均可用鲜叶或根适量和少许黄糖捣烂外敷患部，肺痈用鲜根15g煎水服；咯血用干或鲜花10朵煎水服。

【化学成分】黄酮、有机酸、挥发性成分、豆甾、蒽醌、香豆素、三萜类、木脂素等。

【现代研究】

1. 抗非特异性炎症：木芙蓉叶对非特异性炎症引起的红、肿、热、痛具有较好疗效，其3个有效组分MFR-A、MFR-B和MFR-C对大鼠足跖非特异性肿胀有不同程度的抑制作用，尤以MFR-C组分作用最明显，1g/mL剂量的MFR-C抗炎消肿作用与空白对照相比有显著性差异（$P < 0.05$），与阳性对照药正清风痛宁作用相当。

2. 抗肾病：木芙蓉叶抗炎有效组分MFR对大鼠肾缺血再灌注损伤具有保护作用。研究结果表明，大鼠肾脏恢复血流再灌注24h后，给药组血清尿素氮（BUN）及血肌酐（Scr）明显降低；相应时间点治疗组大鼠血清TNF-α及白细胞介素-1（IL-1）含有量与对照组相比具显著性差异（$P < 0.05$），且肾组织病理损伤较对照组明显减轻，其机制可能与抑制TNF-α和IL-1等炎性细胞因子的活性及其生成有关。

3. 抗肝病：灌胃给予木芙蓉叶70%乙醇提取物0.25g/kg后，肝纤维化大鼠的血清肝功能指标丙氨酸氨基转移酶（ALT）、天门冬氨酸转移酶（AST）、丙二醛（MDA）、血清中层粘连蛋白（LN）、三型前胶原（PCⅢ）及透明质酸（HA）等显著降低，四型胶原（Ⅳ-C）水平明显下降，肝组织总超氧化物歧化酶（SOD）和谷胱甘肽过氧化物酶（GSH-Px）活性显著升高，给药组肝细胞变性和坏死程度较模型组明显减轻，纤维化程度减轻。

4. 抗糖尿病：分别给予2型糖尿病大鼠灌胃二甲双胍和木芙蓉叶水提物，2周后木芙蓉叶水提物高剂量组（2g/kg）血清SOD含有量较糖尿病模型组显著提高；4周后木芙蓉叶水提物高、低剂量组（1g/kg）血清SOD、GSH-Px和肝脏GSH含有量较糖尿病模型组显著提高，低剂量组和二甲双胍组肝脏SOD含有量较糖尿病模型组显著提高。

5. 抗菌：木芙蓉叶水、70%乙醇、乙酸乙酯、丙酮和石油醚提取物对大肠埃希氏菌、普通变形杆菌、铜绿假单胞菌、金黄色葡萄球菌及粪肠球菌均有不同程度抑制作用，尤其对革兰氏阴性菌、大肠杆菌的抑制作用较强。

6. 抗病毒：木芙蓉叶分别经水提醇沉及大孔吸附树脂纯化后所得25%乙醇洗脱物对呼吸道合胞病毒（RSV）、甲型流感病毒（FluA）和副流感病毒（HPIVs）均有不同程度体外抑制作用，尤其能显著抑制RSV增殖，治疗指数（TI）达89.08，抑制作用明显高于阳性对照药利巴韦林。

7. 免疫调节：木芙蓉叶70%乙醇提取物高、中剂量组（120μg/mL、12μg/mL）对树突状细胞有调节作用，说明木芙蓉叶在体外具有明显增强正常人树突状细胞免疫活性、刺激同种异体T淋巴细胞明显增殖的作用。

8. 抗肿瘤：木芙蓉叶和木芙蓉根均具一定的抗肿瘤活性。木芙蓉叶浓度30～480μg/mL作用于人肝癌细胞HepG$_2$一定时间后，细胞生长和DNA合成均受到不同程度抑制，同一质量浓度随时间延长其抑制率及诱导细胞凋亡率均增加；经不同质量浓度木芙蓉处理后，G$_0$/G$_1$期细胞数比例明显增多，S期细胞数比例明显下降，G$_2$/M期细胞也有不同程度下降，说明木芙蓉叶主要阻滞细胞周期的G$_0$/G$_1$期，给药组与对照组相比，在240～480μg/mL范围内（$P < 0.01$）和30～120μg/mL范围内（$P < 0.05$）均有显著性差异。木芙蓉根的乙酸乙酯萃取物对急性早幼粒细胞白血病细胞株HL-60、慢性粒细胞白血病细胞株K562、K562耐阿霉素细胞株、人乳腺癌细胞株MCF-7和人胃癌细胞株AGS细胞的增殖具有较明显的抑制作用（IC$_{50}$分别为332μg/mL、93μg/mL、54μg/mL、128μg/mL、500μg/mL），并在1.6～1000μg/mL范围内呈良好的剂量依赖性，但其对人恶性淋巴瘤细胞株CA-46的增殖无明显抑制作用。

9. 抗寄生虫：通过丝虫运动活力和MTT比色法研究发现，从木芙蓉叶甲醇粗提物中分离得到的阿魏酸具有显著的体外抗鹿鬃丝成虫、微丝蚴及牛副丝虫活性，其作用机制为阿魏酸对丝虫成虫具有极大的细胞干扰作用，通过下调和改变其关键的抗氧化剂水平（GSH、GST和SOD）而诱导细胞凋亡。

10. 抗过敏：木芙蓉花的甲醇提取物200mg/kg给小鼠灌胃能显著提高鸡蛋清溶菌酶诱导的小鼠尾静脉血流减少，该抗过敏活性几乎与色甘酸钠（10mg/kg）、环氧化酶-2抑制剂NS398（3mg/kg）、内皮型一氧化氮合酶抑制剂L-NAME (10mg/kg)、氟比洛芬（10mg/kg）和奥扎格雷（300mg/kg）等临床上有效的抗过敏药等效。

【临床应用】

1. 局部化脓性：取木芙蓉叶、花晒干，研粉过筛，加凡士林调制成1：4软膏，外敷感染患处（已溃者敷四周）；亦可制成纱条用作疮口引流。每日或隔日换药1

次。治疗疖、痈、蜂窝织炎、乳腺炎、深部脓肿等外科感染，早期能消肿、止痛、促进吸收，中晚期可加速局限，破溃排脓。应用过程中未发现有中毒、局部皮炎或其他并发症。

2. 烫伤：用木芙蓉叶500g（鲜叶加倍），加凡士林1kg，文火煎熬至叶枯焦，过滤去渣，摊于消毒敷料上，或制成芙蓉叶膏纱布外敷，每日换药1次。治疗烫伤133例，烫伤面积最小为1%，最大为30%，多数为Ⅰ～Ⅱ度。除少数患者由于感染等原因配合其他中草药及抗生素治疗外，均单用外敷。治疗时间最短3天，最长68天。芙蓉膏对烫伤具有收敛作用，能促使创面渗出液吸收，分泌物减少；用药后局部凉爽舒适，能迅速止痛。创面愈合很少留瘢痕，无副作用。

3. 流行性腮腺炎：取芙蓉叶晒干粉碎，过80号筛，将细粉用鸡蛋清调匀，涂于油纸上，贴于患处，外用纱布覆盖固定。每日换药2次，直至肿消。经治16例，用药后平均2～3天体温降至正常，4～6天肿胀消退；并发睾丸炎3例，平均10天治愈。平均住院7.5天。

4. 疖肿，蜂窝织炎：用芙蓉花制成20%软膏外敷，具有消炎、退肿、拔脓、止痛作用。观察300例患者，一般上药1次后疼痛即见减轻；经3～7次便能收到有脓拔脓，无脓消肿的效果。

【参考文献】

夏晓旦，黄婷，薛嫚，等. 木芙蓉化学成分与药理作用的研究进展[J]. 中成药，2017，39(11): 2356.

41 木豆

【来源】豆科植物木豆*Cajanus cajan* (L.) Millsp.的种子、根或叶。

【形态特征】直立矮灌木，高1～3m。全体灰绿色。多分枝，小枝条弱，有纵沟纹，被灰色柔毛，三出复叶，互生；托叶小；叶柄长约2cm，向上渐短；叶片卵状披针形，长5～10cm，宽1～3.5cm，先端锐尖，全缘，两面均被毛，下面具有不明显腺点。总状花序腋生，具梗；花蝶形；萼钟形，萼齿5，内外生短柔毛并有腺点；花冠红黄色，长约1.8cm，旗瓣背面有紫褐色纵条纹，基部有丝状短爪，爪顶有一对弯钩状附属体；雄蕊10，二体；心皮1，花柱细长线形，基部有短柔毛，柱头渐尖，密被黄色短柔毛。荚果条形，长4～7cm，两侧扁压，有长喙，果瓣于种子间具凹入的斜槽纹。种子3～6粒，近圆形，种皮暗红色，有时有褐色斑点，种脐侧生。花期2～11月，果期3～4月及9～10月。

【生长环境】生于海拔300～1600m的山坡、沙地、丛林中或林边。

【采集加工】种子：夏、秋果实成熟时采收，剥取种子，晒干。根：全年均可采挖，洗净、切片、晒干。叶：夏、秋二季采收，除去枝梗及杂质，晒干或鲜用。

【性味功能】种子：辛、涩，平。利湿，消肿，散瘀，止血。根：苦，寒。清热解毒，利湿，止血。叶：甘，平。清热解毒，消肿止痛。

【主治用法】种子：风湿痹痛，跌打肿痛，衄血，便血，疮疖肿毒，产后恶露不尽，水肿，黄疸性肝炎。内服：煎汤，10～15g；或研末。外用：适量，研末调敷；或水煎洗。根：咽喉肿痛，痈疽肿痛，痔疮出血，血淋，水肿，小便不利。内服：煎汤，9～15g；或研末。外用：适量，煎水洗；或捣敷。叶：小儿水痘，痈肿疮疖。内服：15～60g，水煎服。外用：适量，煎水洗或捣敷患处。

【化学成分】种子：苯丙氨酸、对羟基苯甲酸等。种芽：木豆异黄酮、木豆异黄烷酮醇等。木豆：黄酮和芪类化合物等。

【现代研究】

1. 促进骨髓间充质干细胞生长：采用大肠杆菌脂多糖与甲基强的松龙建立激素性股骨头坏死大鼠模型给予木豆叶提取物低、中、高剂量（0.48g/kg、0.96g/kg、1.44g/kg）连续灌胃4周，观察大鼠血液流变学、凝血功能及坏死股骨修复情况，结果木豆叶提取物低、中、高剂量组大鼠全血低切黏度、全血中切黏度、全血高切黏度、血浆黏度均降低，凝血酶原时间（PT）、活化部分凝血活酶时间（APTT）、凝血酶时间（TT）均升高，各组股骨头软骨细胞损伤程度显著减轻。分离股骨头坏死大鼠骨髓间充质干细胞（BMSCs），采用不同浓度含木豆叶血清处理BMSCs 1周，结果木豆叶提取物低、中、高剂量BMSCs中三酰甘油（TG）水平降低（F/P=58.108/0.000），碱性磷酸酶（ALP）、活性与钙化结节面积增加（F/P=20.140/0.000、18.914/0.000、19.659/0.000）。说明木豆叶提取物对激素性股骨头坏死大鼠血液流变学、股骨头坏死修复有一定的改善作用，且随着作用浓度的增加改善程度越明显，可能与调节血液黏度、凝血功能及BMSCs向成骨分化能力有关。

2. 防治骨质疏松症：观察木豆叶水提取物对破骨细胞样细胞骨吸收功能的影响，结果表明，在0.01～100mg/L质量浓度内，其水提取物能够剂量依赖性地抑制破骨细胞样细胞的形成，同时也明显抑制破骨细胞样细胞的骨吸收活性，表明木豆叶对防治骨质疏松有一定疗效。

3. 雌激素样：观察木豆叶芪类提取物对去除双侧卵巢雌性大鼠雌激素水平降低引起的骨丢失模型大鼠血清激素水平、子宫质量及股骨骨小梁结构的影响，发现木豆叶芪类提取物具有类似17β-雌二醇的作用，逆转了因17β-雌二醇缺乏所引起的FSH及LH的升高，且不增加子宫质量，类似植物雌激素作用，同时木豆叶芪类提取物可以剂量依赖性地抑制大鼠股骨头部位的骨丢失，表现为明显增加大鼠骨小梁数量、改善骨小梁的结构，与雌激素的作用接近。

4. 对骨关节的治疗作用：通过H_2O_2损伤模型发现，不同浓度的通络生骨胶囊（木豆叶提取物）（10μg/mL、50μg/mL和100μg/mL）可提高软骨细胞的存活率，降低H_2O_2对软骨细胞的损伤作用。通络生骨胶囊能诱导软骨细胞内Nrf2、HO-1mRNA及蛋白表达，抑制Keap-1的蛋白表达，活化Nrf2/ARE信号通路发挥抗氧化损伤作用。同时，研究发现通络生骨胶囊（50μg/mL和100μg/mL）能有效抑制软骨细胞中H_2O_2诱导的Wnt4α及β-catenin的mRNA和蛋白表达水平上调，从而进一步激活Nrf2/ARE信号通路，达到抗氧化损伤的作用。

5. 心脑血管保护：采用急性脑缺血再灌注模型法观察小鼠脑缺血后脑组织中超氧化物歧化酶（SOD）及过氧化脂质（MDA）的含量；采用急性脑缺血模型法观察大鼠脑缺血后脑组织的含水量，指数及脑毛细血管尹文思蓝的渗出量；采用小鼠断头法观察小鼠断气喘气时间等实验研究木豆叶水提取物对小鼠脑缺血、缺氧损伤的保护作用，结果表明木豆叶水提取物可明显降低急性脑缺血再灌注模型小鼠MDA的含量，而SOD活力则明显提高，显著减少急性脑缺血模型大鼠脑组织的含水量及脑指数，明显减少急性脑缺血模型大鼠脑毛细血管尹文思蓝的渗出量，明显延长小鼠断头喘气时间，提示木豆叶水提取物对大鼠、小鼠脑缺血、缺氧损伤均有一定的保护作用。木豆叶提取物对心肌缺血再灌注损伤大鼠也有保护作用。木豆叶提取物能够显著降低大鼠缺血性心律失常的严重程度和发生率，缩小心肌梗死范围，减轻心肌细胞肿胀和炎性细胞浸润，对抗心肌缺血 - 再灌注引起的大鼠心功能紊乱。

6. 调节血糖、血脂和降胆固醇：木豆叶苊类提取物200mg/kg可以使高脂模型小鼠血清和肝脏中总胆固醇水平分别下降31.5%和22.7%，使血清和肝脏中三酰甘油含量分别减少23.0%和14.4%，使血清低密度脂蛋白水平下降53.0%。同时，木豆叶苊类提取物还可以上调肝脏组织CYP7A1和LDL-R的mRNA表达水平。结果表明，木豆叶苊类提取物能够显著降低高脂小鼠的血清和肝脏脂质水平，其降低胆固醇的作用可能与促进肝脏LDL-R表达和增加肝脏胆固醇向胆汁酸转化有关。木豆苊酸成分树豆酮酸A在体内能显著降低瘦素受体基因突变2型糖尿病模型小鼠血糖和瘦素基因突变2型糖尿病模型小鼠血脂，其机制可能与抑制PPARγ和蛋白酪氨酸磷酸酶1B(PTP1B)活性，提高胰岛素信号通路敏感性相关，从而起到降糖减肥双重功效。Cajanonic acid A能明显降低诱导分化成熟的小鼠3T3-L1脂肪细胞总脂肪和三酰甘油含量，通过抑制脂肪吸收与合成相关基因表达，减少脂肪细胞三酰甘油的合成，抑制细胞过度肥大，减少游离脂肪酸的释放，从而起到改善脂肪细胞脂质代谢平衡作用。同时，其能够通过恢复胰岛素抵抗、抑制脂肪细胞分化、调节体内外脂质平衡而治疗2型糖尿病。

7. 神经损伤保护：通过体外和体内研究发现苊类化合物木豆素具有神经保护作用。采用皮质酮诱导损伤的大鼠肾上腺嗜铬细胞瘤（PC12）细胞进行体外实验，结果发现木豆素通过抑制氧化应激和内质网应激，维持细胞内Ca^{2+}稳态，恢复线粒体功能，发挥神经保护作用。体内研究结果表明，木豆素可以逆转慢性不可预见温和应激模型小鼠的糖水偏爱指数，升高血清中皮质酮的水平，调节皮层和海马中相关神经递质的含量，发挥抗抑郁作用。表明木豆及其芪类活性成分对阿尔茨海默病认知缺失和记忆丧失可能有一定治疗效果。

【临床应用】

1. 股骨头坏死：142例住院及门诊患者予以通络生骨胶囊0.5g/粒（木豆提取物），4粒/次，3次/天，口服。连续治疗3个月为1疗程。连续治疗8疗程。痊愈61例，显效52例，有效15例，无效14例，总有效率90.00%。Harris与保髋疗效评分治疗后优于治疗前（$P < 0.05$）。ARCO分期多重比较治疗后优于治疗前（$P < 0.05$，$P < 0.01$）。

2. 髋骨性关节炎：采用通络生骨胶囊（木豆提取物）治疗本病30例，每粒0.5g，每次4粒，每日3次，连续服用6周；并设对照组（西乐葆胶囊）观察。治疗组总有效率为87.9%，对照组总有效率为92.3%。

【使用注意】《陆川本草》载："有小毒"。少数地区将木豆种子误用作赤小豆用，注意区分。

【参考文献】

[1] 林惠涅，李译，陈妮，等.通络生骨胶囊对软骨氧化损伤的保护作用及其机制探讨[J].中医药信息，2020, 37(5): 54.

[2] 蔡佳仲，戴湾，张嫩玲.木豆化学成分和药理活性研究进展[J].天然产物研究与开发，2020, 32(3): 515.

[3] 秦佑，杨瑞仪，陈梅果，等.树豆酮酸A抑制3T3-L1细胞脂肪合成与分解的作用研究[J].中国药理学通报，2016, 32(2): 189.

[4] 李想.树豆酮酸A对PTP1B过表达HepG2细胞胰岛素信号通路的作用研究[D].广州：广州中医药大学，2015.

[5] 张梦荻，王丽莎，李晨晨，等.木豆素对慢性不可预见温和应激小鼠的抗抑郁作用[J].中国实验动物学报，2019, 27(1): 85.

[6] 刘和波，魏玲丽，黄耀明.通络生骨胶囊治疗髋骨性关节炎30例[J].陕西中医，2008(8): 1002.

42 木槿

【来源】锦葵科木槿属植物木槿 *Hibiscus syriacus* L.的花、根。

【形态特征】落叶灌木，高3～4m。小枝密被黄色星状茸毛。叶互生；叶柄长5～25mm，上面被星状柔毛；托叶线形，长约6mm，疏被柔毛；叶片菱形至三角状卵形，长3～10cm，宽2～4cm，具深浅不同的3裂或不裂，先端钝，基部楔形，边缘具不整齐齿缺，下面沿叶脉微被毛或近无毛。花单生于枝端叶腋间，花梗长4～14mm，被星状短茸毛；小苞片6～8，线形，长6～15mm，宽1～2mm，密被星状疏茸毛；花萼钟形，长14～20mm，密被星状短茸毛，裂片5，三角形；花钟形，淡紫色，直径5～6cm，花瓣倒卵形，长3.5～4.5cm，外面疏被纤毛和星状长柔毛；雄蕊柱长约3cm；花柱枝无毛；花期7～10月。蒴果卵圆形，直径约12mm，密被黄色星状茸毛。种子肾形，背部被黄色长柔毛。

【生长环境】多栽培作园篱。

【采集加工】花、根。花秋季采集，鲜用或阴干备用。根全年可采，切片晒干备用。

【性味功能】甘，平。清热润肺，祛痰除湿。

【主治用法】内服：煎汤，3～9g，鲜者30～60g。外用：适量，研末或鲜品捣烂调敷。内服：煎汤，15～25g，鲜品50～100g。外用：适量，煎水熏洗。

【化学成分】多糖、多酚和黄酮类物质等。

【现代研究】

1. 降血糖：用高脂饲养结合腹腔注射低剂量链脲佐菌素（STZ）制备2型糖尿病模型，木槿花多糖（FHP）低、中、高剂量组，在连续口服给药16周后进行空腹血糖、口服葡萄糖糖耐量（OGTT）测定、血清和肝组织中相关生化指标检测。结果FHP能降低2型糖尿病小鼠的血糖、食物消耗量和水摄取量，增加2型糖尿病小鼠体重；降低2型糖尿病小鼠血清中的TG、TC和LDL水平，增加HDL水平，改善2型糖尿病血脂症状；增加肝脏和血清中的SOD、CAT和GSH-Px水平，降低MDA和ROS水平，改善氧化应激水平；能激活肝脏中的PI3K/AKT/GSK3β信号通路，改善肝糖原代谢。

2. 抗氧化：木槿花总酚和总黄酮含量从高到低依次为木槿原种、粉紫重瓣木槿花、薰衣草薄绸木槿花、紫玉和雅致木槿，其抗氧化活性排序与其总酚和总黄酮含量排序基本一致，其中木槿原种的总酚和总黄酮含量最高，分别达到了17.33mg/g和12.68mg/g，且抗氧化活性最强，其总还原能力、DPPH自由基清除能力、ABTS自由基清除能力分别为1.58mmol/g、6.82 mg/g和17.96mg/g。木槿花的抗氧化活性与其总酚和总黄酮含量间有极显著的相关性（$P < 0.01$），与花青素含量相关性不显著（$P > 0.05$）。木槿原种不同极性溶剂萃取物均具有一定的抗氧化活性，其中正丁醇的总还原能力（6.16mmol/g）最高，且对DPPH自由基（15.50mg/g）和ABTS自由基（40.71mg/g）清除效果最好。

【临床应用】

细菌性痢疾：木槿花洗净晒干，研末备用。每次2g，小儿酌减，每隔2h服1次，3～5天为一疗程。治疗300例患者，症状有效控制占96.3%，一般服药后体温迅速下降，腹泻于2～3天内好转。

【参考文献】

[1] 黄采姣，李安平，李建周，等. 木槿花生物活性物质及其抗氧化活性分析[J]. 食品科学, 2019, 40(3): 51.

[2] 孟磊，张玉婷. 木槿花多糖改善Ⅱ型糖尿病作用机制研究[J]. 锦州医科大学学报, 2021, 42(2): 7.

43 木患树

【来源】无患子科植物无患子 *Sapindus mukorossi* Gaertn. 的干燥根、叶及果。

【形态特征】落叶乔木，高可达20多米。羽状复叶，互生；小叶8～16片，常互生，小叶片矩圆状卵形或矩圆状披针形，长7～15cm，先端渐尖，基部稍偏斜，叶脉在两面均凸出。圆锥花序顶生或腋生，花小，黄绿色，夏季开放。果近球形，肉质，直径2～2.5cm，熟时黄色或橙黄色。种子球形，黑色而光亮、坚硬。

【生长环境】多为栽种，亦有野生于村边路旁。

【采集加工】根、果、叶。根全年可采，果、叶在夏秋季采集。

【性味功能】根：苦、辛，凉。解表清热。果核仁：辛，平。清肺化痰，清热解毒。果外皮有小毒。叶：苦，平。解毒，镇咳。

【主治用法】果：治喉痹肿痛，咳喘，食滞，白带，疳积，肿毒。内服：煎汤，3～6g；或研末。外用：适量，烧灰或研末吹喉、擦牙，或煎汤洗、熬膏涂。叶：主毒蛇咬伤，百日咳。内服：煎汤，6～15g，外用：适量，捣敷。根：用于外感发热，咽喉肿痛，肺热咳嗽，吐血，带下，白浊，蛇虫咬伤。内服：煎汤，15～30g。

【化学成分】表面活性物质、蛋白质、脂肪油、氨基酸、蛋白质、维生素等。

【现代研究】

1. 抗肿瘤：无患子果皮的甲醇提取物对小鼠黑素瘤、人宫颈癌细胞（HeLa）、人胃癌细胞增殖具有抑制活性，对活性成分进行筛选发现单皂苷对部分肿瘤有抑制活性，而双皂苷则完全没有活性。无患子皂苷可促进人肺癌细胞A549、乳腺癌细胞MDA-MB-231、MCF-7和MDA-MB-435s、人肝癌细胞Huh7、前列腺癌细胞（PC3）和口腔癌细胞（KB）凋亡。

2. 抗菌：从果皮中提取的粗皂苷对酿酒酵母菌和产朊假丝酵母菌有明显抗菌活性，皂苷混合物具有抗皮肤真菌、念珠菌和防止头屑产生的作用。

3. 杀精：无患子果皮中提取的皂苷具有显著的杀精子活性，在印度这种皂苷制成的杀精霜剂叫"CONSAP"。无患子皂苷对精子的最小抑制浓度为500μg/L，而将其与一种新型强效杀精剂DSE-37以1∶1混合时，最小有效浓度降至30μg/L，并在24h内消除了100%的阴道毛滴虫,而在24～48h内未对HeLa细胞产生任何可检测的毒性。

4. 保肝:无患子提取物对CCl_4、扑热息痛、硫代乙酰胺所致小鼠实验性肝损伤有明显保护作用。

5. 降压:皮下注射无患子提取的皂苷类物质,可致家兔血压下降,血胆固醇无变化。无患子皂苷可显著降低自发性高血压大鼠(SHR)和肾性高血压大鼠(RHR)的血压,其机制可能在于无患子皂苷可降低血液中ET、Ang Ⅱ、Ald、AT1R、p38MAPK和TXB_2的水平,增加血清NO及血浆$6-K-PGI_{1\alpha}$的含量。

6. 降胆固醇:无患子的提取物有与辛伐他汀相似的调脂作用,可降低大鼠总胆固醇、三酰甘油和低密度脂蛋白胆固醇水平,升高高密度脂蛋白胆固醇水平,并对血浆血栓素B_2及6-酮-前列腺素$F_{1\alpha}$产生一定影响,有保护血管内皮功能的作用。

7. 降糖:三叶无患子(*S. trifoliatus*)的乙醇提取物可以逆转糖尿病大鼠的体重减轻并且可使体重恢复到接近正常。该提取物增加了体外糖尿病大鼠膈肌的外周血糖利用率,具有类似胰岛素的活性。

8. 抗炎、抗溃疡:口服无患子提取物有抗炎和抗溃疡作用。无患子乙醇提取物在体内外均对幽门螺杆菌有明显的抑制效果,且不会产生抗药性。

9. 毒性:木患子皂苷有溶血作用。给家兔静脉注射木患子皂苷,其致死量为$0.03～0.04g/kg$,死因为呼吸麻痹。无患子皂苷灌胃给予小鼠的LD_{50}为1625mg/kg,皮下注射为650mg/kg,静脉或腹腔注射为276mg/kg。一定剂量的无患子提取液(皂乳)对皮肤无刺激性,无变态反应,但对眼有轻度刺激性,经口有一定毒性,可引起动物胀气死亡。

【临床应用】滴虫性阴道炎:无患子水煎液灌洗阴道,治疗滴虫性阴道炎患者10例,均于灌洗一疗程后,复查滴虫阴性,5例追踪观察2～3个月未见复发;1例于2月后复发,再行治疗仍然有效。

【使用注意】孕妇忌服;中毒症状为恶心,呕吐。解救方法:洗胃,内服蛋清或面糊及活性炭等;注射25%～50%葡萄糖液,经上述处理后仍频繁呕吐时,可注射阿托品对症治疗。

【参考文献】

[1] 张勤,彭求贤,蔡红兵,等.无患子的研究进展[J].医药导报,2012,31(9):1171.

[2] 张道英,黄志华,江丽霞,等.无患子提取物对小鼠实验性肝损伤的保护作用[J].时珍国医国药,2009,20(8):1966.

[3] 王维胜,龙子江,张玲,等.无患子皂苷对肾性高血压大鼠血压及血管活性物质的影响[J].中国中药杂志,2007,32(16):1703.

[4] 卞海,居靖,王雅娟,等.无患子皂苷对大鼠实验性心肌缺血再灌注损伤的保护作用[J].中成药,2013,35(6):1309.

[5] Tamura Y. 无患子果皮中皂苷的抗皮真菌活性[J]. 国外医学：中医中药分册，2002，24(5): 300.

[6] 张嘉玮，贾黎明. 无患子属植物的药理作用研究进展[J]. 现代中西医结合杂志，2020, 29(17): 1922.

44 艾

【来源】菊科植物艾蒿 *Artemisia argyi* Lévl. et Van. 的干燥地上部分。

【形态特征】多年生草本，高50～120cm。毛茎直立，分枝多，全株密被白色茸毛。叶互生，下部叶在花期枯萎，中部叶卵形、三角状卵形或椭圆形，长5～8cm，宽4～7cm，基部急狭或渐狭成短或稍长的柄，或稍扩大而成托叶状；叶片羽状分裂，裂片椭圆形或倒卵状长椭圆形，边有疏锯齿；头状花序多数，排列成复总状，长约3mm，直径2～3mm，花后头状花序下倾，夏秋开淡黄色小花，花果期7～10月。全株有香气。

【生长环境】多生于坡地、沟谷、路边、旷地。

【采集加工】地上部分。夏季枝叶茂盛时采收。割取地上部分，晒干或阴干。

【性味功能】辛、苦，温。有小毒，理气血，逐寒湿，调经，安胎，温经止血。

【主治用法】衄血，吐血，子宫出血，腹痛吐泻，闭经，月经不调，孕妇胎动不安，风湿神经痛。3～9g，水煎服。艾叶制成艾绒可作针灸疗法的燃料。外用鲜（干）草煎水洗澡可驱风散寒，治风湿骨痛，干艾点燃可熏蚊用。

【化学成分】挥发油类、黄酮类、鞣质类、甾醇类、三萜类、多糖类以及无机盐类等。

【现代研究】

1. 抗菌：艾叶油（试管法）对肺炎链球菌、金黄色葡萄球菌、白色葡萄球菌、甲型链球菌、奈瑟菌、大肠杆菌、伤寒杆菌、副伤寒杆菌、变形杆菌和福氏痢疾杆菌均有显著抑制作用。

2. 抗炎：艾叶各炮制品（生艾叶、醋艾叶、醋艾炭、煅艾炭、艾叶炭）20g/kg生药给小鼠灌胃，可显著抑制二甲苯致小鼠耳肿胀度，以生艾叶效果最好；给兔膝关节炎模型外涂艾叶油乳膏，可降低兔膝关节冲洗液中IL-β、PGE_2、TNF-α因子的含量。研究艾叶挥发油5μg/mL、10μg/mL、20μg/mL对LPS诱导小鼠巨噬细胞（RAW 264.7细胞）炎症模型NO、TNF-α、IL-6和MCP-1含量以及IL-6和iNOS mRNA相对表达量均显著降低，10μg/mL、20μg/mL显著降低RAW264.7细胞IL-1β含量和IL-1β mRNA相对表达量。

3. 降糖、降血脂：艾叶乙醇提取物（100mg/kg、400mg/kg）可有效降低高脂饮食联合链脲佐菌素（STZ）诱导的ICR糖尿病模型小鼠饮水量、摄食量、体重及空腹血糖和血糖浓度-时间曲线下面积（AUC），显著改善口服葡萄糖耐量，显著降低TG、TC和LDL-C，说明艾叶对糖尿病小鼠糖脂代谢具有显著调节、改善作用，且呈剂量依赖性。网络药理学与分子对接技术研究显示艾叶中的9个活性成分与核心靶点亲和力良好，可通过SRC、AKT1、VEGFA、HSP90AA1和RXRA等多靶点，PPAR、MAPK、Wnt、VEGF等癌症通路和PIK3-Akt、Rapl、RAS、黏着连接等多个信号通路发挥抗动脉粥样硬化的作用。

4. 镇咳、平喘、祛痰：艾叶油0.5mL/kg灌胃豚鼠，可显著抑制丙烯醛致豚鼠的咳嗽次数；艾叶提取物4-松油烯醇300mg/kg生药，给豚鼠灌胃，亦可抑制柠檬酸致豚鼠咳嗽次数。给豚鼠喷雾吸入艾叶油或是灌胃、肌注（0.5mL/kg）艾叶油，可直接松弛气管平滑肌，显著抑制乙酰胆碱或组胺引起的喘息型抽搐；1：10艾叶油乳剂1mL体外能对抗组胺引起的支气管收缩；艾叶油2×10^{-4}mL/mL体外能拮抗氯化钡对离体气管的收缩作用。

5. 抗过敏性休克：给豚鼠灌胃艾叶油0.5mL/kg，可拮抗卵蛋白引起的豚鼠过敏性休克，延长过敏潜伏期，降低死亡率；艾叶油体外可抑制豚鼠肺组织释放组胺。

6. 止血：50%的艾叶水煎液给小鼠灌胃0.2mL/10g，可显著缩短毛细玻璃管法小鼠的凝血时间；以同样实验比较艾叶不同炮制品止血作用，结果艾叶炭止血作用最强，凝血时间最短。

7. 抗凝：体外实验表明艾叶溶液50mg/mL是对血液凝固呈抑制作用，APPT>80s，艾叶浓度为100mg/mL以上时，APPT>40s；艾叶溶液为100mg/mL时，对纤维蛋白溶剂抑制率为69.80%，且呈剂量依赖性。

8. 利胆：给大鼠十二指肠注射艾叶油混悬液（1mL含艾叶油75μL）8mL/kg，可使正常大鼠胆汁流量增加91.50%，当注射3mL/kg时，可增加89%，艾叶油利胆作用呈剂量依赖性。

9. 对中枢神经系统作用：给家兔注射艾叶油1mL/kg，可使家兔自主活动次数减少；给小鼠灌胃艾叶油0.5mL/kg，可延长戊巴比妥钠致小鼠的睡眠时间；对士的宁致小鼠惊厥或死亡有协同作用，可加速小鼠惊厥或致死。

10. 抗氧化：艾叶总黄酮提取物对DPPH自由基、ABTS$^+$自由基和羟自由基均具有显著的清除作用及总还原力，IC_{50}分别为96.51μg/mL、67.73μg/mL和279.38μg/mL，呈量效关系，100μg/mL能极显著延长线虫在热应激和H_2O_2氧化应激条件下的存活时间，极显著提高线虫体内SOD和GSH-Px活力，显著降低MDA。艾叶提取物（0.5g/mL、1g/mL、3g/mL）可抑制经DOX预处理的大鼠心肌细胞H9C2细胞损伤，抑制心肌细胞凋亡、炎症反应及氧化应激水平，同时促进AMPK/m TOR/ULK1通路介导心肌细胞自噬。

11. 毒性：艾叶油正常剂量对人体无毒，给家兔大剂量注射艾叶油2mL/kg，会产生毒性，使翻正反射消失，呼吸减慢，最后呼吸抑制而死。

【临床应用】

1. 崩漏：以胶艾汤治疗妇女崩漏43例，治愈24例，有效17例，无效2例，总有效率95.3%。

2. 先兆流产：艾叶、砂仁各6g，阿胶、白术各15g，黄芩、紫苏梗各12g，桑寄生、杜仲各24g。治疗先兆流产致阴道出血45例，结果显效26例，有效16例，无效3例，总有效率93.33%。

3. 痛经：艾附暖宫丸治疗痛经患者45例，治愈31例，显效7例，有效5例，无效2例，显效率为84.4%，总有效率为95.6%。

4. 不孕症：艾附暖宫丸治疗原发性不孕症33例，服药5～33剂不等，全部妊娠，有效率100%。

5. 滴虫性阴道炎：艾叶15g，蛇床子、苦参、枳壳各15g，白芷9g，煎汤剂，熏洗外阴，治疗滴虫性阴道炎225例，治愈193例，无效32例，总有效率85.8%。

6. 外阴瘙痒：艾叶10～20g入苦蛇百艾汤治疗外阴瘙痒50例，治愈35例，显效10例，总有效率90%。

7. 乳腺管阻塞：艾条绒合生姜外敷治疗乳腺管阻塞、乳房肿胀13例，结果治愈12例，无效1例，总有效率92.3%。

8. 支气管炎：艾叶干品60g，红糖15g。水煎服，治疗慢性支气管炎484例，有效370人，无效114例，总有效率为76.45%。

9. 平喘：艾叶油制成气雾剂治疗哮喘154例，治疗后哮鸣音消失率为48.70%，显效率为22.08%，总有效率为94.81%。

10. 肝炎：艾叶注射液治疗慢性肝炎46例，治愈21，有效19例，好转6例，无效0例，总有效率100%。

11. 细菌性痢疾：艾叶30g，白头翁、苦参各100g，白芍60g，组成二白苦艾汤灌肠治疗细菌性痢疾150例，治愈130例，好转15例，无效5例。

12. 皮炎：内服艾叶油胶囊治疗过敏性皮炎11例，显效3例，有效4例，无效4例，总有效率63.30%。

【参考文献】

[1] 王海萍. 艾附暖宫丸治疗女性痛经和血瘀证的疗效观察[J]. 中国医药指南，2013，11(1): 608.

[2] 梅全喜，徐景远. 艾烟的化学成分及药理作用研究进展[J]. 时珍国医国药，2003，14(8): 封3.

[3] 王晓伟，王淑华. 苦蛇百艾汤治疗外阴瘙痒症[J]. 山东中医杂志，1999，18(4): 183.

[4] 赵宁，辛毅，张翠丽. 艾叶提取物对细菌性皮肤致病菌的抑制作用[J]. 中药材，2008，31(1): 108.

[5] 魏国会，杜梅素，宋宁，等. 不同炮制方法对艾叶止血作用的影响[J]. 湖南中医药

大学学报，2011, 31(5): 41.

[6] 曹谨玲，陈剑杰，李丽娟，等. 艾叶挥发油对脂多糖诱导的巨噬细胞的抗炎作用 [J]. 动物营养学报（网络首发），2021, 33(6): 1.

[7] 胡倩，李静，刘大会，等. 艾叶总黄酮提取物体内外抗氧化活性研究 [J]. 食品工业科技，2021, 42(6): 304.

[8] 王中晓，杨峰，张义堂，等. 艾叶提取物在减轻DOX诱导的心肌细胞损伤中的作用和机制 [J]. 免疫学杂志，2021, 37(1): 17.

[9] 肖建琪，徐健，束方荣，等. 艾叶乙醇提取物对糖尿病小鼠血糖和血脂的影响 [J]. 中国药科大学学报，2021, 52(1): 71.

[10] 刘涛，廖晓凤，吴燕婷，等. 艾叶有效成分抗炎作用及其机制的研究进展 [J]. 中药新药与临床药理，2021, 32(3): 449.

[11] 何树苗，陈元堃，曾奥，等. 基于网络药理学与分子对接技术预测艾叶抗动脉粥样硬化的分子机制 [J]. 海南师范大学学报（自然科学版），2021, 24(1): 49.

45 五指毛桃

【来源】桑科植物粗叶榕 *Ficus hirta* Vahl 的干燥根。

【形态特征】灌木或落叶小乔木，高1～2m，全株被黄褐色贴伏短硬毛，有乳汁。单叶互生，叶片纸质，多型，掌状分裂，有三至五裂片，边有疏浅锯齿，两面粗糙，披粗毛，长8～25cm，宽4～10cm；具叶柄，长2～7cm；托叶卵状披针形，长0.8～2cm。隐头花序，花序托对生于叶腋或已落叶的叶腋间，球形，直径5～10mm，开黄绿色花，花期5～7月。结长卵圆瘦果，果期8～10月。

【生长环境】多生于山谷、水旁、密林及旷地上。

【采集加工】根。秋季采集，洗净切片晒干备用。

【性味功能】甘，微温。益气健脾化湿，舒筋活络。

【主治用法】肺虚痰喘，脾胃气虚、肢倦无力，食少腹胀，水肿，带下，风湿痹痛，腰腿痛。每用干根15～30g，水煎服，或浸酒内服。

【化学成分】氨基酸、糖类、甾类、香豆精类等。

【现代研究】

1. 消化系统保护：采用雄性ICR小鼠皮下注射盐酸可卡因染毒造肝损伤模型，分别灌胃给予剂量分别相当于生药100g/kg、200g/kg、300g/kg的五指毛桃水煎剂，使可卡因染毒小鼠升高的丙氨酸转移酶、天冬氨酸转移酶及乳酸脱氢酶含量呈剂量相关性降低，明显减轻肝组织的病理改变。采用幽门结扎法，观察到五指毛桃水提液对幽门结扎大鼠胃酸分泌和胃蛋白酶活性无显著影响，但对胃黏膜表现出保护作用。

2. 对平滑肌作用：五指毛桃能显著减少枸橼酸喷雾引咳小鼠的咳嗽次数，增加小鼠气管酚红的排泄，对过度抑制状态的胃肠平滑肌有兴奋作用，对过度兴奋状态的胃肠平滑肌则有抑制作用，对平滑肌具有双向调节功能；而对气管平滑肌则表现出舒张的单向作用。

3. 提高免疫功能：五指毛桃水提物（6.6g/kg、4.4g/kg）给予腹腔注射环磷酰胺诱导免疫抑制小鼠连续灌胃14天，结果五指毛桃水煎液可明显提高环磷酰胺免疫抑制小鼠的脾脏指数，明显增强巨噬细胞吞噬功能、T淋巴细胞的增殖能力和杀伤活性，增加T细胞亚群数量及IL-1、INF-γ的含量，有提高免疫功能的作用。

4. 耐缺氧缺血、抗氧化及补益：五指毛桃水提液（32g/kg）可显著延长正常小鼠和异丙肾上腺素性心肌缺氧小鼠的耐缺氧时间；明显延长垂体后叶素加断头致急性脑缺血模型小鼠张口喘息的时间，提高模型小鼠血清过氧化物歧化酶，降低血清丙二醛、磷酸激酶和乳酸脱氢酶水平，表现出较好的耐缺氧能力和抗氧化作用。五指毛桃水煎液（26.67g/kg、13.34g/kg、6.67g/kg）给大黄型脾虚模型小鼠连续灌胃7天，可以延长脾虚模型小鼠在常压缺氧下的存活时间、增加胸腺重量、延长低温状态下游泳时间并增加小鼠体重，对小鼠的虚证症状有一定的改善作用。

5. 抗衰老：五指毛桃水提液能明显提升亚急性衰老小鼠T-SOD活性，降低MDA含量，且呈量效关系；五指毛桃水提物及醇提物均可增强机体免疫功能，显著提高衰老小鼠胸腺、脾脏指数，血清SOD活力、肝组织谷胱甘肽过氧化物酶（GSH-Px）活力、脑组织过氧化氢酶（CAT）活力，降低小鼠血清MDA水平，从而延缓衰老。20%五指毛桃药物血清给药48h对老龄小鼠脾淋巴细胞有较好的增殖作用，可明显降低衰老细胞阳性率，提高老龄小鼠T-SOD活性，降低MDA和ROS含量。

6. 抗菌：五指毛桃水提液能抑制大肠杆菌、枯草芽胞杆菌、金黄色葡萄球菌的生长，最低抑菌浓度均为1g/mL，但对黑曲霉、黄曲霉没有抑制作用。五指毛桃水提液对噻唑蓝显色法测定的大肠杆菌和金黄色葡萄球菌有较好的抑菌作用，且最低抑菌浓度分别为11.21mg/mL和14.07mg/mL；五指毛桃75%醇提物对脂多糖（LPS）诱导的Raw264.7细胞释放NO表现出不同程度的抑制作用。

7. 益智：五指毛桃水提液（36g/kg、18g/kg、9g/kg）灌胃$AlCl_3$诱导阿兹海默（AD）模型小鼠，通过水迷宫实验表明五指毛桃（36g/kg、18g/kg）能显著提高AD小鼠记忆功能，有效降低AD小鼠大脑中的MDA含量，提高SOD含量。

8. 抗辐射、抗突变：五指毛桃能显著降低辐射模型小鼠升高的骨髓细胞DNA的尾部DNA百分率和尾矩，且表现出了剂量依赖性关系。五指毛桃有效地减轻^{60}Co γ射线单次全肺照射辐射损伤引起的小鼠肺组织充血水肿、上皮细胞及间质细胞增生、炎细胞浸润等炎性反应，对辐射损伤有一定的防治作用。五指毛桃对小鼠肝细胞、睾丸生精细胞、骨髓嗜多染红细胞和外周血淋巴细胞微核形成率的影响与阴性对照组无差异，其本身不具有致突变性。而在环磷酰胺诱发突变实验中，五指毛桃水提物能显著降低突变模型升高的骨髓嗜多染红细胞和睾丸生精细胞微核率，拮抗环磷酰胺诱发的小鼠遗传物质损伤，表现出抗突变作用。

9. 对呼吸系统作用：五指毛桃有明显的止咳作用，有一定的祛痰作用，可改善呼吸系统功能。五指毛桃60%乙醇提取液能显著增加小鼠气管的酚红排泌量，利于痰液稀释溶解；给蛙口腔黏膜滴五指毛桃60%乙醇提取液能显著加快黏膜上皮纤毛运动，有助于痰和异物排出。

10. 保肝：五指毛桃水煎剂（0.6g/kg、0.4g/kg）治疗酒精性肝损伤模型小鼠，连续灌胃10天，结果五指毛桃煎剂可有效降低模型小鼠肝脏指数、IL-6、IL-1β、TNF-α、NF-κB水平，升高GSH含量和SOD活性，对小鼠酒精性肝损伤具有一定的保护作用。

【临床应用】

1. 慢性盆腔炎：五指毛桃液（五指毛桃、白背叶根、穿破石、入地金牛）加减治疗84例慢性盆腔炎患者，结果64例治愈，有效率为76.20%。

2. 男性不育症：用五指毛桃水煎液治疗男性不育症患者30例，疗效显著。

3. 乙肝后肝硬化：加味五指毛桃汤（五指毛桃40g，鸡骨草20g，溪黄草20g，穿破石10g，紫背金牛15g，茯苓10g，泽泻10g，布渣叶15g，素馨针10g，炙甘草10g）治疗乙肝后肝硬化，每日1剂，分2次口服，治疗6个月，可显著改善患者临床体征、肝功能、肝纤、乙肝病毒数。

【参考文献】

[1] 王伟伟，陈瑶. 五指毛桃的化学成分和药理作用研究进展[J]. 中国民族民间医药，2013, 22(3): 41.

[2] 曾茂贵，叶华，陈学习，等. 五指毛桃水提液对小鼠心、脑缺氧缺血的保护与耐缺氧能力的影响[J]. 福建中医药，2009, 40(1): 49.

[3] 利红宇，林志云，王成蹊，等. 五指毛桃根对呼吸道和消化道的作用[J]. 中国现代药物应用，2008, 17(2): 50.

[4] 李红英. 自拟五指毛桃液治疗慢性盆腔炎的疗效观察[J]. 现代医院，2005, 5(5): 49.

[5] 赖海标，吴松，钟晓，等. 五指毛桃改善精液质量临床研究[J]. 亚太传统医药，2014, 10(19): 124.

[6] 冯劲立，李想. 五指毛桃对阿尔茨海默病小鼠学习记忆功能及过氧化损伤的影响[J]. 湖南中医药大学学报，2015, 35(9): 31.

[7] 罗骞，苏芬丽，王姿媛，等. 五指毛桃对大黄型脾虚模型小鼠补益作用研究[J]. 新中医，2013, 45(9): 152.

[8] 张茹，杜娟. 五指毛桃对小鼠酒精性肝损伤的保护作用[J]. 哈尔滨商业大学学报（自然科学版），2021, 37(2): 139.

[9] 罗正茂，陈淑娟，刘艳艳，等. 五指毛桃防治疲劳型亚健康小鼠的机制研究[J]. 贵

阳中医学院学报，2012, 34(6): 25.

[10] 叶碧颜，彭小敏，邓广海，等 . 五指毛桃抗衰老实验研究 [J]. 内蒙古中医药，2017, 36(11): 125.

[11] 杨杰，卫东锋，王文潇，等 . 五指毛桃水提物对免疫抑制小鼠细胞免疫的影响 [J]. 中药药理与临床，2015, 31(6): 111.

[12] 王晓平，段丽菊，黄翔，等 . 五指毛桃水提液对^{60}Co γ 射线致小鼠骨髓细胞DNA损伤的防护作用 [J]. 中国现代应用药学，2011, 28(4): 284.

[13] 王晓平，黄翔，段丽菊，等 . 五指毛桃水提液对辐射致小鼠肺细胞DNA损伤的保护作用研究 [J]. 中国药房，2011, 22(3): 201.

[14] 曾茂贵，叶华，陈学习，等 . 五指毛桃水提液对小鼠心、脑缺氧缺血的保护与耐缺氧能力的影响 [J]. 福建中医药，2009, 40(1): 49.

[15] 王晓平，段丽菊，陈晓白，等 . 五指毛桃水提液体外抗菌作用的实验研究 [J]. 时珍国医国药，2010, 21(7): 1692.

[16] 杨杰，卫东锋，王文潇，等 . 五指毛桃药物血清对老龄小鼠脾淋巴细胞氧化损伤的影响 [J]. 中国中医药信息杂志，2016, 23(1): 52.

[17] 张志超，刘江红，潘远安 . 五指毛桃与黄芪提取物对免疫抑制小鼠细胞免疫的影响 [J]. 中国民族民间医药，2017, 26(5): 58.

46 五指柑

【来源】马鞭草科植物黄荆 *Vitex negundo* L.的全草。

【形态特征】直立灌木，植株高 1 ～ 3m。小枝四棱形，与叶及花序通常被灰白色短柔毛。叶柄长 2 ～ 5.5cm；叶对生，掌状五出复叶，小叶 5，稀为 3，椭圆形至披针形，有浅齿，表面绿色，披苍白色小柔毛，晒干时黑色。聚伞花序排列成圆锥花序式，顶生，长 10 ～ 27cm；夏季开淡红花，花期 4 ～ 6 月。核果褐色，近球形，径约 2mm，等于或稍短于宿萼。果期 7 ～ 10 月。

【生长环境】多生于坡地疏林、路边小灌木丛中。

【采集加工】全草。全年可采，以夏、秋采收为好，根茎洗净切片晒干。叶可阴干备用。

【性味功能】微苦、辛，平。化湿浊，散寒解表。

【主治用法】感冒发热，吐泻，胃痛，风痰热痰壅盛，疟疾。每用干药 5 钱至 1 两，煎水服。

【化学成分】黄酮及其苷类、强心苷类、挥发油等成分，如白桦脂酸、熊果酸、木犀草素等。

【现代研究】

1. 抗炎：五指柑脱脂种子氯仿部位（500mg/kg生药）给大鼠灌胃，可抑制角叉菜胶所致大鼠足肿胀，抑制率为34.80%；五指柑灌胃可改善急性乳腺炎大鼠模型贫血状态，降低血小板数量、平均体积及分布宽度；黄荆子总木脂素有显著抗类风湿关节炎活性的作用。

2. 止泻止呕：五指柑黄酮类成分体外可抑制离体平滑肌收缩，调控胃肠道运动；口服复方五指柑胶囊（由五指柑、功劳木、岗梅、山芝麻组成）可调节胃液pH值，影响相关消化酶分泌。

3. 抗氧化：给大鼠灌胃五指柑提取物毛地黄黄酮，可以缓解亚硒酸盐诱导的大鼠氧化应激反应，并通过维持抗氧化状态，减少活性氧生成和脂质过氧化反应。

4. 抑菌：五指柑水提物体外对金黄色葡萄球菌、卡他球菌、苏云金杆菌、枯草杆菌及大肠杆菌有抑制作用，抑菌效果为：茎＞根＞籽＞叶。

5. 抗肿瘤：五指柑提取物EVn-50体外可抑制人乳腺癌T47D、MCF-7细胞、人鼻咽癌CNE-1细胞株、人绒毛膜癌JEG-3细胞、人宫颈癌HeLa细胞等癌细胞株的增殖、生长并诱导凋亡；五指柑提取物EVn-50对裸鼠在体移植瘤的生长也有抑制作用。

6. 对生殖器官影响：给犬腹腔注射五指柑种子提取物10mg/kg生药，连续60天，可破坏青春期去势犬精子发生过程，使附睾缺乏精子，降低雄性激素，可影响生殖器官功能。

7. 抗基因毒性：五指柑提取物可抑制二甲基亚硝胺、甲基甲烷磺酰胺、四环素所致基因毒性，减少诱发微核多染红细胞的生成，有抗基因毒性作用。

8. 解热镇痛：给大鼠灌胃五指柑果实水提物，可显著降低2,4-二硝基酚所致大鼠的体温升高；给小鼠灌胃五指柑果实水提物，可提高热板致小鼠痛阈值，提高率为118%；抑制醋酸致小鼠腹痛扭体次数，扭体抑制率为46%。

9. 镇咳平喘作用：给豚鼠灌胃五指柑煎剂，对豚鼠咳嗽模型支气管平滑肌有扩张作用，可解除离体小鼠肺灌流气管、支气管痉挛，有镇咳平喘作用。

【临床应用】

1. 风热感冒：复方五指柑胶囊治疗风热感冒120例，痊愈18例，显效58例，有效20例，无效24例，总有效率80%。

2. 急性胃肠炎：复方五指柑胶囊治疗急性胃肠炎119例，痊愈69例，显效44例，有效4例，无效2例，总有效率98.32%。

【参考文献】

[1] 马荚斌，宋伟峰，何秋毅，等. 高效液相色谱串联质谱分析五指柑水煎液的化学成分[J]. 中药材，2013, 36(1): 75.

[2] 王倩，谢明杰. 木犀草素对金黄色葡萄球菌的抑菌活性及其机制[J]. 微生物学报，

2010, 50(9): 1180.

[3] 徐荣, 赵海梅, 岳海洋, 等. 黄荆子对哺乳期急性乳腺炎大鼠红细胞体积分布相关特征的改善作用 [J]. 中华中医药学刊, 2016, 34(9): 2144.

[4] 舒志恒. 黄荆子总木脂素制备工艺及其抗类风湿性关节炎活性研究 [D]. 银川: 宁夏医科大学, 2016: 100.

[5] 方呈祥, 孙海燕, 姜浩, 等. 黄荆子乙酸乙酯提取物对人乳腺癌MCF-7细胞Mcl-1、Bcl-2、Bax蛋白的影响 [J]. 现代中西医结合杂志, 2014, 23(9): 939.

[6] 陈晓媚, 曹晖, 孙虹, 等. 复方五指柑胶囊治疗风热感冒多中心随机双盲平行对照临床试验 [J]. 中国中药杂志, 2014, 39(3): 531.

[7] 孙虹, 胡海棠, 曹晖, 等. 复方五指柑胶囊治疗急性胃肠炎的多中心临床研究 [J]. 现代药物与临床, 2014, 29(11): 1257.

47 水杨梅

【来源】茜草科水团花属水团花 *Adina pilulifera*(Lam.) Franch. 的根、茎、叶、花。

【形态特征】常绿灌木或小乔木; 叶对生, 厚纸质, 椭圆形、椭圆状披针形、倒卵状长圆形或倒卵状披针形, 长4～12cm, 先端短尖或渐尖, 基部楔形, 上面无毛, 下面无毛或被疏柔毛, 侧脉6～12对, 脉腋有疏毛; 叶柄长2～6mm, 无毛或被柔毛, 托叶2裂, 早落; 头状花序腋生, 稀顶生, (不计花冠) 径4～6mm; 花序轴单生, 不分枝; 小苞片线形或线状棒形, 无毛; 花序梗长3～4.5cm, 中部以下有轮生小苞片5枚; 萼筒被毛, 萼裂片线状长圆形或匙形; 花冠白色, 窄漏斗状, 冠筒被微柔毛, 裂片卵状长圆形; 果序径0.8～1cm; 蒴果楔形, 长2～5mm; 种子长圆形, 两端有窄翅。

【生长环境】喜生水边、山坡、潮湿地带。

【采集加工】根、茎二层皮、叶嫩芽及花蕾。全年可采。

【性味功能】苦、涩, 凉。清热解毒, 止血生肌。

【主治用法】感冒发热, 腮腺炎, 咽喉肿痛, 牙痛。内服: 煎汤, 花10～15g, 叶15～30g, 根、茎15～30g。外用: 适量, 叶煎水洗; 或捣敷。跌打损伤, 疮疖, 均用鲜叶捣敷患部。

【化学成分】生物碱、色原酮、鸡纳酸及其糖脂、β-谷甾醇和胡萝卜苷等。

【现代研究】

1. 抑菌: 水杨梅的石油醚萃取部位、乙酸乙酯萃取部位、正丁醇萃取部位对金黄色葡萄球菌、藤黄微球菌、铜绿假单胞菌有抑制作用, 其中乙酸乙酯萃取部位的作用较明显, 对金黄色葡萄球菌和藤黄微球菌的最低抑菌浓度 (MIC) 为

1.25mg/mL。水杨梅石油醚部位分离出的甾体混合物对金黄色葡萄球菌、藤黄微球菌、枯草芽孢杆菌、铜绿假单胞菌有不同程度的抑制活性，其中，对金黄色葡萄球菌和藤黄微球菌的MIC为0.625mg/mL。水杨梅对革兰氏阳性菌的抑菌效果优于革兰氏阴性菌，在革兰氏阳性菌中对球菌效果最佳。

2. 抗病毒：水杨梅正丁醇萃取部位和余水部位体外对柯萨奇病毒B组3型（Cox B3）有抑制作用，正丁醇萃取部位对Cox B3的IC_{50}值为125μL/mL，SI值为8。水杨梅石油醚、正丁醇、乙酸乙酯萃取部位均有抗呼吸道合胞病毒（RSV）活性，其中乙酸乙酯萃取部位抗RSV的活性较好，IC_{50}为15.63μg/mL，SI值为16。水杨梅分离得到的七叶内酯对Cox B3病毒的IC_{50}值为25μL/mL，SI值为2.5；对RSV病毒的IC_{50}值为15.63μL/mL，SI值为2。

3. 胃黏膜保护：用大鼠造胃溃疡模型，空白对照组给予生理盐水，3个药物组分别给胃溃疡大鼠灌胃水杨梅水煎液[10mg/（kg·d）、15mg/（kg·d）、20mg/（kg·d）]，结果10mg/（kg·d）剂量大鼠胃溃疡坏死组织逐渐脱落，并出现大量的新生肉芽组织；15mg/（kg·d）、20mg/（kg·d）剂量组可见溃疡面被新生的腺体组织覆盖，并且增生纤维结缔组织和肌层增生增厚。

【临床应用】

1. 菌痢及肠炎：水杨梅治疗急、慢性痢疾，成人服用水杨梅1.2～2g，3次/日，治疗效果显著。用水杨梅治疗痢疾和肠炎，其中150多例为痢疾，剩下的150多例为急性肠炎和小儿消化不良性腹泻，用药后大部分于当日立即显效，2～3天内恢复正常，达到痊愈。水杨梅治疗细菌性痢疾的综合观察报告324例中，急性菌痢310例，总有效率97.1%；慢性菌痢14例，总有效率92.8%。

2. 原发性高血压：高血压是一种中老年人常见病，是以动脉血压持续升高为主要表现的慢性疾病，可伴有心、脑、肾等功能改变，分为原发性高血压和继发性高血压。治疗组方：水杨梅、萝芙木、淫羊藿、车前草、小红参各30g，紫丹参25g，仙茅、杜仲各20g，地龙15g，黑蚂蚁粉2g，三七粉0.5g，遵上方根据不同病况加减。40例高血压患者服药后，1期好转13例（32.5%）；2期好转15例（37.5%），显效2例（5%）；3期好转3例（7.5%）；总好转率为77.5%，总显效率5%，总有效率82.5%。

3. 面神经麻痹：用水团花治疗面神经麻痹1例，将水杨梅晒干后取根或茎100g，白毛鸡1只，米酒200g炖煮。每3天服用1次，连服6次，酌情加服。患者服用后食欲增加，睡眠改善，痊愈。

4. 风火牙痛：水杨梅治疗风火牙痛143例，大部分患者服用第1剂后牙痛大大减轻，第2剂后牙痛痊愈。

【参考文献】

[1] 杨丽莹，蔡宇忆，叶永浩，等. 水杨梅的研究进展[J]. 中国现代中药，2015, 17(5): 517.

[2] 张蓓，覃开羽. 水杨梅的研究概况[J]. 亚太传统医药，2018, 14(6): 103.

[3] 袁宁宁，黄伟欢，邱瑞霞，等. 水杨梅化学成分研究[J]. 暨南大学学报（自然科学与医学版），2009, 30(3): 302.

[4] 何国增，李红念. 水杨梅的药理作用和临床应用研究进展[J]. 亚太传统医药，2011, 7(6): 151.

[5] 张磊，高颖，蒋云涛，等. 水杨梅根的化学成分[J]. 中国药科大学学报，2015, 46(5): 556.

[6] 薛珺一，李药兰，范兆永，等. 水团花化学成分研究[J]. 中药材，2007, 30(9): 1084.

[7] 黄静娟，李树斌. 中西药联合治疗幽门螺杆菌感染慢性胃炎的临床观察[J]. 陕西中医，2016, 37(9): 1130.

48 水线草

【来源】茜草科耳草属植物水线草（伞房花耳草）*Hedyotis corymbosa* (L.) Lam. 干燥全草。

【形态特征】一年生纤弱披散草本。高10～40cm，无毛或棱上疏被粉状微毛。茎绿色或淡红色，通常四棱形，多分枝。叶对生，披针形，长1～3.5cm，宽1～3mm，顶端短尖，边缘粗糙，常向背面反曲，近无柄。托叶小，膜质，鞘状，长1～1.5mm，顶端截平而具短刺毛。花序腋生，多为2～5朵排列成伞房花序，稀有单生，花序柄线状，长0.6～2cm，花萼广卵圆形，长约25mm，先端4齿裂，外被细柔毛，花冠漏斗状，白色或淡红色，长2.5mm；裂片4；雄蕊4；子房2室，花柱线状，略伸出，柱头2裂。蒴果圆球形，径1.2～1.8mm，顶端平截，室背开裂，萼宿存。种子细小，多数。花期7～9月，果期9～10月。

【生长环境】生于路旁，溪边，旷地，园圃。野生或家种均有。

【采集加工】全草。夏、秋采收，鲜用或晒干。

【性味功能】微苦，寒。清热解毒，利尿消肿，活血止痛。

【主治用法】疟疾、肠痈、肿毒、烫伤等，对恶性肿瘤、阑尾炎、肝炎、泌尿系统感染、支气管炎、扁桃体炎均有一定疗效，外用治疮疖、痈肿和毒蛇咬伤。内服：15～30g，水煎服。外用鲜品适量，煎水洗。

【化学成分】熊果酸、齐墩果酸等三萜类成分、β-谷甾醇、γ-谷甾醇、京尼平苷酸等。

【现代研究】

1. 抗肿瘤：水线草95%乙醇和50%丙酮提取物对人结肠癌细胞HCT28和LoVo均有显著的抑制作用，且抑制作用随提取物浓度的增加而增大。水线草石油醚提取部位及沉淀部分对人结肠癌细胞株HCT-8及LoVo均具有明显的毒性作用，其中的槲皮素、耳草酮A、β-谷甾醇和丁香酸等成分可通过诱导结肠癌细胞凋亡而发挥抗结肠癌作用，耳草酮A的诱导凋亡作用与Bax基因的上调有关。水线草与白花蛇舌草的氯仿提取物对人肝癌细胞HepG₂和人结肠癌细胞CaCo2具有类似的抗增殖作用。水线草粗提物对人乳腺癌MCF-7细胞株作用时，发现水线草水和乙醇提取物对MCF-7细胞株均具有细胞毒作用且水线草乙醇提取物联合阿霉素对MCF-7细胞株具协同抑制作用，提示水线草可作为一种联合化疗药物使用。水线草中的单体成分耳草酮A能够显著抑制R-HepG₂和HepG₂细胞增殖，IC$_{50}$分别为43.7μg/mL和56.3μg/mL，但对人正常肝细胞WRL-68无影响。

2. 保肝：水线草水提液可通过降低CCl₄所致小鼠血清中sGPT的浓度而达到保肝作用。水线草甲醇提取物可通过降低血清中sGOT、sGPT、血清碱性磷酸酶（SAKP）活性来发挥其保肝作用。Lin等发现白花蛇舌草、水线草、粟米草的粗提物均能显著降低雄性大鼠血清中sGOT、sGPT水平，并减轻肝毒素所致的肝损伤程度。

3. 抗炎镇痛：水线草粗提物、水线草水提液、乙醇提取物以及车叶草苷、京尼平苷酸、京尼平苷、鸡屎藤苷酸等环烯醚萜类单体成分都具有较好的抗炎镇痛活性。水线草水提液对稀乙酸所致小鼠腹腔内毛细血管通透性增高及二甲苯所致小鼠耳部肿胀均具抑制作用。运用化学和热致痛小鼠模型研究水线草粗提物的镇痛作用，发现水线草乙醇提取物在100mg/kg和200mg/kg的剂量下对模型小鼠具有剂量依赖性，乙醇提取物的镇痛作用同时涉及外周与中枢，且通过影响中枢中的阿片受体发挥镇痛作用。水线草中的环烯醚萜类成分如车叶草苷的抗炎作用，且可能与其抑制NF-κB信号通路的活化、iNOS蛋白表达和减少NO释放有关；京尼平苷酸可抑制佐剂性关节炎大鼠继发性炎症，降低血清肿瘤坏死因子（TNF-α）和白细胞介素（IL-1β）水平，其抗炎活性与下调Bcl-2和上调Bax基因mRNA表达有关；京尼平苷可促进体外培养兔膝骨关节炎软骨细胞Col2A1的mRNA表达和Col2A1、CDC2蛋白的合成，抑制IL-1、TNF-α的分泌，恢复细胞表型和促进细胞增殖；鸡屎藤苷酸与鸡屎藤苷酸甲酯二聚体具有明确的镇痛效果。

4. 抗氧化：采用DPPH自由基清除法检测发现水线草乙醇提取物具有潜在的自由基清除能力。电子自旋共振（ESR）分析法发现水线草具较强的超氧阴离子清除活性，且能够抑制大鼠肝匀浆中氯化亚铁-抗坏血酸诱导的脂质过氧化反应。且水线草地上部分甲醇提取物对DPPH、ABTS、NO和羟基自由基等具较强的抗自由基活性。

5. 抗疟：通过检测穿心莲和水线草甲醇提取物的体外抗疟活性，发现这两种提取物对寄生虫的环期有永久的抑制作用，且不论是分别与姜黄素合用还是两植物联合应用都能够显著提高抗疟活性。

6. 抗菌：通过对15株不同属细菌的检测发现，水线草乙醇提取物中的黄酮部分具有显著的抑菌活性。

7.驱虫：水线草乙醇提取物在浓度为80mg/mL时驱虫性能与对照药枸橼酸哌嗪相当，且推测粗提物中的生物碱类物质为其生物活性成分。

【临床应用】

化脓感染性疾病，各种化脓感染性疾病。将水线草鲜药锤烂，敷患处，每天换药1次。共观察81例，结果：70例痊愈，3例有好转，8例无效。

【参考文献】

[1] 刘云鹤，刘俊丽，朱海林，等. 水线草化学成分研究[J]. 中药材，2019, 42(12): 2817.

[2] 王亚茹，周柏松，李雅萌，等. 水线草的化学成分与药理作用研究进展[J]. 中药材，2018, 41(6): 1506.

[3] 水线草注射液[J]. 中草药通讯，1976(7): 24.

[4] 伞房花耳草治疗化脓感染性疾病[J]. 广西赤脚医生，1976(4): 19.

49　牛白藤

【来源】茜草科耳草属植物牛白藤 *Hedyotis hedyotidea* (DC.) Merr. 的干燥根、藤、叶。

【形态特征】多年生的藤状灌木。高3～5m，老枝圆柱形，幼枝四棱形，密被粉末状柔毛。叶对生，膜质或纸质，卵形或卵状披针形，长4～10cm，宽2.5～4cm；顶端渐尖，基部近圆形或阔楔形，全缘。上表面粗糙，下表面被柔毛；侧脉明显，4～5对，叶柄长3～10mm；托叶长4～6mm，顶端截平，有4～6条刺状毛。花10～20朵密集成球状复伞形花序，腋生或顶生；总花梗长1.5～2.5cm；花小，白色，具短梗；花萼被微柔毛，萼管陀螺状，长约1.5mm，萼裂片4，线状披针形，外反，长约2.5mm，裂片间常有2～3条刺毛；花冠长约1.5cm，花冠管短，花冠裂片披针形，长4～4.5mm，外反，近喉部有长毛；雄蕊二型，伸出或内藏；子房2室，花柱线状。蒴果近球形，直径约3mm，开裂，顶部隆起，有宿存萼。花果期秋季。

【生长环境】生于山谷、坡地、林下、灌木丛中。

【采集加工】全年可采，洗净，切成片或段，晒干。

【性味功能】微甘，凉。清热解暑，祛风活络，消肿止痛，接筋续骨。

【主治用法】感冒发热，肢体筋骨酸痛，风湿痹痛，跌打损伤，瘰疬，呕吐，胃痛，瘰疬，五劳七伤。内服：煎汤，10～30g。外用：适量，捣烂外敷。

【化学成分】有机酸、酚类、蒽醌类等。

【现代研究】抗炎镇痛：采用二甲苯致小鼠耳郭肿胀和醋酸致小鼠毛细血管通透模型评价药物的抗炎作用，采用小鼠热刺激致痛和醋酸扭体模型评价镇痛作用，比较牛白藤水提物、醇提物及不同溶剂萃取物的抗炎镇痛作用。结果牛白藤水提物、醇提物均具有抗炎镇痛作用，同剂量之间比较以醇提物活性较强；牛白藤石油醚、乙酸乙酯萃取物能明显减轻二甲苯诱导的小鼠耳肿胀程度，抑制热刺激和醋酸引起的小鼠疼痛反应。

【临床应用】

1. 风湿：选取风湿患者58例，随机分为治疗组和对照组。治疗组：采用牛白藤合四妙汤方：药选牛白藤30g，苍术、薏苡仁、川牛膝各15g，黄柏10g，土茯苓、王不留行各20g，制半夏12g，细辛、甘草各3g，每日1剂。对照组：给予秋水仙碱（0.25mg/片），首服2片，隔1h服1片，连服4次，腹泻或呕吐即停服，1～2天症状缓解后，每日1片维持。结果治疗组疗效等同于对照组。

2. 急性传染性肝炎：选取传染性肝炎20例（黄疸型15例，无黄疸型5例），采用复方牛白藤汤（牛白藤45g，鸡骨草15g，田基黄30g，板蓝根19g，葫芦茶15g）治疗，每日1剂，每剂均复煎。服此药期间停服其他中西药。20例均治愈，有效率100%。

【参考文献】

[1] 赫军，李丽华，陈小燕，等. 牛白藤合四妙汤治疗急性痛风性关节炎疗效观察 [J]. 浙江中医杂志，2012, 47(11): 815.

[2] 陈艳芬，陶曙红，余结贞，等. 牛白藤抗炎镇痛作用有效部位的筛选 [J]. 中药新药与临床药理，2012, 23(1): 17.

[3] 韦人鉴. 复方牛白藤汤治疗急性传染性肝炎20例初步观察 [J]. 广西中医药，1978(2): 16.

50 牛耳枫

【来源】虎皮楠科虎皮楠属植物牛耳枫 *Daphniphyllum calycinum* Benth. 的根、叶。

【形态特征】常绿灌木，高1.5～4m。单叶互生，叶柄长3～15cm；叶片宽椭圆形至倒卵形，长10～15cm，宽3.5～9cm，先端钝或近圆形，有时急尖，基部宽楔形或近圆形，全缘，边缘背卷，上面绿色，背带粉绿，有白色细小乳头状突起；侧脉明显。总状花序腋生；单性雌雄异株；花小，无花瓣，花被萼状，宿存。核果卵圆形。

【生长环境】生于灌丛中或小溪两岸的疏林中。

【采集加工】根、叶。全年均可采，鲜用或切片晒干备用。

【性味功能】辛、苦，凉；小毒。归肺、肝经。具有清热解毒、凉血化瘀、消肿止痛功效。

【主治用法】外感发热、风湿骨痛等。内服：煎汤，3～4.5g。

【化学成分】牛耳枫碱、芸香苷、羽扇豆酮、β-谷甾醇、槲皮素、芦丁、胡萝卜苷、对甲氧基苯甲酸等。

【现代研究】

1. 抗肿瘤：采用MTT法检测牛耳枫生物碱体外抗肿瘤活性及作用机制，牛耳枫生物碱6.25～100mg/L分别作用于人肝癌细胞、人乳腺癌细胞及人宫颈癌细胞后不同时间点的细胞存活并计算细胞增殖抑制酶和IC_{50}；FDA/PI双染色荧光显微镜观察细胞死亡情况，分光光度计检测Caspase-3酶活性变化。结果显示：牛耳枫生物碱对3种瘤株均有明显的抑制作用，且具有明显的时效量效关系，其48h的IC_{50}值分别为（1.30 ± 0.09）mg/L、（7.32 ± 0.10）mg/L和（8.41 ± 0.11）mg/L。FDA/PI双染色体荧光显微镜观察显示牛耳枫生物碱组中死亡细胞数较正常对照组细胞死亡数量增加，且随着剂量的加大细胞死亡数量增加，说明牛耳枫生物碱在体外具有明显的抑制肿瘤细胞增殖的作用。

2. 抗炎：建立LPS诱导小鼠巨噬细胞RAW264.7体外炎症模型，观察不同质量浓度牛耳枫提取物对细胞因子TNF-α、IL-1β和IL-10及炎症介质NO分泌的影响。结果显示，牛耳枫提取物抑制了TNF-α、IL-10、IL-1β的分泌，并呈现剂量依赖性。并且在体外实验中，牛耳枫能够通过调节细胞因子和炎性介质的分泌而发挥抗炎作用。

【临床应用】

1. 急性肠胃炎和消化不良：口服复方牛耳根片（为牛耳枫的干燥叶及辣蓼的干燥全草，水提浓缩后的干膏制成的糖衣片剂，每片相当原生药3.7g，片芯重0.22g），每次5～6片，每日3次。共治疗522例，其中急性肠胃炎413例，有效率95.9%，其中治愈率为92.3%，好转率为3.6%，无效17例；消化不良109例，有效率为93.6%，其中治愈率为86.3%，好转率为7.3%，无效7例。

2. 急性湿疹：用牛耳枫注射液（每安瓿2mL，内含生药6g）每日肌注2次，每次2～6mL。共治疗109例，结果：治愈51例，占46.8%，显效35例，占32.1%，好转12例，占11%，无效11例，占10.1%，总有效89.9%。

【使用注意】孕妇禁服。

【参考文献】

[1] 张小坡，张俊清，裴月湖，等. 黎药牛耳枫化学成分研究[J]. 中国现代中药，2011,13(10): 26.

[2] 陈媚，韩丽娜，刘以到，等. 牛耳枫研究进展[J]. 热带农业科学，2016, 36(1): 21.

[3] 王蓓, 戎瑞雪, 郑聪毅, 等. 牛耳枫生物碱2-hydroxyyunnandaphnine D体外抗肿瘤活性及作用机制[J]. 河北大学学报, 2013, 33(4): 402.

[4] 宋青, 朱粉霞, 李冬玉, 等. 牛耳枫提取物的抗炎作用[J]. 中成药, 2017, 39(9): 1771.

[5] 陈媚, 韩丽娜, 刘以道, 等. 牛耳枫研究进展[J]. 热带农业科学, 2016, 36(1): 21.

[6] 魏娜, 赖伟勇, 张俊清, 等. 牛耳枫等五种药材重金属含量分析[J]. 中外医疗, 2008, 27(23): 85.

[7] 李晶晶. 牛耳枫活性成分研究[D]. 南宁: 广西大学, 2009.

[8] 李晶晶, 曾东强. 牛耳枫果实中抑菌活性成分的初步分离[J]. 农药学学报, 2013, 15(3): 261.

51 毛冬青

【来源】冬青科冬青属植物毛冬青 *Ilex pubescens* Hook.et Arn.的根及叶。

【形态特征】常绿灌木, 高约3m。小枝具棱, 被粗毛, 干后黑褐色。单叶互生; 纸质或膜质; 椭圆形或倒卵状椭圆形, 长3～4cm, 宽1.5～2cm, 先端尖, 通常有小凸尖, 基部阔楔形或略钝, 下面被疏粗毛, 边缘具稀疏的小尖齿或近全缘, 中脉上面凹陷, 被疏毛, 侧脉每边4～5条; 叶柄长3～4mm。花淡紫色或白色, 雌雄异株; 花序簇生; 雄花序: 每枝有一花, 很少为3花的聚伞花序; 花梗长1～2mm; 小苞片2枚; 萼5～6裂, 裂片卵状三角形; 花瓣4或6片, 倒卵状长椭圆形, 长2mm; 雄蕊长为花瓣长的3/4。雌花序: 每枝1～3花; 花梗长2～3mm; 萼深6～7裂, 被短柔毛; 花瓣5～8片, 长椭圆形, 长2mm。浆果球形, 径4mm, 熟时红色。花期夏季。

【生长环境】生于山野坡地、丘陵的灌木丛中。

【采集加工】根、叶。夏、秋采收, 洗净, 切片, 晒干。

【性味功能】苦、涩, 寒。清热解毒, 活血通络。

【主治用法】风热感冒, 肺热喘咳, 喉头水肿, 扁桃体炎, 痢疾, 冠心病, 脑血管意外所致的偏瘫, 血栓闭塞性脉管炎, 丹毒, 烫伤, 中心性视网膜炎, 葡萄膜炎, 以及皮肤急性化脓性炎症。外用治烧、烫伤, 冻疮。内服: 煎汤, 10～30g。外用: 适量, 煎汁涂或浸泡。

【化学成分】黄酮苷。还含酚类、甾醇、鞣质、三萜、氨基酸、糖类等。

【现代研究】

1. 对心血管的影响: 毛冬青黄酮苷在离体兔心、在位狗心、狗心肺装置的实验中, 增加冠脉流量强而持久, 但开始较慢, 在位狗心静脉注射后30～40min

即显作用，1次用药可维持2～3h以上，而硝酸甘油则仅6～8min，亚硝酸钠14～15min；在扩张冠脉增加流量的同时，大多数犬之心肌耗氧量只稍增加或甚至减少，对心脏活动无影响，多数动物心率减慢，这对冠脉痉挛或心肌梗死而致心肌缺氧的患者是有利的。毛冬青黄酮苷短期内重复应用，有快速耐受性，临床上连续应用效力即降低。毛冬青粗制品（水煎剂之乙醇提取溶液）对正常家兔及左冠脉前降支结扎3个月后之离体兔心灌流，均能使冠脉流量明显增加，多数实验表明它对心力及心率无明显影响，对离体豚鼠心脏，在增加冠脉流量的同时增强心收缩力，但不影响心率。

2. 对脂质代谢的影响：毛冬青肌内注射于实验性动脉粥样硬化的家兔，没有明确的降胆固醇作用，预防性治疗与晚期治疗对主动脉粥样硬化斑块形成均无作用，但早期的重复治疗似略有减轻趋势，对人的降胆固醇作用目前未能肯定。

3. 抗菌：初步抑菌实验表明，金黄色葡萄球菌对毛冬青极度敏感；变形杆菌、痢疾（弗氏）杆菌、铜绿假单胞菌亦属敏感。

4. 镇咳、祛痰：毛冬青根的水煎剂，对小鼠二氧化硫引起的咳嗽有镇咳作用，用小鼠酚红法证明有祛痰作用。

5. 毒性：毛冬青黄酮苷的毒性很低，小白鼠静脉注射半数致死量为920mg/kg，家兔以1g/kg（临床用量的2500倍）静脉注射后，虽产生了中毒症状，但仍活着；猴、家兔的慢性毒性实验（用量超过人的4倍，经过3个月）中，血液、肝、肾、甲状腺功能及实质器官的组织未见明显变化，亦无毒性反应。狗口服毛冬青水煎剂2～4g/kg，连续12天，血小板、凝血时间、凝血酶原均无任何改变，亦未见出血及其他毒性反应。

【临床应用】

1. 冠状动脉粥样硬化性心脏病：毛冬青对心绞痛有较好疗效，100例患者，有效率不尽一致，自68%～96%不等，其中显效率高的达50%左右，低的只有10.3%，有效病例绝大多数在治疗后1个月左右症状显著好转，3个月后少数患者有些反复，但大都较前减轻。毛冬青对心功能、心率、血压及血清胆固醇有保护作用。毛冬青治疗心肌梗死可能是通过阻止心脏异位节律点兴奋，减少或消除心律紊乱，保持心脏的正常节律，使心脏排血量维持在良好水平，从而保持良好的血压，阻止休克和心力衰竭的发生，用药后部分病例的心电图恢复正常或好转，但有效率低的仅占20.5%，高的达80.2%；认为心电图的改变与症状好转并不一致。毛冬青各种剂型均有疗效，但单纯口服不如加用针剂好，治疗开始通常口服和肌内注射并用；个别病例采用静脉滴注效果良好。口服毛冬青后部分病例感到胃胀、食欲缺乏、口干，或恶心呕吐、大便干燥或稀薄等。

2. 脑血栓形成：患者6例，每日用毛冬青2～3两煎服，并酌情加用毛冬青针剂，病情发展阶段适当应用西药血管扩张剂，病情稳定后即逐步停用，个别并用新针疗法，用药后显效日数最短者4天，最长者16天，基本治愈日期最短者13天，最长者52天。表明毛冬青可以缩短疗程，使病体恢复比较完全。毛冬青能疏导散瘀，从而改善脑组织的供血（氧），但不能代替脑细胞功能的锻炼和恢复。此外，用毛冬青口服结合穴位埋线，治疗脑血管意外后遗症，亦有一定效果。

3. 动脉粥样硬化症：观察动脉粥样硬化症患者23例，口服毛冬青糖浆（每100mL含生药500g），每次20mL，日服3次。结果显效10例，症状及体征及实验室检查均显著改善；有效11例，症状和体征有一定改善，但实验室检查无大变化。

4. 血栓闭塞性脉管炎：治疗血栓闭塞性脉管炎患者319例，有效率为80.2%，其中治愈率占28.8%，显著好转占18.8%。

5. 促创面愈合：口服煎剂：每日用毛冬青根150～300g，或250～500g，或用至0.5～1kg，均加猪脚1个或猪肉、猪骨适量，水煎，分2～3次或1次顿服。20或40天为一疗程，每疗程可间隔数日至1周。用量可逐渐增大。针剂：制剂规格不一，用法亦异，一般采用毛冬青根2层皮或毛冬青叶提取的有效成分，每1mL含毛冬青根2层皮1g或毛冬青叶3g，每次2～4mL，加10%葡萄糖液20mL，行静脉推注，每天1次，30天为一个疗程，间隔7～10天后再进行第二个疗程；或行动脉推注，每次2～4mL，加10%葡萄糖液20mL，隔天1次，共注射5～10次；也可行肌内注射，每次2～4mL，每天1～2次，30天为一个疗程。外用煎剂：毛冬青根150～250g或250g，煎水浸泡患肢，每日1～2次，每次半小时左右，适用于有坏死组织的溃疡创面。治疗后局部炎症得到控制，分泌物减少，红肿减轻，用药开始3～5天，溃疡面发黑且感剧痛，疼痛逐渐减轻而至消失，发黑坏死部分渐次脱落，肉芽迅速生长，新鲜肉芽创面不宜浸洗，上皮组织加快自行修复而使伤口愈合。

6. 烧伤：毛冬青500g，水煎2次，滤液混合浓缩成50%煎液，制成油纱布备用。每日或隔日换药，以保持油纱布湿润为度。高热时另给煎液内服，每次20～40mL，每日2～3次。用药后引流抗感染，保持创面新鲜，减少刺激性。

7. 中心性视网膜炎：用毛冬青针剂肌内注射，每次2mL（含黄酮40mg），每天1～2次，治疗中心性视网膜炎100余例，临床治愈率为34%，有效率为90%，1周左右视力有所提高。通常急性水肿型病例视力提高较快，疗效较好，慢性渗出型患者视力恢复较慢，疗效较差。视力恢复到一定程度后再提高便较缓慢，且须持续用药，部分患者停药后视力有下降趋势，但再次用药仍有效。少数病例在治疗期间复发，均由全身疾患引起。一部分患者用药后有头晕、胸闷、发热感等副作用，不久即自行消失，不影响治疗。

8. 葡萄膜炎：选取60例葡萄膜炎患者75只眼，采用毛冬青电游子透入法，每天1～2次，10天为一疗程，合并毛冬青肌内注射，每天1～2次，每次2mL（相当于生药8g）；同时用1%阿托品点眼扩瞳，结果显著有效者占66.6%。尤其对眼球前段炎症的作用较为明显，平均炎症消退时间为3～15天。少数病例复发。毛冬青具有类激素样作用；可能通过扩张眼的血管，促进眼的血液循环，从而改善眼部营养并促进炎症产物的吸收而发挥疗效。

【使用注意】有小毒，不宜大量久服。

【参考文献】

[1] 杨詹詹，付蓉. 毛冬青的药理活性研究进展 [J]. 山东化工，2017, 46(24): 77.

[2] 梅丽，牛瑞娟，蒋玲，等. 毛冬青化学成分及药理活性研究进展 [J]. 生物化工，2018, 4(2): 129.

52 毛麝香

【来源】玄参科植物毛麝香 *Adenosma glutinosum* (L.) Druce 的干燥全草。

【形态特征】一年或多年生直立草本，高30～60cm，有时可达100cm，分枝多，被黏质疏长毛，揉之有麝香的香气。叶对生，具短柄或近无柄，叶片卵形或长卵状披针形，长2～8cm；先端钝，基部近圆形或阔楔尖，边缘有钝锯齿；两面均被柔毛，叶背面、苞片、小苞片、萼片均具黄色透明腺点。腺点脱落后留下褐色窝孔。秋季开花，总状花序顶生；花梗先端有1对小苞片；萼5片，后方1枚较宽大，狭披针形；花冠蓝色或紫红色，有较长的柄，单朵生于上部叶腋内，长1～2.5cm，上唇直立，圆卵形、截形或微凹，下唇3裂；雄蕊4，内藏，药室分离，前方2枚蕊仅1室发育，花柱先端膨大，柱头之下翅状。蒴果卵状，长约8mm，四瓣裂。花、果期7～10月。

【生长环境】多生于山地或灌木丛中。路旁、水沟旁也可见。

【采集加工】全草。夏、秋季采收，除去泥沙，切段，晒干或鲜用。

【性味功能】苦、辛，温。祛风湿，消肿毒，行气血，止痛。为跌打要药。

【主治用法】用于风湿骨痛，小儿麻痹，气滞腹痛，疮疖肿毒，皮肤湿疹，跌打损伤，受凉腹痛，蛇虫咬伤。鲜用10～15g，煎水服。外用：鲜草或干草研粉调敷或煎水外洗，可治皮肤湿痒，疖肿疮疡。

【化学成分】精油，主要有 α-侧柏烯、α-蒎烯、香桧烯、β-月桂烯、α-松油烯和 γ-松油烯。

【临床应用】

1. 癌性疼痛：将86例癌症患者按住院治疗的先后顺序分为观察组44例，对照组42例。观察组给予中药软膏（白药膏1贴，蟾酥0.5g、金牛皮20g、制马钱子10g、毛麝香、寮刁竹各30g、冰片3g等）局部外敷且配合手足部按摩，对照组则采用传统的肌内注射镇痛剂法。治疗15天。观察组完全缓解、部分缓解、轻度缓解和无效分别为12例、22例、4例、6例。对照组分别为10例、14例、10例、8例。观察组完全、部分缓解率为77.3%，对照组为57.1%。两组比较治疗组止痛效果明显优于对照组。

2. 皮肤病：用复方毛麝香洗剂治疗皮肤病患者共366例，随机分成2组。治疗组195例，其中冬季皮炎62例，湿疹50例，手足癣35例，脓疱疮48例。对照组171例，其中冬季皮炎56例，湿疹41例，手足癣30例，脓疱疮44例。治疗组用复方毛麝香洗剂治疗（毛麝香、如意草、土荆芥、山松针）。对照组用3%硼酸液坐浴或湿敷治疗。7天为1疗程，结果复方毛麝香洗剂治疗组冬季皮炎、湿疹、手足癣、脓疱疮的总有效率分别为100%、82%、94%、91.6%，对照组分别为89.0%、65.8%、73.3%、72.7%。两组总有效率比较差异有显著性意义（$P < 0.05$）。

【参考文献】

[1] 彭光天，冼建春，等．毛麝香的化学成分研究（Ⅱ）[J]．中草药，2017, 48(10): 2024.

[2] 于思，彭光天，雷玉，等．毛麝香的化学成分研究[J]．中山大学学报（自然科学版），2018, 57(3): 89.

[3] 赵学忠．局部外敷中药软膏配合手足部按摩缓解癌性疼痛[J]．中国临床康复，2004, 8(29): 6495.

[4] 文昭．毛麝香的药用功效[J]．农村新技术，2013(3): 46.

[5] 汪存存，卫罡，李润美．毛麝香挥发油成分的GC-MS分析[J]．中国中医药信息杂志，2008, 15(2): 37.

53 月月红

【来源】蔷薇科蔷薇属植物月季 *Rosa chinensis* Jacq.的干燥花。

【形态特征】直立灌木，高1～2m；茎圆柱形，有短粗的钩状皮刺或无刺。叶互生，羽状复叶；小叶3～5片，稀7片，卵形至卵状长圆形，长2.5～6cm，宽1～3cm，先端渐尖，基部近圆形或宽楔形，边缘有锐锯齿，两面光滑无毛，上面暗绿色，常带光泽，下面浅绿色，顶生小叶片有柄，侧生小叶片近无柄，总叶柄较长，有散生皮刺和腺毛；托叶大部贴生于叶柄，仅顶端分离部分成耳状，边缘常有腺毛或羽裂。花通常数朵集生，稀单生，直径4～5cm；花梗长2.5～6cm，近无毛或有腺毛；萼片通常5枚，卵形，顶端尾状渐尖，有时呈叶状，边缘常有羽状裂片，稀全缘，外面无毛，内面密被长柔毛；花瓣5片，重瓣至半重瓣，花红色或玫瑰色，倒卵形，顶端有凹缺，基部楔形；雄蕊多数，着生在花萼筒边缘的花盘上；

雌蕊多数，着生于萼筒内，花柱分离，伸出萼筒口外，约与雄蕊等长。果近球形，长1～2cm，红色，萼片宿存。花期4～9月，果期6～11月。

【生长环境】多见栽培，山坡、路旁亦有野生。

【采集加工】花。四季可采，花微开时采摘，阴干或低温干燥。

【性味功能】甘，温。活血调经，疏肝解郁。

【主治用法】气滞血瘀，月经不调，痛经，闭经，胸胁胀痛。内服：煎汤或开水泡服，3～6g。外用：适量，鲜品捣敷患处，或干品研末调搽患处。

【化学成分】牻牛儿醇、橙花醇、香茅醇、丁香油酚、芳樟醇、β-谷甾醇、玫瑰醚等。

【现代研究】

1. 抗凝血：月季花主要成分槲皮素25～40μmol/L能抑制凝血酶引起的人血小板胞浆游离钙的升高，而使血小板活化聚集受到抑制。通过测定体外凝血因子，评价月季花70%乙醇总浸膏及20%、40%、60%和95%乙醇洗脱部位的凝血活性。结果显示，月季花总浸膏可以极显著地延长活化部分凝血活酶时间，显著地延长血浆凝血酶原时间（PT），降低纤维蛋白原，表明月季花总浸膏有很好的抗凝血活性。

2. 镇痛：月季花主要成分槲皮素60～200mg/kg灌胃，对热板法、扭体反应、电刺激-嘶叫法及福尔马林法所致的疼痛模型有镇痛作用。

3. 抗氧化：0.02%～0.2%月季花95%乙醇粗提物具有对猪油的抗氧化作用。月季花水提物0.01～1g/L可减少经外源性一氧化氮作用的离体胰岛细胞释放NO、MDA，提高SOD水平，提高细胞存活率，提高胰岛素分泌量，而且对由外源性NO导致的DNA含量降低有一定的抑制作用。用1, 1-二苯基-2-三硝基苯肼（DPPH）分光光度法测定了月季花乙醇提取物和5个萃取部分对DPPH·的清除能力，结果表明乙酸乙酯萃取部分和正丁醇萃取部分具有较好的DPPH·清除效果，IC_{50}值为（10.14±0.18）μg/mL和（23.86±0.51）mmol/L。

4. 抑菌：月季花有较强的抗真菌作用，在3%浓度时即对17种真菌有抗菌作用。月季花抗真菌的有效成分是没食子酸，没食子酸体外有抗菌作用，抑菌浓度为5mg/mL。

5. 降血糖：采用四氧嘧啶造成的糖尿病小鼠模型、链脲佐菌素造成的糖尿病大鼠模型以及自发性KK2型糖尿病小鼠三种方法观察月季花水提物的降血糖作用。实验结果表明：月季花在8～16g（生药）/kg剂量时，能明显降低四氧嘧啶导致的实验性糖尿病小鼠的血糖；月季花在10～20g（生药）/kg剂量时，能明显降低链脲佐菌素造成的高血糖大鼠的血糖水平；月季花在8g（生药）/kg剂量时，能显著地降低自发性KK2型糖尿病小鼠的血糖值。

6. 抗癌：将月季花正丁醇部分作用于肝癌SMMC-7721细胞进行测定。结果显示，当月季花正丁醇部分浓度小于25μg/mL时，其对肝癌SMMC-7721细胞存活率的影响随浓度的变大而加强。

【临床应用】

1. 肌注硬结：治疗组用月季花粉调糊后敷于肌内注射的硬结部位，外用纱布包裹，胶布固定，每天2～3次，每次1h，3天为1疗程。对照组用湿毛巾热敷。治疗组有效率为97.5%，对照组总有效率为75%。

2. 痛经、闭经以及不孕：月季饮（月季花30～90g，公鸡1只，炖服）每月1剂，经前服用，治疗痛经、闭经以及三年以上因女方月经不调或生殖器官发育不良所致的不孕，有一定疗效。

3. 冠心病：新鲜月季花沸水冲泡，频频饮服，治疗隐性冠心病有效。

【使用注意】多服久服可能引起便溏、腹泻，脾虚便溏者宜慎用。

【参考文献】

[1] 张沛，薛莹，青琳森.月季花的化学成分研究[J].中草药，2010, 41(10): 1616.

[2] 王蕾，符玲，敬林林，等.月季花抗氧化活性成分研究[J].高等学校化学学报，2012, 33(11): 2457.

[3] 刘英发.月季花水提物抗糖尿病作用及其机制研究[D].沈阳：沈阳药科大学，2005.

[4] 蔡元元.月季花正丁醇部位的化学成分及抗肿瘤活性的研究[D].郑州：郑州大学，2014.

[5] 周红敏，周淑娟.月季花总黄酮对小鼠反复脑缺血再灌注模型脑组织NO、NOS水平及含水量的影响[J].中医药信息，2019, 36(3): 5.

54 乌桕树

【来源】大戟科乌桕属植物乌桕*Sapium sebiferum* (L.) Roxb.的干燥根皮或树皮、叶、种子。

【形态特征】落叶乔木。含有毒的乳汁。高可达13.33～16.67m，有白色乳状液，树皮暗灰色，有纵裂纹。叶互生，有长柄，阔菱状卵形，长3～8cm，先端渐尖，基部阔楔形，边全缘；叶面绿色光秃，叶背初时粉白，后渐绿色，到秋后则变红色而脱落。夏季开花，花小，绿黄色，排成细长的穗状花序，生于枝顶。果近球形，熟时黑褐色。

【生长环境】多生于村边、路旁、旷野、阳光充足的地方。

【采集加工】根二层皮、树皮、叶，全年均可采集。根洗净，剥皮，晒干。叶多鲜用。种子，果熟时采摘，取出种子，鲜用或晒干。

【性味功能】根皮、树皮、叶：苦，微温；有毒。泻下逐水，消肿散结，解蛇虫毒。种子：甘，凉；有毒。拔毒消肿，杀虫止痒。

【主治用法】实证水肿，便秘，毒蛇咬伤，大小便不通，皮肤湿疹。种子：内服，煎汤，3～6g；外用，适量，煎水洗或捣敷。蛇头指，痈肿，无名肿毒。根皮、树皮、叶：内服，煎汤，6～12g；外用，适量，鲜品捣敷；或煎水洗。

【化学成分】根含白蒿香豆精、东莨菪素。根皮含花椒油素。树皮含莫雷亭酮、莫雷亭醇等。

【现代研究】

1. 抗菌：乌桕叶两种提取液对猪丹毒丝菌和多杀性巴氏杆菌的抑制作用不灵敏，而对大肠杆菌、变形杆菌、枯草杆菌、白念珠菌、鸡白痢沙门氏杆菌、金黄色葡萄球菌的抑制作用明显，尤其对鸡白痢沙门氏杆菌和变形杆菌的抑菌活性最强，且醇提液的作用大于水提液。

2. 抗炎：乌桕叶提取物对醋酸引起的小鼠扭体反应有明显的抑制作用，可明显提高小鼠热板痛阈。叶提取物对多种致炎剂引起的小鼠耳肿胀、大鼠足趾肿胀及醋酸引起的小鼠腹腔毛细血管通透性增加有良好的预防作用。

3. 降压：乌桕叶中老鹳草鞣质静脉注射，降低麻醉自发性高血压大鼠动脉平均压，心率不受影响。老鹳草鞣质对正常血压大鼠也有降压作用。

4. 抗病毒：乌桕叶中的没食子酸甲酯体外能抑制2型疱疹病毒。

【临床应用】

1. 真菌性阴道炎：鲜乌桕叶水煎，冲洗阴道1次，洗后用乌桕叶粉喷入阴道内，或乌桕叶粉装入胶囊睡前塞入阴道，治疗127例，治愈76例，好转33例。

2. 毒蛇咬伤：乌桕叶膏外敷治疗毒蛇咬伤66例，结果全部治愈。其中单敷药膏32例；兼服解毒灵合剂33例；并用抗生素1例；辅以支持疗法者3例。

【使用注意】体虚、孕妇及溃疡病患者禁服。

【参考文献】

[1] 彭小列，刘世彪，张丽，等. 乌桕叶提取物的体外抑菌试验[J]. 湖南农业科学，2011(9): 105.

[2] 黄斌学，黄增琼，许小林. 乌桕叶提取物镇痛抗炎作用的实验研究[J]. 中成药，2004, 26(6): 476.

55 乌蔹莓

【来源】葡萄科植物乌蔹莓 *Cayratia japonica* (Thunb.) Gagnep. 的全草或根。

【形态特征】茎圆柱形，扭曲，有纵棱，多分枝，带紫红色；卷须2～3叉分枝，间隔2节与叶对生。叶皱缩，展平后为鸟足状复叶，小叶5，椭圆形、椭圆状卵形至狭卵形，边缘具疏锯齿，两面中脉有毛茸或近无毛，中间小叶较大，有长柄，侧生小叶较小；叶柄长可达4cm以上。浆果卵圆形，成熟时黑色。

【生长环境】生于山坡、路旁灌木林中，常攀缘于它物上。

【采集加工】夏、秋季割取藤茎或挖出根部，除去杂质，洗净，切段，晒干或鲜用。

【性味功能】苦、酸，寒。清热利湿，解毒消肿。

【主治用法】热毒痈肿，疔疮，丹毒，喉咙肿痛，蛇虫咬伤，水火烫伤，风湿痹痛，黄疸，泻痢，白浊，尿血。煎汤，15～30g；浸酒或捣汁饮；外用，适量，捣敷。

【化学成分】洋芹素、木犀草素、羽扇豆醇、β-谷甾醇和棕榈酸、芹菜素等。

【现代研究】

1. 抗癌：利用SRB细胞毒性实验发现，乌蔹莓对人体的两个癌细胞系CORL23肺癌细胞系及MCF7乳腺癌细胞系和非癌细胞系MCF5都表现出细胞毒性活性。

2. 抗菌：乌蔹莓注射液对肺炎双球菌、金黄色葡萄球菌、流感杆菌等致病性细菌具有不同程度的抑制作用，抗菌谱较广。通过中药乌蔹莓对革兰氏阳性菌和革兰氏阴性菌等化脓菌株采用平皿法进行体外抗菌效应实验，并以中药制剂板蓝根和鱼腥草的注射液作对照。结果显示乌蔹莓对金黄色葡萄球菌、表皮葡萄球菌、大肠杆菌、铜绿假单胞菌、变形杆菌、伤寒杆菌、痢疾杆菌等均有抑菌效果，且抑菌作用强于鱼腥草和板蓝根。就其本身对各菌株的抗菌活性进行比较，其抗菌活性以表皮葡萄球菌、铜绿假单胞菌、伤寒杆菌为强。

3. 对凝血和免疫功能的作用：乌蔹莓有抗凝血和增强细胞免疫作用；乌蔹莓能明显抗体外血栓形成和血小板黏附，并能显著抑制ADP、胶原诱导的大鼠血小板聚集，也明显抑制白陶土部分凝血活酶时间（KPTT）和凝血酶时间；同时能显著促进小鼠腹腔巨噬细胞吞噬功能，但对大鼠外周血T淋巴细胞却有增强作用，对胸腺重量有明显抑制作用，对脾脏重量有轻度抑制作用。

4. 抗病毒：乌蔹莓全草提取制成的注射液在鸡胚内采取预防、治疗及同时给药3种方式，能显著地抑制流感病毒增殖；在人胚肾组织培养中对腺病毒、副流感病毒有明显抑制作用。

5. 抗炎：乌蔹莓对二甲苯所致小鼠耳部炎症、大鼠塑料环肉芽肿及大鼠蛋清性、角叉菜性足肿胀上述三种动物的不同炎症模型均有不同程度对抗作用，对以渗出和肉芽组织增生为主的炎症过程均有抑制作用，且认为其抗炎作用与垂体-肾上腺系统无关。

6. 镇痛：乌蔹莓水煎液腹腔注射给药对热板法致痛小鼠的痛阈值模型有明显的镇痛作用，痛阈值明显提高。

7. 对心脏作用：通过观察乌蔹莓提取液对蟾蜍离体心脏的心肌细胞收缩能力及心搏的影响发现，低浓度的乌蔹莓提取液对心脏活动无明显影响，亦无药用价值，高浓度的乌蔹莓提取液对心脏活动有抑制作用，尤其对心肌细胞的收缩力有显著的抑制效应，并能表现出毒性作用，对心率有减缓效应。

【临床应用】

1. 肛周脓肿：通过将乌蔹莓痈膏与云南白药痔疮膏对比研究，发现乌蔹莓痈膏在早期肛周脓肿的治疗中，其软化肿块、抗感染、消肿、镇痛方面明显优于对照组。观察乌蔹莓软膏治疗肛周脓肿有效性及安全性的前瞻性研究中，通过对比乌蔹莓软膏组和鱼石脂膏组的治疗效果及相关指标发现，乌蔹莓软膏组的脓肿消退时间、疼痛指数、需切开排脓比率、血清肿瘤坏死因子、白介素-6等指标明显优于鱼石脂膏组，两组自行溃透比率、不良反应发生率无明显差异。

2. 带状疱疹：将鲜乌蔹莓适量洗净晾干，捣汁，加冰片1g熔化；局部用茶水洗净，然后涂药多次治疗带状疱疹，治愈80余例。研究单方乌蔹莓软膏在治疗带状疱疹时效果较好，10天内症状消失比例为35.6%，15天后症状消失比例为100%。

3. 单纯性慢性化脓性中耳炎：李国良研究发现"耳炎灵2号"对单纯性慢性化脓性中耳炎有较好疗效，两个疗程治愈率达90%以上，同时药理实验表明耳炎灵2号具有较强的抑菌作用，其中乌蔹莓为耳炎灵2号的主要药物。

4. 乳痈：利用乌蔹莓膏配合内消散治疗乳痈101例，总有效率为99%。研究单方乌蔹莓软膏在治疗乳痈时效果较好，10天内症状消失比例为91.7%，15天后症状消失比例为100%。

5. 急性扭挫伤：单用乌蔹莓治疗急性扭挫伤103例，获得较好效果。具体方法为采用乌蔹莓鲜根皮，加少许食盐或醋后捣碎成糊状，将糊状乌蔹莓涂于纱布上外敷患处，重复此法，直至症状全部消除。

6. 丹毒：研究单方乌蔹莓软膏在治疗丹毒时效果较好，10天内症状消失比例为76%，15天后症状消失比例为100%。

7. 腮腺炎（痄腮）：研究单方乌蔹莓软膏在治疗痄腮时效果较好，10天内症状消失比例为84%，15天后症状消失比例为100%。

8. 痛风性关节炎及风湿性关节炎和腰痛：乌蔹莓在治疗风湿性关节炎和风湿性腰痛时疗效确切，治疗风湿性关节炎具体方法为把浸在乌蔹莓汁液的布条或毛巾放入熔化的石蜡中，搅拌后立即取出冷却到人的肌肤能够忍受的温度时，把它缠在膝关节患处15～20min即可。隔周1次，连续3次，不少患者得益于上述方法而痊愈。

9. 手足口病：张莉等在少儿手足口病口腔溃疡常规治疗的基础上增加乌蔹莓对照，结果发现使用乌蔹莓组比对照组的平均痊愈时间缩短3天，说明乌蔹莓对手足口病口腔溃疡患儿具有临床治疗意义。

10. 压疮：有报道称，对截瘫患者第4期压疮采用新鲜乌蔹莓全草洗净捣烂直接敷于创面，待新鲜肉芽组织填满创面后改用赛霉安散外敷，患者在2～4个月后均痊愈，说明乌蔹莓对创面有促进愈合作用。

【参考文献】

赵学龙，谈瑄忠，李文，等.乌蔹莓药学与临床研究现状及分析[J].中医药导报，2018，24(2): 110.

56 火炭母

【来源】蓼科植物火炭母*Polygonum chinense* L.的干燥全草。

【形态特征】直立或半攀缘状亚灌木，长40～150cm。茎褐红色，节稍膨大。叶互生，有柄，叶片卵形或卵状矩圆形，长5～10cm，宽2.5～6cm；先端短渐尖，基部近平截形而有短尖，边缘有极细的齿；近中部处常有紫黑色斑块。膜质托叶成筒状紧包着节上的茎部。秋季开花，花白或淡红色，密集成头状花序着生于叶腋或枝顶。果三角形，成熟时青紫色。

【生长环境】喜生于沟边阴湿地、沙地。

【采集加工】全草入药。全年可采，晒干备用。

【性味功能】味酸、甘，性寒。清热利湿，凉血解毒。

【主治用法】痢疾，肠炎，消化不良，肝炎，扁桃体炎，咽喉炎。鲜用30～60g（干药减半）水煎服。风湿骨痛、关节肿痛，用全草加黄糖捣烂外敷。疖肿，皮炎湿疹，用鲜药捣烂外敷或煎水外洗。叶晒干研末调油外敷或撒布患处，治慢性疮疖溃疡，有干水收口之效。

【化学成分】黄酮、酚酸、甾体以及挥发油等。

【现代研究】

1.抗菌、抗病毒：火炭母煎剂对金黄色葡萄球菌、大肠杆菌、炭疽杆菌、乙型链球菌、白喉杆菌、伤寒杆菌、铜绿假单胞菌、痢疾杆菌和肺炎杆菌均有较强的抗菌作用，还有抗乙肝病毒作用。火炭母总黄酮局部给药能够降低细菌性阴道炎造模小鼠血液中白细胞计数（WBC）、降钙素（PCT）以及C反应蛋白（CRP），起到抗炎作用。采用抑制乙型肝炎病毒DNA多聚酶（HBV-DNAP）及降解HBV-DNA的体外实验法，发现本品煎剂对DNAP抑制率在50%以上，降解HBV-DNA的作用在25%以上，表明本品有抗乙肝病毒作用。

2.对平滑肌的作用：火炭母煎剂对离体豚鼠回肠无明显影响，对离体大鼠子宫有抑制作用。另有实验研究认为本品水提物对离体豚鼠回肠有收缩作用，对离体兔十二指肠可轻度增强其张力。

3.降压：火炭母煎剂在大鼠后肢灌流实验中无明显作用，给麻醉犬静脉注射有降血压作用。

4.中枢抑制：给小鼠腹腔注射火炭母水提取物10g（鲜生药）/kg有中枢抑制作

用，表现为运动失调，并能延长环己巴比妥钠的催眠时间。

5. 抗炎：用二甲苯致小鼠耳郭肿胀，并以醋酸致小鼠腹腔毛细血管通透性增高，对小鼠连续7天灌胃给予火炭母水提取物16g/kg，结果显示：火炭母对变质性炎症和渗出性炎症均呈现显著的抑制作用。

6. 镇痛：采用热刺激模型（热板法）和化学刺激模型（醋酸扭体法），连续7天对小鼠灌胃给予火炭母水提取物16g/kg，结果表明：火炭母能明显减少醋酸所致小鼠的扭体反应次数，并促使热刺激所致小鼠疼痛的痛阈值明显提高，提示其对外周性疼痛和中枢性疼痛均具有镇痛作用。

7. 不良反应：鲜火炭母水提取物5g（生药）/kg静脉注射，使小鼠中枢抑制，运动失调，呼吸加深加快，头部轻度震颤，24h后5只中有1只死亡。腹腔注射火炭母煎剂1g（生药）/只，24h内小鼠全部死亡。

【临床应用】

1. 急性肠炎：火炭母30g，古羊藤15g，水煎，每日1剂，分2次服。试用1584例，有效率约90%。

2. 白喉：火炭母鲜叶捣烂，取汁30mL，加蜂蜜适量，每日分6次服，病重者少量多次灌服。临床观察63例，全部治愈。

3. 小儿脓疱疮：火炭母全草90～150g，切碎，加适量水煮沸15～20min，过滤，滤液浸洗局部，每日数次。有全身感染者另服中药。治疗25例，均获治愈。

4. 小儿急性细菌性痢疾：采用中药火炭母复方加减，治疗52例小儿急性细菌性痢疾，治愈40例，好转12例。其中12例好转病例继续按本法治疗1疗程，均治愈。

5. 乳腺小叶增生：采用火炭母外敷治疗乳腺小叶增生患者115例，结果痊愈102例，好转13例，总有效率100%。

6. 角膜云翳、斑翳、白斑：将火炭母草制成100%火炭母草滴眼剂，治疗316例，其中角膜云翳88例，斑翳163例，白斑65例，达到良好效果者（较原视力进步2行以上）：角膜云翳占53.40%，角膜斑翳占46%，角膜白斑占38.40%。

【参考文献】

[1] 叶青美，江仁望，韩方璇，等. 火炭母药材的研究进展[J]. 海峡药学，2013, 25(10): 3.

[2] 蔡家驹，曾聪彦，梅全喜. 火炭母化学成分与药理作用研究进展[J]. 亚太传统医药，2014, 10(24): 32.

[3] 杨爱花. 火炭母治疗乳腺小叶增生102例[J]. 现代中西医结合杂志，2007, 16(30): 4496.

[4] 任国珍，何世东. 火炭母复方为主治疗小儿急性细菌性痢疾52例[J]. 广西中医药，2001, 24(1): 32.

[5] 林泽燕，杨彩媚，林燕燕，等. 火炭母总黄酮局部给药治疗细菌性阴道炎的可行性

[J]. 包头医学院学报，2019, 35(2): 3.

57 火炭酸

【来源】紫金牛科紫金牛属平地木 *Ardisia japonica* (Thunb.) Bl. 的全株。

【形态特征】常绿小灌木，高20～30cm，有细长的地下茎。叶互生，有柄，常聚生在茎的顶端，似轮生状；叶片椭圆形，长4～7cm，宽1.5～4cm；先端尖，基部楔形，边缘有细锯齿；叶脉上稍被疏毛。秋季开花，花白色，有赤色小点，通常2～6朵排成伞房花序。果肉质，球形，成熟时红色，偶有白色，经久不落。

【生长环境】生于深山阴林处。

【采集加工】全年可采。

【性味功能】辛、甘，平。化痰止咳，清利湿热，活血化瘀。

【主治用法】子宫下垂、肾亏腰痛、遗精滑泄、咳嗽、痰中带血、慢性支气管炎、湿热黄疸等症。鲜用6钱至1两，干用4～6钱，水煎服或和猪脚煲服。外用，捣敷。

【化学成分】岩白菜素和黄酮类，以及三萜类、酚类、多糖类、挥发油等。

【现代研究】

1. 对呼吸系统的作用：火炭酸水煎剂具有镇咳祛痰作用，明显增加大鼠排痰量，其作用强度与氯化铵相似，同时也有一定的平喘作用。有临床研究火炭酸可用于肺炎、气管炎、肺结核等疾病的治疗。

2. 护肝：火炭酸水煎液有明显的保肝、抗肝纤维化作用，其作用机制可能与下调血清透明质酸和肿瘤坏死因子的表达、保护肝细胞、减轻肝脏炎症和抗脂质过氧化损伤有关。火炭酸黄酮可降低肝损伤小鼠血清中肿瘤坏死因子、白介素-1β、白介素-6的含量，抑制肝细胞炎性反应，有效地保护肝细胞。

3. 抗菌、抗病毒：火炭酸对呼吸道合胞病毒、单纯疱疹病毒、柯萨奇病毒均有直接杀灭作用。火炭酸单味药和复方药（火炭酸、岗梅、枇杷叶、菊花）的水煎液对金黄色葡萄球菌、肺炎链球菌均具有一定的抑制作用，并且对流感病毒也有一定的抑制作用。

4. 抗炎、镇痛：采用二甲苯致小鼠耳郭肿胀法、醋酸扭体法观察火炭酸水提取物和醇提取物的抗炎、镇痛作用，结果提示其水提取物和醇提取物具有一定的抗炎、镇痛作用。

【临床应用】

1. 念珠菌性阴道炎：火炭酸与藿香、葫芦茶组成"抗霉2号"，临床上用于治疗念珠菌性阴道炎30例，治愈23例，好转3例。

2. 痤疮：周先成等以痤疮合剂（由火炭酸、赤芍等组成）口服，每次50mL，1日2次，加服维生素 B_6、葡萄糖酸锌片治疗寻常痤疮162例。

【参考文献】

[1] 海洋，夏俊梅，胡中译，等. 矮地茶水煎液对四氯化碳致大鼠肝纤维化的保肝作用 [J]. 中国药师，2016, 19(11): 2042.

[2] 曹庆生，李志超，杨宝友，等. 矮地茶黄酮对四氯化碳致小鼠急性肝损伤的保护作用 [J]. 华西药学杂志，2016, 31(1): 43.

[3] 曾令阳，王梓懿，何翠薇. 矮地茶化学成分与药理作用研究进展[J]. 广西科学，2019, 26(5): 484.

58 节节草

【来源】木贼科木贼属节节草*Equisetum ramosissimum* Desf.的全草。

【形态特征】多年生常绿草本。茎高18～100cm或更高。根茎横走，黑色或黑褐色。地上茎绿色，直立，径2～10mm，基部节上有分枝2～5，各分枝中空，节上每节生小枝，稀无分枝，表面有棱脊6～20条；棱脊上有1列小疣状突起，沟内有气孔线1～4行。叶退化，轮生，下部联合成筒状鞘，鞘片背上无棱脊，鞘齿短三角形，黑色，有易落的膜质尖尾。孢子囊穗生在分枝及主茎顶端，长圆形，长0.5～2.5cm，有小尖头，无柄；孢子叶六角形，中央凹入，盾状脊生，排列紧密，边缘生长形的孢了囊6～9；孢子同型，圆球状，有弹丝4，成十字形，平时紧绕在孢子外面，遇水即弹开，孢子期8～10月。

【生长环境】生于路边、山坡草丛、溪旁、池沼边等地。

【采集加工】夏、秋季采挖，洗净，鲜用或晾通风处阴干。

【性味功能】甘、苦，微寒。清热明目，止血，利尿。

【主治用法】风热感冒，咳嗽，目赤肿痛，云翳，鼻衄，尿血，肠风下血，淋证，黄疸，带下，骨折。内服：煎汤，9～30g，鲜品30～60g。外用：适量，捣敷或研末撒。

【化学成分】烟碱、犬问荆碱、山柰酚-3-槐糖苷-7-葡萄糖苷、山柰酚-3-槐糖苷等。

【现代研究】

1. 保肝：笔筒草（节节草）乙醇提取物对 CCl_4 腹腔注射造成的小鼠急性肝损伤模型灌胃给药，可降低小鼠血清谷丙转氨酶（GPT）及谷草转氨酶（GOT）活性，对急性肝损伤具有一定的保肝降酶作用。

2. 利尿：土木贼（节节草）根、节对小鼠无利尿作用，而节间和尾梢对小鼠均有利尿作用，其中节间对小鼠的利尿作用最为显著。

3. 降血糖：笔筒草（节节草）乙醇提取物和乙酸乙酯提取物对糖尿病模型小鼠的血糖均有不同程度的抑制作用，且作用与药物剂量呈量效关系；节节草对正常小鼠血糖水平无影响，能降低糖尿病小鼠的血糖水平，其机制可能是节节草对小鼠胰岛B细胞有一定的修复作用。

4. 抗氧化：节节草多糖粗品及纯化品对·OH、O_2^-、NO_2^-均具有不同程度的清除能力，清除效果与多糖质量浓度呈现出一定的量效关系，多糖粗品的清除能力强于纯化品；两者对油脂均有显著的抗氧化作用；节节草总黄酮对羟自由基有一定的清除能力；同时，抗油脂氧化实验表明，该黄酮提取物对羟自由基清除效果随浓度的增大而升高，对茶籽油的抗氧化效果较动物油脂好。

5. 抑菌：节节草黄酮类化合物对大肠杆菌、八叠球菌等具有明显的抑菌作用；节节草总生物碱对大肠杆菌、藤黄微球菌、奇异变形杆菌、枯草杆菌、黑曲霉菌、产气杆菌这6个菌种均具有较好的抑菌效果。

6. 凝血：节节草水煎液对家兔血液凝固时间有明显影响，浓度不同对血液凝固时间的影响不同。

【临床应用】慢性气管炎：用干节节草水煎剂，治疗慢性气管炎患者1103例，近期控制295例，显效267例，好转381例，总有效率85.5%。

【参考文献】

[1] 陈莉华，张俊生，朱士龙.大孔吸附树脂对湘西节节草多糖的吸附特性及机理[J].林产与化学工业，2013，33(5)：55.

[2] 李清玉，司民真，邓莉兰，等.FT-IR对药用蕨类植物节节草的分析[J].光散射学报，2008，20(2)：164.

[3] 梁宁，林威，童冰钰.笔筒草对CCl_4所致急性肝损伤小鼠保肝作用研究[J].中国医药科学，2013，3(2)：28

[4] 童东锡，何洁.土木贼不同部位水提取物利尿作用的实验研究[J].中国民族民间医药，2013，22(8)：18.

[5] 梁宁，陈壮.广西壮药笔筒草降血糖有效部位筛选研究[J].北方药学，2015，12(1)：107.

[6] 梁宁，潘得云，杨和锦.节节草对四氧嘧啶模型小鼠降血糖作用研究[J].中国医药科学，2011，1(19)：106.

[7] 张俊生，陈莉华，朱士龙，等.节节草多糖的体外抗氧化活[J].食品科学，2013，34(5)：86.

[8] 张俊生，陈莉华，张文龙.湘西节节草总黄酮的超声波提取及抗氧化研究[J].食品科学，2013，32(16)：71.

[9] 李国庆, 艾尼娃尔·艾克木, 李佳, 等. 节节草黄酮类化合物的提取及抑菌活性研究 [J]. 生物技术, 2008, 18(4): 43.

[10] 陈莉华, 张俊生, 张丽. 湘西节节草总生物碱的提取及抑菌活性研究 [J]. 湖南农业科学, 2011(9): 101.

[11] 管明龙, 张静, 陈兰兰, 等. 节节草水煎液对家兔血液凝固的影响 [J]. 四川生理科学杂志, 2015, 37(1): 15.

59 石上柏

【来源】卷柏科卷柏属植物深绿卷柏 *Selaginella doederleinii* Hieron. 的全草。

【形态特征】多年生草本, 近直立, 基部横卧, 高 15 ～ 35cm。主茎具棱, 自下部开始羽状分枝, 禾秆色, 常在分枝处生出支撑根(根托), 多回叉状分枝。叶全部交互排列, 二型, 纸质, 侧叶和中叶各 2 行; 侧叶在小枝上呈覆瓦状排列, 向枝的两侧紧靠斜展, 卵状长圆形, 钝头, 基部心形; 中叶 2 行, 彼此以覆瓦状交互排列直向枝端, 卵状长圆形, 先端渐尖具短刺头, 中脉龙骨状向上隆起, 前后中叶的中脉相接成狭脊状。孢子囊穗常为 2 个并生于小枝顶端, 四棱形; 孢子叶 4 列, 交互覆瓦状排列, 卵状三角形。孢子囊近球形, 大孢子囊生于囊穗下部, 小孢子囊生于中部以上, 或有的囊穗全为小孢子囊。

【生长环境】生于海拔 200 ～ 1000m 的林下湿地、溪边或石上。

【采集加工】7 ～ 11 月采收, 洗净, 鲜用或晒干。

【性味功能】甘、微苦、涩, 凉。清热, 除湿, 解毒。

【主治用法】咽喉肿痛, 目赤肿痛, 肺热咳嗽, 湿热黄疸, 风湿痹痛。内服: 煎汤, 10 ～ 30g, 鲜品倍量, 均应久煎。外用: 适量, 研末敷或鲜品捣敷。

【化学成分】生物碱类、黄酮类、甾醇、皂苷、氨基酸等。

【现代研究】

1. 抗癌: 石上柏所含生物碱对小鼠肉瘤 S_{180} 有较好的抑制作用。石上柏水提取物对小鼠的逆病毒反转录酶和人 DNA 聚合酶有抑制作用, 对反转录酶的 50% 抑制浓度(IC_{50})为 10μg/mL, 对 DNA 聚合酶的 50% 抑制浓度(IC_{50})为 9.0μg/mL。应用免疫酶法检测石上柏水提取液对促癌物正丁酸巴豆油联合作用能激活 EB 病毒衣壳抗原(VCA)、EA 的表达, 石上柏药物质量浓度为 1mg/mL 时阻断 Ragi 细胞表达 EA, 阻断率为 51.98%; 阻断 B95-8 细胞 VCA 表达, 最高达 72.04%, 证实石上柏水提取液有阻断 EB 病毒在细胞内抗原的表达作用。

2. 抗菌: 深绿卷柏多糖提取物 0.25g/mL 表现出不同程度的抗菌活性, 其对酵母菌的抗菌活性最强, 抑菌圈达 22mm。

3. 细胞毒活性：用人乳腺癌细胞MCF-7、人肺癌细胞A549及大鼠嗜铬瘤细胞PC12检测了石上柏提取物的抗细胞毒作用，结果石上柏的甲醇提取物（100μg/mL）有细胞毒活性。

【临床应用】

1. 抗炎作用：临床应用石上柏治疗各种炎症243例，有效230例，无效13例，有效率为94.7%。可以肯定石上柏具有明显的抗炎作用，尤其对急性扁桃体炎、上呼吸道感染以及肺炎等呼吸系统炎症效果更显著。

2. 镇咳作用：深绿卷柏对于顽固性难治性咳嗽疗效显著。应用单味中草药石上柏治疗使用中西药均无效的顽固性难治性干咳31例，1周内痊愈18例，有效6例。服药两周的总有效率达到90.3%。《贵州民间药物》记载石上柏可治疗风寒咳嗽。

3. 鼻咽癌：用生地黄30g，石上柏30g，紫草30g，牡蛎30g，天花粉24g，苍耳草15g，海藻15g，玄参12g，山豆根12g，夏枯草12g，白芷9g，每天1剂，煎2次分服；天龙丸5粒，每天3次、随汤下，疗效满意。以瓜蒌15g，沙参15～50g，苍耳子15g，石上柏100g，生天南星10～15g，水煎服，每天1剂，对肺热型鼻咽癌有效。

4. 多种感染性炎症：用石上柏注射液肌内注射，每次2mL（相当于生药3g），每日2～3次；或用糖浆口服，每次10mL（相当于生药30g），每日3～4次。治愈133例，疗效显著49例，好转48例，无变化13例，结果243例患者的总有效率达94.2%，治愈率为54%。该药特别对上呼吸道炎症、急性扁桃体炎、肺炎等效果显著，可部分代替抗生素。

5. 泌尿系结石：何焕平以金钱草40～60g，海金沙、台乌、石上柏、鸡内金、滑石、郁金各15g，阴阳莲20g，藿香、菖蒲各10g，甘草5g组成排石汤，治疗176例患者，腰酸胀、肾积水较重者加黄芪30g，牛膝15g；腹痛甚者加延胡索（元胡）15g，王不留行20g。水煎服，每日1剂。并嘱多喝水及适当做跳跃运动以助结石排出。结果临床治愈64例，总有效率为85.4%，提示该方有清热利湿、利气排石的功效。

【使用注意】本品有毒。偶有个别患者出现头晕、食欲减退、皮疹及脱发，可能与煎煮时间短有关，故本品煎煮时间在2h以上为宜。石上柏用量不宜过大，用量过大可发生呼吸困难、心跳加快、全身小肌群抽搐、面色潮红等石上柏生物碱中毒症状。

【参考文献】

[1] 何焕平. 中药排石汤治疗泌尿系结石176例 [J]. 陕西中医，2001, 22(4):216.

[2] 金国梁. 防癌抗癌中药——石上柏 [N]. 上海中医药报，2005.

[3] 毕跃峰，郑晓珂，史社坡，等. 卷柏属植物化学成分与药理活性 [J]. 国外医药（植

物药分册），2002, 17(3): 97.

[4] 广州市第一人民医院内科. 石上柏抗炎的临床应用——243例疗效观察报告[J]. 新医药通讯，1971(1): 14.

[5] 成积儒，郑裕明，汤敏中，等. 中草药石上柏阻断促癌物激活Epstein-Barr病毒抗原表达研究[J]. 华夏医学，2001, 14(3): 263.

[6] 董超. 石上柏治疗顽固性难治性干咳31例[J]. 中国民间疗法，2013, 21(11): 65.

[7] 何薇，曾祖平，王永红. 药用卷柏的研究概况[J]. 中草药，2000, 31(12): 954.

[8] 方玉春. 鱼藤、枫桦和石上柏的细胞毒及抗氧化活性初步研究[J]. 中国海洋大学学报，2008, 38(3): 401.

[9] 吴海斌，林雄平，阮正平，等. 江南星蕨与深绿卷柏多糖和脂溶性物质的提取及其抗菌活性研究[J]. 安徽农业科学，2015, 43(21): 85.

60 石仙桃

【来源】兰科植物石仙桃*Pholidota chinensis* Lindl.的干燥全草。

【形态特征】多年生草本，地下有根状茎，短而粗，匍匐状，被膜质鳞叶；每隔1～3cm的距离生出一个肥厚的假鳞茎。假鳞茎绿色、长卵形，通常长1.6～8cm，宽5～23mm，大小不一。其下方生须根，顶生2叶。叶倒卵形或倒卵状椭圆形，长10～18cm，宽3～7cm。先端渐尖，有脉多条。花绿白色，通常8～20朵排成总状花序，生于花茎上，花白色或带黄色，芳香；萼片3片，卵形，长8～10mm，宽约4mm，具5脉；花瓣线状披针形，与萼片等长，宽1～1.7mm，具1主脉，唇瓣凹陷或基部囊状，3裂，长约8mm，中裂片扁圆形，顶端钝，具小尖头，侧裂片直立；蕊柱长4～5mm，顶端翅状；子房连花梗长8mm。

【生长环境】多生于深山林中岩石上，林下或沟边石上。

【采集加工】全年可采收，以秋季采收为佳。挖取全草，洗净，置沸水中略烫，取出，晒干备用。

【性味功能】甘、淡，微寒。养阴清热，润肺止咳，利尿。

【主治用法】热病津伤口渴，阴虚燥咳、咯血、潮热盗汗，小儿热积，湿热浮肿。近有用于肺结核咯血，慢性气管炎偏于肺阴虚，慢性胃炎、消化性溃疡有胃阴不足者。外用治慢性骨髓炎，跌打损伤，蛇咬伤。9～15g（鲜品30～60g），水煎服或和猪瘦肉、猪肺煲服。外用适量鲜品捣烂敷患处；或将干品用淡米酒浸软，捣烂取汁调温开水搽患处。

【化学成分】三萜化合物：虫漆蜡醇、环石仙桃醇、环石仙桃酮，另含生物碱、多糖等。

【现代研究】

1. 麻醉：石仙桃的水提液对兔角膜表面具有局麻作用，作用与丁卡因相似；豚鼠皮内注射100%石仙桃水提液0.2mL，有浸润麻醉作用。于家兔第7腰椎间隙注入石仙桃提取液0.2mg/kg可致家兔后肢截瘫，药物作用15min后消除，家兔恢复正常。

2. 镇痛：石仙桃水提液2g（生药）/mL，分别按小鼠体重5g/kg、10g/kg剂量给药，能明显提高热板法致痛小鼠和电刺激致痛小鼠的痛阈值，具有较强镇痛作用，呈剂量依赖性。

3. 抑制中枢神经系统：石仙桃提取液2g（生药）/mL，分别按小鼠体重1.25g/kg、2.5g/kg、5g/kg、10g/kg、20g/kg灌胃给药，可使小鼠的自发活动明显减少，延长戊巴比妥钠小鼠睡眠时间，增强阈下催眠剂量戊巴比妥钠的中枢抑制作用，且呈剂量依赖性。

4. 抗疲劳、耐缺氧：小鼠腹腔注射石仙桃提取物（5g/kg、10g/kg），可明显延长缺氧模型小鼠生存和喘息时间，且呈剂量依赖性；石仙桃乙醇提取物具有较好的抗疲劳和耐缺氧作用，其作用机制可能与影响Na^+-K^+-ATP酶或提高肺泡液清除作用有关。

5. 抗肿瘤：体外实验研究表明，不同浓度的云南石仙桃氯仿萃取物活性部位对3种肿瘤细胞（人肝癌细胞株HepG2、人非小细胞肺癌细胞株NCI-H460、人乳腺癌细胞株MCF-7）均有不同程度的增殖抑制作用，其中对肝癌细胞株的抑制效果最好，IC_{50}为50.2mg/L，对人肝癌细胞周期具有阻断作用。

6. 抗炎：石仙桃多糖能显著减轻肺炎支原体小鼠肺部炎症，对肺泡灌洗液（BALF）定量培养肺炎支原体菌落数量有抑制作用，可使肺炎支原体小鼠肺部炎症明显好转，肺组织病理评分和肺实质炎症评分下降，使模型小鼠BALF中细胞因子巨噬细胞炎性蛋白-1α(MIP-1α)、γ-干扰素诱导性单核因子趋化因子（MIG）以及干扰素诱导蛋白10（IP-10）的表达明显下调。

7. 抑菌：细叶石仙桃提取物在体外有较好的抗菌活性，细叶石仙桃不同极性提取物对革兰阳性菌、革兰阴性菌、白假丝酵母菌、金黄色葡萄球菌、表皮葡萄球菌、消化链球菌均具有明显的抑制作用，其中对革兰阳性菌和白假丝酵母菌MIC范围为80～120mg/mL，对革兰阴性菌的MIC范围为100～160mg/mL。

8. 对免疫缺陷型小鼠的修复：石仙桃提取液高、中、低剂量（1.0g/mL、0.5g/mL、0.3g/mL）灌胃免疫低下小鼠，连续3周，具有修复小鼠机体非特异性免疫受损的功效，还有恢复小鼠血清免疫球蛋白数量的作用，可以缓解小鼠特异性免疫受损虚弱情况。

【临床应用】

1. 晚期非小细胞肺癌：将120例晚期非小细胞肺癌患者随机分为对照组、治疗A组、治疗B组，每组各40例。对照组采用标准的GP方案进行化疗，3～4周为

1个治疗周期，治疗A组及B组在对照组治疗方案的基础上加用云南石仙桃进行治疗。共进行2个周期的治疗。治疗后对照组和A组及B组完全缓解率、部分缓解率分别为：12.5%、30.0%和25.0%、45.05%及22.5%、44.5%，治疗A组、B组及对照组存在明显差异（$P < 0.05$）。

2. 眩晕、头痛：取鸡蛋1枚，用针刺10余孔，置罐内，上盖石仙桃全草60g，加水炖30min。饭后1h服汤吃蛋，每天1剂。治疗轻度脑震荡及眩晕、头痛百余例，均有效。以石仙桃为主，配合拦路虎、生薏苡仁等制成复方制剂，治疗25例头晕、头痛患者，结果22例症状消失，2例减轻，仅1例属寒证无效。一般服药1～2剂后即见效，且未见任何不良反应。

3. 急性扁桃体炎：石仙桃31g，鲜杠板归63g，鲜一枝黄花15g，水煎服。治疗138例，结果治愈129例，有效率达93.5%。

【参考文献】

[1] 杜辉朝，黄梅青，赵世元. 石仙桃多糖对肺炎支原体感染模型小鼠肺泡灌洗液中趋化因子表达的影响[J]. 中国医药导报，2018, 15(4): 8.

[2] 邬晓东，吴迪，于礼建，等. 云南石仙桃辅助化疗治疗晚期非小细胞肺癌的临床研究[J]. 光明中医，2015, 30(12): 2573.

[3] 李斌，张晓青，陈钰妍，等. 细叶石仙桃不同提取物体外抑菌作用的研究[J]. 湖南中医药大学学报，2014, 34(6): 9.

[4] 邹壮凌，许棋欣，李嘉禧，等. 石仙桃提取液对免疫缺陷型小鼠的修复作用[J]. 湖北中医杂志，2018, 40(4): 49.

[5] 朱燕华，黄梅青，赵世元. 石仙桃多糖对哮喘大鼠辅助性T细胞1/辅助性T细胞2表达及肺部炎症的影响[J]. 广西医学，2018, 40(10): 1192.

61 石柑子

【来源】天南星科植物石柑属石柑子*Pothos chinensis* (Raf.) Merr.的茎、叶。

【形态特征】附生藤本，长0.4～6m。茎亚木质，淡褐色，近圆柱形，具纵条纹，粗约2cm，节间长1～4cm，节上常束生长1～3cm的气生根，分枝下部常具鳞叶1枚；鳞叶线形，长4～8cm，宽3～7mm，锐尖，具多数平行纵脉。叶柄倒卵状长圆形或楔形，长1～4cm，宽0.5～1.2cm；叶片纸质，披针状卵形至披针状长圆形，长6～13cm，宽1.5～5.6cm，先端渐尖至长渐尖，常有芒状尖头，基部钝，鲜时表面深绿色，背面淡绿色，干后表面黄绿色，背面淡黄色；中肋在表面稍下陷，背面隆起，侧脉4对，最下1对基出，弧形上升，细脉多数，近平行。花序腋生，基部具苞片4～5枚；苞片卵形，长约5mm，纵脉多数；花序柄长0.8～1.8cm；佛焰苞卵状，绿色，长约8mm，展开宽约12mm，锐尖；肉穗花序短，椭圆形至近圆球形，淡绿色或淡黄色，长7～8mm；花两性；花被片6枚；雄蕊6；子房3室，每室胚珠1。浆果黄绿色至红色，卵形或长圆形，长约1cm。花、果期全年。

【生长环境】多生于阴湿山林中或石头上。

【采集加工】茎，叶，全年可采。

【性味功能】辛、苦，平；有小毒。祛风除湿，舒筋活络，行气止痛，消积导滞，散瘀解毒。

【主治用法】跌打后期筋骨拘挛，小儿疳积，消化不良，心、胃气痛；疝气；血吸虫晚期肝脾肿大，风湿痹痛，脚气，跌打损伤，咳嗽，骨折，中耳炎，耳疮，鼻窦炎。内服：煎汤，3～15g；或浸酒。外用：适量，浸酒搽，或鲜品捣敷。

【化学成分】苯甲酸、对甲基苯甲酸、对甲氧基苯甲酸、香草酸、丁香酸，β-谷甾醇等。

【现代研究】

1. 抗肿瘤：石柑子水提物、醇提物均能对小鼠S_{180}、H_{22}腹水瘤和肉瘤有良好的抗肿瘤作用，其乙酸乙酯和正丁醇提取物对胃癌细胞株SCC7901有一定的杀伤作用。

2. 抗氧化作用：对石柑子植物乙酸乙酯提取物、氯仿提取物、石油醚提取物、乙醇提取物和石柑子植物总蒽醌的抗氧化活性进行了研究，并与维生素C的抗氧化活性进行了比较，实验研究表明，4种提取物和总蒽醌都具有较强的抗氧化活性，且IC_{50}值皆大于维生素C，抗氧化活性强弱顺序依次为：维生素C>总蒽醌>乙醇提取物>乙酸乙酯提取物>氯仿提取物>石油醚提取物。

3. 对尖吻蝮蛇毒活性抑制：石柑子水提物明显地抑制尖吻蝮蛇毒的PLA2活性、透明质酸酶活性、蛋白水解酶活性以及凝血活性并能降低尖吻蝮蛇毒引起的致死和出血效应。

4. 毒理：石柑子植物水提物和醇提物的每日服用剂量为150g/kg，给药后连续观察7天，除了给药当天实验动物出现便溏现象之外，之后小鼠的体重、皮毛、行为、进食、眼、黏膜、呼吸、四肢活动均无任何影响，石柑子水、醇提取物的急性毒性较小。

【临床应用】

1. 毒蛇咬伤：广西蛇药协作组对收集到的民间蛇药进行筛选，通过动物实验，将有效的几种草药组成药方，筛选出石柑子葫芦钻、七叶莲和铁扫帚，组成药方，命名为"广西蛇药"，其具有一定的止痛、消肿、止血、抗组织坏死和抗神经肌肉麻痹作用，此药方对毒蛇咬伤的治愈率很高，在广西蛇药治疗的506例患者中，498例痊愈，痊愈率很高。

2. 肿瘤：石柑子植物作为瑶药"五虎、十八钻"之一的"葫芦钻"，在瑶族民间常被单独或与其他虎钻类药物一起煎服治疗各种肿瘤疾病，传统瑶药抗肿瘤筛选研究表明石柑子对S_{180}瘤和H_{22}瘤有一定的抗肿瘤作用。

3. 晚期血吸虫病：石柑子可治疗晚期血吸虫病致肝脾肿大，将石柑子50g，用水煎服，1剂/天，10剂为1个疗程。

4. 小儿疳积病：侗族人民积累的医药经验侗药单方在治疗小儿疳积病中很有效果，用石柑子植物配猪肝煮食，每日3次，连服3～5天，治疗小儿疳积病，简单易行，疗效很好，此方在侗族民间深受欢迎。

5. 前列腺肥大：老年人前列腺肥大可能会导致肾脏损害甚至尿毒症，还可引起尿潴留和尿失禁。采用石柑子水煎服治愈老年性前列腺肥大2例，可避免手术，且复发率低。

【使用注意】孕妇禁服。

【参考文献】

[1] 帕丽古丽·毕山汗，张涛，等. 民族药石柑子化学成分研究[J]. 国际药学研究杂志，2018，45(1)：61.

[2] 孙浩理，丁刚，宋波，等. 石柑子脂溶性化学成分研究[J]. 中国药学杂志，2015，50(14)：1186.

[3] 魏江存，陈勇，张昕，等. 瑶药石柑子植物研究进展[J]. 亚太传统医药，2016，12(18)：13.

[4] 陈典成，和七一，刘锦花，等. 石柑子水提物对尖吻蝮蛇毒活性抑制作用的初步研究[J]. 重庆师范大学学报（自然科学版），2019，36(1)：96.

62 石楠藤

【来源】胡椒科胡椒属植物毛蒟*Piper puberulum* (Benth.) Maxim.或山蒟*P. hancei* Maxim.的带叶茎枝。

【形态特征】攀缘藤本，通常长4～5m甚至更长。茎枝扁圆柱形，节膨大；嫩枝被短柔毛。叶互生，纸质或厚纸质，卵形或卵状披针形，长5～11cm，宽2～6cm，顶端渐尖或短尖，基部两侧不对称，浅心形或半心形，两面被短柔毛，兼有分枝毛混生其间，老时上面脱净；叶脉5或7条，最内侧的一对自中脉离基1.5～3cm处分出，余均自基部或近基部发出；叶柄长5～10mm，被短柔毛，仅基部有鞘。春季开花；花甚小，单性，雌雄异株，聚集成与叶对生的穗状花序。雄花序纤细，长约7cm，总花柄比叶柄稍长，与花序轴均被短柔毛；苞片圆形，盾状；雄蕊常3枚，花丝极短。雌花序比雄花序短或近等长；子房球形。夏季结球形浆果，直径约2mm。山蒟与毛蒟形态相似，主要不同点是：①除花序轴和苞片柄外，全株无毛；②叶两侧对称或稍不对称；③雄蕊2枚；④雌花序较短，长约3cm。

【生长环境】喜生于山谷林中潮湿处，常以气根攀附于枝干或岩石上；山蒟生于密林或疏林中，常攀缘于树上或石上。

【采集加工】茎枝，全年可采，割取带叶茎枝，晒干。

【性味功能】辛，温。祛风湿，通经络，止痹痛，壮肾阳，强腰膝，止咳平喘。

【主治用法】风湿腰痛，四肢拘挛疼痛，腰膝无力，感冒风寒咳嗽气喘。9～15g，水煎服，外用鲜叶滚米汤浸软，贴疮溃疡。

【化学成分】海风藤酮、玉兰脂B、山蒟酮、山蒟醇、布尔乞灵、细叶青蒌藤酰胺等。

【现代研究】

1. 护肝：毛蒟水提物低、高剂量组（0.5g/kg、1.0g/kg）灌胃小鼠，连续7天，可明显改善CCl_4所致肝脏病理细胞损伤，炎症细胞明显减少，且高剂量组更为显著。对CCl_4所致小鼠急性肝损伤具有明显的保护作用。

2. 抗炎镇痛：毛蒟挥发油低、中、高剂量组（0.125 mL/100mL、0.25mL/100mL、0.5mL/100mL）灌胃给药小鼠，连续给药7天，对二甲苯致小鼠耳郭肿胀、皮肤毛细血管通透性增加等急慢性炎症具有抑制作用，能够提高模型小鼠痛阈值，对醋酸致小鼠疼痛和热刺激致痛具有显著镇痛作用；山蒟醇提取物（400mg/kg、800mg/kg）灌胃小鼠，能明显抑制血小板活化因子（PAF）引起的小鼠腹腔通透性改变；山蒟醇提取物（390mg/kg、400mg/kg）灌胃大鼠，能明显抑制PAF引起的大鼠皮肤血管通透性增加、抑制PAF引起的大鼠足跖肿胀，可明显抑制PAF引起的多种炎症反应。

3. 动脉粥样硬化及调节血脂：山蒟提取物低、高[50mg/(kg·d)、100mg/(kg·d)]能够明显降低兔动脉粥样硬化病理病变程度，具有良好的抗氧化能力，并且对血脂具有一定的调节作用。

4. 阿尔茨海默病模型小鼠记忆力影响：石楠藤水提取物组（1g/kg）灌胃痴呆（AD）模型小鼠，连续14天，可明显缩短水迷宫实验小鼠逃避潜伏期以及寻找平台游泳距离，显著提高AD模型小鼠的学习记忆能力，拮抗或修复$A\beta_{25-35}$对小鼠学习能力的损伤。

【临床应用】

1. 类风湿关节炎：采用石藤胶囊配合甲氨蝶呤（MTX）治疗类风湿关节炎（RA）35例。口服自行研制的石藤胶囊（石楠藤、雷公藤、三七、怀牛膝、莱菔子等组成）和MTX，3个月为1疗程，治疗结果石藤胶囊配合MTX治疗RA有明显的疗效，总有效率为97.1%。

2. 颈椎病：采用壮骨健颈汤（石楠藤、桑寄生、杜仲、续断、威灵仙、葛根等）配合颈痛散外敷与牵引治疗颈椎病84例。总有效率为83.3%。另用颈痛方（石楠藤、杜仲、续断、葛根、延胡索、丹参、半枫荷、怀牛膝等）加整脊旋转手法治疗神经根型颈椎病50例，取得较好疗效，比单纯应用中医或西医治疗疗效显著，复发率低。

3. 糖尿病：应用众藤通脉汤（石楠藤、络石藤、海风藤、黄芪、丹参、川芎、地龙、水蛭等）配合西药治疗本病55例，并设对照组对照。结果治疗组总有效率90.9%，对照组72.9%，治疗组明显优于对照组。

【参考文献】

[1] 杨艳，韦余，王玉和，等.黔产毛蒟挥发油的提取工艺优化及化学成分分析[J].中国药房，2016, 27(31): 4421.

[2] 吴芹，金美林，徐亚沙，等.毛药水提物对CCl_4所致小鼠肝损伤的保护作用[J].遵义医学院学报，2016, 39(1): 14.

[3] 杨艳，韦余，王玉和，等.黔产毛蒟挥发油抗炎镇痛活性研究[J].中国药师，2016, 19(10): 1837.

[4] 陈少奇，吕敏.石楠藤等7种活血化瘀中药对老年痴呆模型小鼠记忆力影响的比较研究[J].中国中医药科技，2018, 25(2): 202.

[5] 徐艳花.众藤通脉汤配合西药治疗糖尿病周围神经病变55例[J].陕西中医，2008, 29(8): 981.

63 石辣椒

【来源】芸香科植物九里香*Murraya exotica* L.和千里香*Murraya paniculata*（L.）Jack.的叶和带叶嫩枝。

【形态特征】灌木或小乔木，幼枝绿色，无毛或有小柔毛。羽状复叶，有小叶3～9片；小叶形状变异甚大，有卵形、匙状倒卵形、椭圆形或菱形等，长2～8cm，宽1～3cm；先端钝或渐尖或微凹，基部楔形，边全缘。秋季于枝顶或叶腋生出伞房花序，花小，白色，极香。果肉质，熟时红色。

【生长环境】多野生于山沟边，亦有栽培作绿篱。

【采集加工】叶。全年可采，阴干备用，或研末备用。

【性味功能】微苦、辛，温。有小毒，行气止痛，活血散瘀，解毒消肿。

【主治用法】风湿骨痛，溃疡胃痛。内服：煎汤，6～12g；或入散剂；或浸酒。外用：适量，捣敷或煎水洗。跌打肿痛，无名肿毒，蛇咬伤，用鲜叶捣烂外敷患处。中耳炎，用鲜叶绞汁滴耳。

【化学成分】叶含挥发油、香豆素类、黄酮类等，根含生物碱类等。

【现代研究】

1. 松弛平滑肌：石辣椒提取物可松弛大鼠离体小肠平滑肌，拮抗组胺引起的收缩作用，对氯化钡所致平滑肌痉挛有解痉作用，但对乙酰胆碱引起的痉挛无阻断作用。

2. 抗菌：石辣椒提取物对金黄色葡萄球菌、溶血性链球菌、肺炎克雷伯菌、枯草芽孢杆菌有抑制作用。石辣椒精油的主要成分β-石竹烯对肺炎克雷伯菌和枯草芽孢杆菌有良好的抑制作用。

3. 抗早孕：石辣椒水煎剂腹腔注射于妊娠5～6天的小鼠，可见明显的抗着床作用；石辣椒皮煎剂对妊娠5～6天小鼠离体子宫有明显兴奋作用；石辣椒月橘烯碱给妊娠1～3天小鼠口服或皮下注射有明显抗着床作用。

4. 免疫增强及抗炎：石辣椒能增强小鼠腹腔巨噬细胞吞噬功能，增加致敏动物血清中溶血素含量，对抗环磷酰胺引起的白细胞减少、对二甲苯所致小鼠耳部炎症亦有对抗作用。

5. 抗氧化：石辣椒挥发油可清理自由基，增强SOD的活性，有抗氧化作用。

6. 镇痛：石辣椒叶片的乙醇提取物镇痛活性明显。

【临床应用】

1. 局麻和表面麻醉：石辣椒注射液局麻进行大小手术100例，注射后10～20min即产生麻醉作用，无不良反应。石辣椒制成表面麻醉剂，涂于咽喉部黏膜表面数分钟即出现麻醉作用，做扁桃体挤切术108例，效果良好。

2. 乙型脑炎：石辣椒、金盏银盘、大青叶水煎服，合西药治疗乙型脑炎128例，全部治愈，效果显著。

【使用注意】阴虚患者慎服。

【参考文献】

杨熙，李瑞，周美，等.千里香药学研究概况［J］.安徽农业科学，2013, 41(33): 12978.

64 石薯

【来源】防己科蝙蝠葛属蝙蝠葛 *Menispermum dauricum* DC.的根茎。

【形态特征】多年生缠绕藤本，长达10m以上。根茎细长、横走，黄棕色或黑褐色，有分枝。小枝绿色，有细纵纹。叶互生；圆肾形或卵圆形，边缘3～7浅裂片近三角形，长、宽各5～15cm，先端尖，基部心形或截形，上面绿色，下面苍白色，掌状脉5～7条；叶柄盾状着生，长6～15cm。腋生短圆锥花序，总花梗长3～7cm；花小，黄绿色，有小苞片；雄蕊10～20；雌花心皮3，分离。核果扁球形，直径8～10mm，熟时黑紫色，内果皮坚硬，肾状扁圆形，有环状突起的雕纹。花期5～6月，果期7～9月。

【生长环境】生于山坡林缘、灌丛中、田边、路旁及石砾滩地，或攀缘于岩石上。

【采集加工】根茎。春秋季采挖，除去泥土，洗净切片，晒干备用。

【性味功能】苦、辛，寒；有小毒。归心、肺、大肠经。清热解毒，消肿止痛，利水除湿。

【主治用法】咽喉肿痛，肺热咳嗽，痄腮，泻痢，黄疸，风湿痹痛，痔疮肿痛，蛇虫咬伤。内服：煎服，3～9g。治咽喉肿痛宜含于口中缓缓咽下。外用：适量，研末调敷或煎水泡洗。

【化学成分】生物碱类、多糖类、挥发油、醌类、强心苷类等。

【现代研究】

1. 抗心律失常：山豆根碱具有广泛的抗心律失常作用，8mg/kg静注，对氯仿-肾上腺素、毒毛花苷G和乌头碱诱发的心律失常均有对抗作用，并提高电刺激诱发的心室纤颤阈值。山豆根碱使猫冠状动脉结扎和复灌后室颤的发生率和死亡率明显降低。山豆根碱$32\mu mol/L$能显著抑制兔离体心房和猫心乳头肌的收缩性、自律性、兴奋性，延长不应期，说明山豆根碱的抗心律失常作用与其降低心肌兴奋性、自律性、延长不应期有关，其抗心律失常不仅具有钙拮抗作用，而且还有"奎尼丁样"抑制Na^+内流作用。

2. 促组胺：青藤碱是目前所有已知植物中最强的组胺释放剂之一。大静脉注射青藤碱后血浆中组胺含量上升，血压下降，门静脉压上升，促使淋巴生成，这些作用可被组胺药物抑制。

3. 降压作用：山豆根碱对麻醉猫有迅速而明显的降压作用，静注后1～5min作用达高峰，降压程度及持续时间与剂量有关，静注山豆根碱3mg/kg、5mg/kg、8.33mg/kg后，血压最大下降百分数分别为（19.14±4.98）%、（42.4±4.34）%和（56.89±3.61）%。降压机制主要是直接扩张血管平滑肌，此外，亦有中枢因素参与。

4. 对血小板聚集和血栓形成的影响：山豆根碱无论体外或体内给药，对大鼠和家兔的血小板聚均有明显抑制作用，而且存在剂量依赖关系。体外实验山豆根碱对二磷酸腺苷（ADP）和胶原（Coll）诱导的大鼠血小板聚集50%抑制浓度（IC_{50}）均为0.06mg/mL，对花生四烯酸（AA）诱导的血小板IC_{50}为0.05mg/mL。对于ADP和AA，不仅抑制聚集，而且促进解聚，对Coll在抑制聚集的同时，还减慢血小板聚集速度。山豆根碱具有抗实验性动脉血栓形成的作用，20mg/kg静注，能明显抑制大鼠血小板血栓和电刺激诱发动脉血栓的形成，而对静脉血栓形成无影响。Mant胶原黏附法测定大鼠血小板黏附性，山豆根碱明显降低血小板黏附率，0.08mg/mL、0.16g/mL、0.32mg/mL，抑制率分别为25.79%、41.15%和95.76%，表明山豆根碱抗实验性动脉血栓形成的机制与抑制血小板黏附和聚集有关。

5. 抗炎、镇痛：山豆根碱40mg/kg腹腔注射，对小鼠巴豆油性耳郭水肿有明显抑制作用，20mg/kg腹腔注射，对角叉菜胶所致大鼠足跖水肿的作用与1.25mg/kg地塞米松相似。局部用药能抑制羧甲基纤维素（CMC）所致大鼠白细胞游走反应，对5-羟色胺（5-HT）、前列腺素E_2（PGE_2）所致的皮肤毛细血管渗透性增高，对大鼠佐剂性关节炎以及巴豆油性内芽囊肿的肉芽增生均有明显抑制作用，表明山豆根碱对急性和慢性炎症均有作用。摘除大鼠双侧肾上腺后，其抗炎作用减弱，提示山豆根碱可能有促肾上腺皮质激素样作用。北豆根粗总碱和多酚羟基碱对炎性渗出、囊壁增生均有抑制作用，其强度与山豆根碱相似，非酚性总碱只对急性炎症渗出有抑制作用，而对慢性炎症增生无效。山豆根碱对醋酸所致小鼠扭体反应有抑制作用，并存在明显的量效关系，其半数抑制量（ID_{50}）为（54 ± 6）mg/kg。

6. 肌肉松弛：$7'$-去甲山豆根碱和山豆根碱均有肌松作用。家兔静注给药，$7'$-去甲山豆根碱平均注射量为（1.70 ± 0.07）mg/kg，山豆根碱为（2.36 ± 0.47）mg/kg。$7'$-去甲山豆根碱3.6mg/kg静注可使100%家兔产生神经肌肉传导阻滞作用。雏鸡肌注$7'$-去甲山豆根碱1.0mg/只，死亡后呈现与筒箭毒碱相似的松弛型麻痹，且与筒箭毒碱有明显协同作用，又能为新斯的明和葡萄糖酸钙所拮抗，表明$7'$-去甲山豆根碱属去极化型肌松剂。

7. 抑菌作用：山豆根总碱、多酚羟基碱和蝙蝠葛碱以固体法和液体定量药物抑菌法对各种呼吸道细菌（54株）均有抑菌作用，其中以蝙蝠葛碱作用最强，抑菌率83.33%，呼吸道细菌以肺炎链球菌最为敏感，稀释到0.09mg/mL仍有抑菌作用，而对肠道细菌（9株）抑菌率仅11.11%。

8. 镇咳祛痰：山豆根总碱给小鼠20mg/kg腹腔注射，对氨雾和二氧化硫（SO_2）刺激均有显著镇咳作用，家兔8mg/kg灌胃可促进酚红由呼吸道排出，提示有一定祛痰作用。

9. 局麻：山豆根碱和粉防己碱具有局麻作用，局麻的ED_{50}分别为3.05mmol和8.56mmol，山豆根碱的局部麻醉活性与奎尼丁相近，粉防己碱则较弱。

10. 抗肿瘤：石薯活性成分对人肺癌A-549细胞株，人肝癌HepG2细胞株，人肝癌Hep3B细胞株、人宫颈癌Hela细胞株、人乳腺癌MCF-7细胞株、人白血病K562细胞株、人胃癌MGC-803细胞株、人胃癌SGC-7901细胞株和小鼠黑色素瘤B-16细胞株均有明显抑制增殖作用。药物低剂量组的T/C值为68.4%，对裸小鼠移植瘤的生长无明显抑制作用；药物高剂量组的T/C值为58.8%。

11. 毒性：北豆根粗总碱以及从中分得的多酚羟基碱、非酚性总碱小鼠灌胃的LD_{50}分别为2410 mg/kg、1080mg/kg、2640mg/kg。小鼠腹腔注射的LD_{50}依次为170mg/kg、115mg/kg和144mg/kg。山豆根碱小鼠腹腔注射的LD_{50}为207mg/kg，大鼠为185mg/kg。7'-去甲山豆根碱小鼠静注的LD_{50}为1.25mg/kg，兔静注本品4mg/kg，注毕立即伏地，渐出现呼吸困难，约3min呼吸停止，其后心跳停止而死亡，尸检主要脏器病理检查未见异常。大鼠亚急性毒性实验表明山豆根碱对肝脏有轻度损害。山豆根碱无致畸、致突变作用。

【临床应用】

1. 心律失常：用由石薯提取的蝙蝠葛碱（即山豆根碱）制片（每片含50mg）服用，每次6片，每日3次，病情控制后减为每日3～12片。观察346例，对各种类型的心律失常总有效率约90%，其中显效率82%，对早搏有效率达96%，对室性早搏疗效最佳，对房颤、房扑疗效较差。副作用一般有食欲减退和嗜睡；少数有腹胀，腹痛，大便次数增加；个别有便秘；21例ALT增高，停药或减量1周后恢复正常；肾功能未见改变；10例心电图P-R间期延长；2例心动过缓；1例室性停搏；2例发生室上性心动过速，经处理后均未发生意外。年高、病重、心肌受损者应慎用，原有肝病者不宜用。用药期间应定期检查肝功能。另用蝙蝠葛碱（即山豆根碱）胶囊或片剂，每日900mg，分3次服，维持量为每日150～600mg，分3次服。临床观察402例，对各种类型心律失常总有效率达91.5%。且能温和降压及抑制血小板聚集，对合并高血压及冠心病者亦宜。副作用：胃肠道反应51例（占12.7%），个别病例ALT轻度增高，心脏反应17例（占4.2%），1例心动过缓，10例P-R间期延长，2例房室传导阻滞，2例室上性心动过速，1例原有冠心病者发生阵发性室速。

2. 肿瘤：北豆根注射液1∶1浓度，每支2mL，肌内注射，每日2次；静脉注射，每日1次，每次5mL，与25%葡萄糖注射液20mL混合；或用冲剂，每次2g，每日3次。20日为1疗程，间隔4～5日，共用5～6疗程，再辅用其他药物。治疗中、晚期食管（贲门）癌47例，总有效率55.3%，其中显效者5例。

3. 慢性鼻窦炎：石薯15g，射干30g，辛夷、薄荷各10g，柴胡6g，甘草5g，细辛3g。脓涕多者加败酱草20g；头痛剧烈加白芷10g，葛根20g。每日1剂，5剂为1疗程。治疗50例。治愈32例，好转16例，无效2例，有效率96%。

4. 慢性支气管炎：从石薯中提取出北豆根总碱制成片剂，每片含总碱15mg。每次服4片，每日3次。治疗慢性支气管炎119例，显效39.5%，好转38.7%，总有效率90%，痰中嗜酸性粒细胞明显下降。

5. 扁桃体炎：以石薯、鬼针草各等份，磨粉过筛，制成浸膏片，每片0.5g，每次2～4片，每日3次，治疗扁桃体炎16例，咽喉炎4例，其中2例因高热用退热药，余未用它药，疗程2～5天，平均3.15天，皆愈。

6. 外痔：石薯50g，洗净后湿润30min，待表面膨胀，加水50mL，煮沸30min，滤过，取滤液将纱布湿润，加敷（60℃）在患处30min，次日将剩余药液加热，用作热敷，3～4次即可缓解。治疗15例，有良好的消炎止痛效果。

7. 辅助麻醉：北豆根总碱与东莨菪碱、氯丙嗪联用，在脾、胃、子宫切除，脾脏静脉吻合术及卵巢囊肿摘除等手术中，具有较好的肌松效果。多在用药后3～5min显效，可维持40min。

8. 高血压病：口服北豆根碱，每天900～1200mg，分三次服，连服1个月，治疗21例，有效率达71.4%。

【使用注意】无湿气者忌用，脾虚便溏者禁服。孕妇慎用。剂量不宜过大。

【参考文献】

[1] 张淼，李默，丁宁. 蝙蝠葛活性成分体内外抗肿瘤作用研究[J]. 中国中医急症，2015, 24(8): 1330.

[2] 孔祥英，龚培力. 蝙蝠葛酚性碱对血栓形成和血小板聚集的影响[J]. 药学学报，2005, 40(10): 916.

[3] 李铭，梁文杰，曾亚平，等. 蝙蝠葛碱对人膀胱癌T-24细胞株生长增殖的抑制作用[J]. 第三军医大学学报，2006, 28(18): 1860.

[4] 韩华，于晓瑾，董培良，等. 蝙蝠葛酚性碱对"血瘀"模型大鼠全血黏度及脑缺血大鼠脑血流量的影响[J]. 中医药学报，2007, 35(3): 12.

[5] 邢晓娟. 北豆根的药理作用及临床应用[J]. 现代医药卫生，2008, 24(19): 2983.

65　龙骨风

【来源】桫椤科桫椤属桫椤 Alsophila spinulosa (Wall. ex Hook.) R.M. Tryon的干燥茎干。

【形态特征】大型树状蕨类，主干高3～5cm。深褐色或浅黑色，外皮坚硬，有老叶脱落后留下的痕迹。叶顶生呈树冠状；叶柄粗壮，长50～70cm，禾秆色至棕色，连同叶轴下密生短刺，基部密生棕色线状披针形鳞片；叶片大，纸质，椭圆形，长1.3～3cm，宽60～70cm，三回羽状分裂；羽片12～16对，互生，有柄；狭椭圆形，中部的长30～60cm，宽14～16cm；二回羽片16～18对，互生，近无柄，线状披针形，长7～10cm，宽1～1.4cm，末回裂片15～20对，互生，披针形，长5～7mm，宽2～3mm，边缘有钝齿，背面有小鳞片，叶脉羽状，侧脉分叉。孢子囊群圆球形，生于侧脉分叉处凸起的囊托上，囊群盖圆球形，膜质，顶端开裂。

【生长环境】生于海拔100～1000m的溪边林下草丛中或阔叶林下。

【采集加工】茎干。全年均可采收，削去坚硬外皮，晒干。

【性味功能】苦，平。归肾、胃、肺经。祛风除湿，活血通络，止咳平喘，清热解毒，杀虫。

【主治用法】风湿痹痛，肾虚腰痛，跌打损伤，小肠气痛，风火牙痛，咳嗽，哮喘，疥癣，蛔虫病、蛲虫病及预防流感。内服：煎汤，15～30g，或炖肉。外用：适量，煎水洗，或取鲜汁涂擦。

【化学成分】黄酮类、苯丙素类、甾体、酚酸类、萜类、脑苷脂类等。

【现代研究】抑菌：桫椤提取物牡荆素体外对大肠杆菌、金黄色葡萄球菌、枯草芽孢杆菌均有明显的抑制作用。其中，对大肠杆菌的最低抑菌浓度（MIC）为100μg/mL，对金色葡萄球菌的最低抑菌浓度（MIC）为25μg/mL，对枯草芽孢杆菌的最低抑菌浓度（MIC）为100μg/mL。

【临床应用】脑卒中：观察脑卒中患者30例，采用汤剂口服，药浴熏洗，肢体神经元灸治。汤剂口服：侗药龙骨风回逆汤，龙骨风、槐花、莲子心、木瓜、寄生（油桐树寄生）、三钱三、天南星、蜈蚣、虎杖、半夏、七叶莲、通草、钩藤。中风不语者加满山香、四块瓦、松毛、松脂、三百斤、千斤拔、走马胎、胡古茸、毛笋尖、地龙、全蝎。水煎服，日3次，7日为1疗程。熏洗方药：满山香、过墙风、三钱三、枫树寄生、茶树寄生、酸筒梗、石菖蒲、八角枫、七叶莲、枫荷桂、通城虎、红牛膝、松枝、五加皮等。取方药水煎熏洗、热敷，每日1剂，每日1～2次，7日为1疗程。灸治：于肢体腋窝、肘关节处、下肢于髋关节等处神经元周围取穴灸之，结果治愈25例，显效5例。

【注意事项】桫椤为国家二级保护植物，没经相关部门批准不能随意采挖。

【参考文献】

[1] 卢汝梅，黎云清，王肖，等.民族药龙骨风化学成分研究[J].广西师范大学学报（自然科学版），2020, 38(5): 78.

[2] 卢汝梅，曹敏，廖彭莹，等.壮药龙骨风化学成分研究[J].中草药，2013, 44(16): 2195.

[3] 曹敦军，林治业.侗药龙骨风回逆汤治疗中风30例临床观察[J].中国民族医药杂志，2011(10): 12.

[4] 王肖，张强，张进燕，等.壮药龙骨风药材质量控制研究[J].中华中医药杂志，2019, 34(7): 2958.

[5] 姜建双，詹志来，冯子明，等.桫椤化学成分研究[J].中药材，2012(4): 568.

66 龙脷叶

【来源】大戟科守宫木属植物龙脷叶 *Sauropus spatulifolius* Beille的叶。

【形态特征】为常绿小灌木，高10～40cm；枝多少扭曲，下部斜倚。单叶互生，稍肉质，倒披针状匙形或长圆状匙形，长5～9cm，宽2.5～4cm，顶端圆，基部楔尖或渐狭，上面深绿色或淡蓝绿色，中脉和侧脉附近常为苍白色，通常无毛，有时下面基部有腺状短柔毛，后变无毛；叶柄长2～5mm，初时被腺状短柔毛，老渐无毛；托叶三角状耳形，着生于叶柄基部两侧，长4～8mm，基部宽3～4mm，宿存。夏季开花；花紫红色，很小，单性，雌雄同株，雄花几朵簇生或组成腋生聚伞花序，雄花1～2朵常生于叶腋；雄花的花萼盘状，有雄蕊3枚；雌花的花萼陀螺状，子房3室，花柱3，顶端2裂。花期2～10月。

【生长环境】多为栽培或生于山谷、山坡湿润肥沃的丛林中。

【采集加工】叶。5～6月开始，摘取青绿色老叶，晒干。通常每株每次可采叶4～5片，每隔15天左右采1次。

【性味功能】甘、淡，平。清热润肺，化痰止咳，通便。

【主治用法】肺燥咳嗽、支气管炎、哮喘和大便秘结等病症。内服：煎汤，6～15g。

【化学成分】多肽、多糖、皂苷、鞣质、有机酸、生物碱、黄酮类、香豆素和挥发油脂等。

【现代研究】

1. 止咳祛痰：龙脷叶水提物剂量在10g/kg以上处理由氨水引起咳嗽的小鼠时，能够显著增强其喉管的酚红分泌量，有效化痰，抑制咳嗽。龙脷叶90%乙醇提取浸膏，经过不同极性氯仿、乙酸乙酯和正丁醇等有机溶剂萃取后的物质可以有效降低咳嗽潜伏期和开始咳嗽后2min内小鼠的咳嗽次数。

2. 抗炎镇痛：龙脷叶根的水提液剂量在5～20g/kg可以调节血管通透性，抑制醋酸对小鼠腹腔毛细血管的影响，减少大鼠肉芽肿的形成与增生。龙脷叶水提液剂量在3.5～14.0g/kg还可以抑制化学刺激引起的疼痛作用，但没有外周镇痛和中枢性镇痛作用。

3. 抑菌：龙脷叶50%乙醇提取液（浓度分别为0.5g/mL）对6种致病菌：金黄色葡萄球菌、金黄色葡萄球菌耐药株、大肠杆菌、铜绿假单胞菌、伤寒沙门氏菌和乙型副伤寒沙门氏菌均有较好的抑制作用。

4. 抗过敏：龙脷叶高剂量（20g/kg）水煎提取物可以有效抑制大鼠皮肤变态反应和对抗过敏性休克，延长豚鼠发生休克的潜伏期，拮抗和缓解豚鼠过敏性支气管痉挛。

5. 抗氧化：龙脷叶的乙酸乙酯提取物的半数抑制浓度（IC_{50}）为1.387mg/mL，乙醇提取物的IC_{50}为0.349mg/mL，均具有较强的抗氧化活性，可有效清除DPPH自由基和还原Fe^{3+}，是一种有效的自由基清除剂。

【临床应用】痰瘀症小儿哮喘：由龙脷叶（10～12g）、炙麻黄、杏仁等药材组成的龙脷平喘汤治疗小儿支气管哮喘和变应性鼻炎30例，有效28例，无效2例，有效率93.3%，龙脷平喘汤能迅速改善哮喘患儿的变应性鼻炎症状。

【参考文献】

[1] 王继华，曹阳，蔡时可. 南药龙脷叶的研究进展[J]. 园艺与种苗，2018, 38(1): 59.

[2] 丘琴，王莹，甄汉深，等. 龙利叶根化学成分的初步研究[J]. 中国民族民间医药，2013, 22(5): 31.

[3] 丁聪，贺勤，柳贤福. 龙利叶水提物的止咳祛痰作用研究[J]. 华西药学杂志，2015, 30(1): 49.

[4] 丘琴，甄汉深，王莹，等. 龙利叶根急性毒性和抗炎作用的研究[J]. 中国实验方剂学杂志，2013, 19(2): 286.

[5] 甄汉深，刘蓉，丘琴，等. 龙利叶抗炎镇痛作用研究[J]. 中国实验方剂学杂志，2013, 19(9): 270.

[6] 黄燕，谭建宁，马雯芳. 龙脷叶提取物体外抑菌活性初步研究[J]. 大众科技，2014(2): 68.

[7] 林慧，林斌. 龙利叶抗过敏作用的实验研究[J]. 海峡药学，2011, 23(4): 23.

[8] 沈小静. 龙利叶止咳药理作用和化学成分研究[D]. 郑州：河南中医学院，2013.

[9] 陆秋娜，李兆叠，郑鸿娟，等. 龙脷叶提取物的抗氧化活性研究[J]. 湖北农业科学，2017, 56(1): 89.

[10] 乔赟，易蔚. 龙脷平喘汤治疗痰瘀症小儿哮喘的临床研究[J]. 中药药理与临床，2013, 29(1): 156.

67 叶下珠

【来源】大戟科植物叶下珠 *Phyllanthus urinaria* L. 的干燥全草。

【形态特征】一年生矮小草本，高 10 ～ 33cm。茎基部通常平卧。叶互生，排成两列，形似羽状复叶；叶片椭圆形或矩圆形，长 2 ～ 3cm，宽不及 2 ～ 5mm；先端钝或有小凸尖，基部钝圆少偏斜，边全缘；叶面深绿色，背面灰绿色。叶柄极短，夏季开花，花极小，黄白色，近无柄，着生在叶腋。果小，扁球形，表面有皱纹及小凸刺，排列在叶下，故名叶下珠。

【生长环境】多生于村边，田野较潮湿草地。

【采集加工】全草，夏秋采集，洗净晒干备用。

【性味功能】淡，微凉。清肝明目，渗湿利水，消疳积。

【主治用法】小儿疳积，目赤肿痛，感冒发热，肠炎腹泻，泌尿系感染，肾炎水肿。内服：煎汤，15 ～ 30g；外用适量。

【化学成分】槲皮素、新橙皮苷、芦丁、山柰酚、木犀草素、阿魏酸、鞣花酸、β-谷甾醇等。

【现代研究】

1. 抗病毒：珍珠草（叶下珠）对人血清培养液中乙肝病毒表面抗原（HBsAg）和乙型肝炎 E 抗原（HBeAg）均有抑制作用，以复方叶下珠滴丸对人血清培养液中 HBsAg 和 HBeAg 给药，抑制效果最好的浓度为 120mg/mL，时间为 72h，复方叶下珠滴丸治疗后人血清中 HBsAg 含量下降至 0.543ng/mL，HBeAg 含量下降至 4.722PEIU/mL。

2. 抗肝癌：珍珠草（叶下珠）对人肝癌移植瘤先天性无胸腺 Balb/c-nu 小鼠中乙肝相关性肝癌有抑制作用，与为给药小鼠相比，叶下珠可直接抑制乙肝病毒 x 基因（HBx）和血管生长因子（VEGFR3）的表达，还可间接通过抑制 HBx 表达抑制 VEGFR3 水平。

3. 抑菌：以珍珠草（叶下珠）的甲醇提取物对金黄色葡萄球菌和大肠杆菌给药，抑菌率分别可达 82.08% 和 59.36%。

4. 抗炎镇痛：珍珠草（叶下珠）的甲醇提取物高剂量（18g/kg）、中剂量（9g/kg）、低剂量（4.5g/kg）分别对二甲苯致小鼠耳肿胀模型、冰醋酸致小鼠扭体反应模型、冰醋酸致小鼠小鼠腹腔毛细血管通透性增加模型和福尔马林致痛模型给药，二甲苯致小鼠耳肿胀模型耳肿胀抑制率分别可达 45.51%、37.49%、60.48%，肿胀度较空白对照组明显降低；冰醋酸致小鼠扭体反应模型扭体次数抑制率分别为 52.13%、65.15%、57.17%，明显较空白对照组扭体次数减少，冰醋酸致小鼠腹腔毛细血管通透性增加模型毛细血管通透性抑制率分别为 42.50%、34.38% 和 41.25%，福尔马林致痛模型第 I 时相疼痛抑制率分别为 48.92%、40.41% 和 83.38%，第 II 时相疼痛抑制率分别为 60.49%、5.05% 和 19.65%。

【临床应用】

1. 病毒性肝炎失眠：温立新等用叶下珠治疗病毒性肝炎失眠 77 例，每日给予叶下珠 60g 浓煎取汁 200mL，分 2 次服，结果显示 39 例治疗组中痊愈 6 例，显效 23 例，有效 6 例，无效 4 例，总有效率为 89.74%，较安慰组（总有效率 39.47%）高，能有效改善病毒性肝炎失眠症患者的睡眠质量。

2. 丙肝肝硬化：张泽波等对 46 例丙肝肝硬化失代偿期以叶下珠片（大理白族自治州中药制药有限公司生产）治疗，每次服用叶下珠片 1.8g，每日 3 次，于餐前半小时口服，48 周后 ALT 复常率达 76.08%、HCV RNA 阴转率为 10.86%，对丙肝肝硬化代失代偿期疗效较好。

【参考文献】

[1] 杨孟妮. 叶下珠化学成分研究 [D]. 成都：成都中医药大学，2017.

[2] 谭本仁，徐晓梅，罗君，等. 复方叶下珠滴丸体外抗乙肝病毒的初步实验研究 [J]. 中国医药导报，2013，10(5):15.

[3] 魏春山. 叶下珠及其复方对 HBx 介导肝癌 VEGFR3 表达的影响 [D]. 广州：广州中医

药大学，2012.

[4] 戴卫波，吴凤荣，肖文娟，等. 叶下珠甲醇提取物抗炎镇痛及体外抑菌作用研究 [J]. 中华中医药学刊，2016, 34(4): 978.

[5] 温立新，张金付，陈翠玲，等. 叶下珠治疗病毒性肝炎失眠患者临床疗效观察 [J]. 中华中医药杂志，2017, 32(12): 5420.

68 田基黄

【来源】藤黄科植物地耳草 *Hypericum japonicum* Thunb.ex Murray 的干燥全草。

【形态特征】一年生直立草本，分枝少，高 15～40cm，茎细小，近四方形。单叶小，无柄，对生，卵形，长 4～15mm，宽 1.5～8mm，先端钝，边全缘，基部抱茎；由基部伸出 3～5 条叶脉，两面均光滑无毛，但分布有透明的腺点。夏季开花，花小，黄色，萼5片，披针形；花5瓣，长椭圆形，内曲，几与萼片等长，排成聚伞花序生于枝顶。蒴果长椭圆形，长约4mm，成熟时开裂为3个果瓣。种子多数。花期 5～6 月，果期9月。

【生长环境】多生于田基沟边，草丛较湿润处。

【采集加工】全草。夏、秋二季花开时采挖，除去杂质，洗净晒干备用或鲜用。

【性味功能】甘、微苦，微寒。清肝火，利湿，凉血，散瘀解毒，消肿定痛。

【主治用法】湿热黄疸，急、慢性肝炎，早期肝硬化，泄泻，痢疾，乙型脑炎，阑尾炎，小儿麻痹症。外伤积瘀肿痛、毒蛇咬伤，疮疖痈肿。干用 30～60g（鲜品加倍），水煎服。外用取鲜药适量捣烂外敷局部。

【化学成分】黄酮类、挥发油、香豆素、鞣质、蒽醌、氨基酸等。

【现代研究】

1. 抑菌：田基黄总黄酮提取物对大肠杆菌、枯草芽孢杆菌及金黄色葡萄球菌都具有良好的抑菌活性。田基黄中的异巴西红厚壳素抑制耐甲氧西林金黄色葡萄球菌、伤寒杆菌、牛型结核杆菌，对肺炎链球菌、猪霍乱杆菌、铜绿假单胞菌、白喉杆菌、福氏痢疾杆菌都有不同的抑制作用。

2. 抗病毒：田基黄70%乙醇提取物有较好的抗甲型H3N2流感病毒作用，还有抗鸭乙型肝炎病毒的作用。金丝桃素可抑制人体免疫缺陷病毒（HIV）及其他一些反转录病毒，对单纯疱疹病毒（Ⅰ型、Ⅱ型）、副流感病毒、牛痘病毒、疱疹口炎病毒、巨噬细胞病毒、白血病病毒等体内体外都具有抑制作用。

3. 抗氧化：田基黄甲醇提取物能有效抑制脂质的氧化分解以及较好地抑制由活性氧造成的小牛胸腺DNA氧化损伤。

4. 抗肝损伤：其水提物能减轻CCl_4所致肝细胞脂肪变性、坏死。具有显著的保肝退黄作用，对内毒素引起的肝损伤有显著的防治作用。

5. 抑制癌细胞：田基黄提取物对人舌癌细胞株TSCCa、喉癌Hep-2、鼻咽癌CNE-2和宫颈癌Hela以及肝癌细胞HepG$_2$等均有抑制作用，且呈明显的量效关系。

6. 对血脂和免疫功能影响：田基黄水煎液对高脂血症大鼠的血脂、免疫功能有调节作用，亦能明显降低三酰甘油、低密度脂蛋白胆固醇、总胆固醇水平和引起高密度脂蛋白胆固醇水平升高，具有一定的抗动脉硬化作用。田基黄总黄酮提取物对5/6肾切除慢性肾衰竭大鼠具有一定的治疗作用。

7. 抗痛风：田基黄提取物对大鼠足爪肿胀有较好的抑制作用，能减轻家兔急性关节炎炎症，降低高尿酸血症模型小鼠血尿酸值，有一定的抗炎作用，具有抗痛风作用。

8. 对心血管作用：田基黄流浸膏低浓度时可使在体及离体蟾蜍心脏先兴奋后抑制，高浓度时出现心脏纤维颤动而停跳，呈现出双向调节作用。麻醉犬静脉注射一定剂量的田基黄流浸膏，血压稍有下降，心跳及呼吸无明显变化。

【临床应用】

1. 肝病：用复方田基黄胶囊治疗肝病患者69例，口服水飞蓟宾葡甲胺片作为对照组，观察ALT、AST、T-BiL等肝功能各项指标，以及患者的主要症状及体征变化等，结果对照组治疗后总有效率为65.0%，田基黄胶囊给药组治疗后，显效47例，有效15例，无效7例，总有效率达89.9%，且两组比较差异有统计学意义（$P < 0.05$）。

2. 病毒性肝炎：用清肝合剂（以田基黄、虎杖等组成）治疗慢性乙型病毒性肝炎80例，其中临床治愈2例，显效52例，好转21例，无效5例，总有效率93.75%。用自拟茵田虎汤（茵陈、田基黄、虎杖等为主药）治疗病毒性肝炎70例，临床治愈53例，好转12例，无效5例，总有效率92.86%，其中HBsAg转阴20例。用肝水解肽联合田基黄治疗病毒性肝炎46例，其中慢性病毒性肝炎30例中治愈13例，显效15例，无效2例，总有效率为93.33%。急性病毒性肝炎16例中治愈10例，显效3例，无效3例，有效率81.25%。

3. 治疗急性黄疸性肝炎、慢性肝炎：用二黄汤（基本方为田基黄、溪黄草、金钱草）治疗急性黄疸性肝炎、急性胆囊炎黄疸共198例，其中急性黄疸性肝炎166例，急性胆囊炎黄疸32例，急性黄疸性肝炎治疗20天判定疗效，治愈154例，好转8例，无效4例。急性胆囊炎黄疸治疗10天判定疗效，治愈24例，好转6例，无效2例。用清利解活汤（以田基黄、虎杖、半枝莲等为主药）治疗急性黄疸性肝炎84例，临床治愈81例，治愈时间最短7天，最长50天，好转2例，总有效率为98.8%。自拟五味退黄汤（基本方为：田基黄、板蓝根、山楂、秦艽、碧玉散）治疗湿热黄疸40例，服用10～15剂后，38例痊愈，2例无效。

4. 高胆红素血症：将128例高胆红素血症患者随机均分为两组，治疗组64例，运用田基黄治疗；对照组64例，运用肌苷片治疗。结果两种不同药物对高胆红素血症均有效（$P < 0.05$），田基黄组有效率达87.5%，肌苷片组达40.6%。两组比较有显著差异（$P < 0.01$）。

5. 高脂血症：将96例高脂血症患者随机分为治疗组56例，服用田基黄茶（田基黄60g，北山楂30g，泽泻40g，红花20g，混合粉碎成粗粉，袋装开水浸泡约750mL），40例采用脂必妥片对照治疗，共治疗8周。结果治疗组的有效率为91%，与对照组有效率72.5%比较差异有显著性意义（$P < 0.01$）。

【使用注意】治疗阑尾炎与白花蛇舌草配伍使用量可增大到3～4倍。

【参考文献】

[1] 李雪峰，符智荣，魏燕，等.田基黄总黄酮提取物的抑菌性能研究[J].应用化工，2014, 43(3): 432.

[2] 何新华，高国强，刘永贵，等.田基黄治疗高胆红素血症64例临床观察[J].中国医药指南，2013 (23): 285.

[3] 胡向阳，李莉莉，马义.田基黄水煎液对应激动脉粥样硬化模型大鼠血脂、斑块炎性因子的作用研究[J].时珍国医国药，2011, 22(10): 2488.

[4] 毛羽，王冲，杜奕，等.田基黄主要成分抗缺氧活性的研究[J].时珍国医国药，2012, 23(5): 1111.

69 四大天王

【来源】金粟兰科金粟兰属植物及己*Chloranthus serratus* (Thunb.) Roem.et Schult.的全草。

【形态特征】多年生草本，高15～50cm。根状茎横生，粗短，有多数土黄色须根。茎直立，单生或数个丛生，具明显的节，无毛，下部节上对生2片鳞状叶。叶对生，4～6片生于茎上部；叶柄长8～25mm；叶椭圆形、倒卵圆形或卵状披针形，长7～15cm，宽3～6cm，先端渐窄成长尖，基部楔形，边缘具锐而密的锯齿，齿间有一个腺体，两面无毛；侧脉6～8对；鳞状叶膜质，三角形；托叶小，穗状花序顶生，偶有腋生，单一或2～3分枝；花白色，子房卵形，无花柱，柱头粗短，核果近球形；绿色。

【生长环境】多生于山林阴湿地。

【采集加工】药用全草。夏秋间采集，晒干备用。

【性味功能】酸、甘，平；有毒。活血散瘀，祛风消肿。

【主治用法】跌打损伤，风湿骨痛，风寒咳嗽，胃痛，蛇咬伤，疮痈肿痛。内服：煎汤，3～10g；或浸酒。外用：适量，捣敷。

【化学成分】银线草内酯、金粟兰内酯、二氢焦莪术呋喃烯酮、焦莪术呋喃烯酮、新菖蒲酮等。

【现代研究】

1. 抗真菌：银线草内酯、金粟兰内酯具有抗真菌作用。

2. 抗炎：小鼠实验表明，四大天王根醇提取液0.2mL/10g，对小鼠角叉菜胶性足跖肿胀具有显著的抑制作用，有减轻二甲苯所致小鼠耳肿胀的效果，能抑制醋酸所致的腹腔毛细血管通透性增加，对大鼠棉球肉芽肿增生有抑制作用。

3. 毒性：小鼠实验证明，灌服四大天王煎剂，可于短期内死亡。死亡前中毒症状有角弓反张，四肢抽搐，呼吸困难，解剖后发现小鼠各脏器有充血现象。

【临床应用】

1. 类风湿关节炎：用四大天王制成针剂（每2mL含生药4g），肌注，每日2次，每次2mL；个别每日1次，每次4～6mL；或用四大天王糖衣片（每片含生药2.5g），口服，每日3次，每次4～6片，或两者结合应用，3～6月为1疗程。治疗类风湿关节炎206例，其中单纯针剂组70例，单纯糖衣片组64例，针、片剂混合组72例。结果显效46例，有效18例，无效52例，总有效率为74.8%。经统计学处理，3组疗效无显著性差异。治疗后仅有极少数病例服糖衣片后有胃部不适及注射部位疼痛，一般不需停药。

2. 胃溃疡：用四大天王浸膏片口服，每次3片（每片相当于原生药25g，每日3次），连服1个月为1疗程。治疗胃溃疡50例（其中合并十二指肠溃疡13例，合并胃窦炎8例），结果胃溃疡痊愈31例，显效8例，有效7例，无效4例，总有效率92%。一般于服药7～10天即感好转，食欲改善，疼痛减轻或消失。

3. 银屑病：用四大天王注射液，每日2mL（内含生药2g）肌注，治疗银屑病30例，痊愈及基本痊愈10例，显效5例，好转5例，无效10例，总有效率66.67%。不少患者于注射10～20次即可见皮损大部分或全部消退，起效较为迅速。

4. 原发性血小板减少性紫癜：四大天王片（每片含生药2g）口服，成人每次6片，每日3次，小儿酌减；急性出血明显者，每日4次。病程短者，服药30天，病程长者，服药45天为1个疗程，均巩固治疗15天。共治疗26例，一般黏膜及内脏出血14天缓解；皮肤瘀点瘀斑、紫癜7～15天消失，10天内复查血小板计数均在1.0×10^9/L以上，出血时间正常，尤其对急性病例疗效显著。

【使用注意】内服宜慎，孕妇禁服。内服过量会出现呕吐、头痛、眼花、胸闷、手足抽搐、结膜充血、心悸等中毒症状。

【参考文献】

[1] 滕菲. 及己和多穗金粟兰化学成分的研究 [D]. 青岛：青岛科技大学，2009.

[2] 刘勇，张琪，彭玉娇，等.4种基原四块瓦的生药学研究[J].中国中药学杂志，2015，40(21)：4177.

[3] 罗永明，李创军，黄璐琦.金粟兰科药用植物的研究概况[J].江西中医学院学报，2007，19(1)：64.

[4] 陈吉炎，李聪，王雪芹，等.及己的性状与显微鉴别[J].中药材，2010，33(7)：1080.

[5] 章敏，赵映前.热痹颗粒剂治疗类风湿关节炎的作用机理研究[J].中成药，2006，28(12)：1786.

[6] 建峰，朱惠，胡冠军.紫云金的抗炎镇痛作用[J].海峡药学，2000，12(1)：25.

70 白牛胆

【来源】菊科植物羊耳菊 *Inula cappa* (Buch.-Hma.) DC.的根。

【形态特征】亚灌木，高70～200cm，根状茎粗壮，多分枝。茎直立，粗壮，全株被污白色或浅褐色绢状或棉状密茸毛，上部或从中部起有分枝。下部叶在花期脱落后留有被白色或污白色绵毛的腋芽。叶互生；中部叶有长约0.5cm的柄，上部叶无柄；叶片长圆形或长圆状披针形，中部叶长10～16cm，先端钝或急尖，基部圆形或近楔形，边有小尖头细齿或浅齿，上面被基部疣状的密糙毛，中脉毛较密，下面被白色或污白色绢状厚茸毛。头状花序倒卵形，直径5～8mm，多数密集于茎和枝端成聚伞圆锥状；总苞片5层，外层较内层短3～4倍，被白色或带褐色茸毛；小花黄色，长4～5.5mm，外围花舌片短小或无舌片；中央筒状花狭漏斗状。瘦果长圆柱形，被白色长绢毛，冠毛褐黄色，约与筒状花等长，有50余条糙毛。花期6～10月，果期8～12月。

【生长环境】亚热带和热带的低山和亚高山的湿润或干燥丘陵地、荒地、灌丛或草地，在酸性土、砂土和黏土上都常见，海拔500～3200m。

【采集加工】根。立夏后采挖，洗净，鲜用或晒干。

【性味功能】辛、甘，温。祛风散寒，止咳定喘，行气止痛。

【主治用法】风寒感冒，咳嗽，哮喘，头痛，牙痛，胃痛，疝气，风湿痹痛，跌打损伤，月经不调，白带，肾炎水肿。内服：煎汤，15～30g。外用：适量，研末撒敷。

【化学成分】黄酮、酚类、倍半萜、有机酸和挥发油等。

【现代研究】

1. 体外抑菌：采用牛津杯法、试管二倍稀释法以及LPS刺激RAW264.7细胞模型评价不同提取溶剂的羊耳菊提取物的抗菌和抗炎活性。结果显示，生药浓度为1.0g/mL的水提物、30%乙醇提取物、60%乙醇提取物、80%乙醇提取物对金黄色葡萄球菌均有抑制作用，各提取物对金黄色葡萄球菌的MIC值分别为：250mg/mL、125mg/mL、62.5mg/mL、250mg/mL，其中60%乙醇提取物抑菌效果最佳。不同提取物在0～250μg/mL范围内作用RAW264.7细胞24h对细胞无毒性影响。不同提取物在50～250μg/mL的范围内能够有效抑制LPS刺激RAW264.7细胞释放NO，其中60%乙醇提取物的抗菌和抗炎活性较好。

2. 抗炎作用：取45只大鼠建立SP模型，将40只建模成功的大鼠随机分为模型组，低、中、高剂量组，另外10只大鼠为对照组。低、中、高剂量组（生药6g/kg、12g/kg、24g/kg）按照20mL/kg灌胃，模型组和对照组灌胃等量蒸馏水，连续6天。对比灌胃2天、4天、6天时血清白介素-6（IL-6）、肿瘤坏死因子-α(TNF-α)、白介素-1β(IL-1β)炎症因子水平和TLR2、MyD88、NF-κB p65 mRNA蛋白相对表达量，结果显示羊耳菊水提物可改善SP大鼠炎症反应，其中12g/kg的羊耳菊水提物改善作用最佳，可能与抑制TLR2/MyD88/NF-κB信号通路有关。

3. 解热镇痛：采用二甲苯致小鼠耳肿胀法、小鼠腹腔毛细血管通透性亢进法观察羊耳菊抗炎作用，小鼠醋酸扭体法、热板法观察羊耳菊醇提物（生药）低、高（2.5g/kg、5g/kg）剂量的镇痛作用。结果羊耳菊醇提物（5g/kg）可显著抑制二甲苯所致小鼠耳肿胀及醋酸所致小鼠腹腔毛细血管通透性增高；羊耳菊醇提物（5g/kg）显著减少醋酸致小鼠20min内扭体次数，提高热板致痛小鼠痛阈值。

【临床应用】口疮：珍珠滴丸（羊耳菊，甘草，珍珠，冰片四味药材组成）治疗轻型复发性口疮60例，中医辨证属于心脾积热证的患者按就诊先后顺序随机分为试验组和对照组，试验组与对照组的比例为1：1。试验组含服珍珠滴丸，每次4粒，一日4次；对照组含服安慰剂，每次4粒，一日4次。两组疗程均为5天。结果中医证候临床疗效试验组临床痊愈4例，显效12例，有效12例，无效2例，愈显率53.3%，总有率93.3%；对照组临床痊愈0例，显效7例，有效15例，无效8例，愈显率23.3%，总有效率73.3%。溃疡愈合情况试验组疼痛消失率40%，溃疡愈合率13.3%；对照组疼痛消失率6.7%，溃疡愈合率为0。

【使用注意】服药期间禁食酸、辣食物。

【参考文献】

[1] 胡琳，贺正山. 羊耳菊化学成分和药理活性研究进展[J]. 中国现代应用药学，2012，29(10): 889.

[2] 莫佳佳，徐慕蝶，杨丹丹，等. 侗族药羊耳菊醇提物抗炎镇痛作用的实验研究[J]. 中国实验方剂学杂志，2012，18(21): 258.

[3] 王爱民，巩仔鹏，李梅，等. 羊耳菊提取物的抗菌和抗炎活性研究[J]. 时珍国医国药，2018，29(7): 1580.

[4] 艾力扎提·艾则孜，王昌柱，库丽加那提·帕提汗. 羊耳菊水提物对重症肺炎大鼠血清炎症因子的影响及机制初探[J]. 临床和实验医学杂志，2018，17(16): 32.

[5] 余姣. 珍珠滴丸治疗复发性口疮的临床研究 [D]. 武汉：湖北中医药大学，2011.

71 白毛藤

【来源】茄科茄属植物白英 *Solanum lyratum* Thunb. 的全草或根。

【形态特征】为多年生草质藤本，长0.5～1m；茎和小枝均被多细胞长柔毛；茎基部通常木质化，灰绿色，有纵棱。叶互生，薄纸质，通常琴形，长3.5～6cm，宽2.5～4cm或稍过之，顶端渐尖，基部3裂或5裂，中裂片明显大，卵形，侧裂片小，顶端钝或圆，两面被白色长柔毛；叶柄长约3cm；花冠蓝紫色或白色，组成顶生或腋外生、疏花的聚伞花序；萼杯状，直径约3mm，5齿裂；花冠近辐状，直径约1.1cm，深5裂，裂片星状开展；雄蕊花药黏合成一圆锥体，顶孔开裂。浆果球形，直径约8mm，熟时暗红色或黑色。种子扁圆形，白色。花期7～9月，果期10～11月。

【生长环境】生于山坡、沟边、林缘或荒野灌木丛中。

【采集加工】全草或根。夏、秋采收。5～6月或9～11月割全草，洗净，鲜用或晒干。

【性味功能】甘、苦，寒。清热解毒，利湿消肿。

【主治用法】感冒风热表证，湿热黄疸、带下，热性小便不利、水肿，疟疾；肾炎水肿，胆囊炎，传染性肝炎，胆结石，肺癌、喉癌、胃癌、膀胱癌、子宫颈癌、绒毛膜癌、皮肤癌、肝癌、甲状腺肿瘤。外用治风湿痹痛，痈疔疮疖。用量15～30g，水煎服。外用适量，煎水洗或取鲜品捣烂敷患处。

【化学成分】β-羟基甾体生物碱、多糖、咖啡酸、香草酸等。

【现代研究】

1. 抗肿瘤：白毛藤提取液对各种实验性肿瘤均有抑制作用，对癌细胞具有直接杀伤作用。白毛藤对CHO细胞周期各阶段的G2-PC染色体受损伤的效应，0.5～1.0g/mL药物处理45min后，G2-PC染色体有较明显的损伤，表现各种染色体发生一定畸变，如裂隙、断裂、交换、双着丝点等。用含2.5mg/mL、5.0mg/mL、10.0mg/mL三种不同浓度紫杉醇、白毛藤提取物的培养基培养BEL-7404肝癌细胞系24h，后细胞即发生形态学变化，出现凋亡小体和梯形DNA，说明白毛藤与紫杉醇一样通过促进细胞凋亡，导致肝癌细胞死亡，发挥抗癌作用。含有白毛藤的复方中药注射液对人胃癌细胞BGC-823和人乳腺癌MCF-7均有较强的杀伤作用。3H-TdR掺入实验发现，它能抑制BGC-823细胞的DNA合成。

2. 抗菌消炎：白毛藤所含的甾体皂苷对金黄色葡萄球菌、痢疾杆菌、铜绿假单胞菌、伤寒杆菌及大肠杆菌均有抑制作用，从用于抗炎及治疗创伤的52种传统中草药中优选抑制体内前列腺素生物合成及血小板活化因子（PAF）导致的胞吐作用的药物时发现，白毛藤不仅对感冒、风湿的疗效显著，且对 PAF 导致的胞吐作用抑制率高达 100%，居于所有参试草药之首。用白毛藤不同溶剂提取液进行抑菌实验，结果表明，白毛藤的热水提取液和酸性乙醇提取液具有较强的抑菌作用，其中热水提取液对金黄色葡萄球菌和链球菌的抑菌作用较强，酸性乙醇提取液对大肠杆菌和沙门氏菌的抑菌作用较强。

3. 增强机体免疫功能及抗过敏：根据溶血素及血清蛋白含量测定，白毛藤对促进机体抗体的形成及 γ- 球蛋白和白蛋白合成有较强的作用，可以增强机体非特异性免疫功能。白毛藤水提物及醇提物均能增加动物机体吞噬细胞的吞噬功能，对促进动物机体的免疫功能具有重要作用。白毛藤醇提取物对变态反应的作用，结果表明，它可以防治 DNP IgE 诱导的皮肤变态反应，抑制抗 DNP IgE 或 P 物质诱导的肥大细胞过度释放组胺，抑制 P 物质诱导组胺脱羧酶 mRNA 的过度表达。

【临床应用】

1. Ⅳ期胃癌：用藤梨根、野葡萄藤与白毛藤配伍，平均延长生存期 40.6 个月。用白毛藤与红枣、党参等配伍治疗宫颈癌 45 例，总有效率为 73.3%。

2. 晚期非小细胞肺癌：用白英汤（白英、百合、冬虫夏草、天冬、鱼腥草）加减联合化疗，对于减小瘤体积、改善患者临床症状、减轻化疗不良反应、提高患者生存质量等方面均明显优于单纯化疗。服用本中药后患者咳嗽通畅、痰量减少、肺部啰音改善，说明本方能改善气道通气功能；院内感染的概率相对较低，说明本方可能具有增强人体抵抗力的作用；以白英汤为基础辨证论治，其联合化疗是晚期非小细胞肺癌综合治疗中一种行之有效的治疗方法。

3. 治疗顽固性类风湿关节炎：在民间医药中以白英根、金鸡儿、楤木、鸡血藤等为主组成复方，治疗顽固性类风湿关节炎 30 例，经半年以上观察，有效 16 例，无明显效果 14 例，治疗总有效率为 53.33%。

4. 毛细血管瘤：用白英根（或全草）60g，单用或加红枣适量煎服。治 3 例毛细血管瘤，约服 1 个月后，毛细血管瘤均消失，皮色恢复正常。

5. 足癣：用白英搽剂（鲜白英、鲜射干、百部各 150g，黄柏 90g）搽患部，每天 1 次。治疗 23 例，其中水疱型 3 例，鳞屑型 11 例，浸渍型 6 例，糜烂型 3 例，痊愈 21 例，好转 2 例，一般用药 1 ～ 2 次即可止痒，3 ～ 4 天后开始脱皮，若连续用药 7 ～ 10 天即使不继续用药，皮损亦可完全消失。制法：先将白英、射干洗净切碎，以 95% 乙醇 1000mL 浸泡 2 天。再将百部、黄柏加水约 1500mL，煎至 1000mL，滤渣取汁，并将药渣置于白英、射干浸液中浸泡 2 天，于第 4 天再将上药之乙醇浸出液去渣过滤，与百部、黄柏煎液混合，加入水杨酸 60g 及 50% 二甲基亚砜 200mL 即成。

【使用注意】本品有毒，如服用过量，会引起喉头烧灼感及恶心、呕吐、眩晕、瞳孔散大等中毒反应。

【参考文献】

[1] 单长民, 胡娟娟, 杜冠华, 等. 白英提取物诱导人肝癌BEL-7404细胞凋亡作用[J]. 中国临床药理学与治疗学, 2001, 6(3): 200.

[2] 张永健, 王耐英, 许树旭, 等. 复方中药注射液对人癌细胞体外杀伤效应及其对细胞周期的影响[J]. 中西医结合杂志, 1989, 9(7): 416.

[3] 孙志良, 卢向阳, 董伟, 等. 复方白毛藤注射液的抑菌效果及对小鼠免疫功能的影响[J]. 中国兽医科技, 2003, 33(4): 58.

[4] 尹礼烘, 赵凤达, 王慧民, 等. 白英汤联合化疗治疗晚期非小细胞肺癌临床研究[J]. 江西学院学报, 2005, 45(1): 96.

[5] 张慈禄, 应渊, 水端英. 白英合剂治疗顽固类风湿性关节炎[J]. 中国康复医学杂志, 1989, 4(6): 35.

[6] 张燕, 孙志良. 白毛藤的研究进展[J]. 中兽医医药杂志, 2006(1): 23.

72　白药子

【来源】防己科千金藤属植物金线吊乌龟 *Stephania cephalantha* Hayata 的干燥块根。

【形态特征】多年生草质藤本, 全株无毛。块根团块状, 褐色; 小枝常紫红色, 叶互生, 纸质, 扁圆形至近圆形, 通常长2～6cm, 很少达8cm, 宽度稍大于长度, 顶端具小凸尖, 基部圆; 掌状脉通常7～9条; 叶柄长1.5～7cm, 明显盾状着生。花序腋生、总梗顶端具盘状花托, 花密集于盘状花托上; 春末夏初开黄绿色小花, 花单性, 雌雄异株; 雄花萼片4～6片, 匙形或近楔形; 花瓣3或6枚, 近圆形或阔倒卵形, 长约0.5mm; 雌花常退化至仅存1萼片和2花瓣, 均微小。核果阔倒卵形, 长约4mm, 内果皮背部两侧各有1行小横肋状雕纹, 胎座迹通常不穿孔。

【生长环境】常生于村边或旷野的灌木丛中或石灰岩隙缝中。

【采集加工】块根。秋季采收, 挖取根部, 洗净, 晒干; 或趁鲜横切片, 晒干。

【性味功能】苦、辛, 微寒; 小毒。清热解毒, 消痰散结, 凉血止血。

【主治用法】咽痛喉痹, 瘰疬痰核, 血热吐血, 衄血。外用治金疮出血, 热毒痈肿。现代有用于急性肝炎, 细菌性痢疾, 急性阑尾炎, 胃痛, 内出血。9～15g, 水煎服, 或入丸、散剂。外用适量, 研末调敷或取鲜品捣烂敷患处。

【化学成分】双苄基异喹啉类生物碱, 包括头花千金藤碱、异粉防己碱、小檗胺等。

【现代研究】

1. 抗单纯疱疹病毒：金线吊乌龟的甲醇提取物在100μg/mL浓度时可完全抑制HSV-l(IC$_{50}$为18.0μg/mL)，水提取物也有显著的抗HSV-l作用。

2. 舒张血管和抗过敏：从金线吊乌龟根中提取分离的阿罗马灵具有舒张血管和抗过敏作用。

3. 抗氧化稳定性：白药子黄酮提取物表现出较强抗氧化活性。

4. 升白细胞：从白药子中提取的小檗胺、头花千金藤碱和异粉防己碱具有升白细胞的作用。

【临床应用】流行性腮腺炎、淋巴腺炎、无名肿毒：据报道，取本品用醋磨汁，涂于上述患处，共治疗200余例，一般涂药数次，便能止痛消肿痊愈。

【参考文献】

[1] 金线吊乌龟中生物碱的抗单纯疱疹病毒作用的研究[J]. 国外医学（中医中药分册），2000(4): 239.

[2] 从金线吊乌龟根中提取分离的舒张血管和抗过敏的阿罗马灵[J]. 国外医药（植物药分册），1992(3): 139.

[3] 陈红. 白药子提取物成分鉴定及升白细胞实验研究[D]. 重庆：西南大学，2016.

[4] 刘玉鹏，刘梅，刘俊英，等. 30种中草药的抗氧化活性研究[J]. 烟台大学学报（自然科学与工程版），2000(1): 70.

73 白背叶

【来源】大戟科野桐属植物白背叶 *Mallotus apelta* (Lour.) Muell.Arg.的根和叶。

【形态特征】灌木或小乔木，树皮灰黑色。小枝、叶柄和花序均密被白色茸毛。叶有长柄，卵圆形，先端急尖，基部截平或近心脏形，边全缘或不规则的3浅裂，有浅齿；叶面深绿色，叶背白色，密被白色茸毛。夏秋间开穗状灰黄白花，花小，排成圆锥花序或穗状花序，生于枝顶。果近球形，表面被灰白色羽毛状软刺，似小棉球，连成一串而下垂。

【生长环境】多生于村边、路旁荒地及灌木丛林中或沟谷较为肥沃土。

【采集加工】叶，全年可采，鲜用或晒干。根，全年可采，洗净，切片，晒干。

【性味功能】苦，平。柔肝，收涩固脱，解毒，消肿。

【主治用法】脾脏肿大、慢性肝炎、脱肛、子宫下垂、淋浊、白带、便后下血、产后风、扁桃体炎、蜂窝织炎、化脓性中耳炎、鹅口疮、湿疹、跌打损伤、外伤出血、疮疖脓肿。叶，内服：煎汤，1.5～9g；外用：适量，捣敷或研末撒。青竹蛇咬伤，用叶捣烂加酒炖热，外涂伤口周围。干叶研粉可止外伤出血。根，内服：煎汤，15～30g。外用：适量，研末撒；或浸酒搽；或煎水洗。

【化学成分】萜类、黄酮类、挥发油类、香豆素类、苯并吡喃类及其衍生物等。

【现代研究】

1. 保肝：白背叶根水煎液具有较好的抗纤维化和抗肝炎作用。白背叶总黄酮体外对HSC-T6细胞增殖有显著抑制作用，可治疗肝纤维化。

2. 抗肿瘤：白背叶提取物均能抑制人白血病细胞、人胃癌细胞以及人宫颈癌细胞等各种常见的人恶性肿瘤细胞的增殖，且随着浓度的增加其抑制作用逐渐增强。

3. 抗氧化：白背叶根可以降低MDA水平，说明白背叶根具有较好的抗氧化能力。

4. 抗病毒：白背叶根对乙肝病毒的复制具有明显的抑制作用，白背叶乙醇提取物能够显著抑制人类免疫缺陷病毒的逆转录酶的复制。

5. 抗菌：白背叶的根、茎、叶及果实都具有不同程度的抑菌作用，其作用强度顺序为:叶＞果实＞根＞茎。

6. 抗炎：白背叶根提取物高、中剂量均可抑制二甲苯致小鼠耳郭肿胀度及蛋清致小鼠足肿胀率，表明白背叶根提取物对急、慢性小鼠模型炎症具有明显的抑制作用。

7. 止血：明显缩短小白鼠的凝血时间及凝血酶原的作用时间，并能显著减少家兔血浆复钙的时间且对家兔离体主动脉平滑肌有一定的舒张作用。

【临床应用】

1. 流行性腮腺炎：采用白背叶根、防风草的复方治疗1500例流行性腮腺炎患者，结果全部治愈。

2. 上消化道出血：复方白背叶与复方西药治疗急性胃、十二指肠出血，发现复方白背叶临床治愈率高于复方西药。

3. 带下病：白背叶根猪骨煎治疗脾肾虚弱型带下病30例，21例临床治愈，7例显效，2例无效。

【参考文献】

[1] 张秋奎，王志萍，刘雪梅，等.白背叶根的研究概况[J].中国民族民间医药，2017，26(22)：57.

[2] 章波，檀燕君，梁秋云，等.白背叶化学成分与药理活性的研究进展[J].中华中医药杂志，2019，34(8)：3650.

[3] 赵进军，吕志平，王晓东，等.白背叶根在肝纤维化动物模型中抗氧化作用的实验研究[J].中药材，2002，25(3)：185.

[4] 谢稳，严建业.白背叶总黄酮对HSC-T6细胞增殖作用及胶原蛋白和细胞因子的影响[J].右江医学，2020，48(4)：252.

[5] 伦玉宁，郑作文，邹静.白背叶提取物的体外抗肿瘤活性研究[J].时珍国医国药，

2011. 22(1): 33.

74 白簕

【来源】五加科五加属植物白簕 *Acanthopanax trifoliatus* (L.) Merr.的干燥根或根皮、叶。

【形态特征】攀缘状灌木，树皮灰白色。茎有刺，刺先端钩曲，基部扁阔；叶互生，为掌状复叶，有长叶柄，在叶柄先端着生小叶3片，长椭圆形或长卵形，长4～10cm，宽3～6.5cm；先端渐尖，边缘有疏而浅的锯齿，基部楔形，两侧小叶基部偏斜；有短柄，叶柄和叶背主脉都有小刺。秋季开花，花小，白色，排成伞形花序生于枝顶。果扁球形，黑色。

【生长环境】多生于溪边、坡地、灌木丛。

【采集加工】根、根皮、叶。全年可采。采挖根部，洗净，剥取根皮或切片晒干。叶多鲜用或阴干备用。

【性味功能】苦、涩，微寒。祛风逐湿，消瘀止血止痛，清热解毒。

【主治用法】风湿性关节痛，腰腿痛，感冒，喉炎，肠炎腹泻，慢性支气管炎咳嗽，湿热痢疾，黄疸。内服：煎汤，9～30g；或开水泡服。外用治疮痈肿毒，跌打损伤，皮肤湿疹。外用：适量，鲜品捣烂敷或煎水洗患处。

【化学成分】黄酮、酚酸、多糖、萜类、皂苷、挥发油等。

【现代研究】

1. 抗炎镇痛：白簕甲醇提取液具有明显的抗炎镇痛活性，白簕乙酸乙酯提取液有明显的抗炎活性。

2. 抗氧化：白簕中黄酮类成分具有较好的体外抗氧化作用，可清除体内过多的自由基。

3. 抗癌：白簕乙酸乙酯提取物具有抗前列腺癌细胞活性，作用机制是抑制NF-κB的转录活性，降低磷酸化ERK1/2和Akt的磷酸化水平，从而增加了Caspase-3水平。

4. 抗菌：白簕总黄酮纯化液对大肠杆菌的抑制效果强于总黄酮纯化液对金色葡萄球菌的抑制效果，而枯草杆菌的被抑制效果不明显。

5. 降血糖：白簕茎多糖可降低糖尿病小鼠的血糖浓度，且具有一定的剂量效应，高剂量下其治疗效果相当于降血糖药物二甲双胍的治疗效果。

6. 美白活性：白簕的醇提取物和水提取物可以显著抑制痤疮丙酸杆菌，白簕的水提取物可有效抑制酪氨酸酶活性。

7. 抗疲劳：白簕的茎多糖成分可显著提高机体运动能力，小鼠血清中对照的含量可被中、高剂量组的茎多糖显著降低，运动后的实验小鼠血清中的BUN含量会被高剂量茎多糖有效降低。

【使用注意】孕妇慎服。

【参考文献】

王宝庆，郭鑫磊，刘莹，等.白簕化学成分及其药理活性研究进展［J］.北方园艺，2018(13)：162.

75 半边莲

【来源】桔梗科植物半边莲*Lobelia chinensis* Lour.的干燥全草。

【形态特征】多年生细弱草本，高约数寸。茎直立或平卧生长，节着地生根。叶互生，线状披针形，长1～2.5cm，宽0.2～0.5cm，先端尖，基部渐狭，边缘有疏生小齿；近于无柄。夏秋间开花，花淡红色或淡紫色，单朵生在叶腋内，花瓣偏于一侧排列，形似半边莲花，故名半边莲。

【生长环境】多生于田边、浅水或路边湿润草地。

【采集加工】全草。夏季可采，晒干备用。鲜用，随采随用。

【性味功能】甘、淡，寒。清热凉血，解毒消肿，消炎利水。

【主治用法】晚期血吸虫病，肝硬化腹水，肝炎，肾炎水肿，菌痢，毒蛇咬伤，久热不退，阑尾炎，扁桃体炎，狂犬咬伤，疮疡肿毒，跌打扭伤，烫火伤。干用15～50g(鲜50～100g)，煎服。外用鲜药捣烂外敷或煎浓汁外搽，亦可浸酒外涂。

【化学成分】全草含生物碱、黄酮苷、皂苷、氨基酸、菊糖等；根茎含半边莲果聚糖；须根含花青素3-*O*-葡萄糖苷，花青素3-*O*-芸香糖苷。

【现代研究】

1. 抑制肿瘤细胞：半边莲提取物对小鼠H_{22}肝癌细胞、胃癌细胞BG-38、白血病细胞、骨髓瘤细胞U266等均具有抑制作用。木犀草素还能显著诱导人非小细胞肺癌细胞A549细胞凋亡和细胞周期阻滞。

2. 调节内皮细胞：半边莲生物碱能抑制胶原的表达、降低肾素活性，对缓解血管重塑有一定作用。半边莲提取物可缓解高脂血症对血管内皮的持续损伤。

3. 镇痛、抗炎：半边莲不同溶剂提取物对表皮葡萄球菌、大肠埃希菌、伤寒杆菌、痢疾杆菌、变形杆菌等均有较强的抑制作用。能提高小鼠热板痛阈值，具显著镇痛作用。

4. 呼吸兴奋：半边莲中生物碱类成分洛贝林能选择性地刺激颈动脉窦和主动脉体化学感受器的N_1受体，反射性地兴奋呼吸中枢使得呼吸加快。

5. 抑制 α- 葡萄糖苷酶：半边莲中木犀草素能够使 α- 葡萄糖苷酶活性下降。

6. 抗心肌缺血再灌注作用：半边莲能明显升高离体大鼠左心室收缩压（LVSP），同时减慢心率（HR），增加冠脉流量（CF），且均呈一定的浓度依赖性。

7. 抑制平滑肌细胞增殖：半边莲生物碱可抑制内皮素 1 所诱导的大鼠主动脉平滑肌细胞增殖，与浓度存在明显的依赖关系，对活细胞数目和乳酸脱氢酶释放量均没有影响。

8. 利尿：半边莲浸剂 0.1g/kg 给麻醉犬静注或等量灌入十二指肠，均有利尿作用。正常人口服半边莲粉剂 10 ～ 30g 则表现显著而持久的利尿作用。长期应用半边莲后，利尿作用逐渐减弱。

9. 解蛇毒：半边莲制剂以及从中分离出的琥珀酸钠、延胡索酸钠、对羟基苯甲酸钠对注射最小致死量眼镜蛇毒的小鼠均有较高保护作用。

10. 对消化系统的作用：半边莲煎剂口服，有轻泻作用。半边莲对离体兔肠的张力和蠕动，小剂量时有一定的增强作用，随后则抑制；大剂量时有麻痹作用。半边莲中含的琥珀酸 50mg/kg，可对抗大鼠幽门结扎产生的胃溃疡。

11. 对神经系统的作用：半边莲碱对自主神经节、肾上腺髓质、延脑各中枢、神经肌肉接头以及颈动脉体和主动脉体的化学感受器都有先兴奋后抑制作用。半边莲所含的琥珀酸对小鼠、大鼠、豚鼠、兔、猫和犬腹腔注射均能保护其对抗高压氧电休克和心源性惊厥；与戊巴比妥钠合用有协同镇痛作用，并能镇静和降低体温。

12. 利胆：犬静注半边莲水提醇沉制剂 1g（生药）/kg，胆汁流量较给药前增加 2 倍以上，给药 50min 后作用达到高峰，但胆汁中固形物、胆酸盐和胆红素的浓度有所降低。

【临床应用】

1. 结肠癌术后辅助治疗：12 例结肠癌致急性肠梗阻患者先行手术治疗后，再用白花蛇舌草 100g，半枝莲 60g，半边莲 20g，泡茶服用，每日一剂，连续服用一年进行辅助治疗，服药期间未接受任何放化疗。结果显效 7 例，有效 3 例，无效 2 例。有效率为 83%。

2. 急性上呼吸道感染：口服半边莲口服液（半边莲，半枝莲，白花蛇舌草，栀子，生地黄，甘草）治疗急性上呼吸道感染 75 例，1 天 3 次，1 次 10mL。结果痊愈 44 例，显效 27 例，有效 3 例，无效 1 例，有效率为 98.7%；用复方半边莲注射液（主要成分有半边莲、半枝莲、白花蛇舌草）治疗儿童上呼吸道感染 40 例，显效 27 例（67.5%），有效 10 例（25%），无 3 例（7.5%），总有效率 92.5%。

3. 急性支气管炎：应用复方半边莲注射液（主要成分有半边莲、半枝莲、白花蛇舌草）雾化吸入治疗小儿急性支气管炎 34 例，对照组 34 例予以急性支气管炎规范化治疗，治疗组在对照组的基础上加用复方半边莲，比较两组的疗效。治疗组的治疗总有效率为 97.1%，显著高于对照组的 76.5%。

4. 疱疹性咽峡炎：使用复方半边莲注射液（主要成分有半边莲、半枝莲、白花蛇舌草）氧气驱动雾化治疗小儿疱疹性口腔炎55例，显效28例，有效22例，无效5例。

5. 溃疡性结肠炎：采用口服中药健脾祛湿化浊方（黄芩、蒲公英、半边莲、半枝莲、白花蛇舌草、柴胡、青皮、白头翁、败酱草、白术等）治疗溃疡性结肠炎30例，显效18例，有效10例，无效2例。

6. 卵巢囊肿：用桂枝茯苓丸加味（半枝莲、半边莲各30g，桂枝、茯苓、牡丹皮、赤芍、桃仁、猪苓、泽泻各15g）治疗卵巢囊肿59例，治愈26例，有效31例，无效2例，有效率97%。

7. 带状疱疹：鲜半边莲全草150g加食盐少许，捣烂绞汁，取其药汁开水冲服，以渣调牛乳外敷患处。每日2～3次。治疗带状疱疹42例，获得满意的疗效。

8. 毒蛇咬伤：鲜半边莲30～120g，水煎，分三次服用，同时以鲜半边莲捣碎外敷，每日2次。14例毒蛇咬伤患者全部治愈。

【使用注意】体质虚寒无热者勿服。孕妇忌服。

【参考文献】

[1] 刘晓宇，张红.半边莲煎剂对肝癌的抑制作用及对P27和BCL-2表达的影响[J].大连医科大学学报，2016, 38(1): 21.

[2] 刘慧敏，刘邓.半边莲生物碱对肺动脉高压模型大鼠肺血管重构的影响[J].山东中医杂志，2014, 33(9): 756.

[3] 林雪群，祝高春.半边莲生物碱对高血压鼠脑动脉血管重构的作用[J].神经解剖学杂志，2013, 29(1): 79.

[4] 宋青坡，熊秀峰，黑卫可，等.半边莲口服液治疗急性上呼吸道感染75例[J].中医研究，2015, 28(7): 22.

[5] 任维莉.复方半边莲氧气驱动雾化治疗小儿疱疹性咽峡炎的疗效观察[J].临床医药文献杂志，2015, 2(18): 3723.

76　半边旗

【来源】凤尾蕨科植物半边旗 *Pteris semipinnata* L.的干燥全草。

【形态特征】多年生草本蕨类植物，高可达1m。地下有短的根状茎，被黑褐色的鳞片。叶丛生，羽状复叶，叶柄长而直立，深褐色，近基部黑色，有光泽；叶片先端为羽状深裂，几达叶轴，裂片线形，斜向上；其下部有近对生斜向上的小叶，小叶下侧深裂几达中脉，裂片线形。生孢子囊的叶缘无锯齿，孢子囊群线形，连续排列于叶背边缘；不生孢子囊的叶缘有细锯齿。

【生长环境】生于山坡、山沟阴湿处，多为群生。

【采集加工】全草。全年可采，鲜用或晒干备用。

【性味功能】苦、辛，平。疏风解毒，散瘀消肿，化湿滞，解蛇毒。

【主治用法】湿热痢疾，鲜用50～100g煎水服。痈疮肿毒，跌打肿痛，刀伤出血，毒蛇咬伤。外用：鲜用适量捣烂外敷；皮肤湿痒煎水外洗。

【化学成分】二萜类、倍半萜类、黄酮类、甾体类、苯丙素类、多糖及挥发油等。

【现代研究】

1. 抗癌：半边旗醇提物中分离纯化后得到的二萜类化合物对人胃腺癌细胞、人低分化鼻咽癌细胞、人肺腺癌细胞、肺癌细胞、肝癌细胞等多种癌细胞均有不同程度的抑制和杀伤作用，并诱导癌细胞凋亡，且呈明显的剂量依赖关系。

2. 抗菌：半边旗二萜类化合物对金黄色葡萄球菌、大肠埃希菌、铜绿假单胞菌均有抑制作用。

3. 抑制瘢痕成纤维细胞：半边旗的乙醇提取物5F（11α-羟基-15-氧-16-烯-对映贝壳杉烷-19酸）在体外能明显抑制病理性瘢痕成纤维细胞胶原的生成，对其增殖具有显著的抑制作用，并且能够诱导其发生凋亡。

4. 血清NO和炎症细胞因子的影响：半边旗中分离提取获得的贝壳杉烷型二萜类化合物5F可以有效减少酵母多糖诱导的腹膜炎小鼠血清一氧化氮及炎症因子TNF-α、IL-6、IL-10、MCP-1的含量。

5. 抑制猪脑微管蛋白聚合：半边旗中贝壳杉烷型二萜类化合物5F能抑制反应体系吸光值升高，抑制体外微管蛋白聚合，并能抑制其解聚。

6. 抗血小板：半边旗中二萜类化合物5F（11α-羟基-15-氧-16-烯-对映贝壳杉烷-19酸）具有抗血小板的作用，对凝血酶诱导的兔血小板聚集有抑制作用。

7. 保护脑缺血再灌注损伤：通过血管内线栓法建立小鼠大脑中动脉缺血再注损伤模型，于造模前3天连续灌胃，分别给予半边旗总黄酮20 mg/（kg·d）、40mg/（kg·d）、80mg/（kg·d），观察各组神经功能缺损评分、大脑梗死体积占比、脑组织匀浆超氧化物歧化酶（SOD）、过氧化氢酶（CAT）的活性，丙二醛（MDA）、肿瘤坏死因子-α(TNF-α)、白细胞介素-6(IL-6)含量，并进行比较。结果给予高、中、低剂量的半边旗总黄酮后，可明显改善上述指标并呈剂量依赖性。

【临床应用】原发性肝癌：采用口服白雪平胶囊（半边旗为主要成分）治疗原发性肝癌30例，原发性肝癌未有转移者，每天服3次，每次6粒；已发现转移者每天服4次，每次8粒。15～30天为1个疗程，间隔3～7天再服。总服药时间1年。结果1年后部分缓解为11例，微效6例，稳定10例，进展3例，瘤体缩小率56.7%。治疗后AFP转阴6例，下降4例；AKP下降10例；γ-GT下降12例；GTP恢复正常9例，改善4例；GOT恢复正常2例，改善1例。治疗后1年生存率73.3%。

【参考文献】

[1] 陈建发，陈引香，李萍，等. 半边旗提取物5F对人胃癌细胞凋亡的影响及其机制 [J]. 南方医科大学学报，2011, 31(8): 1345.

[2] 吴珏垄，刘威，龙梅琚，等. 半边旗提取物5F对三阴型乳腺癌细胞的抑制作用及其机制 [J]. 中华实验外科杂志，2014, 31(11): 2414.

[3] 吴科锋，刘义，吕应年，等. 半边旗提取物5F对肝癌细胞癌BEL-7402生长抑制作用及增殖细胞核抗原表达的影响 [J]. 中国现代医学杂志，2010, 20(24): 3687.

[4] 刘义，张薇，徐珠锦，等. 半边旗提取物5F体外抑菌实验 [J]. 牡丹江医学院学报，2008, 29(4): 46.

[5] 叶华，龚先玲，李立，等. 半边旗有效成分5F对腹膜炎小鼠血清NO和细胞因子的影响 [J]. 药学研究，2014, 33(12): 683.

[6] 张娜，邹娟，叶江海，等. 半边旗化学成分及药理活性研究进展 [J]. 贵阳中医学院学报，2019, 41(6): 95.

[7] 何晓文，陈品超，邹燕，等. 半边旗总黄酮对小鼠脑缺血再灌注损伤的保护作用及机制研究 [J]. 中国现代药物应用，2020, 14(13): 252.

77 半枝莲

【来源】唇形科植物半枝莲 *Scutellaria barbata* D. Don 的干燥全草。

【形态特征】多年生草本，长15～35cm，基部分枝，无毛或花轴上疏被毛。茎丛生，较细，四方形；表面暗紫色或棕绿色。叶片多皱缩，展平后呈三角状卵形或披针形，长1.5～3cm，宽0.5～1cm；先端钝，基部平截形或心形，边缘有疏锯齿；上表面暗绿色，下表面灰绿色。茎下部的叶有短柄，顶端的叶近于无柄。夏季开花，花小，通常2朵对生，排成疏生的总状花序生于枝顶，开花时均朝向一侧，花萼裂片钝或较圆；花冠二唇形，棕黄色或浅蓝紫色，有短柄，长约1.2cm，被毛。果实扁球形，浅棕色。气微，味微苦。

【生长环境】多生于田基，水沟边。

【采集加工】全草，夏、秋二季茎叶茂盛时采挖，洗净，晒干。

【性味功能】辛，苦，寒。清热解毒，化瘀利尿。

【主治用法】肝炎，疔疮肿毒，咽喉肿痛，跌扑伤痛，水肿，黄疸，各种癌症，外用治蛇虫咬伤。内服：煎汤，15～30g，鲜品加倍，或入丸、散。外用：适量，鲜品捣敷。

【化学成分】全草含黄酮类、β-谷甾醇、硬脂酸、生物碱、多糖；地上部分含黄酮类如汉黄芩素、半枝莲素、半枝莲种素、柚皮素、芹菜素、木犀草素等。

【现代研究】

1. 抗癌：半枝莲对肝癌、肺癌、人结肠癌、鳞状舌癌、白血病、宫颈癌、人胃癌等多种肿瘤细胞均有一定的抑制作用。半枝莲粗提物对二乙基亚硝胺导致的大鼠实验性肝癌具有一定抑制作用，并改善肝功能的各项指标，减轻大鼠肝损伤。

2. 增强机体免疫功能：半枝莲多糖明显促进脾细胞分泌肿瘤抑制因子，增强免疫功能，起到抑瘤作用。

3. 抑菌：半枝莲中提取纯化出的黄酮类化合物等对金黄色葡萄球菌、福氏痢疾杆菌、伤寒杆菌、铜绿假单胞菌、大肠杆菌等有抑制作用。

4. 解热、抗病毒：半枝莲中的野黄芩苷有明显的解热作用，半枝莲可以一定程度地抑制乙型肝炎病毒（HBV）的生长。

5. 抗氧化、衰老：半枝莲酸性多糖对羟基自由基和超氧自由基的清除作用明显，表现出较好的体外抗氧化活性，半枝莲水提液对 H_2O_2 有消除功用，并呈现量效关系。

6. 护肝：复方半枝莲注射液能有效降低小鼠血液中磺溴酞钠的潴留量，改善小鼠肝脏的排泄功能，对 CCl_4 所致肝损伤大鼠的谷丙转氨酶（SGPT）升高有抑制作用。

7. 抗诱变：半枝莲水煎液可对抗4-甲基亚硝胺基-1-（3-吡啶基）-1-丁酮的致突变作用，且其浓度与拮抗作用成正比关系。半枝莲对丝裂霉素C(MMC)所引起的小鼠微核（MN）和姐妹染色体交换（SCE）的升高，能起到显著的降低作用，对MMC诱导的染色体损伤有防护作用。

8. 内皮细胞衰老的影响：半枝莲总黄酮HF能显著延长线虫的平均寿命和最大寿命，对其生殖能力没有损害；HF还可提高秀丽隐杆线虫和人脐静脉内皮细胞（HUVECs）中超氧化物歧化酶、过氧化氢酶的活性，并上调两种细胞中抗衰老基因 daf-16、sir-2.1 的表达。

9. 对大鼠皮质星形胶质细胞损伤的抑制：半枝莲黄酮对 $A\beta_{25-35}$ 引起的大鼠皮质星形胶质细胞的损伤具有抑制作用，对阿尔茨海默病具有一定的治疗作用。

【临床应用】

1. 抗肿瘤：半枝莲、三棱、莪术、炙甘草等加减治疗原发性肝癌患者22例，结果临床症状明显减轻者3例，好转10例，无效9例，好转率45.45%。半枝莲、威灵仙、水蛭等自拟灵仙二草汤煎服治疗18例无法手术及放化疗的中晚期食管癌患者，在改善临床症状、提高生活质量、延长生存期方面有较好疗效，总有效率达88.8%。半枝莲、金银花、黄芩、全蝎等药制成的金甲胶囊治疗中晚期肺癌患者314例，有效率达66.6%，使患者的各种症状趋于缓解。

2. 尖锐湿疣：用 CO_2 联合半枝莲膏、IL-2治疗尖锐湿疣（GA），患者均先行用 CO_2 激光去除疣体，后用半枝莲膏涂于病损及其周围2cm处。结果48例患者治愈40例（83.3%），显效2例，有效1例，无效5例，总有效率为89.6%。且复发率低。

3. 胃病：用半枝莲、白花蛇舌草配伍其他中药治疗慢性胃炎患者87例，治愈率达89.7%，总有效率达100%。

4. 肾病：以半枝莲、金钱草、蒲公英、白茅根、车前子、黄芩、白芍组成金莲茅公饮随证加减用治急性肾小球肾炎50例，治愈34例，显效8例，好转6例，无效2例，有效率达96%。

5. 前列腺病：用半枝莲、白茅根、蒲公英、萆薢、车前子、薏苡仁、郁金、川楝子等自拟复方半枝莲汤并随证加减治疗慢性前列腺炎60例，结果痊愈38例，好转18例，无效4例，总有效率93.3%。以半枝莲、熟地黄、肉桂、车前子、海金沙、川牛膝、水蛭粉、胡桃仁、郁金、石菖蒲自拟启癃汤并随证加减治疗老年前列腺肥大55例，结果痊愈45例，好转8例，无效2例，总有效率为93.36%。

6. 病毒性角膜炎：半枝莲、丹参、青葙子等中药制成的复方半枝莲滴眼液。对34例树枝状角膜炎和浅点状角膜炎患者（共54只眼）进行治疗，总有效率为94.4%。

7. 尿血：由半枝莲15～30g，知母10g，黄柏12g，生黄芪15～30g，墨旱莲15g，山茱萸10g，白茅根30g（基本方）组成的半枝莲汤对65例血尿患者（肾小球肾炎22例，肾盂肾炎26例，泌尿道结石12例，肿瘤5例）治疗。结果35例治愈，17例显效，总有效率为95.4%。

8. 急性咽炎：176例急性咽炎患者随机分为两组，治疗组92例服用复方半枝莲合剂（半枝莲20g，金银花20g，黄芩15g，连翘10g，黄连8g，射干10g，补骨脂10g，西青果10g，桔梗6g，薄荷6g，甘草6g），对照组84例服用蓝芩口服液，疗程均为5天。治疗组总有效率93.64%，对照组总有效率86.90%，两组比较有显著性差异（$P < 0.05$）。

【使用注意】体虚及孕妇慎用。治癌症常与白花蛇舌草同用，各二两水煎服。

【参考文献】

[1] 李洁，孙静. 中药半枝莲对肝癌H_{22}荷瘤小鼠抑瘤作用的研究[J]. 时珍国医国药，2009, 20(5): 1233.

[2] Yang X, Yang Y, Tang S, et al. Anti-tumor Effect of Polysaccharides from *Scutellaria barbata* D. Don on the 95-D Xenograft Model via Inhibition of the C-met Pathway[J]. Journal of Pharmacological Sciences, 2014, 125(3): 255.

[3] 叶榕，林久茂，魏丽慧，等. 半枝莲乙醇提取物对人结肠癌HT-29细胞增殖及相关细胞因子的影响[J]. 解剖学杂志，2011, 34(3): 324.

[4] 静广平，焦晓辉，王学勇，等. 半枝莲提取物抗人舌鳞癌SAS细胞增殖作用的研究[J]. 口腔医学研究，2009, 25(3): 249.

[5] 赵杰，官守涛，孙设宗，等. 半枝莲多糖清除氧自由基及抗脂质过氧化作用[J]. 中成药，2012, 34(7): 1361.

78 半枫荷

【来源】梧桐科植物翻白叶树 *Pterospermum heterophyllum* Hance 的干燥根。

【形态特征】高大乔木，高达20m。树皮灰色或灰褐色，小枝被黄褐色短柔毛，单叶互生，二型：生于幼枝或萌发枝上的叶盾形，直径约15cm，掌状3～5裂，基部截形或近半圆形，上表面几无毛，下表面密被黄褐色星状短柔毛；叶柄长约12cm，被毛。生于成长树上的叶长圆形至卵状长圆形，长7～15cm，宽3～10cm；顶端钝，急尖或渐尖，基部钝，截形或斜心形，下表面密被黄褐色短柔毛；叶柄长1～2cm，被毛。花单生或2～4朵组成腋生的聚伞花序，花梗长5～15mm，无关节；小苞片鳞片状，花青白色，萼片5，线形，长达28mm，宽约4mm，两面被柔毛，花瓣5片，倒披针形，与萼片等长：雌雄蕊有短柄；雄蕊15枚，退化雄蕊5枚，线状，比能育雄蕊稍长，子房卵圆形，5室，被长柔毛，花柱无毛，花期秋季。蒴果木质，长圆状卵形，长约6cm，宽2～2.5cm，被黄褐色柔毛，顶端钝，基部渐狭，果柄粗壮，长1～1.5cm，种子具膜质翅。

【生长环境】多生于山坡、沟边或山顶密林中。

【采集加工】根。全年可采，切片，晒干备用。

【气味性能】甘、微涩，微温。祛风除湿，舒筋活络，消肿止痛。

【主治用法】风湿性关节炎，腰腿痛，产后风瘫，黄疸。每干用25～50g煎服或浸酒服。叶晒干研末，可用作刀伤止血药。

【化学成分】蒲公英萜醇、白桦脂醇、白桦脂酸、苏门树脂酸、2-甲氧基-5-羟基等。

【现代研究】

1. 抗肿瘤：利用MTT法对从翻白叶树根分离得到的单体化合物进行了抗肿瘤活性测定。化合物25对A549、HCT-8、Bel7402、BGC-823和A2780五种癌细胞株均具有一定的抑制作用，其IC_{50}分别为：0.21μmol/L、0.55μmol/L、0.40μmol/L、0.59μmol/L和0.34μmol/L；而化合物7仅对人肺癌细胞株A549具有抑制作用，IC_{50}为1.22μmol/L。

2. 驱虫：利用翻白叶树乙醇提取物对比哈小爪螨成螨驱避和产卵驱避的作用，结果发现翻白叶树的乙醇提取物对比哈小爪螨成螨驱避效果高达85.7%以上、对比哈小爪螨产卵驱避率高达到100%。

【临床应用】

1. 急性痛风性关节炎：用舒痛饮（由半枫荷、金钱草、救必应、川牛膝、布渣叶、两面针等组成）治疗急性痛风性关节炎36例。总有效率为97.22%。

2. 膝关节骨性关节炎等：用半枫荷散（由半枫荷根、荆芥、防风、乳香、胡椒根组成）治疗膝关节骨性关节炎50例。愈显率、总有效率分别为68%、90%。以经验方"骨外洗"为主（半枫荷、苏木、宽筋藤、络石藤、威灵仙等各100g），兼内服氨糖美辛为辅，治疗膝关节退行性骨关节炎120例，显效54例，有效63例，无效3例。

3. 骨折：采用壮药包熨汤（半枫荷、豆豉姜、丢了棒、千斤拔、刘寄奴等）配合手术治疗股骨髁间粉碎性骨折30例，结果优良率达93%。

4. 腰椎间盘突出症：用以半枫荷为主的腰痛方治疗腰椎间盘突出症患者。140例随机分为两组，治疗组71例，以腰痛方加整脊手法治疗；对照组69例，仅以整脊手法进行治疗。两组均以10天为1个疗程，连续治疗3个疗程。结果治疗组的总有效率、痊愈率分别是93.0%、73.2%，对照组是84.1%、50.7%。

5. 老年增生性脊柱炎：以梁氏骨质增生方加入半枫荷、石楠藤各15g治疗老年增生性脊柱炎113例，9天为1个疗程，连服2～5个疗程，结果痊愈46例，好转56例，无效11例，疗效满意。

6. 腰腿痛：采用自制半枫荷药酒治疗腰腿痛患者281例，每次饮服15g，每天2次，显效139例，总有效率达90.4%。

【参考文献】

[1] 郭丽珍，廖福金，吕雄. 舒痛饮治疗急性痛风性关节炎临床疗效观察[J]. 广州中医药大学学报，2018, 35(16): 1002.

[2] 余冬冬，姚红. 中药穴位敷贴治疗支气管哮喘的临床研究[J]. 广州医学院学报，2009, 37(5): 21.

[3] 欧伦，米琨，俸志斌. 壮药包熨烫治疗股骨髁间粉碎骨折术后30例[J]. 陕西中医，2007, 28(12): 1621.

[4] 邬黎平，薛忠林，梁伯进，等. 中西医结合治疗神经根型颈椎病50例疗效观察[J]. 新中医，2006, 38(4): 60.

[5] 吴新华. 腰痛方配合整脊手法治疗腰椎间盘突出症的临床研究[J]. 中外健康文摘，2010, 7(18): 13.

[6] 杨丽，何军伟，王素芳，等，翻白叶树的化学成分、药理活性及质量控制研究进展[J]，江西中医药大学学报，2019, 31(6): 113.

79 丝线吊芙蓉

【来源】虎耳草科虎耳草属植物虎耳草 *Saxifraga stolonifera* Meerb. 的全草。

【形态特征】为多年生常绿草本，高8～45cm，全体被毛，有细长的匍匐枝蔓延地面，着地后另生新株。叶通常基生而成束，生于茎上的则为互生，叶片近心状、扁圆形或肾形，肉质，长1.5～7.5cm，宽2.5～12cm，不明显的7～11浅裂，边缘波浪形而具钝齿，上面暗绿色，沿叶脉处有白斑，下面带深红色，或有红紫色的斑块或斑点；叶柄长3～20cm，叶柄和茎都有伸展的长柔毛，春、夏间开花；花茎从叶丛中抽出，长15～45cm，花多数，白色，排成稀疏的圆锥花序，萼片5枚，稍不等大，卵形，长1.8～3.5mm，宽1～1.8mm；花瓣5片，白色，不整齐，有3片较小，卵形，长2.5～4mm，有红色的斑点，另有2片较大，披针形，长0.8～1.5cm，倒垂，形似虎耳；雄蕊10枚，雌蕊1枚，子房通常2室。蒴果卵圆形，顶端2深裂，呈嘴状，有卵形的种子多粒。

【生长环境】生于山谷、林下或溪边阴湿的石隙中或家种。

【采集加工】全草。全年可采，干用或鲜用。

【性味功能】微苦、辛，寒；有小毒。清热解毒，凉血止血。

【主治用法】血热崩漏，痔疮出血。外用治耳郭溃烂，脓肿疖肿，外伤出血，急慢性中耳炎。用量9～11g，水煎服。外用鲜品适量，捣烂敷患处；榨汁滴耳。

【化学成分】全草含熊果酚苷、马栗树皮素、生物碱、岩白菜素、去甲岩白菜素等。鲜叶含虎耳草苷、槲皮苷。根含挥发油，油中含α-蒎烯等。

【现代研究】

1. 抗氧化：虎耳草70%乙醇超声提取物及其石油醚、乙酸乙酯、正丁醇、水溶剂提取物对酪氨酸酶的激活率分别为26.41%、−2.15%、−2.76%、17.18%和28.92%；对DPPH自由基具有较强的清除作用，IC_{50}值分别为26.81μg/mL、21.44μg/mL、10.37μg/mL、25.60μg/mL和245.21μg/mL。

2. 对急性肺损伤的保护：24只昆明小鼠随机分为对照组（8只，一次性灌胃生理盐水0.25mL/只）、染毒组（8只，一次性灌胃百草枯水溶液250mg/kg）和治疗组（8只，染毒小鼠按250mg/kg剂量给予虎耳草水煎液灌胃治疗），给药2次/天，连续8天。结果显示，百草枯中毒所致肺急性损伤在虎耳草水煎液的治疗下有所缓解和减轻症状。

3. 抑菌：水蒸气蒸馏法提取的虎耳草精油生长速率法测定表明，虎耳草精油对小麦全蚀病菌和番茄早疫病菌的抑制活性较高，在500mg/L剂量下抑制率均在90%以上；对玉米大斑病菌和油菜菌核病菌在750mg/L剂量下的抑制率在80%以上。

4. 强心：离体蛙心滴加虎耳草压榨的鲜汁滤液或1：1乙醇提取液0.01mL，均显示一定强心作用。

5. 利尿：麻醉犬及清醒兔静脉注射虎耳草乙醇提取液1mL/kg，呈现明显利尿作用。

【临床应用】

1. 中耳炎：①取虎耳草鲜叶捣汁，纱布过滤，加适量冰片，装入滴眼瓶内备用。用时先用3%过氧化氢溶液（双氧水）洗涤外耳道，将脓性分泌物清除干净，然后取虎耳草液滴耳，每次1～2滴，每日3次。治疗化脓性中耳炎31例，急性

25例，平均3天治愈，慢性6例，平均7天治愈。②用中耳炎药水（每100mL鲜虎耳草汁加75%乙醇20mL制成）滴耳，治疗急慢性中耳炎，治愈率为93.56%，有效率为100%。③治急、慢性中耳炎：先用白醋洗净耳内，再将鲜叶捣汁滴入耳内。

2. 痔疮，冻疮溃疡，痈肿，毒虫咬伤：外用适量捣烂敷。

【使用注意】孕妇慎服。

【参考文献】

[1] 张慧，李秋月，贺尚文，等. 虎耳草化学成分及药理活性研究进展[J]. 动物医学进展，2021, 42(1): 94.

[2] 刘东. 虎耳草及其主要活性成分以及对小鼠Lewis肺癌移植瘤的抗肿瘤作用[D]. 苏州：苏州大学，2017.

[3] 张知侠. 虎耳草精油化学成分及其抑菌活性[J]. 西北农业学报，2016, 25(10): 1536.

[4] 张岩，陈怀庆，陶金巧，等. 虎耳草提取物对酪氨酸酶的激活及抗氧化作用[J]. 食品工业，2019, 40(11): 174.

[5] 窦伟，李亨东，杨锐，等. 虎耳草水煎液对百草枯中毒小鼠SP-A的影响[J]. 中国畜牧兽医文摘，2015, 31(4): 197.

80 老虎枥

【来源】蓼科蓼属杠板归 *Polygonum perfoliatum* L. 的全草。

【形态特征】多年生披散或攀缘状草本，茎长1～2m，上有倒生钩刺。叶三角形，薄纸质，互生，顶端钝或近短尖，边缘、背脉和细长的叶柄上常有小钩刺；托叶圆形，包茎。夏秋开花，花白色或青紫色，排成总状花序，生于叶腋。瘦果球形，成熟时黑色，有光泽。

【生长环境】多生于潮湿草丛中、路旁及水沟边。

【采集加工】全草。夏秋采集，晒干备用。

【性味功能】微酸，凉。清热利湿，消炎解毒，收敛。

【主治用法】燥热咳嗽，肠炎，疮疖，天疱疮，黄水疮，皮肤瘙痒。干用9～30g，水煎服。外用：鲜草捣烂敷或煎水外洗。

【化学成分】黄酮、蒽醌、萜类、酚酸类等。

【现代研究】

1. 抗病毒：MTT法检测老虎枥各提取物对单纯疱疹病毒-1（HSV-1）的作用。结果显示，老虎枥醇提部位与大孔树脂醇洗部位抗病毒作用最强，药物浓度在8μg/mL

以上时，对单纯疱疹病毒的抑制程度可达50%以上，与阳性对照药阿昔洛韦无统计学差异（$P>0.05$）。

2. 抗氧化：通过对ABTS自由基和DPPH自由基的清除能力及FRAP法对老虎杈的抗氧化活性进行评价。结果显示，老虎杈的乙酸乙酯提取物和甲醇提取部分有一定的抗氧化作用，对ABTS自由基、DPPH自由基的清除能力随浓度增大而增强，其中甲醇提取部分的抗氧化作用最好。

3. 止咳化痰：采用SO_2引咳法观察老虎杈止咳作用及大鼠毛玻璃管排痰法观察其化痰作用。老虎杈组（5g/kg）每天灌胃1次，共7天。结果显示，老虎杈提取物能延长SO_2引咳的咳嗽潜伏期、减少咳嗽次数、促进大鼠排痰量。

4. 抗炎：采用二甲苯致小鼠耳郭肿胀实验、醋酸致小鼠腹腔毛细血管通透性亢进实验和角叉菜胶致大鼠足趾肿胀实验观察老虎杈消炎作用。老虎杈组（5g/kg）每天灌胃1次，共3天。老虎杈提取物能明显抑制二甲苯致小鼠耳郭的肿胀度，抑制醋酸所致小鼠腹腔毛细血管通透性的增高，降低角叉菜胶致足趾肿胀大鼠血清和足爪局部炎症组织中前列腺素（PGE_2）、丙二醛（MDA）的含量。

5. 抗肿瘤：采用MTT法观察老虎杈提取物对人胃腺癌SGC-7901细胞、人结肠腺癌Colo320细胞、人前列腺癌PC-3细胞、人急性髓性白血病HL60细胞及S_{180}肉瘤的作用。结果显示，老虎杈提取物对多种肿瘤细胞体外抑制率均较好，其中以乙酸乙酯部位最佳；乙酸乙酯提取物对S_{180}肉瘤具有较强的体内抗肿瘤作用。

【临床应用】

1. 带状疱疹：用老虎杈汤（老虎杈100g，金银花、火炭母、板蓝根各50g）治疗带状疱疹120例，上药每剂浓煎2次，取汁500mL，分早、晚2次湿敷患处，每次30min，每日1剂；雄黄散每日1剂，冷开水调成糊状外涂患处，每日2次，均连用5天为1个疗程。结果显示痊愈100例，有效17例，无效3例，总有效率97.5%。

2. 痔疮：采用老虎杈汤（老虎杈30g，苦参30g，黄柏15g，蛇床子30g，金银花15g，地肤子15g，延胡索15g，朴硝30g）熏洗坐浴治疗炎性外痔40例。将上药加水2000mL，浸泡20min后，煮沸20min，将液体倒入盆中，去渣或带渣均可，趁热先熏蒸，待水温稍降低后，以纱布浸湿热敷或直接坐入浸泡10～15min，每日1剂，早晚各1次，连用3～14天，结果显示治愈37例，好转3例，有效率100%。

3. 寻常疣：鲜老虎杈治疗少儿寻常疣38例，取鲜老虎杈适量，捣汁后敷于患处，5次/天，治疗最短半个月，最长3个月。结果显示治愈21例，显效9例，有效8例，治疗过程未发现副作用。

【使用注意】体质虚弱者及孕妇慎服。

【参考文献】

[1] 徐丽丽，徐一，郭秋言，等. 杠板归的研究进展[J]. 中医药导报，2017, 23(24): 118.

[2] 张长城，黄鹤飞，周志勇，等. 杠板归提取物抗单纯疱疹病毒-Ⅰ型的药理作用研

究 [J]. 时珍国医国药，2010, 21(11): 2835.

[3] 邢煜君，王海燕，王俊霞，等. 杠板归抗氧化作用及抑制葡萄糖苷酶活性 [J]. 中国实验方剂学杂志，2011, 17(2): 189.

[4] 隆万玉，李玉山. 杠板归抗炎止咳作用的研究 [J]. 临床合理用药，2010, 3(18): 34.

[5] 陶锋，张如松. 杠板归的体内外抗肿瘤作用实验研究 [J]. 中华中医药学刊，2013, 31(9): 2019.

[6] 韦雄. 杠板归汤湿敷与雄黄散外涂治疗带状疱疹120例 [J]. 山西中医，2009, 25(8): 35.

[7] 徐铁华. 痉咳方治疗小儿百日咳综合征82例 [J]. 实用中医药杂志，2000(12): 11.

[8] 庞卫阳，裘少益. 鲜杠板归治疗少年儿童寻常疣38例 [J]. 浙江中医杂志，2014, 49(1): 34.

81 地胆头

【来源】菊科地胆草属植物地胆草 *Elephantopus scaber* L. 的全草。

【形态特征】多年生草本，高30～60cm，分枝少，全株被白色紧贴的粗毛。叶大部基生、密集，放射状平铺地面，匙形或矩圆状倒披针形，长5～18cm或更长，先端钝或短尖，基部渐尖，边缘稍有钝锯齿；生于茎上部的叶少，极小。夏秋间开花，花小，淡紫色集成头状花序生于枝顶。果有棱，顶生4～6枝长而硬的刺毛。

【生长环境】坡地、路边、湿地均有生长。

【采集加工】全草。春夏秋均可采集，洗净，晒干，切碎备用。

【性味功能】苦，寒。清热凉血，消肿拔毒。

【主治用法】感冒、热痢、急性胃肠炎、扁桃体炎、咽喉炎、结膜炎、疖肿、湿疹等。内服：水煎服，鲜用30～60g，干用6～15g。外用：适量，捣烂敷患处或煎水洗患处。

【化学成分】三萜类、倍半萜内酯类、甾体类、黄酮类、蒽醌类、肽类等。

【现代研究】

1. 保肝：地胆草根茎甲醇提取物75mg/kg、150mg/kg连续灌胃给药乙醇诱导的肝损伤大鼠模型7天，能够显著降低AST、ALT、ALP和γ-谷氨酰转肽酶（γ-GT）水平，提高总蛋白和白蛋白水平。

2. 抗肿瘤：用MTT法测定地胆草种内酯和异去氧地胆草内酯（1～100μmol/L）对SMMC-7721、Caco-2和Hela 3种肿瘤细胞的影响。结果显示地胆草种内酯和异去氧地胆草内酯对上述3种细胞的增殖有显著抑制作用。

3. 抗菌：用纸片法测定地胆草的水提物对变异链球菌 *S.mutans* MT5091（serotypec）和 *S.mutans* OMZ 176（serotyped）的影响。结果显示地胆草的水提物对两种菌均有较强的抑制作用，MIC 分别为 7.8g/L 和 15.6g/L。

4. 抗炎：地胆草的水提物 300mg/kg 对由角叉菜胶诱导的关节炎小鼠连续灌胃给药 7 天，其爪部急性炎症有明显改善，对由 CFA 诱导的慢性炎症也有良好的抑制作用。

【临床应用】

1. 婴幼儿腹泻：用地胆头注射液（5mg/mL）肌注，每天 2 次，连用 2 天，治疗婴幼儿腹泻 32 例，用药 3 天，有效 32 例，有效率 100%。

2. 上呼吸道感染：用地胆头注射液（5mg/mL）肌注，每日 2 次，每次 1 ～ 2 支，连用 4 ～ 5 天，治疗上呼吸道感染 360 例，显效 285 例，好转 55 例，总有效率 94.4%。

3. 肺炎：用地胆头注射液（5mg/mL）肌注，每日 2 次，每次 1 ～ 2 支，连用 4 ～ 5 天，治疗肺炎 342 例，显效 253 例，好转 62 例，总有效率 92.1%。

4. 扁桃体炎：用地胆头注射液（5mg/mL）肌注，每日 2 次，每次 1 ～ 2 支，连用 4 ～ 5 天，治疗扁桃体炎 386 例，显效 301 例，好转 61 例，总有效率 93.8%。

5. 腮腺炎：用地胆头注射液（5mg/mL）肌注，每日 2 次，每次 1 ～ 2 支，连用 4 ～ 5 天，治疗腮腺炎 86 例，显效 76 例，好转 5 例，总有效率 94.2%。

【使用注意】孕妇忌服。

【参考文献】

[1] 左爱学，饶高雄. 地胆草的化学成分和药理作用研究进展[J]. 中国药业，2014，23(17): 3.

[2] 刘圆，王杰，孟庆艳. 民族药地胆草的生药学鉴定[J]. 西南农业大学学报（自然科学版），2006, 28(4): 640-642.

[3] 蔡卫明，岑锡棠. 地胆头注射液治疗婴幼儿秋季腹泻疗效观察[J]. 广东药学院学报，1997, 13(3): 203.

[4] 杨远姗. 地胆头注射液配制及临床应用[J]. 中国当代医药，2012, 19(5): 109.

82 地榆

【来源】蔷薇科地榆属植物地榆 *Sanguisorba officinalis* L. 或长叶地榆 *Sanguisorba officinalis* L.var.*longifolia* (Bert.) Yü et Li 的干燥根。后者习称"绵地榆"。

【形态特征】多年生草本。根多呈纺锤形，表面棕褐色或紫褐色，有纵皱纹及横裂纹。茎直立，有棱，无毛或基部有稀疏腺毛。基生叶为羽状复叶，小叶4～6对；叶柄无毛或基部有稀疏腺毛；小叶片有短柄；托叶膜质，褐色，外面无毛或有稀疏腺毛；小叶片卵形或长圆形，长1～7cm，宽0.5～3cm，先端圆钝，稀急尖，基部心形至浅心形，边缘有多数粗大、圆钝的锯齿，两面无毛；茎生叶较少，小叶片长圆形至长圆状披针形，狭长，基部微心形至圆形，先端急尖，托叶大，草质，半卵形，外侧边缘有尖锐锯齿。穗状花序椭圆形、圆柱形或卵球形，直立，长1～3cm，横径0.5～1cm，紫色至暗紫色，从花序顶端向下开放；苞片2，膜质，披针形，先端渐尖至骤尖，比萼片短或近等长，背面及边缘有柔毛；萼片4，椭圆形至宽卵形，先端常具短尖头，紫红色；雄蕊4，花丝丝状与萼片近等长，柱头先端盘形。瘦果包藏在宿存萼筒内，倒卵状长圆形或近圆形，外面有4棱。花果期7～10月。

【生长环境】多生于山坡、荒地。

【采集加工】根。春季将发芽时或秋季植株枯萎后采挖，除去须根，洗净，干燥，或趁鲜切片，干燥。

【性味功能】苦、酸、涩，微寒。凉血止血，解毒敛疮。

【主治用法】便血，痔血，血痢，崩漏，水火烫伤，痈肿疮毒。9～15g，水煎服。外伤出血，煅炭研末外敷患处。烫火伤，用干根研末调茶油涂患处。

【化学成分】地榆素H-1～H-11、1,2,6-三没食子酰-β-D-葡萄糖、阿魏酸、β-谷甾醇、原儿茶酸、3,4-二羟基苯甲醛、没食子酸甲酯、右旋儿茶素、地榆糖苷、地榆皂苷等。

【现代研究】

1. 止血：生地榆和地榆炭水提液2.25g（生药）/kg灌胃给药，能缩短小鼠的出血和凝血时间，1.75g（生药）/kg灌胃给药，能促进大鼠体外血栓的形成，有促凝血作用，地榆炭作用均优于生地榆。

2. 抗炎作用：生地榆和地榆炭水提液2.25g（生药）/kg灌胃给药，均能抑制二甲苯致小鼠耳郭肿胀及冰醋酸致小鼠腹腔毛细血管通透性增高；3.5g（生药）/kg灌胃给药，能显著降低蛋清致大鼠足跖肿胀度，生地榆作用均优于地榆炭。

3. 抗肿瘤：不同浓度（100μg/mL、150μg/mL、200μg/mL、250μg/mL、300μg/mL）的地榆正丁醇萃取层作用于肝癌HepG$_2$细胞72h，细胞增殖明显受到抑制，IG$_{50}$为222.87μg/mL；不同浓度（200μg/mL、400μg/mL、600μg/mL）的地榆正丁醇萃取层作用于HepG$_2$细胞48h后，随着地榆正丁醇萃取层浓度的增加，HepG$_2$细胞的凋亡率和细胞内活性氧（ROS）的含量也逐渐升高。

4. 促造血：地榆鞣质5～20mg/kg剂量灌胃给药，可显著升高环磷酰胺所致的小鼠白细胞减少症及保护骨髓DNA。地榆总皂苷具有单独或协同细胞因子的促造血细胞增殖作用，分别培养依赖血小板生成素（TPO）、红细胞生成素（EPO）和粒细胞集落刺激因子（G-CSF）生长的Baf3/Mpl、UT-7和NSF-60细胞，用5～40μg/mL地榆总皂苷处理细胞72h后，可明显促进Baf3/Mpl细胞和NSF-60细胞增殖。

5. 抗菌：采用牛津杯法测定浓度为5mg/mL和10mg/mL地榆鞣质的抑菌圈直径，结果地榆鞣质对金黄色葡萄球菌、蜡样芽孢杆菌、单核增生李斯特菌均具有较强的抑菌作用，其抑菌圈直径还与药液浓度成正相关，浓度越高，抑菌圈直径越大。

6. 抗氧化：地榆多酚有较强的抗氧化能力，通过羟自由基清除、DPPH自由基清除及还原能力测定，结果表明地榆多酚对羟自由基和DPPH自由基的半抑制质量浓度（IC_{50}）分别为0.179mg/mL和0.691mg/mL。

7. 治疗烫伤：炒地榆粉外用，对兔及狗的Ⅱ度、Ⅲ度实验性烫伤面有显著收敛作用，能减少渗出，降低感染和死亡率。

8. 抗溃疡：地榆1g/mL灌胃给药溃疡性结肠炎大鼠，观察其抗溃疡的作用。结果表明地榆1g/mL可显著降低IL-1β水平，升高IL-10的水平，下调NF-κB蛋白活性，对溃疡性结肠炎效果明显。

9. 止吐：给鸽子灌服地榆煎剂3g/kg，每日2次，共服4次，可有效减少静注洋地黄引起鸽呕吐次数，有较好的止呕作用。

10. 免疫调节：地榆水提物30mg/kg给大鼠灌胃给药，研究其免疫调节作用。结果显示，大鼠白细胞数目显著增多，胸腺指数明显增加，胸腺皮质增多，骨髓DNA含量增加。

【临床应用】

1. 小儿肠伤寒：地榆50g，白花蛇舌草15g。水煎服。治疗57例（均14岁以下），治愈49例，无效8例，总有效率85.96%，治愈病例平均退热天数为7.3天，最短2天，最长19天。

2. 皮肤病（湿疹）：地榆水煎剂湿敷，或用地榆粉、煅石膏各600g，枯矾30g，研匀，加凡士林900～1200g，调匀外敷。治疗湿疹及湿疹样皮炎、脂溢性湿疹、下肢静脉曲张性湿疹及糜烂感染型足癣等患者109例，治愈47例，显效及有效50例，无效12例，平均治愈天数为8.3天，总有效率88.99%。

3. 咯血：地榆浸膏片口服，每次5片，每日4次，或50%汤剂每次30mL内服，每日4次。治疗136例，有效率为97%。

4. 细菌性痢疾：100%艾地合剂（地榆60%、艾叶40%）内服，每次20mL，每天2次。治疗本病83例，痊愈60例，好转17例，无效6例，总有效率为92.8%。

5. 白细胞减少症：地榆升白片治疗白细胞减少症146例（白细胞值＜$4.0×10^9$/L），每天3次，每次3片，治疗2个疗程，显效43例（占29.5%），有效79例（54.1%），无效4例，总有效率为83.6%。且其在癌症放化疗中有良好的协同作用，可改善患者生活质量。

【使用注意】脾胃虚寒，中气下陷，冷痢泄泻，崩漏带下，血虚有瘀，虚寒血证均不宜；虽可用于身体各部分急慢性出血，但以治慢性便血为主，效果较好；治烧伤生用，止血炒用。

【参考文献】

[1] 程东亮,曹小平,邹佩秀,等.中药地榆黄酮等成分的分离与鉴定[J].中草药,1995, 26(11): 570−571.

[2] 王泽宇,王丽娜,邱玲,等.地榆中酚酸类化学成分的分离与鉴定[J].中国实验方剂学杂志,2017, 23(8): 82−85.

[3] 王丽娜,韩雪花,李小华,等.地榆正丁醇部位化学成分研究[J].中药材,2018, 41(9): 2108−2111.

[4] 王丽娜,金梦莹,冯丹,等.地榆水溶性化学成分研究(Ⅱ)[J].中草药,2019, 50(13): 3017−3023.

[5] 俞浩,毛斌斌,刘汉珍.炒炭对地榆中鞣质量及止血效果的影响[J].中成药,2014, 36(6): 1317−1320.

[6] 俞浩,方艳夕,毛斌斌.地榆炮制前后水提物抗炎效果研究[J].中药材,2014, 37(1): 34−37.

[7] 宛春雷,柴军红,孙晓薇,等.地榆正丁醇萃取层对人肝癌细胞株HepG$_2$增殖和凋亡的影响及其机制[J].肿瘤药学,2014, 4(2): 112−116.

[8] 场金辉,杨明,黄品,等.地榆鞣质的制备及其对环磷酰胺致小鼠白细胞减少症影响的初步研究[J].中国医药生物技术,2013, 8(1): 41−45.

[9] 邹文俊,刘芳,吴建明,等.地榆总皂苷促造血细胞增殖效应研究[J].中草药,2012, 43(5): 929−933.

[10] 周本宏,松长青,姜姗,等.地榆鞣质提取物的抗菌活性及对金黄色葡萄球菌的抑菌机制研究[J].中国药师,2016, 19(3): 464−469.

[11] 毛迪锐,姜贵全,张诗朦,等.地榆多酚分离纯化及其抗氧化性研究[J].食品工业科技,2015, 36(21): 68−72.

[12] 赵崧,郑子春,沈洪.地榆、白芷、白蔹在溃疡性结肠炎大鼠的作用及机制探讨[J].实用临床医药杂志,2011, 15(7): 1−8.

[13] 吴娟,姚美村,戴聪,等.地榆对大鼠免疫功能的影响[J].沈阳药科大学学报,2018, 35(8): 663−668.

83 地稔

【来源】 野牡丹科野牡丹属植物地稔*Melastoma dodecandrum* Lour.的全草。

【形态特征】 亚灌木,分枝多,披散或结地生长。叶对生,有短柄,叶片卵形或椭圆形,长1～4cm,宽0.8～2cm,先端短尖,基部近圆形,边全缘,有主脉3～5条。茎、叶柄、叶缘和背面中脉均被粗毛。夏季开花,花紫红色,1～3朵集生于枝顶。果肉质，球形，顶端留有裂片数枚，成熟时紫黑色，被粗毛。

【生长环境】喜生于荒地、山岗、草丛、村边、路旁。

【采集加工】全草。四季可采，夏秋间采集较好，晒干备用或鲜用。

【气味性能】甘、淡，平。收敛止泻，解毒止痒，消肿止痛，驳骨。

【主治用法】用于水泻、便血、下痢赤白、癣疥湿毒、疮疖、溃疡、蛇咬伤、磷化锌中毒、骨折损伤等。内服：水煎服，干用5～30g。外用：适量，捣烂外敷，或捣烂冲少量开水取汁服。生锈铁钉刺伤，用鲜草捶烂外敷。

【化学成分】多糖、黄酮类、氨基酸、酚类、常量和微量元素、色素等。

【现代研究】

1. 止血：用地稔注射液（5mL/kg）对家兔出血模型注射给药，每天1次，连续10天，于末次药后24h取血，作血液化验检查。结果显示地稔注射液能显著增加家兔的血小板含量，减少凝血酶原时间，对出血时间和凝血时间都有明显缩短作用，具有显著的止血效果。

2. 抗氧化：体外检测不同浓度的地稔多糖MD_1对氧自由基的抑制作用。结果显示地稔多糖MD_1在低浓度（<250mg/L）时具有清除自由基O^{2-}和·OH的作用，说明地稔多糖MD_1具有较强的清除自由基作用。

3. 抑制糖基化终产物（AGE）的生成：将提取的地稔黄酮类化合物（10g/L），与浓度为1.5×10^{-4}mol/L（含葡萄糖）的人血清白蛋白反应，并进行了紫外、荧光检测，参照对照系统得出结论，糖基化体系中加入地稔黄酮类化合物（10g/L），对人血清白蛋白的Maillard反应有明显抑制作用，随时间的变化，抑制率不断增强，抑制效果依次是槲皮素、芦丁、地稔黄酮类混合物。

4. 降糖：将不同剂量的地稔水提物（60g/kg、40g/kg、20g/kg）对四氧嘧啶诱发的糖尿病小鼠模型灌胃给药，连续给药10天。结果发现，地稔高剂量能明显降低四氧嘧啶致糖尿病小鼠的血糖。

【临床应用】消化道出血：用地稔止血水（地稔全草按1：2浓度制成水剂）治疗消化道出血70例，成人每次服20～40mL，每日3次，必要时加服1～2次，儿童酌减，用微温水冲服（忌热），连用1周。治愈56例，好转11例，有效率95.7%。

【参考文献】

[1] 李丽，周芳，黄琼珍. 地菍的化学成分和药理作用研究进展[J]. 广西中医学院学报，2011, 14(1): 73.

[2] 胡小祥，何艳. 地稔药材的研究进展[J]. 甘肃中医药大学学报，2017, 3(4): 93.

[3] 李赛美. 柏漏地稔汤降尿蛋白[J]. 四川中医，1987(2): 41.

[4] 广东省吴川县卫生局中药研究小组. 地稔止血水治疗消化道出血70例[J]. 新医学，1973(1): 27.

84 过江扁龙

【来源】葡萄科植物扁担藤 *Tetrastigma planicaule*（Hook.）Gagnep.的根或藤茎。

【形态特征】攀缘木质大藤本，长约10m。全株无毛。茎深褐色，阔而扁，基部宽达40cm，分枝圆柱形，常有肿大的节，有条纹；卷须粗壮，不分枝。掌状复叶互生；总叶柄粗壮，长5～14cm，基部常扁而宽；小叶5，革质，小叶柄长1～3cm，中间叶片长圆状披针形或倒披针状长圆形，长8～13cm，宽3～6cm，顶端渐尖，基部钝或楔形，边缘有浅钝齿；侧生小叶较狭窄或稍短。复伞形聚伞花序腋生；总花梗长4～6cm，近基部具苞片；花萼杯状，先端截平，有乳凸状小点；花瓣4，绿白色，卵状三角形，先端兜状，长2.5～3mm；花盘在雄花中明显，浅4裂，在雌花中不明显，雄蕊较子房短；子房宽圆锥形，无毛，柱头4浅裂。浆果较大，近球形，肉质，直径约2cm，具2颗种子。种子倒卵状椭圆形，两面均有平行的小槽2条，并具横皱纹。花期4～6月，果期6～10月。

【生长环境】生于海拔300～400m的中山地区森林中，常攀附于乔木上。

【采集加工】藤茎及根于秋、冬季采挖，洗净，切片，鲜用或晒干。

【性味功能】辛、酸，平。归肝经。祛风化湿，舒筋活络。

【主治用法】风湿痹痛，腰肌劳损，中风偏瘫，跌打损伤。内服：煎汤，15～30g；或浸酒。外用：适量，捣敷；或煎水洗。

【化学成分】oelarthenol、ethyl 3β-hydroxy-5-cholen-26-oate、蒲公英赛酮、dennettine、棕榈酸、水杨酸、β-谷甾醇油酸酯、香草酸、豆甾醇等。

【现代研究】

1.抗氧化：研究扁担藤总提取物、石油醚层、乙酸乙酯层、正丁醇层和水层5个不同极性成分在质量浓度为0.005～0.050g/L范围内对铁离子的还原/抗氧化能力和清除·OH、ABTS$^+$·能力，发现扁担藤具有较好的抗氧化能力。

2.护肝：观察扁担藤醇提物抗CCl_4所致小鼠急性肝损伤效果，发现其能显著降低CCl_4所致肝损伤小鼠的血清ALT、AST值并降低肝匀浆中MDA的含量，增强SOD的活性，对肝组织的病理变化有显著的改善作用，具有显著的抗肝损伤作用。

3.抗肿瘤：采用经典的细胞毒模型，用噻唑蓝（MTT）进行染色，体外测定采自云南和海南的13种民间中草药刺金刚、扁担藤、白川牛胆、羊屎果、艾堇、维沙杜、蜡烛果、古钩藤、下果藤、老虎芋、灯笼草、两面青、盒果藤对四株癌细胞系的增殖抑制作用，发现扁担藤提取物对Hela细胞、MGG-803细胞的增殖抑制作用显著。

【临床应用】

1.慢性腰肌劳损：用扁担藤等数十味药材配成壮腰饮，配合壮医太极针法治疗慢性腰肌劳损，取得较好效果。

2. 关节炎：用扁担藤等十多味药配成芪桂千斤拔汤内服外用治疗痹证，疗效满意。以扁担藤为主药的治疗风湿的外用中药组方，具有抗炎、调节免疫、止痛的功效，能除痹祛湿，各主上下，通达周身。

3. 脑卒中：自拟治疗中风的瑶药组合物，扁担藤为其主药之一。全方配伍精当，具有疏风、除痰、活血、通络之功效，加热水泡浴用于中风络脉空虚、风邪入中证及中风后遗症，疗效显著。

4. 肝炎：用扁担藤等十几味药材自拟治疗肝炎后综合征的方药，临床实验证明，此方能安全有效地治疗肝炎后综合征。

5. 骨质增生：以侗族盘龙藤、扁担藤等19味草药组成盘龙汤方临床治疗颈椎骨质增生16例，腰椎骨质增生42例，共58例患者，获得良好效果。

【参考文献】

[1] 陈松.壮药扁担藤研究进展[J].亚太传统医药，2018，14(10): 108.

[2] 李兵，陈圣斌，张强，等.扁担藤化学成分的研究[J].中成药，2019，41(4): 832.

85 过江圆龙

【来源】 豆科植物榼藤*Entada phaseoloides* (L.) Merr.的干燥藤茎。

【形态特征】 常绿木质大藤本，有卷须；茎光滑，枝无毛。黄褐色或棕褐色；嫩枝、叶背及花序轴疏被黄色茸毛。二回羽状复叶，长10～25cm，通常有羽片2对，顶生一对羽片变为卷须；小叶2～4对，革质，长椭圆形，长3～8.5cm，宽1.5～4cm，先端钝，微凹，基部略偏斜，无毛。叶边全缘或在叶片先端有深浅不一的2个裂片；叶柄长3cm左右，两端稍膨大。穗状花序单生或排列成圆锥状，长12～25cm，花序轴密生黄色茸毛；花淡黄色，有香气，长2～3mm；花萼阔钟状，萼齿5；花瓣5，基部稍联合；雄蕊10，分离，略突出花冠；子房有短柄，花柱丝状，柱头凹下。荚果木质，长达1m，宽8～12cm，弯曲，扁平，成熟时逐节脱落，每节内有一颗种子。种子近圆形，直径4～6cm，扁平，暗褐色，成熟后种皮木质，有光泽，具网纹。果熟期8月下旬。

【生长环境】 多生于山谷坑边，灌木丛或疏林、混合林中。

【采集加工】 藤茎。全年均可采，切片，蒸过，晒干备用。

【性味功能】 苦、涩、微温；有小毒。祛风湿，活血通络。

【主治用法】 风湿性关节炎，腰腿痛，胃脘痛，纳呆食少，跌打损伤，腰肌劳损，四肢麻木。内服：煎汤，9～15g；或浸酒服。外用：捣敷或研末调敷。小儿酌减。

【化学成分】皮含榼藤皂苷Ⅱ、榼藤皂苷Ⅲ、榼藤皂苷Ⅳ；叶含榼藤酰胺；种子含有脂肪油、三萜类；种仁含酰胺类。

【现代研究】

1. 抗肿瘤：榼藤水溶性提取物对小鼠S_{180}瘤、人类慢性髓性白血病细胞、人类淋巴瘤细胞和人早幼粒白血病细胞均有显著抑制作用，对S_{180}的抑瘤率在32.43%～47.75%，且抑瘤率与给药剂量呈正相关。榼藤生品、炮制品总皂苷组0.25g/kg、0.5g/kg、1g/kg剂量分别灌胃荷瘤小鼠，榼藤生品高、中、低剂量组的抑瘤率分别为58.86%、49.52%、43.45%，榼藤炮制品高、中、低剂量组的抑瘤率分别为59.41%、48.81%、44.59%，并可提升荷瘤小鼠血清SOD活力，降低MDA水平，增强抗氧化能力。

2. 对胃肠运动的影响：榼藤生品及炮制品能明显促进正常小鼠的肠蠕动，对阿托品所致小肠运动的抑制有明显的拮抗作用，但对新斯的明所致小肠运动的亢进无明显作用。

3. 镇痛：榼藤生品、炮制品［剂量4.0g（生药）/kg］灌胃小鼠，对热板致疼痛法、红外辐射致疼痛法、压痛致疼痛痛阈法、扭体法小鼠有显著镇痛作用，榼藤子皂苷10.0g（生药）/kg、20.0g（生药）/kg灌胃时，对疼痛小鼠有显著镇痛作用。

4. 对2型糖尿病影响：榼藤子总皂苷低、中、高剂量组（25mg/kg、50mg/kg、100mg/kg）灌胃高脂饲料喂养结合注射小剂量链脲佐菌素（STZ）2型糖尿病大鼠模型，可有效提高模型大鼠胰岛素敏感性，改善模型大鼠的胰岛素耐受。

5. 抗炎：榼藤种仁、榼藤茎有抗炎作用，可显著抑制角叉菜胶所致大鼠足趾肿胀，其中种仁还具有促进胃肠动力的作用，可显著改善模型小鼠的胃肠动力障碍。

6. 杀虫：榼藤种子核仁中含两种毒性皂苷，对阿米巴原虫有杀死作用，对草履虫毒性作用很小。

【使用注意】本品茎皮浸液含有两种毒性皂苷，能催吐、泻下。误入眼中可引起结膜炎，误食过量树皮可引起头晕、呕吐、血压急剧下降、呼吸减缓乃至死亡。据《中国有毒植物》报道，榼藤全株有毒，菲律宾和非洲南部用茎和种子毒鱼。可作催吐剂，还可用于催产和避孕。服用榼藤种仁，必须煮熟或炒熟，不可过量，否则有中毒危险。中毒时表现为头晕，呕吐，血压急剧下降，呼吸减缓乃至死亡。

【参考文献】

[1] 赵应红，林艳芳，赵远. 傣药榼藤子仁及榼藤子总皂苷的镇痛作用研究[J]. 中国民族医药杂志，2011, 2(2): 53.

[2] 张勇，张宏武，邹忠梅. 榼藤子种仁化学成分研究[J]. 中国药学杂志，2008, 43(14): 1063.

[3] 赵钟祥，金晶，祝晨蔯. 过岗龙多甲氧基黄酮类成分的研究[J]. 中药新药与临床药

理，2010, 21(5): 453.

[4] 熊慧. 楤藤子含硫酰胺类化学成分研究 [J]. 药学学报，2010, 45(5): 624.

[5] 邓悟红，肖二，熊慧，等. 楤藤子生品和炮制品总皂苷体内抗肿瘤作用 [J]. 中国实验方剂学杂志，2012, 18(6): 148.

86 吊杆泡

【来源】蔷薇科悬钩子属植物山莓*Rubus corchorifolius* L. F.的茎叶、根及果实。

【形态特征】落叶灌木，高1～3m。小枝红褐色，幼时有柔毛及少数腺毛，并有皮刺。单叶；叶柄长5～20mm；托叶条形，贴生于叶柄上；叶片卵形或卵状披针形，长3～12cm，宽2～5cm，不裂或3浅裂，有不整齐重锯齿，上面脉上稍有柔毛，下面及叶柄有灰色茸毛，脉上散生钩状皮刺。花单生或数朵聚生短枝上；花白色，直径约3cm；萼裂片卵状披针形，密生灰白色柔毛。聚合果球形，直径10～12mm，果熟时红色。花期2～5月，果期4～6月。

【生长环境】生于海拔200～2200m的向阳山坡、溪边、山谷、荒地和疏密灌丛中潮湿处。

【采集加工】茎叶、根、果实入药。夏季当果实饱满、外表呈绿色时摘收。用酒蒸晒干或用开水浸1～2min晒干。秋季挖根，洗净，切片，晒干。自春至秋可采叶，洗净，切碎，晒干。

【性味功能】茎叶：苦、涩，平。清热利咽，解毒敛疮。根：微苦，平。凉血止血，活血调经，舒肝止痛，清热利湿，解毒敛疮。果实：酸、微甘，平。醒酒止渴，化痰解毒，收涩。

【主治用法】茎叶：咽喉肿痛，疮痈疔肿，乳腺炎，湿疹，黄水疮。内服：煎汤，9～15g。外用：适量，鲜品捣敷。根：咯血，崩漏，痔疮出血，痢疾，泄泻，经闭，痛经，胁痛，跌打损伤，毒蛇咬伤，疮疡肿毒，湿疹。内服：煎汤，10～30g。外用适量，捣敷。果实：醉酒，痛风，丹毒，烫火伤，遗精，遗尿。内服：煎汤，9～15g；或生食。外用适量，捣汁涂。

【化学成分】茶多酚、6-甲氧基-7-羟基香豆素、二十一烷、氨基酸、豆甾醇、β-谷甾醇、胡萝卜苷、山莓素等。

【现代研究】

1. 抑菌：采用K-B滤纸片法对山莓叶不同浓度的挥发油（50%、25%、12.5%、6.25%、3.125%、1%、0.5%）进行抑菌作用研究。结果表明山莓叶7个不同浓度的挥发油对沙门氏菌、大肠杆菌、痢疾志贺氏菌、苏云金杆菌及金黄色葡萄球菌均具有很好的抑菌效果，其中对大肠杆菌的抑菌作用最强，在浓度为1%～50%时抑菌圈为11～31.5mm。

2. 杀菌：将含山莓叶挥发油的滤纸片贴于含沙门氏菌、金黄色葡萄球菌、大肠杆菌、痢疾志贺氏菌和苏云金杆菌的活化平板上，研究其杀菌作用。结果显示山莓叶挥发油浓度为50%时，对沙门氏菌、金黄色葡萄球菌、大肠杆菌、痢疾志贺氏菌和苏云金杆菌均具有很好的杀菌作用。其中对痢疾志贺氏菌抑菌杀菌作用最强，杀菌圈为22mm。

3. 抗氧化：运用1,1-二苯基-2-三硝基苯肼（DPPH）法评价山莓叶不同浓度（0、93μg/mL、232.5μg/mL、460μg/mL、930μg/mL）挥发油的清除自由基能力。结果显示其对DPPH自由基有清除能力，随着样品浓度的增加，清除效果越好，具有一定的抗氧化作用。

4. 抗腹泻：以兔离体肠运动为模型，研究山莓叶醇提物（RE）和对羟基肉桂酸乙酯（EC，活性跟踪分离到的山莓叶中活性较强的物质）抑制肠管运动的剂量效应。结果显示RE浓度在1～10mg/mL范围内，肠管的张力增量变化率（TVP）均为30%以上，且RE浓度为4mg/mL时，TVP达到45.37%；EC浓度在10～800μg/mL范围内，其对肠管运动的抑制作用均极显著高于阿托品，且EC浓度为400μg/mL时，TVP达到最大。因此，得出EC有抗腹泻活性，且在抑制兔离体肠运动方面明显优于阿托品。

【临床应用】烧伤：用4%山莓根干皮水煎液，局部外涂，用法有2种。①暴露疗法：先用0.1‰苯扎溴铵作创面处理，稍干后涂上本药液，每日6～8次，3～4天。②半暴露疗法：0.1‰苯扎溴铵处理创面后，覆盖浸透本药液的纱布，每日4～6次，持续3～4天，共治疗25例，烧伤面积2%～26%，绝大部分属Ⅱ度至深Ⅱ度烧伤。其中23例在烧伤14h之内使用本药，一般不用抗生素和输液。结果创面全部1期愈合，无1例感染。治愈时间6～18天，平均9.4天。临床观察用药6～8h局部开始结痂，创面渗液很快减少，24h后肿胀开始消退。另有2例因治疗较晚，创面已有感染，在清创的基础上经用本法治疗，也能很好地结痂，但感染不易消除。

【使用注意】孕妇慎用。

【参考文献】

[1] 安保礼，李加毅，黄玉珍，等. 山莓叶中茶多酚的提取工艺研究[J]. 林产化学与工业，1999, 19(4):49-52.

[2] 陈柄华，余望，刘剑秋. 山莓茎叶香豆素成分的初步研究[J]. 福建师范大学学报：自然科学版，2001, 17(3): 81.

[3] 程恰，程天印. 山莓叶挥发油化学成分的分析[J]. 天然产物研究与开发，2014, 26(4):558.

[4] 周双德，陈雪香，肖苏尧，等. 山莓叶挥发油成分分析及抑菌活性研究[J]. 中药材，2009, 32(10): 1547.

[5] 张敏.湘西山莓叶挥发油化学成分及其抗氧化、抑菌活性研究[J].中国民族民间医药，2019, 28(8): 40.

[6] 张敏，曹庸，杜方麓，等.山莓中两个新二萜的分离与鉴定[J].药学学报，2007, 11(42): 1155−1158.

[7] 邬美玉.山莓化学成分研究[J].药学实践杂志，2011, 29(4): 287.

[8] 张瑞莲，刘晓娟，张苗.利用兔离体肠模型研究山莓叶的抗腹泻作用机理[J].现代食品科技，2015, 31(8): 18.

87 朱砂根

【**来源**】紫金牛科紫金牛属朱砂根*Ardisia crenata* Sims的根、叶。

【**形态特征**】常绿灌木或小乔木，茎无毛，无分枝；叶革质或坚纸质，椭圆形、椭圆状披针形或倒披针形，长7～15cm，宽2～4cm，具边缘腺点，下面绿色，有时具鳞片；叶柄长约1cm；花梗绿色，长0.7～1cm；花长4～6mm，萼片绿色，长约1.5mm，具腺点；果径6～8mm，鲜红色，具腺点。

【**生长环境**】多生于树林、灌木丛中阴湿处。

【**采集加工**】根、叶。叶全年可采。根秋、冬二季采挖，洗净切碎，晒干备用。叶多鲜用，阴干备用亦可。

【**性味功能**】微苦、辛，平。祛风消肿，散瘀止痛。

【**主治用法**】跌打瘀痛，外伤骨折，风湿骨痛，腰酸腿痛，胃痛，咽喉肿痛。鲜根用15～30g，干根3～9g，水煎服。亦可配伍浸酒内服或外用。跌打扭伤，疮疡肿毒，用鲜叶适量捣烂敷患处。

【**化学成分**】三萜皂苷类、香豆素类，黄酮类有山奈酚、杨梅素和槲皮素等。

【**现代研究**】

1. 抗生育：6%朱砂根的乙醇提取物具有较好的抗生育作用，朱砂根三萜皂苷有较好的抗早孕作用；另外，朱砂根三萜总皂苷（CRTS）对成年小鼠、豚鼠和家兔离体子宫均有兴奋作用。小剂量使子宫收缩频率加快，振幅加大，张力明显升高；大剂量使子宫强直性收缩。

2. 止咳平喘：本品有效成分岩白菜素其止咳作用强度，按剂量计算相当于可待因的1/7～1/4。

3. 抑菌杀菌：25%朱砂根煎剂在试管内对金黄色葡萄球菌、大肠杆菌、铜绿假单胞菌等有轻度抑制作用。朱砂根对甲型溶血性链球菌、乙型溶血性链球菌和金黄色葡萄球菌的最低抑菌浓度（MC）为1：40、1：40和1：20，对白念珠菌无抑制作用。朱砂根对甲型溶血性链球菌、乙型溶血性链球菌和金黄色葡萄球菌的最低杀菌浓度（MBC）为1∶20、1∶10和1∶10。

4. 抗炎：朱砂根醇提液能降低小鼠毛细血管通透性，抑制大鼠蛋清性足肿胀，面对大鼠琼脂性肉芽肿无显著性抑制，提示该药对急性炎症有抑制作用。

5. 急性毒性：小鼠灌胃给药，观察给药后7天内动物死亡率，LD_{50}为3.677g/kg，可信限（$P=0.95$）为2.913～3.441g/kg。动物死亡多发生于给药后2h内，死亡前表现为鼻腔出血，呼吸抑制，进而发生阵挛性惊厥而死亡。

【临床应用】急性咽峡炎：用10%朱砂根水煎液，每服30mL，每日3次；或用朱砂根粉剂1g，装胶囊吞服，每日3次；或用朱砂根蜜丸，日服3次，每次1丸（含药粉1g）。经治45例，痊愈22例，好转19例，无效4例。一般于服药当日咽痛减轻，第2日热退，3～4天局部红肿消退，服药后少数有恶心、呕吐、胃区痛等不良反应，停药后即可恢复。

【使用注意】孕妇忌用。

【参考文献】

[1] 张伟，李锟，李东，等.朱砂根化学成分和药理作用研究进展[J].中国实验方剂学杂志，2011,17(11): 279.

[2] 张清华.紫金牛属植物化学成分研究概况[J].华西药学杂志，1994,9(2): 99.

[3] 牛小花，陈洪源.药用植物朱砂根研究概况[J].亚太传统医药，2016,12(18): 48.

[4] 宋冬雪.朱砂根药理作用研究进展[J].黑龙江医药，2014,27(4): 887.

88 竹柏

【来源】罗汉松科植物罗汉松属竹柏*Podocarpus nagi* (Thunb.) Zoll.的叶、根。

【形态特征】常绿乔木，高达20m。树皮近光滑，红褐色或暗紫红色，成小块薄片脱落；枝条开展，树冠广圆锥形。叶交互对生或近对生，排成2列，厚革质，长卵形或椭圆状披针形，长3.5～9cm，宽1.5～2.8cm，无中脉而有多数并列细脉，上面深绿色，有光泽，下面浅绿色，先端渐窄，基部楔形，向下窄成柄状。雌雄异株；雄球花穗状，常分枝，单生叶腋，长1.8～2.5cm，梗较粗短；雌球花单生叶腋，稀成对腋生，基部有数枚苞片。种子球形，直径1.2～1.5cm，成熟时假种皮暗紫色，有白粉，梗长7～13cm，上有苞片脱落的痕迹，骨质外种皮黄褐色，先端圆，基部尖，其上密被细小的凹点，内种皮膜质。花期3～4月，种子10月成熟。

【生长环境】散生于低海拔常绿阔叶林中。

【采集加工】叶：全年可采，洗净，鲜用或晒干。根：全年或秋季挖根部或剥取树皮，除净泥土、杂质，切段，晒干。

【性味功能】淡、涩，平。叶：止血，接骨。根：祛风除湿。

【主治用法】叶：外伤出血，骨折。外用，适量，鲜品捣敷；或干品研末调敷。根：风湿痹痛。外用：适量，捣敷。

【化学成分】催吐萝芙木醇、16-羟基罗汉松内酯、2β，3β-环氧罗汉松内酯等。

【现代研究】

1. 抗肿瘤：不同浓度的竹柏叶挥发油对胃癌细胞SGC-7901、大细胞肺癌细胞NCIH460和肺腺癌细胞A549的增殖有不同程度的抑制作用，并呈剂量依赖关系。半抑制浓度（IC_{50}）分别为73.65μg/mL、67.74μg/mL和51.67μg/mL。

2. 抗氧化：竹柏中二萜类化合物均能抑制Fe(Ⅲ)-ADP/NADPH引起的线粒体脂质过氧化和Fe(Ⅲ)-ADP/NADH引起的线粒体脂质过氧化，以及亚油酸的自动氧化。

3. 抗菌：竹柏中2α-羟基竹柏内酯F和桃拓酮具有抗菌作用，竹柏内酯C、竹柏内酯D、竹柏内酯E对真菌具有一定的抑制作用。

【临床应用】

1. 胃癌术后：胃癌术后15天给予竹柏汤（竹柏30g、黄花倒水莲20g、黄芪50g、当归15g）治疗，具有提高胃癌患者术后的存活率和降低胃癌转移率的优势。

2. 腰肌劳损：云南省麻栗坡县董干乡的瑶族同胞应用长叶竹柏的根和茎的酒精萃取液治疗腰肌劳损、风湿和类风湿有较好的效果。

【参考文献】

[1] 曾铮，申伟培，黄振光，等.瑶药竹柏叶挥发油的成分及其抗肿瘤活性研究[J].广西医科大学学报，2019, 36(12): 2014.

[2] 竹柏中二萜化合物的抗氧化作用[J].国外医学（中医中药分册），1998(2): 41.

[3] 江家鹏，庞黎明，李德钢.竹柏汤治疗胃癌术后36例临床观察[J].内蒙古中医药，2014, 33(20): 27.

[4] 徐怀春，解成骏.瑶药竹柏的药用研究[J].文山师范高等专科学校学报，2007, 20(3): 104-107.

[5] 谢黛，杜红光，刘瑶.竹柏叶的生药鉴定[J].时珍国医国药，2007, 18(10): 2511.

89 竹骨草

【来源】鸭跖草科鸭跖草属植物鸭跖草 *Commelina communis* L.的全草。

【形态特征】一年生草本，植株高15～60cm。多有须根。茎多分枝，具纵棱，基部匍匐，上部直立，仅叶鞘及茎上部被短毛。单叶互生，无柄或近无柄；叶片卵圆状披针形或披针形，长4～10cm，宽1～3cm，先端渐尖，基部下延成膜质鞘，抱茎，有白色缘毛。全缘总苞片佛焰苞状，有1.5～4cm长的柄，与叶对生，心形，稍镰刀状弯曲，先端短急尖，长1.5～2.4cm，边缘常有硬毛。

【生长环境】 生于海拔100～2400m的湿润阴处，在沟边、溪边、山坡及林缘草丛中均常见。

【采集加工】 全草。6～7月开花期采收，阴干。

【性味功能】 甘、淡，寒。清热泻火，解毒，利水消肿。

【主治用法】 痈肿丹毒、水肿尿少、高热不退、尿血、血崩、热痢、咽喉肿痛等。内服：煎汤，15～30g；鲜品60～90g。外用：适量，捣敷。

【化学成分】 鸭跖草黄酮苷、鸭跖黄素、木栓酮、β-谷甾醇、哈尔满、去甲哈尔满等。

【现代研究】

1. 抑菌：按临床常用的试管法实验，结果显示竹骨草液对金黄色葡萄球菌、白念珠菌的最小抑菌浓度为250g/L，对白色葡萄糖和溶血性链球菌最小抑菌浓度为500g/L。

2. 镇痛：用竹骨草煎液对小鼠进行灌服，通过热板法实验发现给药后1h有明显镇痛效果。

3. 抗高血糖：有研究者通过对鸭跖草及其变种中的化学成分分析发现1-脱氧野尻霉素、α-同源野尻霉素具有很强的抑制α-葡萄糖苷酶活性的作用，均能显著抑制血糖升高。

4. 止咳：利用恒压条件下喷氨水气雾造成小白鼠咳嗽反应，并以引起半数小鼠咳嗽的喷雾时间为指标，按上下法计算喷雾时间，结果表明竹骨草的石油醚和甲醛部分均为止咳有效部分。

5. 抗氧化：采用氯仿：甲醛（1：2）超声提取竹骨草成分，并用石油醚、乙酸乙酯和正丁醇依次进行萃取，利用DPPH法、α-脱氧核糖核酸法和铁氰化钾还原法进行抗氧化实验。结果显示乙酸乙酯提取物具有较高的抗氧化活性。

【临床应用】

1. 感冒：每日用鸭跖草60～90g，分2～3次煎服，防治感冒374例，有效者280例，占74.8%，与午时茶对照组比较，疗效有显著性差异（$P < 0.01$）。

2. 急性病毒性肝炎：用鸭跖草全草30～60g，水煎服，每日2次，15～20天为1疗程。治疗100例，肝功能恢复正常，平均时间为：黄疸指数15.37天，丙氨酸转氨酶23.3天；恶心平均6天好转；巩膜黄染平均14天消失；乏力、肝脾肿大30天恢复；平均住院42.5天。

3. 丹毒：用鲜鸭跖草叶50片，食醋500g，将叶片入食醋中浸泡1h，外敷患处，干则更换，每日换4～6次，治愈为止。治丹毒86例，1～2天内治愈34例，3～4天治愈44例，4～5天治愈8例，一般用30～40片即可治愈。

4. 睑腺炎：先用生理盐水洗净患处，然后将洗净之1枝或1段鲜鸭跖草，以45°角置于酒精灯上点燃上段。顷刻即见下段有水珠泡沫液体沸出，即将之滴于患处，无需冲洗或其他处理。共治61例，痊愈49例，好转7例。

【使用注意】脾胃虚寒者慎服。

【参考文献】

[1] 吕贻胜，李素琴，丁瑞梅，等.鸭跖草药理学研究[J].安徽医科大学学报，1995，34(3): 224.

[2] 吕海宁.鸭跖草中的α-葡萄糖苷酶抑制剂[J].国外医学中医中中药分册，2000，22(6): 338.

[3] 黄海兰，李增新，韩菁.鸭跖草抗氧化成分提取及其活性研究[J].食品科学，2008，29(9): 55.

[4] 张善玉，张艺莲，金在久，等.鸭跖草对四氯化碳和乙醇所致肝损伤的保护作用[J].延边大学医学学报，2001，24(2): 98.

[5] 张晓玲，张昭，赵保华，等.鸭跖草生药学研究[J].中草药，2010，41(3): 475.

[6] 南海函，林函，蔡诗庆.鸭跖草化学成分的研究[J].中成药，2010，37(9): 1556.

[7] 袁红娥，周兴栋，孟令今，等.鸭跖草的化学成分研究[J].中国中亚杂志，2013，38(19): 3304.

90 竹桔树

【来源】藤黄科藤黄属植物多花山竹子*Garcinia multiflora* Champ.ex Benth.的果核、果实及树皮。

【形态特征】常绿乔木，高5～15m。单叶对生；叶柄长1～2cm；叶片革质，椭圆形或狭椭圆形，长7～15cm，宽2～5cm，先端短渐尖或急尖，基部楔形，边缘全缘，两面无毛，中脉在上面微凸起，侧脉每边在8条以上，在近叶缘处网结，不达叶缘。花单性，稀杂性，橙黄色；雄花数朵组成聚伞花序，再排成总状或圆锥花序；萼片、花瓣均为4数；雄蕊多数，合成4束，高出于退化雄蕊；退化雌蕊柱状，具明显的盾状柱头，4裂；雌花序有雌花1～5朵，退化雄蕊束短，束柄长约1.5mm，短于雌蕊；子房长圆形，2室，无花柱，柱头大而厚，盾形。浆果球形、卵形或倒卵形，熟时青黄色，直径2.5～3cm，先端有宿存柱头，果皮有黄色树脂。花期5月，果期7～8月。

【生长环境】生于深山疏林或丘陵密林中。

【采集加工】树皮，种子（核）。树皮四时可采，果实冬季可采。

【性味功能】甘，凉。清热，生津。

【主治用法】胃热津伤，呕吐，口渴，肺热气逆，咳嗽不止；水火烫伤，竹木刺伤。果实，果核，内服：生食，适量。外用：适量，捣敷。树皮：内服，煎汤，3～10g；外用，适量，捣敷或研末撒患处。

【化学成分】黄酮类、芹菜素和1,3,6,7-四羟基咕吨酮等。果实含有多花山竹子酮素甲、sargaol、δ-生育三烯酚、木犀草素、1,3,6,7-四羟基酮、对苯二甲酸二（2-乙基）己酯。

【现代研究】抗炎：竹桔树提取物是天然的FPR1竞争性抑制剂，能够治疗由FPR1介导的中性粒细胞肺损伤。

【临床应用】治疗腹泻：①用岭南山竹子干树皮制成含生药量25%的煎剂治疗小儿腹泻120例，其中单纯性消化不良10例，中毒性消化不良100例，迁延性消化不良3例，急性胃肠炎7例：用法为每日口服2次，6个月以下每次20mL，6个月至2岁每次30mL，3岁以上每次45mL。治愈111例，好转6例，无效3例，治愈率92.5%，总有效率97.5%。一般疗程2～5天，平均3.37天。②山竹皮500g，加生姜125g，水7000mL，煎成1000mL的山竹姜汤。1岁以下每日服3次，1～2岁每日服4次，每次均服5mL。治疗婴儿泄泻84例，治愈80例，无效4例，治愈率95.2%，平均治疗时间为1.9天。

【使用注意】孕妇慎用。

【参考文献】

[1] 马子玉，卢青秀，年贺凤，等.多花山竹子果实化学成分研究[J].中草药，2019, 50(1):17.

[2] 李肇锋，黄华明，周俊新，等.多花山竹子地理种源初步评价与早期选择[J].福建林业科技，2020, 47(3):14.

[3] 马子玉.多花山竹子果实化学成分及其生物活性的研究[D].武汉：中南民族大学，2019.

[4] Tsai Y F, Yang S C, Chang W Y, et al.Garcinia Multiflora Inhibits FPR1−Mediated Neutrophil Activation and Protects Against Acute Lung Injury[J]. Cellular Physiology and Biochemistry, 2018, 51(6): 2772.

91 血水草

【来源】罂粟科血水草属血水草 *Eomecon chionantha* Hance 的全草。

【形态特征】多年生草本，高30～60cm。植株具红橙色汁液。根和根茎匍匐，黄色。茎紫绿色，有光泽。叶基生；叶柄细长，长10～30cm，基部具窄鞘；叶片卵圆状心形或圆心形，长5～26cm，宽5～20cm，先端急尖，基部耳垂状，长2～9cm，表面绿色，背面灰绿色有白粉，掌状脉5～7条，细脉网状，明显，边缘呈波状。花葶灰绿色而略带紫红色，高20～40cm，有花3～5朵，排列成伞房状聚伞花序；苞片和小苞片卵状披针形，长0.2～1cm，先端渐尖；花萼2，盔状，长0.5～1.5cm，无毛，先端渐尖，基部合生，早落；花瓣4，白色，倒卵形，长1～2.5cm，宽0.7～1.8cm；雄蕊多数，花丝长0.5～0.7cm，花药长圆形，长约0.3cm，黄色；子房卵形或窄卵形，长0.5～1cm，无毛，花柱长0.3～0.5cm，柱头2裂。蒴果长椭圆形，长约2cm，直径约0.5cm，先端稍细小。花期3～6月，果期6～10月。

【生长环境】生于海拔700～2200m的山谷、溪边、林下阴湿肥沃地，常成片生长。

【采集加工】全草。秋季采集，晒干或鲜用。

【性味功能】苦，寒；有小毒。清热解毒，活血止痛，止血。

【主治用法】目赤肿痛，咽喉疼痛，口腔溃疡，疔疮肿毒，癣疮，湿疹，跌打损伤，腰痛，咯血。内服：煎汤，6～30g；或浸酒。外用适量，鲜草捣烂敷；或晒干研末调敷；或煎水洗。

【化学成分】生物碱类，三萜类如羽扇豆醇乙酸酯等。

【现代研究】

1. 抗菌：血水草醇提生物碱溶液1.0mg/mL，常规杯碟法进行体外抑菌实验，发现其对金黄色葡萄球菌、八叠球菌、蜡样芽孢杆菌、大肠杆菌、短小芽孢杆菌都有一定的抑菌作用。

2. 杀钉螺作用：血水草总生物碱杀螺实验中发现，1.25mg//L总生物碱提取液在30℃时，钉螺浸泡72h，死亡率为100%；2.5mg/L、25℃浸泡72h，死亡率也为100%，证实血水草生物碱对日本血吸虫中间宿主湖北钉螺有较好的杀灭作用。通过对鱼类急毒实验，表明该药在有效的杀螺浓度范围内，如1.2mg/L不会对鱼类产生明显毒性，提示血水草可能是一种安全有效的杀螺剂。

3. 杀血吸虫：用2.5mg/L的血水草生物碱与尾蚴接触1.0h，尾蚴的死亡率为97.71%；5mg/L浓度尾蚴的死亡率为100%。

4. 抗癌：血水草活性成分血根碱能杀伤Hela细胞（人宫颈癌细胞），ED_{50}为0.54μg/mL。它对Ehrlich腹水癌细胞也显示杀伤活性。

5. 增强免疫：白屈菜红碱和血根碱还能增强白细胞吞噬功能，提高机体的防御功能。

【参考文献】

[1] 周天达，周雪仙. 血水草中一个抗菌成分的化学结构研究 [J]. 中草药，1981, 12(1): 1.

[2] 杜方麓. 陈胜璜，阳长明，等. 血水草的化学成分研究 [J]. 中草药，1993, 21(4): 177.

[3] 吴秀聪，潘善庆，张祖荡，等.血水草的药理实验[J].湖南医药杂志，1979，6(4)：50.

[4] 黄琼瑶，彭飞，刘年猛，等.血水草生物碱杀灭钉螺及日本血吸虫尾蚴的实验研究[J].实用预防医学，2003，10(3)：289.

[5] 杨华中，黄琼瑶，彭飞，等.血水草生物碱对鱼类毒性实验的观察[J].中国血吸虫病防治杂志，2003，15(4)：276.

[6] 何昱，杜方麓.血水草及其主要成分的药理作用[J].中国野生植物资源，1998，17(3)：12.

[7] 周天达，周雪仙.血水草抗菌有效成分的提取分离[J].中草药通讯，1979 (1)：11.

92 血见愁

【来源】唇形科香科科属植物血见愁 *Teucrium viscidum* Bl. 的全草。

【形态特征】多年生草本，通常高30～70cm，被短柔毛。茎方形，下部平卧地面，节上生根，上部斜升后直立。叶对生，有柄；叶片卵形或矩圆状卵形，长可达3～10cm，宽2～4cm，先端短尖，基部楔尖，边缘有不规则的粗钝齿，上面被散小粗毛。夏季开花，花淡红色，有柄，通常成对偏于花茎一侧着生，排成疏散的总状花序，生于枝顶。果小，倒卵形，表面有皱纹。

【生长环境】多生于旷野草地，屋前后，路旁。

【采集加工】全草。夏秋采集，晒干备用。

【性味功能】淡，凉。凉血解毒，止痛止血。

【主治用法】咯血，吐血，衄血，肺痈，跌打损伤，痈疽肿毒，痔疮，漆疮，脚癣，狂犬咬伤，毒蛇咬伤。内服：干用5钱～1两，鲜用1～2两，捣汁服。外用：适量，鲜草，捣烂外敷患部或干草研粉调敷。

【化学成分】萜类、有机酸、挥发油、酚类、氨基酸等。

【临床应用】

1. 功能性子宫出血：用妇科血见愁丸［炙黄芪150g，白术30g，三七30g，艾叶炭（醋制）30g，杜仲（盐炒）30g，大蓟30g，小蓟30g，牡蛎（煅）30g，龙骨（煅）30g，地榆（炒）30g，当归15g，升麻30g，阿胶30g，炙甘草30g］1丸，每日3次，饭后30min口服，连服30天。治疗围绝经期功血76例，显效25例，有效39例，无效12例，总有效率84.21%。

2. 鼻衄：用"鼻衄止"合剂（黑山栀、黄芩、茜草、白茅根、侧柏叶、玄参、牡丹皮、血见愁、首乌藤、合欢皮、生甘草各30g，蒲黄10g）口服，每次20mL，儿童酌减，一日3次，连用5天。治疗鼻衄89例，显效64例，有效23例，无效2例，总有效97.75%。

3. 外伤：用和伤散：生川乌、生草乌、生半夏、生天南星、白芷、仙鹤草、地骨皮、积雪草、血见愁、五加皮、石菖蒲、威灵仙、海桐皮、细辛、山柰、甘松。上药均为同剂量。诸药混合，粉碎，加温开水调成糊状敷贴患处，外用塑料薄膜保持湿度，每日1次，每次不少于1h。外治急性局部软组织损伤193例，3日内肿胀消退、疼痛减轻者142例，7日内肿胀消退、疼痛减轻者51例，总有效率达100%。

【使用注意】孕妇慎用。

【参考文献】

[1] 刘艳芹，韩秀珍. 妇科血见愁丸治疗围绝经期功血疗效观察[J]. 中国误诊学杂志，2012, 12(5): 1036.

[2] 景玉辉，过纪珍. 和伤散外治急性局部软组织损伤[J]. 中国民间疗法，2008, 16(1): 17.

[3] 张堰，刘杏鑫. 中西医结合治疗鼻衄89例疗效观察[J]. 现代中西医结合杂志，1997, 6(3): 412.

93 血党

【来源】紫金牛科紫金牛属山血丹 *Ardisia punctata* Lindl. 的根或全草。

【形态特征】灌木，高1～2m。茎幼时被细微柔毛，除侧生特殊花枝外，无分枝。叶互生；叶柄长1～1.5cm，被微柔毛；叶片革质或近坚纸质，长圆形至椭圆状披针形，长10～15cm，宽2～3.5cm，先端急尖或渐尖，基部楔形，近全缘或具微波状齿，齿尖具边缘腺点，边缘反卷，背面被细微柔毛，脉隆起，除边缘外其余无腺点或腺点极疏；侧脉8～12对，连成远离边缘的边缘脉。亚伞形花序，单生或稀为复伞形花序。着生于侧生特殊花枝顶端；具少数退化或叶状苞片，被细微柔毛；花梗长8～12mm，果时达2.5cm；花长约5mm，被微柔毛；萼片长圆状披针形或卵形，长2～3mm。具缘毛或几无毛，具腺点；花瓣白色，椭圆状卵形，先端圆形，具明显的腺点，里面被微柔毛；雄蕊较花瓣略短，花药披针形，顶端具小尖头，背部具腺点；雌蕊与花瓣等长，子房卵珠形，被微柔毛，具腺点；果球形，直径约6mm，深红色，具疏腺点。花期5～7月，果期10～12月，有的植株上部枝条开花，下部枝条果熟。

【生长环境】生于山谷、山坡、林下阴湿处。

【采集加工】根或全草。全年均可采，洗净，鲜用或晒干。

【性味功能】苦、辛，平。祛风湿，活血调经，消肿止痛。

【主治用法】风湿痹痛，痛经，经闭，跌打损伤，咽喉肿痛，无名肿痛。内服：煎汤，9～15g。外用：适量，鲜品捣敷。

【化学成分】苯醌衍生物、酚酸类化合物等。

【现代研究】

1. 抑菌：对金黄色葡萄球菌、肺炎球菌、大肠杆菌、铜绿假单胞菌有明显抑制作用。

2. 抑制血管的生长：测定四种中草药对鸡胚绒毛尿囊膜（CAM）模型血管生成的作用，并与阳性药物索拉菲尼对比，探究药物作用与血管生成的关系，探究药物可能存在的靶向治疗作用。结果显示索拉菲尼、破骨风、土半夏、血党均可不同程度抑制血管生成，可能是通过与索拉菲尼相同的作用机制实现；天胡荽对血管生长的抑制作用较弱。

【参考文献】

[1] 马长福，罗明，林丽美，等. 瑶药血党化学成分的研究[J]. 中国中药杂志，2012，37(22): 3422.

[2] 李春，岳党昆，卜鹏滨，等. 血党中三个新化合物的结构鉴定（英文）[J]. 药学学报，2006, 41(9): 830.

[3] 孙悦文，梁钢，唐燕霞. 四种抗肝癌中药对鸡胚绒毛尿囊膜血管生成的影响[J]. 中国当代医药，2013, 20(9): 11.

[4] 李钊东，钟丽雁. 瑶药血党的临床运用[J]. 中国民族民间医药杂志，2001, 51(4): 239.

94　羊蹄

【来源】蓼科植物羊蹄 *Rumex japonicus* Houtt.的根、叶、果实。

【形态特征】多年生草本，高60～100cm。根粗大，断面黄色。茎直立，通常不分枝。单叶互生，具柄；基生叶长圆形或长圆状披针形，叶较大，长8～25cm，宽4～9cm，先端急尖，基部圆形至微心形，边缘微波状。总状花序顶生，每节花簇略下垂；花两性，花被片6，淡绿色，外轮3片展开，内轮3片成果被；果被广卵形，有明显的网纹，背面各具一卵形疣状突起，其表面有细网纹，边缘具不整齐的微齿；雄蕊6，成3对；子房具棱，1室，1胚珠，花柱3，柱头细裂。瘦果宽卵形，有3棱，先端尖，角棱锐利，长约2mm，黑褐色，光亮，花期4月，果期5月。

【生长环境】生于山野、路旁、湿地。分布于我国东北、华北、华东、中南各地区。

【采集加工】根：栽种2年后，秋季当地上叶变黄时，挖出根部，洗净鲜用或切片晒干。叶：7～10月采收，鲜用或晒干。果实：4～5月果实成熟时采摘，晒干。

【性味功能】根：苦，寒。清热通便，凉血止血，杀虫止痒。叶：甘，寒。清热，止血，通便，解毒，杀虫。果实：苦，平。凉血止血，通便。

【主治用法】根：大便秘结，吐血衄血，肠风便血，痔血，崩漏，疥癣，白秃，痈疮肿毒，跌打损伤。内服：煎汤，9～15g；捣汁；或熬膏。外用：适量，捣敷；磨汁涂；或煎水洗。叶：肠风便血，便秘，小儿疳积，痈疮肿毒，目赤肿痛，疥癣。内服：煎汤，10～15g。外用：捣敷；或煎水含漱。果实：痢疾，漏下，便秘。内服：煎汤，3～6g。

【化学成分】羊蹄根及根茎含有结合及游离的大黄素、大黄素甲醚、大黄酚、6-羟基芦荟大黄素、酸模素等；羊蹄地上部分含槲皮苷、芦丁、大黄素甲醚、大黄酚等。

【现代研究】

1. 抑菌：羊蹄甲醇提取物对葡萄球菌属金黄色葡萄球菌、枯草芽孢杆菌、大肠杆菌、痢疾志贺氏菌、霍乱弧菌表现出明显的浓度依赖性抗菌活性；70%乙醇提取物对皮肤需氧菌群（金黄色葡萄球菌和表皮金黄色葡萄球菌）具有抑制作用，同时与抗生素庆大霉素联用，明显优于单独使用的抗生素。其根的水煎液体外对金黄色葡萄球菌、炭疽杆菌、乙型溶血性链球菌和白喉杆菌有不同程度抑制作用。羊蹄根的二氯甲烷提取物通过纯化处理得到的酸模素，有抑菌作用。对白念珠菌、深红色发癣菌、藤黄八叠球菌、枯草芽胞杆菌的最低抑菌浓度分别为100μg/mL、50μg/mL、100μg/mL和25μg/mL。羊蹄中分离得到的单体化合物MSD和TRA(torachrysone)对革兰菌有比羊蹄素更强的抑制作用。MSD、TRA和羊蹄素对顽癣及汗疱状白癣的病原菌有抑制作用。

2. 抗病毒：羊蹄含有的大黄素型蒽醌类化合物，对于单纯疱疹病毒、疱疹性口炎病毒、副流行性感冒病毒等膜病毒有抑制作用。

3. 抑酶：酸模素可抑制睾酮-5α-还原酶，从而抑制了睾酮还原为5α-双氧睾酮。酸模素浓度为10^{-4}mol/L时，体外对睾酮-5α-还原酶的抑制率为65%。羊蹄乙酸乙酯化学部位具有抑制酪氨酸酶作用。

4. 抗氧化及防腐：酸模素还有抗氧化性，70%乙醇和甲醇提取物能够有效清除DPPH和NO自由基，亦可作为抗氧化剂添加于食物及化妆品中。酸模素用于保存脂肪和油，抗氧化活性远优于苯酚抗氧化剂丁化羟基茴香醚（BHA）和σ-维生素E(σ-TOC)。NishinaAtsuro等提得的萘醌衍生物作为一种杀微生物剂用于食品中能有效抑制细菌，效果优于传统的食品防腐剂。在化妆品应用中，羊蹄中的酸模素及MSD和TRA可有效抑制黑色素的形成。在治疗皮肤病时，羊蹄提取物可抗光照性溶血，抑制卟啉光氧化反应等。

5. 抗白血病：用美蓝试管法及细胞呼吸器法证明，羊蹄对急性单核细胞型及急性粒细胞型白血病细胞有抑制作用。

6. 抗血小板减少：80只BACB/C小鼠随机分为5组（每组16只）：阴性对照组（色拉油）、羊蹄根丙酮提取物中剂量（0.5g/kg）、高剂量（5.0g/kg）组和乙醚提取物中剂量（0.5g/kg）、高剂量（5.0g/kg）组。小鼠皮下注射环磷酰胺建立血小板减少症模型；分别给予色拉油，中、高剂量羊蹄根丙酮提取物及中、高剂量羊蹄根乙醚提取物灌胃，发现中、高剂量羊蹄根丙酮、乙醚提取物对小鼠血小板减少症有明显治疗作用。高剂量组羊蹄根（5g/kg）还能明显使血小板膜糖蛋白GP Ⅱ b(CD41)和GP Ⅲ a(CD61)上升至接近正常水平。

7. 止血：羊蹄根中所含大黄酚能明显缩短小鼠和家兔的血凝时间，从而达到止血效果。煎剂口服能使血小板减少症的患者血小板明显增加，其止血机制可能与促进血小板生成，增强毛细血管抵抗力及加速血凝过程有关。羊蹄根中的大黄酚和大黄素对于激动剂诱导的血管收缩有明显的抑制作用。

8. 灭螺：羊蹄根中含有大黄酚、大黄素、酸模素等成分，其正丁醇提取物和水提物具有较强的灭螺活性。

9. 抗肿瘤：羊蹄根对体外肝星状细胞（HSCs）的增殖有显著抑制作用，能有效缓解HSCs的纤维化程度。羊蹄乙醇提取物对3种细胞型白血病患者的血细胞呼吸链中的脱氢酶有抑制作用，同时其单体化合物2-甲氧基-6-乙酰基-7-甲基胡桃醌对人肝癌HepG$_2$细胞、人宫颈癌HeLa细胞和肺癌A549细胞都具有中等强度的抑制作用；大黄素甲醚-8-O-β-吡喃葡萄糖苷通过调节细胞外基质金属蛋白酶诱导因子（EMMPRIN）抑制结肠癌HCT116细胞缺氧诱导的上皮间质转化。

10. 止泻：羊蹄水提物通过腹腔注射和皮肤给药（0.8kg/g、0.4kg/g、0.2kg/g）可抑制正常小鼠小肠的推进运动，抑制胃排空运动。而灌胃给药则无抑制小肠推进运动的作用，相反则有促进小肠推进运动的作用。

11. 抗炎：羊蹄总皂苷对大鼠角叉菜胶性足肿胀有明显的消炎作用。

【临床应用】

1. 血小板减少性紫癜：用羊蹄根10～15g，日1剂，急性出血明显时，加用羊蹄注射液2～4mL肌注，每日1～2次，治疗12例，11例治愈，1例意外死亡，愈后继续服药15～30天，以巩固疗效。

2. 癣：羊蹄根汁20mL，米醋20mL，枯矾末4.5g，调匀，搽患部，2～3次即效；或用羊蹄根粉5g，枯矾3g，凡士林适量，调涂，3～4次即效。有效率96.6%。新鲜羊蹄根洗净，取50～100g捣成汁，加适量食醋调匀，涂于患处；或取干品30g研成末，食醋18g调匀，浸泡5～6h后涂于患处，每次30min，每日2次。观察45例，痊愈35例，显效7例，有效3例，无效0例，总有效率100%。

【使用注意】脾胃虚寒、泄泻食减者禁服；羊蹄含草酸，大剂量应用时有毒。有7岁儿童误食羊蹄叶大于100g致中毒死亡报道。

【参考文献】

[1] 王俊桐，王雪钰，刘金薇，等. 羊蹄的化学成分及药理作用研究进展[J]. 长春中医药大学学报，2018, 34(5):1025

[2] 郝秀华，王蕾，虞振静，等. 中药羊蹄的化学成分及药理作用研究进展[J]. 特产研究，2016, 38(3): 76.

[3] 马健康，姜艳霞，马洪波，等. 系统溶剂法考察羊蹄根对小鼠血小板减少症的实验研究[J]. 时珍国医国药，2009, 20(5): 1179.

[4] 方芳，王立国，李妍，等. 羊蹄根对原发性血小板减少性紫癜模型小鼠外周血小板的影响[J]. 时珍国医国药，2012, 23(4): 919.

[5] 吴琪，黄璐，茹梦，等. 羊蹄化学成分及其抗肿瘤活性研究[J]. 药学与临床研究，2013, 21(3): 227.

[6] 沙丹，马凤姝，刘衷颖，等. 羊蹄叶中毒1例报告[J]. 中国实用儿科杂志，2002(8): 488.

[7] 詹继红. 土大黄治疗头皮脂溢性皮炎40例体会[J]. 贵阳中医学院学报，2000(2): 22.

[8] 项薇薇. 单味中药土大黄治疗出血症75例临床效果观察[J]. 中国医药指南，2010, 8(18): 94.

95 羊蹄草

【来源】菊科一点红属植物一点红 *Emilia sonchifolia* (L.) DC.的干燥全草。

【形态特征】一年生草本，茎直立或斜立细圆，疏被毛，茎上部绿色，下部常带紫红色，高25～40cm。叶稍肉质，互生，形状极不规则，生于下部的叶较大，边缘有不规则的羽状深裂，或钝齿，上部的叶较小，边全缘，全无柄，基部抱茎；叶面青绿色，叶背紫红色。全年有花，花极小，紫红色，密集成头状花序，花序柄长，生于枝顶和上部的叶腋。

【生长环境】多生于村边，园边，路旁及潮湿草地。

【采集加工】全草。全年可采，洗净晒干备用或鲜用。

【性味功能】苦，凉。清热凉血，消炎利水，消肿拔毒。

【主治用法】菌痢，湿热肠炎，脱肛，感冒发热，咽喉肿痛，口腔溃疡，肺炎，乳腺炎，阑尾炎，眼结膜炎，疔肿疮疡，痈疽，外伤感染，蛇咬伤，跌打损伤。内服：煎汤，9～18g，鲜品15～30g；或捣汁含咽。外用：适量，煎水洗或捣敷。

【化学成分】全草含生物碱、酚类、黄酮化合物和微量氢氰酸等。

【现代研究】

1. 抑癌：一点红正己烷提取物可以减少胰脏损伤，对癌前病变有治疗作用，可预防胰腺发育不良。一点红能明显抑制肺肿瘤的形成，延长动物寿命，一点红能下调基质金属蛋白酶的表达、细胞外信号调节激酶和血管内皮生长因子（VEGF），同时上调基质金属蛋白酶组织抑制剂的表达。

2. 镇痛作用：一点红提取物在剂量为100mg/kg和300mg/kg时，具有明显的抗伤害活性。其镇痛作用强于吗啡。

3. 抑菌作用：100%煎剂平板打洞法证明，对金黄色葡萄球菌、铜绿假单胞菌、伤寒杆菌有抑制作用。

【临床应用】

1. 小儿上呼吸道感染及支气管肺炎：一点红注射液为主，配合其他对症疗法，共治疗上呼吸道感染50例，支气管肺炎25例，年龄以1～3岁为最多。上呼吸道感染治疗后体温多数在2～3天恢复，咳嗽逐渐减轻，3～4天痊愈出院；支气管炎，体温多在3～4天恢复正常，咳嗽气喘及肺部啰音均逐渐消失，5～6天痊愈出院。

2. 带状疱疹：取鲜一点红全草，洗净捣烂加凡士林制成软膏状，敷于患部皮肤，每日换药1次，治疗15例，疗效较好。

3. 静脉炎：新鲜羊蹄草洗净，捣烂为糊状，敷于患处，敷药范围超过患处2cm，1次/天，每次敷药6～8h。共治疗患者197例，治愈189例，显效6例，有效1例，好转1例，无效0例，总有效率99.5%。

4. 口腔溃疡：广泛性溃疡：将适量全枝鲜草洗净后捣烂取汁含漱，每日2次，每次15min。小点或单独溃疡：可用洗净鲜羊蹄草叶贴在溃疡面上。6例口腔溃疡病例中，大都是因口腔糜烂疼痛，不能进食，经用羊蹄草汁含漱后第2天即能进食，治疗一般3～5天即愈。

5. 霉菌病：服用羊蹄草合剂（羊蹄草、盆上芫茜、崩大碗、白花蛇舌草、金银花、鬼针草、墨旱莲）4h后体温下降至37℃。减去墨旱莲，继服3日，体温控制在37.6℃以下，患儿精神好转，食欲增加，口腔小白点减少，舌小白点完全消失，大便镜检霉菌假菌丝减少。再继续内服4天，一切症状消失，大便镜检阴性。

【使用注意】孕妇慎用。

【参考文献】

[1] Dominic S, Paramasivam R, Chinthamony A R, et al. Protective effect of Emilia sonchifolia on azaserine-induced pancreatic dysplasia[J]. Journal of Acute Medicine, 2014, 4(2): 68.

[2] Gilcy G K, Girija K. Inhibition of pulmonary metastasis by *Emilia sonchifolia* (L.) DC: An in vivo experimental study[J]. Phytomedicine, 2016, 23(2): 123.

[3] Verônica M C, Fabiana C V, Danielle F D, et al.Antinociceptive effect of extract of Emilia sonchifolia in mice[J]. Journal of Ethnopharmacology, 2011, 134(2): 348.

[4] 杨惠琼，余同珍. 羊蹄草用于治疗静脉炎[J]. 南方护理学报，2005, 12(1): 15.

[5] 广州市第四人民医院新医科. 羊蹄草治疗口腔溃疡六例简介[J]. 中医通讯，1971(1): 25.

96 米仔藤

【来源】买麻藤科买麻藤属小叶买麻藤 *Gnetum parvifolium*（Warb.）C.Y. Cheng ex Chun，买麻藤 *Gnetum montanum* Markgr.的茎、叶。

【形态特征】

1. 小叶买麻藤：常绿木质缠绕藤本，长4～12m。常较细弱。茎枝圆形，土棕色或灰褐色，皮孔较明显，具膨大的关节状节。叶对生，革质；叶柄长5～10mm；叶片狭椭圆形、长卵形或微呈倒卵状，有光泽，长4～10cm，宽2.5～4cm，先端急尖或渐尖而钝，稀钝圆，基部宽楔形至微圆，侧脉斜伸，背面网脉明显。雌雄同株；球花排成穗状花序，常腋生，稀生枝顶；雄球花序不分枝或一次分枝，分枝三出或成两对，其上有5～12轮环状总苞，每轮总苞内有雄花40～70；雌球花序多生于老枝上，每轮总苞内有雌花5～8。种子核果状，长椭圆形或微呈倒卵形，长1.5～2cm，无柄或近无柄，熟时假种皮红色。花期4～6月，果期9～11月。

2. 买麻藤：与小叶买麻藤的主要区别是：叶型较大，常呈长圆形，长10～25cm，宽4～11cm；雄球花序一至二回三出分枝，每轮总苞内仅有雄花25～45；成熟种子具2～5mm的短柄，假种皮黄褐色或红褐色。

【生长环境】生于海拔1600～2000m地带的森林中，缠绕于树上。

【采集加工】茎、叶。全年均可采收，鲜用或晒干。

【性味功能】苦，微温。祛风除湿，散瘀止血，化痰止咳。

【主治用法】风湿痹痛，腰痛，鹤膝风，跌打损伤，毒蛇咬伤。内服：煎汤，6～9g，鲜品15～60g；或捣汁。外用：适量，研末调敷；或鲜品捣敷。

【化学成分】小叶买麻藤茎含买麻藤素A、买麻藤素B、买麻藤素C、买麻藤素D、买麻藤素E、买麻藤素F、异食用大黄素、白藜芦醇、β-谷甾醇，全株含消旋去甲基衡州乌药碱盐酸盐等；买麻藤茎含2-羟基-3-甲氧基-4-甲氧羰基吡咯、3,4'-二羟基-4-甲氧基二苄醚等。

【现代研究】

1. 平喘：小叶买麻藤乙醇提取物中分离的消旋去甲乌药碱在豚鼠整体肺溢流实验中，静注0.1～0.2mg/kg，能拮抗组胺、乙酰胆碱和5-羟色胺所引起的支气管痉挛，作用时间维持35～55min，预先注射普萘洛尔可阻断舒张支气管作用。消旋去甲乌药碱还有舒张豚鼠离体气管平滑肌的作用，并拮抗组胺所致的平滑肌收缩，其ED_{50}分别为5.27×10^{-9}g/mL和5.63×10^{-8}g/mL。普萘洛尔可完全阻断消旋去甲乌药碱的作用，故属于β-肾上腺素能兴奋剂。

2. 对心血管系统的作用：小叶买麻藤中买麻藤总碱、去甲乌药碱具有心脏兴奋作用，在Langendroff离体豚鼠心脏灌流装置中分别加入两药，30s内出现心肌收缩力增强、振幅增高、心率加快、冠脉流量稍有增加，作用与异丙肾上腺素相似，此外还有血管扩张作用，在离体兔的肾、后肢和耳灌流实验中，均能不同程度地增加灌流量，尤其以后肢血管更为明显。犬静注去甲乌药碱1.5mg/kg后，立即发生全身皮肤发红，这与临床报道用药后脸部出现潮红相似。慢性肾性高血压犬，口服米仔藤醇提取物3g/kg（原生药），有一定的降压作用。买麻藤总碱和去甲乌药碱给麻醉犬和豚鼠静脉注射均有明显的降压和使心率加快作用。消旋去甲乌药碱作用强度约为异丙肾上腺素的1/10，但后者的降压作用较为迅速和剧烈。等效剂量的消旋去甲乌药碱对心肌的损害较异丙肾上腺素为轻。

3. 抗过敏：消旋去甲乌药碱能明显抑制抗原天花粉所致的小鼠被动皮肤变态反应。大鼠肺溢流实验中，静注抗天花粉血清后，再用天花粉攻击，可见过敏性支气管收缩，使肺溢流增加，如在攻击前静注消旋去甲乌药碱则能抑制大鼠的被动肺变态反应，再用天花粉攻击，不再发生肺溢流的变化。小鼠腹腔注射消旋去甲乌药碱50mg/kg，还能抑制毛细血管的通透性。

4. 抗蛇毒：小叶买麻藤醇提取物100g/kg灌胃，对眼镜蛇毒中毒小鼠有保护作用，保护率为53.3%。

【临床应用】

1. 慢性气管炎：①取买麻藤120g，水煎2次，混合浓缩成60mL，3次分服，10天为1疗程。治疗90例，近期控制19例，显效27例，好转31例，无效13例，总有效率85.56%。②用买麻藤45g，盐肤木干根或茎30g，制成糖浆或片剂，每日3次分服。治疗196例，结果近期控制27例，显效50例，好转76例，无效43例。将近半数病例在3天内见效，绝大多数在10天内见效。其止咳、化痰作用优于平喘，对中医辨证属于虚寒型者疗效较好。适当延长疗程可提高疗效。主要不良反应为口干、头晕，还有视物模糊、鼻咽干燥、胃痛等。③用乙醇提取法将买麻藤或小叶买麻藤的根茎制成米仔藤糖衣片，每片含买麻藤干浸膏0.15g。每日口服3次，每次4片，连用10天为1个疗程。观案20例慢性支气管炎，2个疗程有效率达85%，显控率占20%。发现本品对止咳、祛痰均有较好疗效，尤以祛痰有效率较高，1、2疗程分别达85%和90%；对不同病情和不同中医证型均有一定疗效，且无明显不良反应。

2. 急性胰腺炎：将买麻藤制成200%煎液，日服3次，每次20mL。治疗20例，见效18例，无效2例。见效时间最快2天，最长9天，平均为6天。

【参考文献】

[1] 李顺林，纳彬彬，李庆洋. 买麻藤化学成分的研究[J]. 中国民族民间医药杂志，2001, 10(1): 45.

[2] 周建波，陈于澍，赵树年，等. 买麻藤化学成分的研究[J]. Journal of Integrative Plant Biology, 1989, 31(11): 878.

97 红花倒水莲

【来源】紫葳科凌霄属凌霄 *Campsis grandiflora* (Thunb)Schum.的花、茎叶和根。

【形态特征】落叶木质藤本，借须根攀附于其他物上。茎黄褐色，具棱状网裂。叶对生，奇数羽状复叶；叶轴长4～13cm；小叶柄长5～10mm，小叶7～9枚，卵形至卵状披针形，长4～6cm，宽1.5～3cm，先端尾状渐尖，基部阔楔形，两侧不等大，边缘有粗锯齿，两面无毛，小叶柄着生处有淡黄褐色束毛。花序顶生，圆锥状，花大，直径4～5cm；花萼钟状，不等5裂，裂至中部，裂片披针形；花冠漏斗状钟形，裂片5，圆形，橘红色，开展；雄蕊4，2长2短；子房上位，2室，基部有花盘。蒴果长如豆荚，具子房柄；2瓣裂。种子多数，扁平，有透明的翅。

【生长环境】生长于山谷、小河边、疏林下，攀缘于树上、石壁上，亦有庭院栽培。

【采集加工】花：夏、秋二季，择晴天摘下刚开放的花朵，晒干。茎叶：夏、秋季采收，晒干。根：全年均可采收，洗净，切片，晒干。

【性味功能】花：甘、酸，寒。凉血祛风，化瘀散结，活血通经。茎叶：苦，平。清热，凉血，散瘀。根：甘、辛，寒。凉血祛风，活血通络。

【主治用法】花：血滞经闭，痛经，癥瘕，崩中漏下，血热风痒，疮疥隐疹，酒渣鼻。内服：煎汤，5～9g；或入散剂。外用：适量，研末调涂；或煎汤熏洗。茎叶：血热生风，身痒，风疹，手脚酸软麻木，咽喉肿痛。内服：煎汤，9～15g。孕妇禁服，体虚者慎服。根：血热生风，身痒，风疹，腰脚不遂，痛风，风湿痹痛，跌打损伤。内服：煎汤，6～9g；或入丸、散；或浸酒。外用：鲜品适量，捣敷。孕妇禁服。

【化学成分】五环三萜、环烯醚萜、黄酮等；花的主要成分为三萜类、苯丙醇苷等。

【现代研究】

1. 对血管平滑肌的作用：凌霄花水煎液 1.25×10^{-2}g/mL 对猪冠状动脉具有抑制收缩的作用。

2. 抗血栓形成：给大鼠胃饲凌霄花水煎液33mg/kg，具有明显抑制血栓形成的作用；凌霄花能加快红细胞电泳，增加红细胞电泳率，使血液红细胞处于分散状态。

3. 对子宫平滑肌的作用：在7.5mg/mL浓度时，凌霄花能非常显著地抑制离体未孕小鼠子宫收缩。凌霄花能显著降低收缩强度，减慢收缩频率，降低收缩活性。凌霄花对已孕子宫能增加收缩频率及收缩强度，增强收缩活性。

4. 抗菌：50%凌霄花、叶煎剂对福氏痢疾杆菌和伤寒杆菌有抑制作用。

5. 毒性：凌霄花毒性很低，给小鼠灌胃的最大耐受量为50g/kg（生药）。

【临床应用】

1. 抗过敏、抗炎、止痒：复方凌霄花汤（凌霄花、蝉蜕各6g，豨莶草、土茯苓、地肤子、白花蛇舌草各15g，刺蒺藜、紫草、浮萍各10g，威灵仙12g，生槐花、金银花各20g等）可用来治疗神经性皮炎。清肝止痒汤，处方由柴胡、丹参、防风、凌霄花等组成；具有疏肝祛风、清热凉血、利胆化湿、活血化瘀之功效，用于治疗肝胆源性皮肤瘙痒症。抗光敏合剂（青蒿15g、赤芍15g、茵陈15g、凌霄花15g等）治疗光敏性皮肤病，有效率为91.1%。凉血五花汤（红花、玫瑰花、鸡冠花、凌霄花等）治疗玫瑰糠疹。该方具有清热解毒，疏风凉血，除湿止痒之功效；有效率为93.3%。采用从凌霄花、白鲜皮和甘草中提取的有效成分，制成清洗液，治疗接触性皮炎患者156例，有效率92.3%。真武汤合凉血五花汤（白术、红花、桃仁、凌霄花、大枣、炙甘草）加减治疗面部糖皮质激素依赖性皮炎，该方温阳利水化瘀，疗效颇佳。

2. 心脑血管疾病：清毒活血化痰复方，其组成为葛根15g、薏苡仁15g、郁金10g、凌霄花10g、板蓝根15g，治疗因脑血管疾病引起的痴呆，结果发现该方可明显改善生化指标，使患者血液黏稠度降低，红细胞聚集指数降低，血脂、总胆固醇、三酰甘油及低密度脂蛋白等降低。采用黄芪凌霄胶囊（黄芪、水蛭、桃仁、红花、凌霄花等）治疗脑动脉硬化所致失眠患者200例，有效率为91.5%。用凌霄花汤（凌霄花、丹参、党参各15g，黄芪20g，川芎、白芷各10g，甘草6g）治疗55例椎基底动脉供血不足性眩晕患者，其中显效36例，有效15例，有效率为92.7%，主药凌霄花既是血药又是风药，在治疗中能产生"风去血自通"的效果。

3. 妇科疾病：自拟补肾益血、疏郁之药方（当归、红花、凌霄花、吴茱萸、益母草等）来治疗月经量少，疗效显著。自拟地精调经汤（熟地黄、赤芍、桃仁、红花、凌霄花、丹参、泽兰等）治疗月经延期。采用柴胡、当归、川芎、（炒）白术、三棱、凌霄花等来治疗月经病，效果良好。

【参考文献】

[1] 江灵礼，苗明三.凌霄花化学、药理及临床应用特点探讨[J].中医学报，2014, 29(7): 1016.

[2] 杨阳，朱斌.凌霄属植物根、茎、叶化学成分及药理作用的研究进展[J].中国药师，2014, 17(3): 498.

98 红豆蔻

【来源】姜科山姜属大高良姜*Alpinia galanga*(L.)Willd.的果实。

【形态特征】多年生丛生草本，高1.5～2.5m，根茎粗壮，圆形，有节，棕红色并略有辛辣味。叶2列，无叶柄或极短；叶片长圆形或宽披针形，长30～50cm，宽6～10cm，先端急尖，基部楔形，边缘钝，常棕白色，两面无毛或背面有长柔毛；叶舌长5～10mm，先端钝。圆锥花序顶生，直立，多花，长14～32cm，径4～8cm，花序轴上密生柔毛，多分枝；总苞片线形，长约20cm；小苞片披针形或狭长圆形，长1～2cm；花绿白色，清香；花萼管状，顶端不等的3浅裂有缘毛；花冠管与萼管略等长，裂片3，长圆形，唇瓣倒卵形至长圆形，长2.5～3cm，宽8～12m，基部成爪状有红色条纹，雄蕊1，与唇瓣等长，花药长圆形，退化雄蕊2，披针形，长6～10mm，生于唇瓣基部；子房下位，无毛，花柱细长，柱头略膨大。蒴果长圆形，不开裂，长1～1.5cm，宽约7mm，中部稍收缩，熟时橙红色。种子多角形，棕黑色。花期6～7月，果期7～10月。

【生长环境】生于山坡、旷野的草地或灌丛中，分布于广东、海南、广西、云南等地。

【采集加工】果实。栽培第三年开花结果，于11～12月果实刚呈红色时采收，将果穗割回，摊放阴凉通风处4～7天，待果皮变成深红色时脱粒，去掉枝杆，扬净，晒干。

【性味功能】辛、温。温中燥湿，醒脾消食。

【主治用法】脘腹冷痛，食积腹胀，呕吐泄泻，噎嗝反胃。内服：煎汤，3～6g；或研末。外用：适量，研末搐鼻或调搽。

【化学成分】挥发油类、黄酮类、黄酮苷类、二苯庚烷类、糖（苷）类、氨基酸和少量鞣质等。

【现代研究】

1. 抗溃疡：红豆蔻种子甲醇提取物1′-乙酰氧基胡椒酚乙酸酯和1′-乙酰氧基丁香油酚乙酸酯腹腔注射2～10mg/kg，都能明显抑制大鼠溃疡。

2. 抗病原微生物：红豆蔻挥发油中4-松油烯醇有较强的药效作用，正戊烷/二乙醚提取物对皮癣菌属中的须皮癣菌有效，乙酰氧基胡椒酚醋酸盐对7种真菌有效，其对皮肤真菌的最低抑菌浓度（MC）为50～250mg/mL。红豆蔻中分离出的高良姜萜醛A、高良姜萜醛B具有细胞毒和抗真菌活性。

3. 抗肿瘤：红豆蔻果实甲醇提取物1′-乙酰氧基胡椒酚乙酸酯及1′-乙酰氧基丁香油酚乙酸酯给小鼠腹腔注射10mg/kg的剂量，连续5天，具有抗小鼠腹水型肉瘤S_{180}作用，该两种抗肿瘤物质，也是红豆蔻中主要产生辛辣味的物质。

【临床应用】胃溃疡：120例胃溃疡患者随机分两组，对照组60例用药兰索拉唑2.0g/次，3次/天，克拉霉素2.0g/次，3次/天，阿莫西林2.0g/次，3次/天；治疗组60例分型辨证治疗：虚寒（白芍、黄芪、吴茱萸各5g，肉桂、甘草、仙茅、红豆蔻、巴戟天各10g，桂枝6g，生姜15g）；郁热（香附20g，雪胆、蚤休、蒲公英各15g，半夏10g，金银花15g，黄芩5g，栀子10g）；肝胃气滞（柴胡、半夏各10g，枳壳15g，炒川楝子10g，川芎15g，香附、赭石各20g，白芍10g，白术5g）；

均1剂/天，水煎200mL，早晚口服。连续治疗1个月为1疗程。结果显示治疗组治愈38例，有效20例，无效2例，总有效率96.7%，对照组治愈26例，有效24例，无效10例，总有效率83.3%，治疗组优于对照组（$P < 0.05$）。

【使用注意】阴虚有热者禁服。

【参考文献】

[1] 李明芳，谢鹏，秦华珍，等.红豆蔻的化学成分和药理作用研究进展[J].西部中医药，2017, 30(12): 145.

[2] 秦华珍，王晓倩，柳俊辉，等.姜科山姜属中药药理作用的研究进展[J].广西中医药，2010, 33(5): 1.

[3] 叶建林.辨证分型治疗胃溃疡随机平行对照研究[J].实用中医内科杂志，2016, 30(11): 23.

[4] 司民真，刘艳，张川云，等.姜科植物主要挥发性物质研究进展[J].楚雄师范学院学报，2015, 30(9): 13.

[5] 卞梦芹，王洪庆，康洁，等.红豆蔻黄酮类化学成分研究[J].药学学报，2014, 49(3): 359.

[6] 丘海冰，苏善美，李明芳，等.大高良姜、红豆蔻乙酸乙酯部位对胃溃疡寒证大鼠的作用机制研究[J].中药材，2018(2): 464.

[7] 刘晓爽，赵岩，张连学.红豆蔻挥发油化学成分的比较研究[J].安徽农业科学杂志，2009(36): 7967.

99 扶芳藤

【来源】卫矛科卫矛属扶芳藤 *Euonymus fortunei* (Turcz.) Hand.-Mazz. 带叶茎枝。

【形态特征】常绿灌木，匍匐或攀缘，高约1.5m，茎枝常有多数细根及小瘤状突起。单叶对生；具短柄；叶片薄革质，椭圆形、椭圆状卵形至长椭圆状倒卵形，长3.5～8cm，宽1～4cm，先端钝或短尖，边缘具细齿，基部宽楔形。聚伞花序腋生，呈二歧分枝；萼片4，花瓣4，绿白色，近圆形，径约2mm；雄蕊4，着生于花盘边缘；子房与花盘相连。蒴果黄红色，近球形，稍有4凹线。种子被橙红色假种皮。花期6月，果期10月。

【生长环境】生于林缘或攀缘于树上或墙壁上。

【采集加工】茎叶全年均可采，清除杂质。切碎，晒干。

【性味功能】甘、苦、微辛，微温。益肾壮腰，舒筋活络，止血消瘀。

【主治用法】肾虚腰膝酸痛，半身不遂，风湿痹痛，小儿惊风，咯血，吐血，血崩，月经不调，子宫脱垂，跌打骨折，创伤出血。内服：煎汤，15～30g；或浸酒，或入丸、散。外用：适量。研粉调敷，或捣敷，或煎水熏洗。

【化学成分】卫矛醇，种子含前番茄红素和前γ-胡萝卜素、黄酮类、有机酸类、糖醇类等。

【现代研究】

1. 抗疲劳、免疫调节：扶芳藤液可使实验小鼠胸腺及脾脏重量明显增加，提示可提高实验小鼠的非特异性免疫功能；中、高剂量的扶芳藤提取物可明显提高免疫抑制小鼠的脏器/体重比值、巨噬细胞吞噬率、淋巴细胞转化率及血清溶血素指标，表明扶芳藤提取物可明显增强小鼠的免疫功能。

2. 抗血栓和止血：扶芳藤水煎液能明显抑制家兔血栓形成，延长凝血酶原时间，并能明显缩短实验小鼠的凝血和出血时间；醇提液能明显缩短实验小鼠的血浆凝血酶时间（TT）、凝血酶原时间（PT）、活化部分凝血活酶时间（APTT），同时增加纤维蛋白原（FIB）含量，具有明显的止血作用。

3. 对心血管的作用：扶芳藤对心肌缺血再灌注损伤的心肌细胞及缺氧人心内膜微血管内皮细胞均具有保护作用。

4. 对脑组织的保护：扶芳藤提取物对大鼠急性脑缺血再灌注损伤具有保护作用，且其保护作用可能与扶芳藤提取物抑制脑组织中IL-1β和TNF-α的含量有关。

【临床应用】

1. 心力衰竭：应用扶芳藤益心汤对慢性心力衰竭患者进行的研究中发现，观察组患者的生存质量、左室射血分数及脑钠肽（BNP）指标等均明显优于对照组，提示扶芳藤益心汤能明显改善患者的生存质量、提高左室射血分数及降低BNP等。

2. 病态窦房结综合征：复方扶芳藤合剂对轻型病态窦房结综合征患者具有良好的临床疗效，其不仅能明显改善患者的临床症状、提高心率、改善生活质量等，且在一定程度上可延缓患者的疾病发展进程。

3. 慢性疲劳综合征：运用复方扶芳藤合剂对60例慢性疲劳综合征患者进行的研究表明，复方扶芳藤合剂能明显改善患者临床症状。

4. 肿瘤术后：为观察研究复方扶芳藤合剂对大肠癌术后患者化疗白细胞减少的临床疗效，有研究者进行了临床观察，结果发现，复方扶芳藤合剂能明显减轻化疗后白细胞下降程度，并改善患者生活质量。

【使用注意】孕妇禁服。

【参考文献】

[1] 肖艳芬，黄燕，王琳，等. 扶芳藤提取物对小鼠免疫功能的影响研究 [J]. 现代医药卫生，2012, 28(12): 1768.

[2] 蒋力群，霍宇，杨捷. 扶芳藤醇提液对小鼠凝血四项的影响 [J]. 中国医药指南，2016, 14(10): 41.

[3] 李成林，王庆高，朱智德，等. 壮药扶芳藤对兔心肌缺血再灌注损伤诱发心肌细胞

凋亡的保护作用 [J]. 辽宁中医杂志，2009, 36(11): 1989.

[4] 李成林，王庆高，崔胜利. 扶芳藤对兔心肌缺血再灌注损伤血清SOD、MDA的影响 [J]. 广西中医药，2011, 34(2): 55.

[5] 李成立，王庆高，朱智德，等. 壮药扶芳藤对兔缺血再灌注心肌细胞超微结构的影响 [J]. 新中医，2010, 42(9): 112.

[6] 肖艳芬，肖健，王坤，等. 扶芳藤提取物对大鼠急性脑缺血再灌注后IL-1β和TNF-α的影响研究 [J]. 时珍国医国药，2011, 22(2): 404.

[7] 周智，韦奇志，吴植强，等. 扶芳藤一般药理及急性毒性研究 [J]. 中国药师，2011, 14(8): 1115.

[8] 雷贻禄，李成林，韩景波，等. 加用扶芳藤益心汤对慢性心衰患者的生存质量、左室射血分数及脑钠尿肽的影响 [J]. 广西中医药，2016, 39(5): 13.

100 走马胎

【来源】报春花科紫金牛属走马胎 *Ardisia gigantifolia* Stapf的干燥根、叶。

【形态特征】直立灌木或亚灌木，高1～1.5m。根粗壮，茎褐色，无毛或有稀疏的微柔毛。叶通常聚生于枝顶，互生，膜质或薄纸质，长椭圆形或长圆状披针形，长25～50cm，宽8～19cm，先端渐尖，基部渐狭，边缘有密而小的锯齿。叶背浅绿，有时带紫斑，脉紫红色。夏秋季开花，花小，粉红色或紫红色，有柄，集成圆锥花序，生于枝顶或叶腋；长20～35cm，花梗长1～1.5cm；花长4～5mm；萼片5枚，狭三角状卵形或披针形，长约1.5mm；花冠5深裂，裂片阔卵形；雄蕊5枚，生于花冠管的基部；雌蕊约与花冠裂片等长。果为浆果状核果，圆球形，直径约6mm，成熟时红色，具细长的果柄。

【生长环境】多生于深山灌木丛中、阴湿的地方。

【采集加工】根、叶夏秋可收，晒干备用。

【性味功能】辛，温。祛风除湿，活血化瘀。根：活络。叶：拔毒生肌，祛风除湿，舒筋。

【主治用法】风湿筋骨疼痛，跌打损伤，产后血瘀腹痛，痈疽疮疡。9～15g(鲜品30～60g)，水煎服或研粉入丸、散剂。外用：叶原块以滚米汤浸软，用于拔毒以叶背贴患处，用于生肌以叶面贴患处。

【化学成分】为酚类、醌类、香豆素类、三萜类、挥发油类及多糖类等。

【现代研究】

1. 抗肝癌：走马胎活性组分能抑制肝癌HepG$_2$细胞的运动能力，且有一定的剂量相关性。Transwell侵袭/转移小室实验结果显示，走马胎活性成分可显著抑制

HepG$_2$细胞穿过Tran-swell小室和matrigel胶的数量。提示走马胎活性组分能抑制肝癌HepG$_2$细胞侵袭和转移的能力，有效控制肝癌细胞的进一步扩散。

2. 抗血栓：利用0.01% AD复制血栓模型，测定SD大鼠的PT、TT、APTT、血浆复钙时间（RT）、Fg、全血黏度和血液生理指标。结果提示走马胎提取液能有效地延长血栓模型大鼠体内PT、TT和APTT以及降低全血黏度及血浆Fg含量，影响机体内、外源性凝血系统从而发挥其抗凝血作用。

3. 抗氧化作用：通过采用DPPH自由基清除法对从走马胎中分离得到的化合物进行体外抗氧化活性评价，走马胎中的4-*O*-没食子酰岩白菜素、11-*O*-没食子酰岩白菜素、11-*O*-（3′-*O*-甲基没食子酰基）岩白菜素具有较强的自由基清除作用。

4. 镇咳、祛痰：用氨水引咳法、小鼠气管酚红排泌法建立咳嗽和致痰模型，观察走马胎醇提物高、中、低剂量给药后的镇咳和祛痰作用。结果显示走马胎醇提物具有明显镇咳、祛痰作用。

【临床应用】类风湿关节炎：将82例类风湿关节炎患者随机分为走马胎组42例，雷公藤多苷组40例，治疗12周，观察治疗前后关节压痛数、肿胀数，及血沉、类风湿因子等项目变化，并进行疗效对比。结果表明：走马胎组与雷公藤多苷组疗效相当。因此，中药走马胎对类风湿关节炎具有较确切的疗效，且无明显不良反应。

【参考文献】

[1] 戴卫波，董鹏鹏，梅全喜. 走马胎的化学成分、药理作用研究进展[J]. 天然产物研究与开发，2018, 30(04): 717

[2] 贺珊，廖长秀，黄桂坤，等. 走马胎活性组分抗肝癌作用研究[J]. 中药材，2020(10): 2544.

[3] 沈诗军，周定刚，黎德兵. 走马胎提取液体内抗血栓作用研究[J]. 时珍国医国药，2008(9): 2224.

[4] Mu L H, Feng J Q, Liu P. A new bergenin derivative from the rhizome of Ardisia gigantifolia [J]. Natural Product Research, 2013, 27(14): 1242.

[5] 黄永毅，谭秋兰，罗莹，等. 走马胎醇提物镇咳祛痰作用实验研究[J]. 右江民族医学院学报，2018, 40(5): 427.

[6] 唐亚平. 中药走马胎治疗类风湿关节炎的临床观察[J]. 四川中医，2007, 25(1): 54.

101 走马箭

【来源】五福花科接骨木属植物蒴藋 *Sambucus Javanica* Blume的干燥全草。

【形态特征】高大草本或半灌木，高达2m。茎有棱条，髓部白色。奇数羽状复叶对生；托叶小、线形或呈腺状突起；小叶2～3对，最上1对小叶片基部相互合生，有时还和顶生小叶相连，小叶片披针形，长5～15cm，宽2～4cm，先端长而渐尖，基部钝圆、两侧常不对称，边缘具细锯齿，近基部或中部以下边缘常有1或数枚腺齿；小叶柄短。花白色，细小，大型复伞房花序顶生；各级总梗和花梗无毛至多少有毛，具由不孕花变成的黄色杯状腺体；苞片和小苞片线形至线状披针形，长4～5mm；花小，萼筒杯状，长约1.5mm，萼齿三角形，长约0.5mm；花冠辐状，冠筒长约1mm，花冠裂片卵形，长约2mm，反曲；花药黄色或紫色；子房3室，花柱极短，柱头3裂。浆果红色，近球形，直径3～4mm；核2～3粒，卵形，长约2.5mm，表面有小疣状突起。花期4～5月，果期8～9月。

【生长环境】多生于山地路旁、溪边、村旁荒地或林下。

【采集加工】全草，全年可采；根宜秋冬采挖，鲜用或晒干。

【性味功能】甘、酸、温；祛风除湿，活血散瘀。茎、叶：甘、微苦，平；祛风活血，发汗利尿。根：甘、酸，平；祛风消肿，舒筋活络，利湿，止血。

【主治用法】茎、叶：风湿痹痛，腰腿痛，水肿，黄疸，跌打损伤，产后恶露不行，风疹瘙痒，丹毒，疮肿。内服：煎汤，9～15g，鲜品60～120g。外用：适量，捣敷；或煎水洗；或研末调敷。根：风湿疼痛，头风，腰腿痛，水肿，淋证，白带，跌打损伤，骨折，癥积，咯血，吐血，风疹瘙痒，疮肿。内服：煎汤，9～15g，鲜品30～60g。外用：适量，捣敷；或煎水洗。

【化学成分】为绿原酸、齐墩果酸、熊果酸、3-甲基戊酸、3-甲基丁酸、山楂酸、科罗索酸、咖啡酸乙酯等。

【现代研究】

1. 保肝：陆英各剂量组12g（生药）/kg、24g（生药）/kg、48g（生药）/kg灌胃小鼠，均可显著对抗CCl_4致小鼠急性肝损伤导致的血清中ALT、AST升高以及肝脏MDA含量升高，明显减轻肝脏病理损伤程度；陆英各剂量组8g（生药）/kg、16g（生药）/kg、32g（生药）/kg灌胃小鼠，均可显著对抗D-半乳糖胺盐酸盐致大鼠急性肝损伤导致的血清中ALT、AST、ALP升高以及Glu含量急剧降低；陆英各剂量组12g（生药）/kg、24g（生药）/kg、48g（生药）/kg灌胃小鼠，均可显著对抗ConA致小鼠急性肝损伤导致的血清中ALT、AST升高。

2. 抗炎：陆英根、茎叶水提液高、低剂量（10.0g生药/kg、5.0g生药/kg）对小鼠均灌胃给药，结果显示，陆英根与茎叶的水提液对急性炎症均具有显著抑制作用，且根水提液抗炎作用强于茎叶水提液。

3. 镇痛：陆英根、茎叶水提液高、低剂量[10.0g生药/kg、5.0g生药/kg]对小鼠均灌胃给药，结果显示，陆英根与茎叶水提液对温度和醋酸刺激导致的疼痛均具有明显镇痛作用，且根水提液镇痛作用强于茎叶水提液。

4. 毒性：陆英水煎浓缩液，小鼠灌胃给药，最大耐受量500g/kg，安全系数为成人临床用量的100倍（成人用药量以5g/kg计算）。小鼠灌胃给药LD_{50}为820g/kg

（目测法），腹腔注射LD$_{50}$为119g/kg（目测法）。动物死亡前普遍都有烦躁不安，甚至肌肉震颤等症状。病理切片检查与对照组统计学处理无明显差异。

【临床应用】

1. 急性病毒性肝炎：用陆英冲剂，成人每次1包，每日3次，用温开水冲服，6岁以下儿童药量减半。7天为1疗程，可连续服用。治疗304例（除2例外）服药期限为1～4疗程。结果治愈（症状、体征消失，肝功能全项恢复正常）263例，占86.5%；显效（主要症状、体征消失，肝脾大小恢复正常或接近正常，或有所缩小，肝脏无叩击痛或压痛，肝功能明显好转）22例，占7.2%；好转（症状、体征无改善，肝功能好转）13例，占4.3%；无效（症状、体征无改善，肝功能未见好转）6例，占2.0%；总有效率98%。平均治愈日数17.4天。对不同类型的病毒性肝炎，对成人与小儿的疗效无显著性差异。未见对心、肾等脏器有损害。通过随访（3个月至1年）其疗效稳定。

2. 急性化脓性扁桃体炎、急性菌痢、多发性疖肿：用陆英注射液（每1mL相当于陆英地上部分2g），每次4mL，每日2次，肌内注射。治疗急性化脓性扁体炎20例，全部有效；治疗菌痢57例，总有效率为93%；治疗多发性疖肿4例，全部治愈。

3. 多种疼痛：陆英（八棱麻）全草粉末装入胶囊，每粒0.3g。痛时服2粒。用于各种手术后切口痛、牙痛、腹痛等100例，92例用药后15～30min疼痛明显减轻或消失，有效率达92%。

4. 骨折：取落得打根（陆英根）茎，洗净烘干后研成细末，用时掺入少许面粉（4：1），以白酒调成泥状，平铺在纱布上敷于骨折处，再用夹板固定，每5～10天换药1次，每隔1天滴入白酒1次，以加强药性作用。定期作X线检查，一般不同时并用牵引法。早期抬高患肢并作自主性肌肉收缩活动以利消肿，以后适当活动促使功能恢复。共治疗各部位闭合性骨折45例，平均治愈时间33～48天。

【使用注意】 孕妇禁用。

【参考文献】

[1] 杨燕军，林洁红.陆英化学成分的研究（Ⅰ）[J].中药材，2004, 27(7): 491.

[2] 廖琼峰，谢社平，陈晓辉，等.陆英的化学成分研究[J].中药材，2006, 29(9): 916.

[3] 姜红宇，刘郁峰，谢国飞，等.陆英挥发油超临界CO$_2$萃取工艺优化及其成分分析[J].食品与机械，2017, 33(10): 154.

[4] 陶佳颐，方唯硕.陆英中化学成分的研究[J].中国中药杂志，2012, 37(10): 1399.

[5] 李胜华，李爱民，伍贤进.接骨草化学成分研究[J].中草药，2011, 42(8): 1502.

[6] 杨威，王茜莎，王敏伟，等.陆英提取物对急性化学性肝损伤的保护作用[J].沈阳药科大学学报[J].2006, 23(8): 524.

[7] 钟卫华，罗辉，苏丹丹.陆英不同部位水提液抗炎镇痛作用的比较研究[J].井冈山大学学报，2018, 39(3): 88.

102 赤脚草

【来源】报春花科珍珠菜属星宿菜 *Lysimachia fortunei* Maxim. 的全草。

【形态特征】多年生草本。全株无毛。根茎横走，紫红色。茎直立，高30～70cm，圆柱形，有黑色腺点，基部紫红色，通常不分枝，嫩梢和花序轴具褐色腺体。叶互生；近于无柄；叶片长圆状披针形至狭椭圆形，长4～11cm，宽1～2.5cm，先端渐尖或短渐尖，基部渐狭，两面均有黑色腺点，干后成粒状突起。总状花序顶生，细瘦，长10～20cm；苞片披针形，长2～3mm；花梗与苞片近等长或稍短；花萼长约1.5mm，5分裂近达基部，裂片卵状椭圆形，先端钝，周边膜质，有腺状缘毛，背面有黑色腺点；花冠白色，长约3mm，基部合生部分长约1.5mm，裂片椭圆形或卵状椭圆形，先端圆钝，有黑色腺点；雄蕊5个，比花冠短，花丝贴生于花冠裂片的下部，分离部分长约1mm；花药卵圆形，长约0.5mm；子房上位，卵圆形，1室，花柱粗短，长约1mm，蒴果球形，直径2～2.5mm，褐色。花期6～8月，果期8～11月。

【生长环境】多见于旷野，山坡潮湿的草地。

【采集加工】全草。4～8月采收，鲜用或晒干。

【性味功能】苦、辛，凉。清热利湿，凉血活血，解毒消肿，解蛇毒。

【主治用法】黄疸，泻痢，目赤，吐血，血淋，白带，崩漏，闭经，痛经，咽喉肿痛，牙痛，痈疡疔肿，毒蛇咬伤，流火，瘰疬，跌打。内服：煎汤，15～30g。外用适量，鲜品捣敷，或煎水洗。

【化学成分】黄酮类、多糖类、甾体类等。

【现代研究】

1. 对肝脏作用：本品10g/kg、5g/kg灌胃，连续7天，能明显降低CCl_4肝损伤大鼠升高的丙氨酸转氨酶活性，降低肝脏三酰甘油含量。以25g/kg、10g/kg灌胃，连续9天，能增加CCl_4肝损伤小鼠肝糖原含量，以25g/kg、10g/kg灌胃，以10g/kg、5g/kg皮下注射，对α-萘异硫氰酸酯造成的黄疸型小鼠的总胆红素升高，均有明显降低作用。

2. 抗炎：经临床观察，丝虫性急性淋巴管炎发作期患者经本品治疗后，在1天内有66.6%病例体温恢复正常，3天内全部病例体温正常。局部炎症消退时间平均为39.9天，说明有治疗效果。经1年半后复查说明，现用剂量不能控制远期复发及减轻发作症状。

3. 降压：大田基黄多糖对SD大鼠、家犬及自发性高血压大鼠（SHR）血压（BP）的影响。应用颈动脉插管测压法，连接BL-420生物机能实验系统测定给药前后血压值。结果大田基黄多糖使SD大鼠、家犬及SHR血压明显降低（$P<0.01$），降压作用维持时间较长。

4. 抗乙肝病毒：赤脚草不同提取物体外抗乙肝病毒作用。经树脂纯化后的赤脚草提取物总黄酮含量达89.29%；赤脚草提取物对HBsAg表达有抑制作用，其中对HBsAg抑制作用差别较大。赤脚草提取物有体外抗乙肝病毒作用。

5. 镇痛抗炎：赤脚草水提取物及醇提取物对小鼠ig给药的最大耐受量分别为88.3g（生药）/kg、132.8g（生药）/kg，按成人每日30g剂量计算，相当于成人日用量的100倍以上，安全无毒性；以耳郭肿胀法与醋酸扭体法为抗炎与镇痛的药效学指标，显示赤脚草水提取物和醇提取物各剂量抗炎及镇痛效果较好。

6. 提高免疫力：通过建立小鼠免疫性肝损伤模型，同时给予不同剂量赤脚草提取物预防治疗，结果显示对小鼠免疫性肝损伤具有保护作用，其机制与抗脂质过氧化有关。

【临床应用】急性黄疸性肝炎：用赤脚草干品，成人每日量120～140g，水煎，浓缩至400mL，小儿2.5g/（kg·d），水煎，浓缩至200mL，均分4次口服。共治31例，结果：消化道症状改善平均4天，丙氨酸转氨酶恢复正常平均23.9天，黄疸指数恢复正常平均12.6天，平均住院25.4天。结果30例肝功能恢复正常，临床治愈；1例基本恢复正常。未见明显不良反应。

【参考文献】

[1] 龚受基，苏小建，阮俊，等. 大田基黄多糖降血压作用的动物实验研究[J]. 时珍国医国药，2009, 20(3): 579.

[2] 龚受基，杨茵. 大田基黄总黄酮含量测定及提取物抗乙肝病毒作用[J]. 食品与营养科学，2020, 9(1):6.

[3] 李萍，钟琪，廖圆月. 星宿菜研究概述[J]. 江西中医药，2017, 48(6): 79.

103　苎麻

【来源】荨麻科苎麻属植物苎麻 *Boehmeria nivea* (L.) Gaudich. 的全株。

【形态特征】多年生的半灌木，高1～2m；茎圆柱形，直立，多分枝，青褐色，密被粗长柔毛。叶互生，有2～11cm长的叶柄和2片分离的托叶，叶片宽卵形或卵形，长5～15cm，宽6～12cm，先端渐尖或近尾状，基部宽楔形或截形，边缘密生齿牙，上表面绿色，带稀疏散在的柔毛，粗糙，下表面密生的柔毛白色交织，基出脉3条。花单性，常雌雄同株，圆锥花序腋生，长5～10cm，雄花序常位于雌花序以下。雄花小，黄白色，无花梗，花被片4，雌蕊4，带退化的雄蕊；雌花簇球形，直径约2mm，淡绿色，花被管状，宿存，花柱1。小瘦果椭圆形，密生短毛，被宿存花所包裹，内有种子1粒。

【生长环境】多生于海拔1000m左右的坡地、旷野荒地、路边小灌丛中或家种。

【采集加工】全年可采。全株鲜用,根和根茎洗净切片或研粉备用。

【性味功能】微苦、甘,寒。清热安胎,凉血止血,祛风除湿止痒,解毒消肿,续筋骨。

【主治用法】胎动不安、淋浊、便血、风湿麻木、脱肛、妇女赤白带下、跌打骨折、疮疡肿痛、创伤出血等。煎汤内服或取适量捣敷、煎水洗作外用。

【化学成分】常春藤皂苷元、齐墩果酸、2α-羟基乌苏酸、白藜芦醇苷等。

【现代研究】

1. 保胎:分别灌胃给予SD孕鼠低、中、高剂量苎麻根的水煎液(18.8g/d、37.6g/d、75.2g/d),发现苎麻根水煎液基本不影响SD大鼠的着床,而中剂量组可通过提高孕鼠血清和胎盘中P和β-HCG水平来调节流产孕鼠外周血和胎盘组织中的Th1/Th2/Th17/Treg平衡而发挥保胎作用。

2. 抗炎:10mg/kg苎麻叶酚酸组分、30mg/kg苎麻叶非酚酸组分对小鼠急性软组织损伤给药肿胀率分别为(8.16±2.75)%、(17.17±4.06)%,苎麻叶酚酸组分高、中、低(40mg/kg、20mg/kg、10mg/kg)组急性组织损伤小鼠组织中的IL-1β的含量分别为(30.54±8.14)pg/mL、(46.54±5.88)pg/mL、(55.42±5.65)pg/mL,均明显较模型组(64.09±6.39)pg/mL低,表明苎麻对小鼠急性软组织损伤模型具有抗炎作用。

3. 抗乙型肝炎病毒:苎麻根提取物对HepG2.2.15细胞乙型肝炎模型可呈剂量依赖性地抑制乙肝e抗原的分泌,其水溶性、水不溶性和ZMG-40%抑制HBV-DNA复制的IC_{50}分别为800.81μg/mL、3.46μg/mL、2.34μg/mL。

4. 抑菌:苎麻根含的有机酸和生物碱,对革兰氏阳性菌和阴性菌均有抑菌作用,在14种病原菌中,对苎麻根有机酸盐高度敏感的有溶血链球菌、肺炎球菌、大肠杆菌、炭疽杆菌,对生物碱,除沙门氏菌高度敏感外,其余均系低敏感度。苎麻根有机酸盐对小鼠和家兔人工感染肺炎球菌致病有较好的治疗效果。

5. 对血液循环系统的影响:苎麻的叶对家兔大动脉出血有较好的止血作用。苎麻根提取物"血凝",经小鼠尾部实验,有缩短出血时间、减少出血量的作用。

【临床应用】

1. 习惯性流产和流产所致的不孕症:以苎麻汤(苎麻120~200g,绞股蓝60g,桑寄生、生熟地黄各15g,紫苏梗、阿胶珠各10~20g,人参5~10g,黄芩、白术、川续断各10g,甘草6g,大枣5~10枚)随症加减治疗105例习惯性流产和流产所致的不孕症,痊愈94例,无效11例,有效率达89.52%。

2. 下消化道出血:用苎麻汤(苎麻根30g,槐花10g,荆芥穗10g,侧柏叶15g,地榆炭10g,炒枳壳10g,败酱草30g,红藤15g),煎汤200~300mL,冷至微温后保留灌肠,每日1~2次,每次保留2h,治疗32例下消化道出血,治愈19例,显效11例,无效2例,总有效率为93.8%。

【使用注意】一次用药量过大，可能会引起轻度腹泻；无实热者慎服，胃弱泄泻者勿服。

【参考文献】

[1] 廖丽萍，肖爱平，冷鹃，等．苎麻根、叶化学成分及药用研究概况[J].中国麻业科学，2013，35(3)：163.

[2] 赵彩霞．苎麻根对米非司酮所致大鼠流产模型的保胎作用研究[D].阜阳：阜阳师范大学，2020.

[3] 张宏岐，邹坤，汪鋆植，等．苎麻叶酚酸组分抗炎作用及其机理研究[J].中国民族医药杂志，2009，15(5)：29.

[4] 邵立军．中药苎麻根抗乙肝病毒活性及其化学成分研究[D].中国中医科学院，2010.

[5] 桃顺．苎麻汤治疗习惯性流产及其致不孕105例临床小结[J].湖南中医杂志，1994，10(4)：18.

[6] 谢孝东，王益谦．中药灌肠治疗下消化道出血32例[J].江苏中医，1997，18(3)：24.

[7] 张志勇，徐洪，陈玲，等．苎麻根在贵州6个民族中的临床应用研究[J].中国民族医药杂志，2015，21(5)：44.

104 苏铁蕨

【来源】乌毛蕨科苏铁蕨属植物苏铁蕨 *Brainea insignis* (Hook.) J.Smith 的根茎。

【形态特征】植株高约1.5m。根茎木质，粗短，自立；有圆柱状主轴；密被红棕色、长钻形鳞片；叶簇生于主轴顶端；叶柄长6～20cm，棕禾秆色，基部密被鳞片，向上近光滑；叶片革质，长圆状披针形至卵状披针形，长60～100cm，宽10～30cm，先端短渐尖，基部略缩狭，两面光滑，一回羽状；羽片多数，线状披针形，互生或近对生，平展，中部的较长，长10～15cm，宽10～13mm，顶端长渐尖，基部为不对称的心形，下侧耳片较大，边缘有细密锯齿，常向下反卷，下部羽片逐渐缩短，有时浅裂或呈波状；叶脉羽状，上面稍下凹，下面隆起，中脉两侧各有一行斜上的三角形网眼，网眼外的小脉分离，单一或分叉。孢子囊群幼时沿网脉生长，以后向外满布叶脉；无囊群盖。

【生长环境】生于海拔200～1800m的较干旱的荒坡或路边。

【采集加工】根茎。全年均可采收，洗净，晒干或鲜用。

【性味功能】微涩，凉。清热解毒，活血止血，驱虫。

【主治用法】用于防治流感，流脑，麻疹，鼻衄，咯血，崩漏，烧伤，外伤出血，蛔虫病。内服：煎汤，6～15g。外用：适量，捣敷。

【化学成分】东北贯众素、多糖类及皂苷类化合物等。

【现代研究】

1. 体外实验：苏铁蕨有较强抗腺病毒（Ad3）活性。对猪蛔虫有一定的杀伤作用。苏铁蕨3.54g/kg灌胃稍可缩短家兔凝血酶原时间。

2. 抑菌：4种植物抗菌活性由大到小依次为苏铁蕨、狗脊蕨、华南紫萁、乌毛蕨，且醇提液比水提液具有更明显的抑菌效果。

3. 抗氧化活性：有研究应用DPPH法以芦丁为参照物，对苏铁蕨乙醇粗提物进行了抗氧化活性研究，发现其抗氧化活性比芦丁强。

【参考文献】

[1] 刘艳春. 苏铁蕨的化学成分与抗氧化活性研究 [J]. 云南农业，2016(12): 46.

[2] 陶文琴，雷晓燕，麦旭峰，等. 4种中药贯众原植物提取物的体外抗菌活性研究 [J]. 武汉植物学研究，2009, 27(4): 412.

[3] 方云山，杨亚滨，杨雪琼，等. 苏铁蕨的化学成分研究 [A]. 第五届全国化学生物学学术会议论文摘要集 [C]. 中国化学会，2007: 1.

105 杜虹花

【来源】马鞭草科紫珠属杜虹花 *Callicarpa formosana* Rolfe 的叶。

【形态特征】灌木，高1～3m。小枝、叶柄和花序均密被灰黄色星状毛和分枝毛。单叶对生，叶脉粗壮，长1～2.5cm；叶片卵状椭圆形或椭圆形，长6～15cm，宽3～8cm，先端渐尖，基部钝圆或截形，边缘有细锯齿，表面被短硬毛，背面被灰黄色星状毛和细小黄色腺点；侧脉8～12对。聚伞花序腋生，4～5次分歧，花序梗长1.5～2.5cm；具细小苞片；花萼杯状，被灰黄色星状毛，萼齿钝三角形；花冠紫色至淡紫色，无毛，长约2.5mm，裂片4，钝圆，长约1mm；雄蕊4，长约5mm；子房无毛。果实近球形，紫色，径约2mm。

【生长环境】生于海拔1590m以下的平地、山坡、溪边林中或灌丛中。

【采集加工】夏秋二季枝叶茂盛时采摘，晒干。

【性味功能】苦、涩，凉。凉血收敛止血，散瘀解毒消肿。

【主治用法】咯血，呕血，衄血，牙龈出血，尿血，便血，血崩，皮肤紫癜，创伤出血，痈疽肿毒，毒蛇咬伤，烧伤。内服：煎汤，3～15g，鲜品30～60g；或研末吞服，1.5～3g，每日1～3次。外用：适量，鲜品捣敷；或研末撒。

【化学成分】黄酮类、三萜类、植物甾醇类、糖类和微量元素等。

【现代研究】

1. 止血：紫珠草注射液对人、兔均可使血小板增加，出血时间、血块收缩时间和凝血酶原时间均缩短。局部滴药、肌注或静注对家兔均有良好的止血作用。对纤溶系统也有显著的抑制作用。

2. 镇痛：根据极性大小采用大孔吸附树脂对杜虹花水提物按极性大小进行梯度洗脱，收集不同极性部位样品，采用小鼠醋酸扭体法和热板法研究杜虹花发挥镇痛作用的主要部位，实验结果表明，杜虹花镇痛作用主要部位集中在乙酸乙酯和正丁醇部位。

3. 抗氧化：杜虹花叶挥发油DPPH自由基清除活性测试结果表明，挥发油对DPPH自由基有一定的清除能力，浓度为16.5μg/mL、32.8μg/mL、65.5μg/mL时的DPPH自由基清除率分别为12.3%、26.5%和49.2%，且表现出明显的量-效相关性。

【临床应用】

1. 上消化道出血：①取紫珠草、地检各150g，水煎煮并浓缩为500mL备用。治呕血或单纯黑便，每次50mL，每日3～4次。治急性大出血（吐血或大量柏油样便），用冰冻洗胃法。取本品放置冰冻至3～4℃时，每次经胃管注入胃内500mL，3min后抽出，如此反复2～3次，抽尽胃内容物后再注入200mL保留胃内。视病情每天灌胃1～3次，观察24h后，未再出血者，则拔出胃管，改为口服。同时嘱患者卧床休息，禁食或少量进食，静脉输液，病情重者适当给予输血，停止使用其他中、西止血药物。共治疗急性上消化道出血305例，其中十二指肠溃疡190例，胃溃疡32例；胃术后吻合口溃疡7例，应激性溃疡5例，慢性胃炎及十二指肠炎42例，胃黏膜脱垂4例，不明原因25例。结果，病情轻度者131例，痊愈125例，有效1例，无效5例，大便潜血平均阴转日数3.6天。中度114例，痊愈109例，显效1例，有效2例，无效2例，大便潜血平均阴转日数4.3天。重度60例，痊愈50例，显效2例，有效1例，无效7例，大便潜血平均阴转日数4.7天。总治愈率达93.1%，有效率95.4%。②取紫珠草60g，浓煎成300mL左右，分3～4次服用或多次胃管内注入，治疗三腔管压迫止血无效或用垂体后叶素或鱼精蛋白止血无效的肝硬化门静脉高压症所致食管静脉曲张破裂出血20例，其中19例采用胃内灌注法，另1例采用口服法，结果在24h内止血者有17例，占85%，效果不好不能止血者3例，占15%。

2. 拔牙后出血：观察500例拔牙患者，计800个牙。拔除患牙后，刮治拔牙窝，使血液充满伤口，用棉签取紫珠草粉散满伤口，等2～3min血液与紫珠草粉混合为珠状后，即能止血。如伤口过大，出血量多，可将此棉签加压2～3min，有效率达99%。

3. 用于手术中出血：用10%～15%的紫珠草水提取物，制成止血纱布，用于临床各科53例手术过程中的止血。其中大型手术35例，中型手术12例，小型手术

6例。当切开皮肤、皮下组织或肌肉，手术野发现出血时，将止血纱布贴敷轻按于创口，凡血管直径在0.5mm以内者，1～2min内即可止血。一般切开皮肤、皮下层，基本上不用止血钳。

4. 扁桃体术后疼痛出血：紫珠草1000g，梅片5g，野菊花250g，麻油1000mL。先将麻油炸开，再将紫珠草、野菊花加入，10min后去渣，油凉后放入梅片混匀，高压灭菌后装瓶备用。在扁桃体术后，即取同扁桃体窝大小相同的无菌棉球，蘸紫梅菊油剂，置入扁桃体窝创面内，均匀压迫3～5min后取出即可。共治疗58例，优者41例（用药后3h内咽部疼痛消失，出血、分泌物消失，能当日进食），良者17例（用药后5h内咽部微有疼痛，或不舒服感觉，唾液中混有极少量淡红色血性分泌物，当日能进少量流食），均有效。

5. 功能性子宫出血：取紫珠叶、地棯根、梵天花根各30g。水煎2次，将头、二煎汁混合，加上红糖30g，分2次服。在月经来潮（或阴道出血）的第1日服下。每日1剂，连服3剂，即能止血。为巩固疗效，可以再服3～6剂。治疗40例，随访33例，其中痊愈16例，见效（包括有止血作用）14例，无效3例，服药最少3剂，最多20剂。

6. 痔：紫珠草枯痔液（每100mL含紫珠草250g，明矾3g，普鲁卡因1～2g），用注射法治疗内痔、混合痔及环状痔患者614例，治愈596例，治愈率97.1%。内痔治愈率为99.6%，混合痔为95.1%，环状痔为93.2%。有92.53%的患者一次治愈。老年患者及有实质性器官疾病患者，不能耐受其他方法时可用本法，妊娠期慎用，门静脉高压者禁用。

7. 烧伤：将紫珠草叶研成细粉，经高温烘干后，密封备用。使用时先清洗创面，剪去水疱，撒上药粉，用纱布包扎，每天或隔日换药1次，换药时不必将药痂揭去，撒上药粉即可，如创面感染，应将药痂洗去，再撒上新药粉。治疗20例，浅Ⅱ度烧伤经2～3次换药后结痂，2～3天后脱痂痊愈；深Ⅱ度烧伤3～7次后结痂，2～5天后脱痂痊愈。治愈后均无瘢痕。

8. 治疗妇科炎症：应用紫珠草治疗子宫颈炎、阴道炎（包括一般阴道炎、念珠性阴道炎、滴虫性阴道炎）及外阴炎共78例，痊愈38例，好转33例，有效率达91%。可先行阴道冲洗，再放入浸有50%紫珠草液之带线棉花栓，过12～24h后取出棉栓；或将紫珠草粉送入阴道；或制成紫珠草明胶阴道栓，塞入阴道。每日治疗1次，5次为1疗程。

【参考文献】

[1] 王玉梅，王飞，肖怀. 杜虹花的化学成分研究 [J]. 中草药，2011, 42(9): 1696.

[2] 宋纯. 杜虹花提取物镇痛作用研究 [J]. 中国药业，2012, 21(22): 31.

[3] 林朝展，祝晨蔯，张翠仙，等. 杜虹花叶挥发油化学成分及抗氧化活性研究 [J]. 热带亚热带植物学报，2009, 17(4): 401.

106 杨梅

【来源】杨梅科杨梅属植物杨梅*Myrica rubra*（Lour.）Sieb. et Zucc.以根、树皮及果实入药。

【形态特征】常绿乔木，高可达15m，树冠球形。单叶互生；叶片长椭圆或倒披针形，革质，长8～13cm，上部狭窄，先端稍钝，基部狭楔形，全缘，或先端有少数钝锯齿，上面深绿色，有光泽，下面色稍淡，平滑无毛，有金黄色腺体。花雌雄异株；雄花序常数条丛生于叶腋，圆柱形，长约3cm，黄红色；雄花具1苞，卵形，先端尖锐，小苞2～4片，卵形，雄蕊5～6枚；雌花序为卵状长椭圆形，长约1.5cm，常单生于叶腋；雌花通常有4枚卵形小苞片，子房卵形，花柱极短。有2枚细长柱头。核果球形，径约1.8cm，外果皮暗红色，由多数囊状体密生而成，内果皮坚硬，径约9mm，内含无胚乳的种子1枚。花期4月。果期6～7月。

【生长环境】生于低山丘陵向阳山坡或山谷中。

【采集加工】根及树皮全年可采，去粗皮切片晒干备用。果夏季成熟时采，鲜用、干用或盐渍备用。

【性味功能】果：酸、甘、平。生津止渴。根：辛、苦、涩，温。行气止痛，化瘀止血。树皮：辛、苦、涩，温。止泻痢，退目翳。

【主治用法】根用量15～30g（鲜品加倍），水煎服，治胃气痛，胃、十二指肠溃疡，疝气痛，膈食呕吐，吐血、血崩、痔疮出血，外用适量研末调敷或煎水洗患处，治跌打损伤肿痛，风火牙痛，烫火伤，恶疮，疥癣痢疾。树皮用量15～20g，水煎服，治泻痢日久不止，牙痛；外用适量研末调敷或煎水熏洗患处，治跌打损伤，目翳，烫火伤，恶疮，疥癣。据报道，杨梅树皮适量，水煎2～3碗量，频服，治砒中毒。果用于口干，食欲不振。

【化学成分】果实：葡萄糖、果糖、柠檬酸、苹果酸、草酸、乳酸和蜡质等。叶：挥发油、鞣质、蒲公英赛醇、α-香树脂醇等。心材：树胶。

【现代研究】

1. 抗过敏活性：杨梅素可降低小鼠被动皮肤变态反应的影响。杨梅素能显著抑制小鼠同种、异种被动皮肤变态反应和右旋糖酐引起的小鼠瘙痒反应，并能抑制2,4-二硝基氯苯（DNCB）诱导的迟发型超敏反应（DTH）。杨梅素具有抗过敏作用，机制可能与抑制Ⅰ、Ⅳ型变态反应有关。

2. 抗肿瘤活性：杨梅树皮提取物及其大孔吸附树脂洗脱物、杨梅素单体化合物在体外对人宫颈癌HeLa细胞、人黑色素瘤A375-S2细胞、人乳腺癌MCF-7细胞和人肝癌HepG$_2$细胞均具有明显的细胞毒作用。杨梅素能明显抑制HeLa细胞的增殖，诱导HeLa细胞凋亡。Caspase-3、Caspase-9抑制剂可明显抑制50mg/L杨梅素诱导的凋亡。Western印迹结果显示50mg/L杨梅素作用36h后Caspase-3前体及其底物

ICAD和PARP发生降解。即杨梅树皮提取物及其大孔吸附树脂洗脱物具有明显的细胞毒作用。

3. 抗氧化活性：研究表明杨梅枝各提取部位的总酚含量与其清除DPPH和ABTS能力呈显著正相关性，总酚含量越高，清除自由基能力越强。而提取物对油脂的抗氧化作用不仅与其总酚含量有关，还与其在氧化体系下的溶解性有关。由此可推测多酚可能是杨梅枝提取物抗氧化作用的主要有效成分。

【参考文献】

[1] 佟岩，王淑君，周晓棉，等. 杨梅素对小鼠被动皮肤过敏反应的影响[J]. 沈阳药科大学学报，2009, 26(10): 822-824.

[2] 张莉静，刘志国，孟大利，等. 杨梅树皮提取物及杨梅素抗肿瘤活性[J]. 沈阳药科大学学报，2009, 26(4): 307.

[3] 邹耀洪. 杨梅果核中油脂抗氧化成分的研究[J]. 林产化学与工业，1995, 15(2): 13.

107 两指剑

【来源】省沽油科植物锐尖山香圆 *Turpinia arguta* (Lindl.) Seem.的根或叶。

【形态特征】落叶灌木，高1～3m。老枝灰褐色，幼枝具灰褐色斑点。单叶，对生；叶柄长1.2～1.8cm；托叶生于叶柄内侧；叶片椭圆形或长椭圆形，长7～22cm，宽2～6cm，先端渐尖，具尖尾，基部钝圆或宽楔形，边缘具疏锯齿，齿尖具硬腺体；侧脉10～13对，平行，至边缘网结，连同网脉在背面隆起，在上面可见，无毛。花两性，圆锥花序顶生，较叶短，长4～17cm，密集或较疏松；花长8～12mm，白色，花梗中部具2枚苞片，萼片5，三角形，绿色，边缘具睫毛，或无毛；花瓣白色，无毛；雄蕊5，花丝长约6mm，疏被短柔毛；子房及花柱均被柔毛。果近球形，幼时绿色，转红色，干后黑色，径7～12mm，表面粗糙，先端具小尖头，花盘宿存。有种子2～3颗。花期4～6月，果期7～9月。

【生长环境】生于山坡、谷地林中。

【采集加工】根或叶。冬季挖取根部，洗去泥土，切片，晒干。夏秋采收果叶，晒干。

【性味功能】苦，寒。活血止痛，解毒消肿。

【主治用法】跌打损伤、脾脏肿大、乳蛾，疮疖肿毒。内服：煎汤，15～30g。外用：适量，鲜品捣敷。

【化学成分】熊果酸、羟基熊果酸、二羟基熊果酸、香树脂醇、肉豆蔻酸、胡萝卜苷、过氧基熊果酸等。

【现代研究】

1. 抗菌：山香圆含片能显著降低小鼠感染金黄色葡萄球菌后的死亡率，而降低小鼠感染乙型链球菌后的死亡率作用很小。

2. 抗炎：山香圆提取物对二甲苯诱导的小鼠耳肿胀、角叉菜胶诱导的大鼠足爪肿胀、棉球诱导的大鼠肉芽肿和福氏完全佐剂诱导的大鼠佐剂关节炎具有抗炎作用，且疗效优于阳性对照药山香圆总提取物。山香圆总黄酮不仅对原发性和继发性炎症有较好的治疗作用，而且对继发性病变以多发性为特征的慢性周身炎症也有明显的改善作用。

3. 增强免疫功能：山香圆总黄酮对环磷酰胺致免疫低下小鼠的网状内皮系统吞噬功能、迟发性超敏反应、血清溶血素生成素生成均有增强作用；山香圆总黄酮体外对佐剂性关节炎大鼠的异常免疫功能具有调节作用。对非特异性免疫、体液免疫及细胞免疫具有增强作用。

4. 镇痛：山香圆含片对腹腔注射醋酸所致小鼠疼痛和热板所致小鼠疼痛均具有非常显著的镇痛作用。

【临床应用】咽喉炎、扁桃体炎、扁桃体脓肿：用山香圆叶的浸膏片（每片相当于山香圆叶1.33g）治疗咽喉部疾病405例，用法：口服，每次4～6片，每日3～4次，或遵医嘱，小月酌减，温开水送服或含服，其中扁桃体炎183例，治愈158例（86.3%），好转25例（13.7%）；咽喉炎119例，治愈64例（53.8%），好转48例（41%），无效7例（5.2%）；扁桃体脓肿18例，全部治愈；白喉10例，全部治愈；上感19例，有效18例；气管炎43例，有效42例；口腔炎、牙龈炎13例，全部有效。平均服药时间为3天。本品具有速效、高效作用，而无明显不良反应，仅个别患者有轻度腹泻或胃部不适感，停药后自行消失。

【参考文献】

孙敬勇，刘秀荣，武海艳，等. 山香圆化学成分及药理活性的研究进展［J］. 食品与药品，2011, 13(11): 441.

108 旱辣蓼

【来源】蓼科植物蓼*Polygonum hydropiper* L.或其变种辣蓼*P. hydropiper* L. var. *flaccidum* (Meissn.) Stewar的全草。在广东省药材市场上，前一种称"水辣蓼"，后一种称"旱辣蓼"。

【形态特征】一年生草本，高可达20～60cm，直立或下部伏地；茎稍粗壮，略有分枝，红褐色，节部常膨大。叶互生，纸质，全缘；披针形或椭圆状披针形，长4～8cm，宽0.8～2cm。两面光滑或边缘及中脉上有细毛；托叶鞘状，膜质，常被紧贴的粗毛，顶端有短睫毛。全年开花，花淡红色，顶生或腋生线形总状花序，弯曲下垂，花间断地着生于花序上，结小瘦果，钝三角形或双凸镜状，黑褐色。

【生长环境】生于路旁、田野间、沟边、湿地、溪边、塘边。

【采集加工】全草，生用或洗净晒干备用，以秋季开花期采集最佳。

【性味功能】辛，温。散瘀止痢，散结消肿，利水祛湿，杀虫止痒。

【主治用法】痢疾、湿热泄泻、肠炎吐泻、胸胃疼痛、便血、风湿肿痛。每用鲜根50～100g，干用9～30g，水煎服。跌打肿痛，用鲜草全株，捣烂调酒外敷。皮肤痒，全草适量煎水熏洗。

【化学成分】黄酮类、萜类、甾醇类、脂肪酸类、酚酸类等。

【现代研究】

1. 抑菌：辣蓼煎剂对痢疾杆菌、白喉杆菌、变形杆菌、鼠伤寒杆菌、铜绿假单胞菌及大肠杆菌均有抑制作用。

2. 收缩子宫：水蓼具有收缩子宫的作用，可用于子宫出血。水蓼根对于大白鼠早期怀孕有抗着床作用。

3. 杀虫：辣蓼对蛆虫有杀灭作用。新鲜或干燥辣蓼全草的流浸膏或煎剂涂于小白鼠皮肤，能预防小白鼠感染血吸虫尾蚴。此外，还有抗布氏锥虫、抗疟原虫活性。

4. 保护胃肠黏膜：辣蓼干预后可以明显减轻腹泻小鼠十二指肠黏膜损伤；辣蓼提取物对无水乙醇致大鼠急性胃黏膜损伤具有较好的保护作用。

5. 内毒素血症小鼠的保护作用：辣蓼黄酮正丁醇部分能减轻脂多糖诱导的内毒素血症对小鼠的损伤，改善生存率。

6. 抗氧化：辣蓼是一种良好的天然抗氧化剂，有较好地清除DPPH自由基的作用。

7. 抗炎：能明显减少脂多糖（LPS）诱导的活性氧（ROS）释放量，促进抗炎因子IL-10的生成。

【临床应用】

1. 病毒性角膜炎：用辣蓼滴眼剂治疗病毒性角膜炎91例，总有效率96%，其中痊愈71%，好转25%。

2. 慢性鼻炎：应用辣蓼治疗慢性鼻炎患者61例，取得较好效果，总有效率达93%。

3. 细菌性角膜炎：用辣蓼滴眼剂治疗细菌性角膜炎33例，总有效率88%，其中痊愈76%，好转12%。

4. 急性结膜炎：采用辣蓼滴眼剂治疗急性结膜炎125例，总有效率98%，其中痊愈83%，好转15%。

【使用注意】同属植物粗毛水蓼*P.hydropiper* L.var.*hispidum*（Hook. f.）Steward,

柳叶蓼 *P. lapathifolium* L.var.*salicifolium* Sibth.，亦有作辣蓼用。粗毛水蓼系蓼的另一变种，它的主要特征是茎密被长的糙伏毛，叶较阔。卵形或卵状披针形，宽 15～30mm；托叶鞘和辣蓼相似，苞片被长缘毛。柳叶蓼的叶呈披针形，上面近无毛，有时有紫黑色斑块，幼叶下面密被白色绵毛，叶柄被疏粗毛。

【参考文献】

[1] 肖祝华，罗晓韵，程轩轩，等.辣蓼对大肠埃希菌性腹泻小鼠肠黏膜的修复作用 [J]. 中国实验方剂学杂志，2008, 24(22): 120.

[2] 任守忠，苏文琴，朱宏锐，等.辣蓼提取物对大鼠急性胃黏膜损伤的保护作用研究 [J]. 中国药房，2018, 29(7): 955.

[3] 谷俐媛，陶俊宇，杨剑，等.辣蓼黄酮正丁醇部分对脂多糖诱导内毒素血症小鼠的保护作用 [J]. 动物医学进展，2008, 39(2): 84.

[4] 杨新周，郝志云，朱以常，等.辣蓼不同部位的抗氧化活性[J]. 江苏农业科学，2014, 42(2): 284.

[5] 罗文涓，陶俊宇，杨剑，等.辣蓼黄酮对脂多糖诱导下RAW264.7细胞活性氧及炎性因子分泌的影响[J]. 动物医学进展，2017, 38(8): 1.

[6] 路向星，李明.水蓼药理作用研究进展[J]. 国际中医中药杂志，2020(2): 196.

109　岗稔

【来源】桃金娘科桃金娘属植物桃金娘 *Rhodomyrtus tomentosa* (Ait.) Hassk.的根、果实、花和叶均可入药。

【形态特征】常绿小灌木，高1～2m。嫩枝密被灰白色柔毛。叶革质，对生，有短柄，长4～7mm，叶片椭圆形或倒卵形，长3～8cm，宽1～4cm，先端圆或钝，常微凹入，偶渐尖，基部阔楔形，上表面起初有毛，渐无毛，发亮，下面被灰色茸毛，全缘，离基3出脉，直达先端且相结合。夏季开花，花紫红色，单生，直径2～4cm，带长梗，萼管倒卵形，长6mm，被灰色茸毛，裂片5，宿存，近圆形，长4～5mm，花瓣5，倒卵形，长1.3～2cm，雄蕊多数，红色，长约7mm，花药纵裂，子房下位，3室，花柱长1cm，柱头扩大。果肉质，卵状壶形，长1.5～2cm，宽1～1.5cm，成熟时紫黑色，内有种子多数，种子每室2裂。花期4～5月，果期7～9月。

【生长环境】多生于坡地或路旁灌木丛中。

【采集加工】根、果实、花和叶根全年可采，鲜用或洗净切片晒干；秋季采果，蒸熟、晒干备用。嫩叶全年可采，鲜用或晒干备用。花：4～5月采收，鲜用或晒干。

【性味功能】甘、涩，平。果：补血滋养安胎。叶：收敛，利湿止泻，生肌止血。根：通经活络，祛瘀止血，理气止痛，利湿止泻，舒筋，益肾养血。花：收敛止血。

【主治用法】内服：煎汤，6～15g，鲜品15～30g；或浸酒。外用：适量，烧存性，研末，调敷。急性胃肠炎、消化不良、泄泻、痢疾、肝炎、胁痛、黄疸、癥瘕、小儿口腔炎、吐血、便血、带下、跌打损伤等。急性胃肠炎用叶1～2两煎水服；外伤出血用干叶研末外敷；慢性痢疾、风湿性腰痛，用干根1～2两煎水服；病后体弱及孕妇贫血，用果5钱至1两煎水服。

【化学成分】23-O-顺式-对-香豆酰基-2α，3β-二羟基齐墩果烷-12-烯-28-酸、山楂酸、阿江榄仁酸、Myricetin-3-O-β-D-glucoside、长梗马兜铃素（RT-2）、甲基花青素-3-糖苷等。

【现代研究】

1. 抗DNA损伤：山稔子（岗稔）提取物能不同程度地降低H_2O_2诱导产生的DNA损伤，在10μg/mL、50μg/mL、100μg/mL的浓度下，彗星细胞出现率从阳性对照组的100%分别降低为85%、65%和30%，总彗星长度也从模型组的（52.82±6.42）μm逐渐降低为（43.68±5.59）μm、（35.80±8.75）μm、（25.35±4.32）μm，表明山稔子（岗稔）提取物可在一定浓度范围内保护细胞并显著降低氧自由基对DNA的氧化损伤。

2. 抗菌：桃金娘叶（岗稔叶）的乙醇提取物对肉汤中痤疮丙酸杆菌的生长有抑制作用，桃金娘叶（岗稔叶）乙醇提取物处理后细菌的数目较没有处理的细菌至少减少99%，MIC_{50}和MIC_{90}分别为16μg/mL、32μg/mL。

3. 保肝：0.10g/kg、0.20g/kg和0.30g/kg桃金娘多糖灌胃急性肝损伤大鼠，每日1次，连续7天，结果显示0.10g/kg给药组大鼠的ALT、AST、MDA、SOD和GSH-Px水平分别为（79.58±9.70）IU/L、（66.76±4.56）IU/L、（2.61±2.49）nmol/mL、（173.00±6.03）U/mL、（24.76±3.57）μmol/L，0.20g/kg给药组大鼠的ALT、AST、MDA、SOD和GSH-Px水平分别为（22.86±13.28）IU/L、（24.10±6.81）IU/L、（1.84±0.15）nmol/mL、（179.26±6.16）U/mL、（29.99±1.38）μmol/L，0.30g/kg给药组大鼠的ALT、AST、MDA、SOD和GSH-Px水平分别为（16.30±19.48）IU/L、（30.54±13.24）IU/L、（2.57±0.49）nmol/mL、（175.79±7.32）U/mL、（25.05±2.03）μmol/L，与模型组有一定差异，表明桃金娘多糖具有一定的保肝作用。

【临床应用】

1. 慢性阻塞性肺疾病：用标准桃金娘油（岗稔油）肠溶胶囊治疗50例慢性阻塞性肺疾病急性加重患者，300mg/次，3次/天，并予以常规治疗，总有效率为97.4%，效果优于对照组。

2. 分泌性中耳炎：用桃金娘油辅助治疗C型鼓室导抗图的分泌性中耳炎50例，在鼻咽镜下行扩张再通咽鼓管鼓室注药术期间，加用桃金娘油胶囊，300mg（儿童用120mg），治疗后及随访半年耳鸣的变化耳数，治疗组总有效率为97%、88%，治疗后及随访半年耳堵塞感的变化耳数，治疗组总有效率为98%、96%，疗效均优于对照组。

【使用注意】大便秘结者禁服。

【参考文献】

[1] 熊娟，黄亚，唐宇，等. 岗稔根五环三萜类化学成分的研究[J]. 有机化学，2013，33(6): 1304.

[2] 刘伟，赵武，孟菲，等. 桃金娘化学成分及生物活性的研究进展[J]. 中国畜牧兽医，2014, 41(3): 241.

[3] 张慧敏，柯跃斌，黄永霞，等. 山稔子提取物对体外DNA氧化性损伤的保护作用[J]. 热带医学杂志，2009, 9(9): 1002.

[4] Saising J, Voravuthikunchai S P. Anti Propionibacterium acnes activity of rhodomyrtone, an effective compound from Rhodomyrtus tomentosa (Aiton) Hassk. Leaves.[J]. Anaerobe, 2012, 18(4): 400.

[5] 陈旭，杜正彩. 桃金娘多糖对大鼠急性肝损伤保护作用的研究[J]. 安徽农业科学，2010, 38(11): 5644.

[6] 徐峰，吴宗强. 标准桃金娘油在慢性阻塞性肺疾病急性加重期的应用[J]. 四川医学，2009, 30(4): 539.

[7] 陈凯. 桃金娘油辅助治疗C型鼓室导抗图的分泌性中耳炎[J]. 中国新药与临床杂志，2002, 21(5): 280.

110 牡蒿

【来源】菊科蒿属牡蒿*Artemisia japonica* Thunb.的全草。

【形态特征】多年生草本。根状茎粗壮。茎直立，常丛生，高50～150cm，上部分枝，被微柔毛或近无毛。叶互生，叶形随着生位置而变异：基生叶早期呈匙形，排列如莲座状，花期枯萎；茎生叶匙形或楔形，长3～8cm，宽1～2.5cm，顶端平钝，有齿或近掌状分裂，近无毛或有微柔毛，可有1～2片假托叶，上部叶近线形或线状披针形，3裂或不裂。8～11月开黄色的管状花；头状花序极多数，卵球形或近球形，直径1～2mm，有短梗及线形苞片，排成圆锥花序状，总苞片3～4层，外层的卵形，较少，内层的椭圆形，边缘半膜质；花托球形；外围一层为雌性花，能育，约10朵，其余为两性花，不育；雄蕊5枚，花药合生；雌蕊1枚，柱头2裂。瘦果椭圆形，长约0.8mm，无毛。

【生长环境】多生于山坡林下、路边草丛。

【采集加工】全草。夏、秋间未开花时采收。拔取全草，晒干。

【性味功能】苦、甘，凉。清热，凉血，解毒，退虚热，散瘀止血。

【主治用法】外感风热，中暑、疟疾；还可用于肺结核潮热，高血压病。外用治创伤出血，跌打损伤，疖疮肿毒。用法与用量：6～10g，水煎服。外用：适量鲜品捣烂敷患处。

【化学成分】多糖、青蒿素、挥发油、黄酮类、多酚类及皂苷类等。

【现代研究】

1. 抑菌：牡蒿全草的乙醇、丙酮提取液在体外对红色毛癣菌有抑制作用。

2. 活血、止血及抗炎：采用小鼠眼眶后静脉丛取血法和二甲苯致小鼠耳肿胀法分别对牡蒿对凝血时间影响以及其抗炎作用进行评价，发现其具有较好的活血、止血及抗炎作用。

3. 抗氧化：通过小鼠灌胃实验对牡蒿提取物抗氧化性进行了研究，发现其在一定浓度下有较强地抗氧化作用，而且无遗传毒性。

4. 安全性评价：采用小鼠最大耐受量测定法对牡蒿进行安全性评价，结果表明，小鼠灌胃牡蒿的最大耐受量为63.6g/kg，约为牡蒿成人每日最大用量的254倍。

【临床应用】

1. 风疹、皮肤瘙痒：用鲜牡蒿嫩叶治愈风疹8例、皮肤瘙痒4例。

2. 传染性肝炎：用牡蒿根治愈传染性肝炎1例。

3. 蛇伤："夏氏"蛇药药方，药方中包括田边菊、白芷、牡蒿、铺地蜈蚣、黄荆叶等，将其洗净晒干，碎成粉末，用于消毒，内服外用皆可。

【参考文献】

[1] 张德华，程鹏飞，凌玲. 牡蒿提取物抗氧化作用和遗传毒性研究[J]. 天然产物研究与开发，2011, 23(1): 39.

[2] 马媛媛，赵洁，姚默，等. 牡蒿药学研究概况[J]. 安徽农业科学，2011, 39(34): 20986.

[3] 黄婷慧，卢先明，陈素兰，等. 民间药"牡蒿"的安全性评价及药效学研究[J]. 成都中医药大学学报，2010, 33(2): 77.

111 伸筋草

【来源】石松科石松属植物石松 *Lycopodium japonicum* Thunb. 的全草。

【形态特征】为多年生常绿匍匐蔓生草本。根状茎长而横走，分枝。茎直立，长15～30cm，主枝平卧，侧枝常为二歧分枝。叶小，多列，螺旋状排列，线状钻形，长3～5mm，顶端渐尖，有白色长芒，全缘，中脉在下面明显；孢子囊穗长

2～5cm，宽4～5mm，单生或2～6个着生于长5～20cm的总梗上；孢子叶卵状三角形，有短柄，边缘流苏状，顶端芒尖；孢子囊同型，肾形，1室，单生于孢子叶腹面近基部；孢子四面体形，外面有网纹。

【生长环境】生于疏林下或灌木丛中的酸性土壤上。

【采集加工】全草。夏、秋季茎叶生长茂盛时采收，晒干。

【性味功能】苦、辛，温。祛风散寒，除湿消肿，舒筋活络。

【主治用法】风寒湿痹、筋脉拘挛疼痛。外用治跌打扭伤肿痛。用量9～15g，水煎服；或浸酒服。外用适量鲜品捣烂敷患处。

【化学成分】三萜类、生物碱类、蒽醌类成分和挥发油类等。

【现代研究】

1. 降温、降血压：本品水浸液对实验家兔有降温作用。30mg/kg静脉注射石松碱可使麻醉猫、兔血压骤降，中毒剂量可增加动物呼吸振幅而减少频率。

2. 抗炎：伸筋草煎剂（含生药2g/mL）对小鼠耳肿胀和棉球肉芽肿等急、慢性炎症均有很好的抑制作用。

3. 毒性：小鼠静脉注射石松碱之半数致死量为（27.58±1.16）mg/kg，腹腔注射为78mg/kg。

【临床应用】脑卒中后手足拘挛：采用伸筋草汤泡浸法治疗脑血管意外后遗症手足拘挛67例，伸筋草、透骨草、红花各3g，置于搪瓷盆中，加清水2kg，煮沸10min后取用，药液温度以50～60℃为宜，浸泡15～20min。汤液温度降低后需加热，再浸泡一遍。手足拘挛者，先浸泡手部，后浸泡足部。浸泡时，手指、足趾在汤液中进行自主伸屈活动。每日3次，1个月为1个疗程，2个疗程判定疗效。治疗结果：显效35例，好转29例，无效3例，总有效率95.52%。

【使用注意】孕妇及出血过多者忌用。

【参考文献】

[1] 滕翠翠，何永志，王颖，等．伸筋草化学成分及药理作用研究进展[J]．医学综述，2008, 14(20): 3174.

[2] 郑海兴．伸筋草煎剂对小鼠抗炎镇痛药理实验研究[J]．牡丹江医学院学报，2005, 26(2): 10.

112 余甘子

【来源】大戟科植物余甘子*Phyllanthus emblica* L.的干燥根及成熟果实。

【形态特征】灌木或小乔木。茎多分枝，叶互生，线状长圆形。春季开小黄花。

结果球形、肉质，有六条较淡色纵纹。

【生长环境】多生于山地疏林、灌丛、荒地或山沟向阳处。

【采集加工】根及果实。全年可采根，冬季至次春果实成熟时采果。果晒干或用开水烫透，或用盐水浸后，晒干备用，根洗净切片，晒干备用。

【性味功能】甘、酸、涩，凉。清热凉血，消食健胃，生津止咳。

【主治用法】感冒发热，咳嗽，心胃气痛，疝痛。3～5g，多入丸、散服。亦可作凉茶配料。

【化学成分】多酚（含鞣质）、黄酮、有机酸、还原糖、多糖、维生素、蛋白质等。余甘子新鲜果实中单宁含有量高达45%，干燥果实中也高达14%。

【现代研究】

1. 抗氧化活性：余甘子含有酚类、维生素等活性化学成分。余甘子提取物对羟基自由基、氧自由基的最大清除率分别为79.4%、63.2%，对脂质氧化最高抑制率为61.0%，表明余甘子提取物具有良好的清除自由基和抗氧化作用。

2. 抗动脉粥样硬化：余甘子能通过调整家兔脂质代谢、提高抗氧化能力减少脂质过氧化、保护内皮功能、抑制动脉内膜内皮素-1基因表达而起到防止兔实验性粥样斑块的形成的作用。另发现余甘子的两个可溶性鞣质成分Phy-13和Phy-16能够对抗ox-LDL诱导的动脉粥样硬化，具有抗动脉粥样硬化的作用。

3. 抑菌：余甘子叶提取物在体外对肺炎克雷伯杆菌、金黄色葡萄球菌敏感株、金黄色葡萄球菌耐药株、大肠杆菌、伤寒沙门菌、白念珠菌均有不同程度的抑制作用，其中乙酸乙酯膏部位作用最为明显。

4. 抗炎：余甘子可显著减少非酒精性肝损伤大鼠肝脏内细胞坏死和炎症位点，降低脂肪颗粒累计，同时可以显著降低肝脏内炎症因子TNF-α、IL-1β和COX-2的表达量，具有抗炎作用。

【临床应用】高血压：选取高血压病患者116例，抽取58例患者使用传统方法治疗，将其划分为对照组，剩余的58例患者接受放血疗法结合藏医二十五味余甘子丸治疗，将其划分为观察组。疗程结束后观察组中有1例患者的疗效评定结果为无效，病情好转57例，有效率98.28%，对照组疗程结束后有6例患者的疗效评定结果为无效，病情好转52例，有效率89.66%。

【使用注意】脾胃虚寒者慎服。

【参考文献】

[1] Zhang Y, Zhao L, Guo X, et al.Chemical constituents from Phyllanthus emblica and the cyto-protective effects on H_2O_2-induced PC12 cell injuries[J]. Arch Pharm Res, 2016, 39(9): 1202.

[2] 张晓梅，刘晓芳，高云涛. 余甘子提取物抗氧化作用研究. 微量元素与健康研究，2011, 28(3): 29.

[3] 呙爱秀，黄兴国，唐湘云. 余甘子中水溶性鞣质的抗动脉粥样硬化作用机制研究. 实用预防医学，2007, 14(2): 352.

[4] 黄燕，罗雪菲，李舒，等. 余甘子叶提取物对荷瘤小鼠抑瘤及免疫功能影响的研究[J]. 时珍国医国药，2011, 22(9): 2204.

[5] 钟振国，曾春兰. 余甘子叶提取物体外抗菌实验研究. 中药材，2008, 31(3): 428.

113 鸡骨草

【来源】豆科植物广东相思子 *Abrus cantoniensis* Hance. 的干燥带根全草。

【形态特征】木质小藤本，长约1m。茎细长，稍带红紫色，常披散地上或缠绕其他植物上，幼枝及叶柄密被黄褐色毛。羽状复叶，有小叶7～12对。小叶倒卵形或矩圆形，长5～12mm，宽3～5mm，先端钝而有小锐尖，基部浅心形，表面被疏毛，背面被紧贴的粗毛。夏秋间开花，花淡红色，常数朵排成一较短的总状花序，花序腋生。荚果矩圆形，扁平，被疏毛，成熟时开裂；种子小，矩圆形，扁平，成熟时淡黄色。

【生长环境】多生于山坡、山野杂草或灌木丛中。

【采集加工】全草。全年可采收，秋季采集较好，将全草连根拔起，去净根部泥沙，摘除荚果，数株至十数株一起，将藤茎缠绕成短束，扎成小把，晒干备用。

【性味功能】甘、淡，性微寒。清热利尿利湿，疏肝止痛。

【主治用法】急、慢性肝炎，肝硬化腹水，胃痛，风湿骨痛，湿热黄疸，膀胱湿热之小便刺痛；近常用于治疗黄疸性肝炎。15～30g，水煎服或配伍用。可作凉茶配料。小儿用量酌减。

【化学成分】相思子碱、三萜类、黄酮类、多糖、生物碱类胆碱、氨基酸等。

【现代研究】

1. 抗肿瘤：鸡骨草提取物不同浓度组（0.30g/mL、0.45g/mL、0.60g/mL、0.75g/mL）对H_{22}实体瘤模型小鼠的抑瘤作用表明，鸡骨草醇提物对H_{22}肝癌细胞有不同程度的抑制作用，其中醇提物浓度为0.75g/mL时，抑瘤率为53.84%，鸡骨草提取物有一定的抗肿瘤作用。

2. 抗炎：鸡骨草水提取物（20g/kg、40g/kg、60g/kg）在二甲苯所致小鼠耳郭肿胀、腹腔注射醋酸所致小鼠腹腔毛细血管通透性增加的实验中，鸡骨草提取液能抑制小鼠血管通透性增高，抑制耳郭肿胀，有明显的抗炎作用。

3. 抗病毒：鸡骨草醇提物能有效降低乙型肝炎病毒表面抗原（HBsAg）、乙型肝炎病毒E抗原（HBeAg）阳性血清中HBsAg和HBeAg的作用。

4. 抗菌：鸡骨草醇提物对铜绿假单胞菌和大肠杆菌具有很好的抑菌活性。

5. 增强免疫：鸡骨草对小鼠血清溶血素水平有明显降低作用，明显增强巨噬细胞的吞噬功能，使幼鼠和成年鼠脾脏重量明显增加。

6. 抗氧化：鸡骨草总黄酮有抗氧化作用，其小分子量多糖有清除2,2′-联氮-双-3-乙基苯并噻唑啉-6-磺酸自由基（ABTS）、NO的能力，且其醇提物具有较强的清除超氧自由基（$\cdot O^{2-}$）、羟自由基（$\cdot OH$）、DPPH·自由基能力，还原Fe^{3+}能力和Fe^{2+}螯合能力。

7. 保肝降脂：鸡骨草水提物可降低高脂模型大鼠血脂和肝脂水平，具有降血脂、抗脂肪肝，改善脂质代谢紊乱作用。而且，其总黄酮对肝损伤有保护作用；鸡骨草总皂苷对化学性与免疫性肝损伤具有较好的保护作用，对肝细胞与脾细胞未显示有毒性。

【临床应用】

1. 肝部疾病：采用以鸡骨草为主药的胶囊方剂，用于65例急性肝炎患者，痊愈13例，显效24例，有效25例，无效3例，总有效率95.38%，疗效良好。

2. 慢性胆囊炎：鸡骨草胶囊治疗慢性胆囊炎30例，连用2个疗程后，总有效率为96.66%。

3. 母儿ABO血型不合：鸡骨草汤治疗母儿ABO血型不合的孕妇70例，1剂/天，水煎服，10天为1个疗程，治疗2～3个疗程后，27例治愈，21例显效，16例有效，总有效为91.43%。

4. 胆汁反流性胃炎：以鸡骨草为主药的方剂，治疗78例胆汁反流性胃炎患者，63例患者经服药5～20剂后，胃镜复查已无胆汁反流。

5. 关节炎：以鸡骨草为主药的方剂，对21例膝关节骨性关节炎患者进行中药熏洗，治愈4例，占19.1%，好转15例，占71.40%。

6. 胃溃疡：对65例胃溃疡引发的慢性萎缩性胃炎患者采用以鸡骨草为主药的方剂进行治疗，胃溃疡治愈率为90.78%。

【使用注意】此药种子有大毒，用时一定要把豆荚全部摘除。

【参考文献】

[1] 零新岚，郑鸿娟，张航，等. 鸡骨草醇提取物对H_{22}荷瘤小鼠的体内抗肿瘤作用研究[J]. 中国医院药学杂志，2016, 36(11): 883.

[2] YANG M，Shen Q, LI LQ, et al. Phytochemical profiles, antioxidant activities of functional herb Abrus cantoniensis and Abrus mollis[J]. Food Chemistry, 2015: 177.

[3] 林壮民，何秋燕，周秀，等. 鸡骨草中抗炎药效物质基础辨识研究[J]. 时珍国医国药，2018, 29(8): 1825.

[4] 黄凯文，吴菲，李常青，等. 鸡骨草对非酒精性脂肪肝大鼠肝组织SREBP-1c表达的影响[J]. 中药材，2015, 38(11): 2368.

[5] 刘燕，刘艳，马宇颖，等. 鸡骨草叶总生物碱的含量测定及其体外抗氧化活性研究

[J]. 中国医药导报，2016, 13(28): 25-27, 55.

[6] 秦建鲜，黄锁义. 鸡骨草分级多糖的体外抗氧化活性[J]. 中国临床药理学杂志，2017, 33(23): 2411-2415.

[7] 姚香草，薛兢兢，肖晓，等. 鸡骨草总皂苷对化学性及免疫性肝损伤的保护作用[J]. 中国临床药理学杂志，2019, 35(18): 2071-2074.

[8] 李庭树，黄锁义. 鸡骨草的化学成分、药理作用及临床应用研究进展[J]. 中国实验方剂学杂志，2019, 25(10): 226-233.

114 鸡屎藤

【来源】茜草科植物鸡矢藤*Paederia scandens* (Lour.) Merr.的干燥地上部分。

【形态特征】多年生藤本，揉之有鸡屎臭味，稍被毛。茎细长，扭曲，叶对生，有柄，叶的形状及大小变异很大，卵形、椭圆形、矩圆形至披针形，先端短尖或渐尖，基部近圆形，边全缘，生于叶柄基部的托叶三角形。秋季开花，花淡紫色，无柄或柄极短，排成圆锥花序生于叶腋或枝顶。果圆球形，成熟时草黄色。

【生长环境】多生于村边，树林灌木丛中。

【采集加工】地上部分。全年可采收。割取带叶藤茎，切段，洗净晒干备用。

【性味功能】甘、涩，平。消食化气，祛湿导滞，祛痰止咳，活血散瘀，消肿止痛，清热解毒。

【主治用法】消化不良，胆绞痛，肝区痛，痢疾，肠炎，脘腹疼痛，内伤咯血、痰多咳嗽，湿滞腹泻腹痛，疳积，痈肿疮毒，跌打损伤骨折；外治湿疹，疮疡肿痛、毒蛇咬伤。内服：煎汤，10～15g，大剂30～60g；或浸酒。外用适量鲜品捣烂敷患处。如为海上鳙鱼刺伤，肿痛难忍，可取新鲜鸡屎藤叶煎水熏洗患处，有特效。

【化学成分】环烯醚萜苷类、有机酸、挥发油、黄酮类、生物碱、多糖、熊果酸等。

【现代研究】

1. 抗炎：鸡屎藤提取液高、低剂量组（1.126g/kg、0.563g/kg）灌胃给药对小鼠棉球肉芽肿炎症和冰醋酸所致毛细血管通透性增加的实验，结果显示，其高、低剂量组均能明显抑制小鼠棉球肉芽肿的生成，抑制率分别为58.77%、56.95%；降低冰醋酸所致毛细血管的渗出，抑制率分别为39.50%、37.02%。鸡屎藤苷酸可促进软骨细胞增殖，抑制骨关节炎；鸡矢藤口服液对急慢性炎症有显著的抗炎作用。

2. 镇痛：考察鸡屎藤提取液高、低剂量组（1.126g/kg、0.563g/kg）对小鼠冰醋酸扭体法和热板法对疼痛模型的镇痛作用，镇痛实验结果显示，高剂量组可减少疼痛反应次数，延迟扭体反应出现的时间，延长率为59.34%，有效提高热板法致小鼠疼痛的痛阈。鸡屎藤对化学或物理刺激产生的疼痛有一定的镇痛作用。

3. 抗氧化及其降血糖：鸡屎藤低、中、高剂量组（2.5g/kg、5g/kg、10g/kg）对链脲佐菌素诱导的糖尿病小鼠血糖和抗氧化作用的实验表明，经鸡矢藤提取物治疗后，血清和肝组织中的超氧化物歧化酶（SOD）和谷胱甘肽过氧化物酶（GSH-Px）活性明显升高，丙二醛（MDA）含量有所下降，抗氧化作用提高；并且与模型组相比，明显降低小鼠的空腹血糖（FBG）。鸡矢藤提取物能提高机体肝组织的抗氧化能力，这可能与降低糖尿病小鼠血糖有关。

4. 抗菌作用：鸡屎藤挥发油对金黄色葡萄球菌、痢疾杆菌、大肠杆菌、黑根霉菌、枯草芽孢杆菌、青霉等菌株的生长有良好的抑制作用；对铜绿假单胞菌均有杀菌作用。

5. 肾保护：鸡屎藤环烯醚萜苷可减轻肾组织损伤，改善肾功能，对肾损伤有保护作用。

6. 抗乙肝病毒与抗肠炎沙门菌内毒素：鸡屎藤挥发油对HepG2.2.15细胞乙肝表面抗原（HBsAg）、乙肝e抗原（HBeAg）分泌有较好的抑制作用，并且鸡屎藤也有抗肠炎沙门菌内毒素的作用。

7. 降低尿酸：鸡屎藤可降低高尿酸血症模型小鼠的尿酸水平；可降低血液中的尿酸含量；鸡屎藤环烯醚萜苷能够抑制肝脏黄嘌呤氧化酶的活性从而抑制尿酸生成，能促进尿酸的分级排泄，从而降低血清中三酰甘油的含量，提高高密度脂蛋白含量。

8. 对胃肠活动的影响：乙醇提取物可明显促进胃肠蠕动和胃排空作用，改善由吗啡引起的胃肠蠕动下降，类似于阿片类药物作用于肠神经系统和中枢神经系统，可治疗便秘。

9. 对十二指肠平滑肌的影响：鸡屎藤水提物具有抑制十二指肠收缩张力的作用。

【临床应用】

1. 消化系统疾病：鸡屎藤治疗溃疡性结肠炎60例，痊愈39例，有效率为90%，且复发率低。采用复方鸡屎藤胶囊治疗慢性胆囊炎40例，总有效率达90%。

2. 镇痛：鸡屎藤注射液治疗癌症疼痛及术后镇痛108例，中度以上疼痛缓解率为85.19%。用鸡屎藤治疗67例糖尿病周围神经病变疼痛患者，结果显示鸡屎藤注射液可明显改善糖尿病周围神经病变疼痛症状。

3. 皮肤病：采用鸡屎藤治疗疖疮82例，治愈率100%，且无复发及毒副作用。

4. 急性肾衰竭：鸡屎藤注射液30mL加5%葡萄糖注射液250mL静脉滴注，用于急性肾衰竭（ARF），有助于受损肾功能恢复。

5. 高脂血症：鸡屎藤降脂汤治疗高脂血症57例，总有效率达92.98%。

6. 催产：对产科165例的临床观察，鸡屎藤注射液催产有效率达92.12%。

【参考文献】

[1] 王昶，周琼，姜宜. 鸡矢藤水煎液抗炎与镇痛作用的研究[J]. 中医临床研究，2012，4(19): 21.

[2] 贤景春，赖秋河，陈明真. 鸡屎藤总黄酮提取及其抗氧化性分析[J]. 南方农业学报，2013, 44(12): 2071.

[3] 贤景春，陈小滨. 鸡屎藤总生物碱提取工艺优化及抗氧化性研究[J]. 江苏农业科学，2014, 42(2): 209.

[4] 毛彩艳，申元英，袁芝琼，等. 采收于春、秋季云南鸡屎藤根体外抗菌对比研究[J]. 中国民族民间医药，2013(8): 6.

[5] Hou Shixiang, Zhu Wenjing, Pang Mingqun, et al. Protective effect of iridoid glycosides from *Paederia scandens* (Lour.) Merrill(Rubiaceae) on uric acid nephro-pathy rats induced by yeast and potassium oxonate[J]. Food and Chemical Toxicology, 2014(64): 57.

[6] 史桂荣，任博文，杜旭召，等. 鸡屎藤苷酸对IL-1β诱导关节软骨细胞炎症反应的影响[J]. 中成药，2020, 42(6): 1624-1627.

[7] 鲁悦，刘腊，吕春燕，等. 鸡屎藤水提物对家兔十二指肠平滑肌收缩运动的影响[J]. 世界最新医学信息文摘，2019, 19(100): 130-131.

[8] 罗辉，陈博，梁生林. 鸡屎藤水提液促胃肠动力作用的实验研究[J]. 井冈山大学学报，2019, 40(3): 89-93.

115 驳节草

【来源】木贼科木贼属笔管草*Equisetum ramosissimum* subsp.的全草。

【形态特征】多年生草本，蕨类植物。根状茎平卧地面，黑褐色，各节生根。地上茎绿色，直立，长可达1m，径粗可达2～15mm；节明显，节间常中空，表面有脊和沟，脊6～30条，近平滑，沟中有2组分离的气孔。叶极小，轮生于节上连成一圆筒状，包围节间基部，而在筒的先端有细小、灰黑色的鳞片状齿，齿脱落后筒端近于平齐。夏秋间，在主茎或分枝顶端，生出长椭圆形的穗，内有许多孢子囊。

【生长环境】生于溪边、旷地、山坡灌木丛中，分布在华南、西南及江西、湖南等地。

【采集加工】全草。全年可采，鲜用或晒干。

【性味功能】甘、苦，平。明目，清热，利湿，止血。

【主治用法】风热感冒，目赤肿痛，翳膜遮睛，赤痢，痔出血，跌打骨折，淋病，黄疸性肝炎，尿血，崩漏。3～9g，鲜品加倍。配伍水煎服。跌骨折配伍用。

【化学成分】黄酮类、山奈酚-3-槐糖苷、山奈酚-3-槐糖-7-葡萄糖苷、烟碱、含硅化合物等。

【现代研究】降血脂：笔管草醇提物给正常大鼠灌胃，能降低大鼠血清中三酰甘油（TG）和总胆固醇（TC）浓度，提示笔管草醇提物具有良好的调节血脂作用。笔管草活性成分ED-I可调节高血脂症小鼠异常血脂，并可促进HepG$_2$细胞低密度脂蛋白受体mRNA的表达。

【临床应用】

1. 高脂血症：由笔管草、川芎、三七、荷叶等制成的通脉降脂片用于45例高脂血症患者的治疗，结果患者血脂改善情况为痊愈10例，显效5例，有效18例，无效12例，总有效率73.33%；中医证候改善情况为痊愈5例，显效11例，有效25例，无效4例，总有效率91.11%。

2. 冠心病：由笔管草、川芎、三七、荷叶等制成的通脉降脂片用于80例老年冠心病患者的治疗，结果：在缓解心绞痛症状方面显效21例、有效17例、无效2例，总有效率95%。

【使用注意】急性肾脏炎患者忌用。

【参考文献】

[1] 许小红，阮宝强，蒋山好，等.笔管草中Megastigmane及黄酮苷类化学成分[J].中国天然药物，2005, 3(2): 93.

[2] 周荣汉，等.木贼科植物化学成分研究概况[J].中药通报，1985, 10(3): 3.

[3] 吴国土，薛玲，黄自强，等.笔管草醇提物的调节血脂作用[J].齐齐哈尔医学院学报，2004, 25(2): 121.

[4] 陈志奎.笔管草活性成分ED-I调血脂作用及机制研究[D].福州：福建医科大学，2005.

[5] 肖遥，胡有志，方丽，等.通脉降脂片治疗高脂血症（痰瘀内阻证）临床观察[J].湖北中医杂志，2008, 30(5): 36.

[6] 张利凡，余胜利，赵红卫.通脉降脂片对老年冠心病的疗效观察及机制探讨[J].临床医药实践，2009, 18(7): 1890.

116 青果

【来源】橄榄科橄榄*Canarium album* (Lour.) Raeusch.的果实、果核、种仁、根。

【形态特征】常绿乔木，高可达15m。树干粗大，树皮褐色，损伤后有芳香黏性树液渗出。奇数羽状复叶互生，长15～30cm；小叶7～11片，最多达15片，对生，革质，长圆状披针形，长6～15cm，宽2.5～5cm，顶端渐尖，基部楔形至圆形，常稍偏斜，全缘，两面无毛，下面网脉上有小窝点；小叶柄短。夏季开白色小花；花芳香，两性或杂性，排成腋生、通常比叶短的圆锥花序；萼杯状，长约3mm，3裂或偶有5裂；花瓣3片，较厚，直立，长6～7mm；雄蕊6枚，着生于花盘边缘，花丝短而粗，花药箭头状；子房每室有2颗胚珠。10月果实成熟；核果卵状或近椭圆状，长约3cm，黄绿色至淡黄色，有皱纹；核坚硬，纺锤形，两端锐尖，有棱和沟槽；硬核内有种子1～3颗。花期5～7月，果期8～10月。

【**生长环境**】野生于低海拔的杂木林中。栽培于荒野、山坡、村边和宅旁。

【**采集加工**】果实：培育6～7年结果，秋季果实成熟时采收。摘取果实果皮，外皮呈绿色微带黄色，阴干或晒干。果核：秋季采取成熟果实，除去果肉，鲜用或晒干。种仁：收集果核，击碎核壳，取出种仁，晒干。根：全年可采挖，洗净，切片，鲜用或晒干。

【**性味功能**】果实：甘、酸，平。清热生津，解毒利咽。果核：味甘、涩，性温。解毒，敛疮，止血，利气。种仁：味甘，性平。润燥，醒酒，解毒。根：味微苦，性平。祛风湿，舒筋络，利咽喉。

【**主治用法**】果实：咽喉肿痛，咳嗽痰黏，烦热口渴，鱼、蟹中毒。内服：煎汤，5～10g；或熬膏或入丸剂。外用：适量，研末撒或油调敷。果核：咽喉肿痛，口舌生疮，冻疮，疳疮，天疱疮，肠风下血，睾丸肿痛。内服：烧存性研末，3～6g；或磨汁。外用：适量，烧存性，研末撒或调敷；或磨汁涂。种仁：口唇燥痛，醉酒，鱼、蟹中毒。内服：煎汤，3～6g。外用：适量，研敷。根：风湿痹痛，手足麻木，脚气，咽喉肿痛。内服：煎汤，15～30g。外用：适量，煎水含漱。

【**化学成分**】果实含挥发油0.11%，油中含α-蒎烯、β-蒎烯等；种子含油量20%左右，油中含多种脂肪酸、挥发油及香树脂醇等；茎叶中含短叶老鹳草素、短叶苏木酚、金丝桃苷等。

【**现代研究**】

1. 护肝：采用白酒灌胃法造成大小鼠急性肝损伤的模型，0.15h后以橄榄解酒饮灌胃，记录醉酒率。第3天检测血清ALT，第5天检测血清及肝匀浆ALT、AST，并与护肝胶囊比较。结果橄榄解酒饮可显著降低大小鼠急性酒精性肝损伤模型醉酒率，提高醒/醉比，显著降低血清ALT、AST及肝脏组织ALT水平，改善肝组织病理状态，促进肝细胞损伤恢复。橄榄解酒饮可显著提高大小鼠急性酒精性肝损伤模型的SOD活性，加速自由基的清除，减少LPO的生成，稳定细胞膜结构，减轻对肝组织细胞的损害，同时显著降低血清及肝匀浆Tch、TG水平，纠正肝脏脂质代谢紊乱，减轻肝细胞脂肪变，并明显加快胃排空，促进肠蠕动，加速乙醇的排泄，减少乙醇在胃肠道的吸收。橄榄解酒饮对肝细胞线粒体也有明显保护作用，通过恢复其形态结构和功能，维持细胞旺盛的蛋白生成能力和核酸代谢能力，从而促进细胞代谢，增强细胞功能。

2. 抗炎镇痛：采用小鼠二甲苯耳郭肿胀法、大鼠角叉菜胶足跖肿胀法和棉球肉芽肿法、热板法和扭体法观察青橄榄利咽含片的抗炎、镇痛作用。结果表明青橄榄利咽含片具有较好的抗炎、镇痛作用。青橄榄利咽含片2.5kg、5.0kg，可明显对抗二甲苯致小鼠耳郭肿胀；0.5g/kg、1.0g/kg、2.0g/kg能明显对抗角叉菜胶所致大鼠足跖肿胀和棉球肉芽肿的增生；2.5g/kg、5.0g/kg可明显提高小鼠热板痛阈值，减少冰醋酸引起的扭体次数，作用持续6h，但起效较慢。

3. 抗菌作用：采用MTT法和培养板连续稀释法研究了青果对几种常见细菌、霉菌和酵母菌的抑制效应，结果表明，青果对食品生产、加工和贮藏中常见的腐败菌——大肠杆菌、金黄色葡萄球菌、枯草杆菌、酿酒酵母、土星汉逊酵母、黑曲霉、娄地青霉、桔青霉、黑根霉、黄曲霉等均有较为明显的抑制作用，并初步鉴定黄酮类物质及没食子酸可能是其抑菌防腐的主要药效成分。青果水/醇浸提液对痢疾杆菌、铜绿假单胞菌、变形杆菌也有较强抑菌作用。用试管法观察青橄榄利咽含片的体外抑菌作用，发现青橄榄利咽含片体外能抑制肺炎链球菌、乙型链球菌和金黄色葡萄球菌。

4. 抗病毒：研究表明没食子酸是青果果实中抗乙肝病毒的有效成分之一。青果中含有的化学成分如穗花杉双黄酮、山柰酚苷、熊果酸、齐墩果酸、槲皮素等具有抗人类免疫缺陷病毒的活性。用酶联免疫吸附法（ELISA）检测青果挥发油、青果10%水提液的石油醚、氯仿、乙酸乙酯和正丁醇萃取部位，确定青果水提液的石油醚、氯仿和乙酸乙酯萃取部分为抑制HIV-1与靶细胞融合的活性部位，其半数抑制浓度分别为3.97μg/mL、26.78μg/mL、6.80μg/mL；各部位中鞣质的含量分别为8.0%、9.6%、32%，表明活性成分很可能是鞣质。进一步利用高速逆流色谱法，从青果果实氯仿萃取液中分离出3个具有显著抗HIV-1活性的组分，且研究发现3个组分均能抑制HIV-1$_{JRFL}$及HIV-1$_{HXB2}$假病毒感染的活性，其中两个组分能抑制HIV-1gp$_{41}$六螺旋的形成，其半数抑制浓度分别为31.42μg/mL、94.10μg/mL。

5. 降血糖和降血脂：观察青果果实水溶性组分中得到的富含麦角甾苷的多酚对喂食白鼠的血糖影响，实验结果表明青果多酚具有抑制α-葡糖苷酶活性而使血糖降低的作用，对糖负荷引起的血糖急剧升高有抑制作用。青果多酚抑制血糖升高的机制是通过抑制α-葡糖苷酶及促进胰岛素分泌实现的。青果乙酸乙酯提取物可显著降低小鼠体重和附睾的脂肪质量，增加血清高密度脂蛋白水平、肝脏谷胱甘肽水平、抗氧化酶活性，降低血糖、总胆固醇血清水平、三酰甘油、胆汁酸、肿瘤坏死因子-α，轻微抑制IRS-1、TNF-α和IL-6的磷酸化，增强Akt磷酸化，表明青果乙酸乙酯提取物对高脂饮食和链脲霉素导致的糖尿病小鼠有较好的改善作用。

【临床应用】

1. 急性细菌性痢疾：取新鲜青果（连核）100g，加水200mL，放入砂锅用文火煎2～3h，使成100mL，过滤。成人每日服3～4次，每次25～30mL，连服至大便性状恢复正常，每日1～2次后停药。一般1疗程5天。如大便性状未见改善，细菌培养阳性者，则取青果煎液50mL，加水50mL保留灌肠，每日1～2次，连用3天。共治49例，痊愈。平均12h退热，2.8天大便次数恢复正常，3.8天大便性状改善，4.1天大便培养阴性。

2. 治疗过敏性咳嗽：用以青果为君药的青果止咳汤治疗过敏性咳嗽300例，临床治愈228例（76%）；显效37例（12.33%）；有效29例（9.67%）；无效6例（2%）。总有效率98%。观察橄榄止咳颗粒（主药为橄榄）治疗过敏性咳嗽120例，给予橄榄止咳颗粒7天（为1个疗程）。结果总有效率达到了95.83%，嗜酸性粒细胞变化显著，较好地改善了临床症状。

【使用注意】脾胃虚寒及大便秘结者慎用。

【参考文献】

[1] 杨洛萍.青果化学成分及其抗病毒活性研究[D].广州：南方医科大学，2018.

[2] 何志勇，夏文水.中药青果化学成分及药理研究进展[J].中成药，2006(7):1024.

[3] 张天锡，李霞，索钢.青果止咳汤治疗过敏性咳嗽300例[J].四川中医，2007(1):62.

117 青葙

【来源】苋科植物青葙*Celosia argentea* L.的茎叶、根或子。

【形态特征】一年生草本，高30～90cm。全株无毛。茎直立，有纵棱，绿色，无毛。单叶互生；叶柄长2～15cm，或无柄；叶片纸质，叶披针形，叶面深绿色，叶背淡绿色，长5～9cm，宽1～3cm，先端急尖或渐尖，基部渐狭且稍下延，全缘。穗状花序单生于茎顶或分枝顶，呈圆柱形或圆锥形，长3～10cm，夏秋间开穗状花，白色或淡红色，花期5～8月。结蒴果，种子细小扁圆，黑色而有光泽，果期6～10月。

【生长环境】多生于坡地，路旁。

【采集加工】根及茎叶。夏秋采茎叶，秋季果实成熟时采割植株或摘取果穗，晒干备用。

【性味功能】味苦，性微寒。种子祛风热，清肝火，明目。茎叶、根清热燥湿，杀虫止痒，凉血止血。

【主治用法】种子治风热，目疾，每用9～15g，水煎服。茎叶、根治支气管炎，支气管痉挛，胃肠炎，眼角膜炎，皮肤疥疮瘙痒。每用10～15g，水煎服。外用水煎洗浴皮肤病。

【化学成分】多量草酸，生长2周时可达12.5%，以后逐渐下降到约9%。

【现代研究】

1. 抑菌：炒青葙子50%乙醇提取物体外有较好的抑菌作用，其中Fr.2-3抑菌效果最好，对白念珠菌和酵母菌抑菌效果显著，最小抑菌浓度分别为25mg/mL和6.25mg/mL。

2. 心肌保护：选取C57/B6小鼠心肌梗死造模前及造模后给予青葙皂苷（10mg/kg、30mg/kg、90mg/kg），连续给药4周，结果表明青葙皂苷可呈剂量依赖性降低心肌梗死小鼠左室收缩末期内径（LVESD）和左室舒张末期内径（LVEDD），升高左室射血分数（LVEF）和左室短轴缩短率（LVFS），降低心肌梗死小鼠血清心肌肌钙蛋白TcT-nT、CK-MB和LDH水平，降低心肌梗死小鼠血清IL-1β和IL-18水平，降低心肌梗死小鼠的心肌梗死面积，抑制心肌梗死小鼠心肌NK-κB p65、NLRP3、ASC和Capase-1p45蛋白表达，说明青葙皂苷对心肌梗死具有保护作用，其作用可能与其调控NLRP/ASC/Capase-1信号通路有关。

3. 保肝：青葙苷可显著抑制CCl_4引起的肝损伤大鼠血清酶（GPT、GOT、LDH）、MOD和胆红素水平的升高，增强SOD活性；对D-半乳糖胺/脂多糖诱导的暴发性肝炎小鼠GPT有抑制作用，可降低肝炎小鼠死亡率，对肝脏组织病理学改变也具有保护作用。

4. 改善糖尿病视网膜病变：采用STZ诱导C57小鼠复制糖尿病模型，进而诱导小鼠产生糖尿病视网膜病变，给小鼠连续灌胃青葙子提取物（30mg/kg、100mg/kg）60天，结果青葙子提取物能够明显降低糖尿病小鼠视网膜血管新生，下调小鼠血清中血管内皮生长因子A(VEGFA)水平，抑制小鼠视网膜组织HIF-1α入核作用并下调小鼠视网膜组织中VEGF表达，有效改善糖尿病视网膜病变。

5. 抗动脉粥样硬化：青葙总皂苷10～90mg/kg，能够显著减少动脉粥样硬化小鼠ApoE-/-主动脉中斑块相对面积，减少主动脉内壁增生，增强斑块稳定性，从而对动脉粥样硬化起明显的治疗作用。

6. 降血脂：青葙总皂苷10～90mg/kg连续灌胃2周，可降低高血脂金黄地鼠血清和肝脏组织中血清总胆固醇、三酰甘油和低密度脂蛋白胆固醇含量，青葙总皂苷6～24mg/kg连续给高血脂家兔灌胃10天时，可降低血清总胆固醇和低密度脂蛋白胆固醇含量，继续给药20天和30天可降低三酰甘油含量。

【参考文献】

[1] 沈姗，刘习平，武彦彤，等. 炒青葙子抗菌有效部位化学成分研究[J]. 河南大学学报（自然科学版），2017, 47(4): 498.

[2] 彭晖，奚群英，徐长福，等. 青葙皂苷对小鼠心肌梗死的保护作用及机制研究[J]. 重庆医学，2019, 48(18): 3077.

[3] 郗枝花，王船英，周月乔，等. 青葙子的现代药理学研究[J]. 宜春学院学报，2019, 41(9): 27.

[4] 郭树鹏，黄世红，董彦，等. 青葙子提取物改善糖尿病视网膜病活性及其机理研究 [J]. 中医药导报，2016, 22(18): 27.

[5] 唐颖. 青葙总皂苷对ApoE-/-小鼠动脉粥样硬化的治疗作用及其促进自噬的作用机制研究 [D]. 福州：福建中医药大学，2016: 34.

[6] 唐颖，梁琳，郭美丽. 青葙总皂苷对肝损伤保护作用的研究 [J]. 药学实践杂志，2016, 34(3): 201−205.

[7] 吴文丹，梁琳，唐颖，等. 青葙总皂苷对高血脂动物脂质代谢的影响 [J]. 药学实践杂志，2018, 36(6): 17.

118 苦丁茶

【来源】冬青科植物枸骨*Ilex cornuta* Lindl.ex Paxt.和大叶冬青*Ilex latifolia* Thunb.的叶。

【形态特征】

1. 枸骨，常绿小乔木或灌木，高1～3m。树皮灰白色，平滑。叶硬革质，长椭圆状四方形，长4～8cm，宽2～4cm，先端具有3枚坚硬刺齿，中央刺齿常反曲，基部平截，两侧各有1～2个刺齿，先端短尖，基部圆形，表面深绿色，有光泽，背面黄绿色，两面无毛。雌雄异株或偶为杂性花，簇生于2年生枝的叶腋；花萼杯状，细小；花瓣向外展开，倒卵形至长圆形，长约2.5mm，宽约1.5mm，基部合生；雄蕊4枚，花丝长约3mm；子房4室，花柱极短。核果浆果状，球形，熟时鲜红色，直径4～8mm；分核4颗，骨质。花期4～5月，果期9～10月。

2. 大叶冬青，常绿乔木，高达20m，胸径约60cm。树皮灰黑色，粗糙有浅裂，枝条粗大，平滑，新条有角棱。叶革质而厚，螺旋状互生，长椭圆形或卵状长椭圆形。先端锐尖，或稍圆，基部钝，边缘有疏齿，上面光泽，下面有主脉突起。聚伞花序，多数密集在两年生枝的叶腋内，雄花序1～3朵，雌花序则仅有1花；苞卵形，多数；萼4裂，裂片卵形，有缘毛，黄绿色；花瓣4，椭圆形，基部愈合，其长为萼之3倍；雄花有雄蕊4，较花瓣为长，花丝针形，药卵形，中央有退化子房，两性花中雄蕊与花瓣等长；子房球状卵形。核果球形，成熟后红色，有残留花柱；分核4颗，有3棱。花期4月。果熟期11月。

【生长环境】生于山坡、山谷、溪边杂木林或灌丛中。

【采集加工】成材苦丁茶树在清明前后摘取嫩叶，头轮多采，次轮少采，长梢多采，短梢少采。叶采摘后，放在竹筛上通风，晾干或晒干。

【性味功能】甘、苦，寒。散风热，清头目，除烦渴。

【主治用法】头痛，齿痛，目赤，聤耳，热病烦渴，痢疾。内服：煎汤，3～9g；或入丸剂。外用：适量，煎水熏洗，或涂搽。

【化学成分】枸骨叶含咖啡碱、皂苷、鞣质、苦味质等。大叶冬青叶含熊果酸、β-香树脂醇、蛇麻脂醇等；树皮含α-香树脂醇和β-香树脂醇等；果实含熊果酸和蹄纹天竺素-3-木糖葡萄糖苷。

【现代研究】

1. 降血糖：利用苦丁茶水提物的100%甲醇提取物给予对四氧嘧啶致实验性高血糖小鼠，结果表明其可显著降低2型糖尿病小鼠血清中的血糖，且给药后的小鼠血浆中葡萄糖-6-磷酸酶水平下降而抑制糖原分解。

2. 降血脂：苦丁茶冬青乙醇提取物（0.05%）灌胃给药雄性C57BL/6小鼠后，血浆TG、TC、LDL-C、葡萄糖耐量和空腹血糖等水平显著下降，推测其降血脂作用是通过抑制肝X受体β表达来实现；临床实验表明，苦丁茶能明显降低动物的血清总胆固醇和三酰甘油含量，疗效显著。同时，也有研究结果表明苦丁茶冬青提取物对大鼠的降压作用显著。

3. 保护心血管：苦丁茶冬青水煎液能有效增高离体豚鼠心脏冠脉流量，可显著延长小鼠在缺氧环境中的生存时间，改善心肌血氧供求平衡，对预防冠心病，缓解心绞痛的研究奠下基础；用苦丁茶冬青在临床上治疗200例有原发性高血压以及心脑血管疾病的患者，并对血压、血脂、载脂蛋白以及血液流变学等指标的影响进行研究，结果显示：苦丁茶冬青能显著改善上述疾病引起的不良症状，显著改善血液流变学状态；从苦丁茶冬青中分离得到的五环三萜类化合物是酰基辅酶A-胆固醇酰基转移酶（ACAT）抑制剂，可作为治疗动脉硬化的新药；王志琪等探讨了苦丁茶皂苷类物质对离体兔血管作用，结果表明KDC-TS可对抗NE、$CaCl_2$导致的血管收缩。

4. 抗氧化：苦丁茶多酚对DPPH自由基、羟自由基、O^{2-}的半清除质量浓度分别为29.24mg/L、34.14mg/L、87.23mg/L，对脂质过氧化的半抑制质量浓度为11.48mg/L；有研究比较了海南和越南产苦丁茶冬青抗氧化活性作用，结果表明苦丁茶冬青不同极性部位体外抗氧化能力大小为乙酸乙酯部位＞正丁醇部位＞粗提物＞水部位＞氯仿部位，并且推测其抗氧化能力的强弱与各部位酚类化合物含量差别有关。

5. 抗菌，抗病毒：苦丁茶冬青总皂苷对大肠埃希菌和金黄色葡萄球菌的MIC为3.91mg/mL，最小杀菌浓度（MBC）为31.25mg/mL；苦丁茶冬青漱口液对患者牙颈部和龋洞内纯化后的菌落的作用，结果表明苦丁茶提取液对细菌生长有抑制作用。

【临床应用】

1. 2型糖尿病：54例T2DM患者随机分为2组，对照组26例给予盐酸二甲双胍

1.5g/d治疗，治疗组28例给予盐酸二甲双胍1.5g/d+苦丁茶提取液10mL，一天两次，共30天。观察苦丁茶对T2DM患者治疗前后胆固醇（TC）、三酰甘油（TG）、高密度脂蛋白（HDL-C）、空腹血糖（FBG）、糖化血红蛋白（HbA1c）水平以及糖耐量、血液流变学的影响。30天后，苦丁茶更能显著调节T2DM患者的血脂、血糖各项指标，且治疗后患者糖耐量、血液流变学指标均显著改善（$P < 0.05$），与对照组比较差异有统计学意义（$P < 0.05$）。血糖>7.0mmol/L的病例中，治疗组1例（3.6%），对照组3例（11.5%），差异有统计学意义（$P < 0.05$）。

2. 痢疾和急性肠炎：痢疾和急性肠炎患者22例，用苦丁茶液（苦丁茶叶加水使茶叶全泡住，用土沙罐在炭火上熬1～2h，过滤，连续煎三次，将所得茶液混合，浓缩至原茶叶倍量，即得50%的浓缩茶液）进行治疗，成年人每天三次，每次20mL，冲开水热服，连续服至痊愈，结果：除1例连续治疗三天，见效不大，仅肠炎症状稍减，后用抗阿米巴药物治疗，其余21例，均在2.5～5天内（平均时间3.8天，标准差为1.6天）全部治愈出院。

【参考文献】

[1] 王义相. 苦丁茶冬青治疗代谢综合征的临床研究 [J]. 时珍国医国药，2015(4): 914.

[2] 喻红兵，兆东. 苦丁茶冬青对2型糖尿病患者血糖，血脂及血液流变学影响的临床研究 [J]. 中国药师，2012, 15(12): 3.

[3] 李美娟. 苦丁茶冬青化学成分及生物活性研究 [D]. 长春：吉林大学，2018.

[4] 陈东，陈维纲，来春茂. 苦丁茶叶煎膏对细菌性痢疾疗效之初步报告 [J]. 云南医学杂志，1959(1): 32.

119 苦木

【来源】苦木科植物苦木属苦树 *Picrasma quassioides* (D.Don) Benn. 的木材、茎皮、叶、根或根皮。

【形态特征】落叶灌木或小乔木，高7～10m。树皮灰黑色，幼枝灰绿色，无毛，具明显的黄色皮孔。奇数羽状复叶互生，常集生于枝端，长20～30cm；小叶9～15，卵状披针形至阔卵形，长4～10cm，宽2～4cm，先端渐尖，基部阔楔形，两侧不对称，边缘具不整齐锯齿，二歧聚伞花序腋生，总花梗长达12cm，密被柔毛；花杂性，黄绿色；萼片4～5，卵形，被毛；花瓣4～5，倒卵形，比萼片长约2倍；雄蕊4～5，着生于4～5裂的花盘基部；雌花较雄花小，子房卵形，4～5室，花柱4～5，彼此相拥扭转，基部连合。核果倒卵形，肉质，蓝至红色，3～4个并生，基部具宿存花萼。花期4～5月，果期8～9月。

【生长环境】生于海拔2400m以下湿润而肥沃的山地、林缘、溪边、路旁等地。

【采集加工】木材、茎皮、叶、根或根皮。全年可采，洗净，切片，晒干。

【性味功能】苦，寒，有小毒。清热解毒，燥湿杀虫。

【主治用法】上呼吸道感染，肺炎，急性肠胃炎，痢疾，胆道感染，疮疖，疥癣，湿疹，水火烫伤，毒蛇咬伤。内服：煎汤，6～15g，大剂量30g；或入丸、散。外用：适量，煎水洗；研末撒或调敷；或浸酒搽。

【化学成分】苦木碱甲、苦木碱乙、苦木碱丙、苦木碱庚、苦木碱辛等生物碱类，苦木内酯A～N等苦味素类。

【现代研究】

1. 抗病原微生物：苦木的脂溶性生物碱体外对大肠埃希菌C249、WM、YL株的最小抑菌浓度分别为3.2mg/mL、1.6mg/mL、1.6mg/mL，但水溶性生物碱则无此作用。从苦木茎95%乙醇提取物中分离得到的3个β-卡巴林生物碱成分对耐甲氧西林金黄色葡萄球菌和金黄色葡萄球菌均有显著的抑菌活性，其中对耐甲氧西林金黄色葡萄球菌的MIC_{90}值为4～8μg/mL，金黄色葡萄球菌MIC_{90}值为8～16μg/mL。

2. 对心血管系统的影响：苦木总生物碱按1mg/kg、3mg/kg、5mg/kg静脉注射可对犬产生降压作用，且有剂量和时间依赖；灌胃给予对正常及肾性高血压大鼠亦显示一定作用，推测与总碱兴奋末梢性α_2受体，导致血管扩张、血压下降有关；灌胃给予原发性高血压大鼠，可显著升高血清NO和SOD水平，使eNOS蛋白表达增强，推测其降压机制与影响胸主动脉eNOS蛋白表达，增加NO的含量有关。

3. 抗炎：苦木脂素A、buddenol A、buddenol C以及黄颜木素对NO、TNF-α、IL-6 3种炎症因子的释放具有很强的抑制活性。苦木生物碱4-甲氧基-5-羟基铁屎米酮能减轻大鼠足部水肿症状以及全弗氏佐剂诱导的大鼠慢性关节炎症状，这与化合物抑制NO以及TNF-α的释放，下调诱导型一氧化氮合成酶（iNOS）的表达有关。苦木总生物碱提取物对小鼠结肠损伤具有修复作用，能有效抑制三硝基苯磺酸（TNBS）诱导的小鼠结肠炎的发生，其作用机制可能是抑制IL-8、TNF-α、iNOS等促炎性细胞因子基因的表达，阻断NF-κB的转录激活。苦木提取物不仅能够抑制小鼠支气管肺泡灌洗液炎性细胞的产生，降低IL-4、IL-5、IL-13和免疫球蛋白（Ig）E水平，而且能够减弱OVA刺激诱导的小鼠气道高反应性（AHR）。苦木生物碱picrasidine I可以抑制破骨细胞的生成，其机制是picrasidine I通过抑制破骨细胞转录因子c-Fos和NFATc1，衰弱MAPKs和NF-κB信号通道，减少活性自由基的产生从而抑制和阻断破骨细胞的生成。

4. 抗蛇毒：苦木注射液（原生药2g/mL）对银环蛇中毒小白鼠、狗有非常显著的保护作用，保护率分别为75.6%、100%。

5. 毒理研究：小鼠灌胃给予苦木总生物碱的LD_{50}为1.971g/kg，72mg/kg腹腔注射未见死亡。

【临床应用】

1. 高血压病：含生物碱3mg的苦木片对高血压患者有较好的疗效；苦木内酯甲治疗高血压病136例，总有效率为84.6%。

2. 炎症疾病：用苦木总生物碱注射液（3.5mg/mL）和苦木注射液（相当生药6g/mL）治疗炎症疾病（呼吸系统、消化系统、泌尿系统、皮肌化脓性感染及耳鼻口腔感染等）213例（部分病例配合口服苦木片及一般对症处理），总有效率89.2%。

3. 毒蛇咬伤：用苦木注射液肌内注射，治疗毒蛇咬伤63例，结果除1例被蝰蛇咬伤者入院时出现急性肾功能衰竭抢救无效死亡外，其余全部治愈，总有效率为98.41%。

4. 儿童腹泻：用苦木注射液直肠灌注法治疗儿童腹泻（大便次数≥3次，粪便性状异常，可分为稀便、水样便、黏液便、脓血便或血样便等症状）306例，结果显效192例，有效106例，无效8例，总有效率97.4%。

5. 小儿感冒：用苦木注射液肌内注射，治疗小儿感冒（伴鼻塞、流涕、喷嚏、发热、咽喉疼痛、腹泻等症状）60例，结果显效38例，有效22例，总有效率100%。

6. 肝癌：口服苦木提取物汤剂治疗肝癌患者44例，每次15g，每日早晚各1次，连续服用3周。结果显效20例，有效21例，无效3例，总有效率93.18%。

【参考文献】

[1] 谷华，王梅，王志阳.苦木的现代药理与临床应用[J].中医研究，2001, 14(5): 55-56.

[2] 顾贯坡，顾尧.海立新牌苦木注射液直肠给药治疗儿童腹泻306例[J].中国社区医师，2018, 34(35): 93.

[3] 邱声富，张湘.海立新苦木注射液治疗小儿感冒60例疗效观察[J].世界最新医学信息文摘，2018, 18(98): 205.

[4] 李玥，罗鑫，李玉凤，李静.苦木提取物汤剂对肝癌患者治疗的效果观察[J].中医临床研究，2017, 9(20): 41.

[5] 邓延秋，赵立春，唐红珍，等.苦木化学成分及生物活性研究进展[J].中成药，2020, 42(5): 1291.

[6] 石国华，焦伟华，杨帆，等.苦木中3个二聚β-卡巴林生物碱及其生物活性研究[J].中草药，2015, 46(6): 803.

120 苦荞麦

【来源】蓼科植物苦荞麦*Fagopyrum tataricum*（L.）Gaertn.的根及根茎。

【形态特征】一年生草本，高30～70cm。块根类圆形或不规则块状。茎直立，分枝，绿色或带绿色，有细条纹。叶互生；有长柄；托叶鞘膜质，黄褐色；叶片宽三角形，长2～7cm，宽2.5～8cm，先端急尖，基部心形，全缘。总状花序：花梗细长；花排列稀疏，白色或淡红色；花被5深裂，裂片椭圆形、长约2mm；雄蕊8，短于花被；花柱3，较短，柱头头状。瘦果长卵形，有三棱，上部棱角锐利，下部圆钝，黑褐色，有3条深沟，花果期6～9月。

【生长环境】生于湿润的沟谷、村边、草地。

【采集加工】8～10月采收，鲜用或晒干。

【性味功能】苦、甘、平；有小毒。健脾行滞，理气止痛，解毒消肿。

【主治用法】胃脘胀痛，消化不良，痢疾，腰腿痛，跌打损伤，痈肿恶疮，狂犬咬伤。内服：煎汤，10～15g；研末或浸酒。外用：适量，捣敷。

【化学成分】黄酮类、糖苷类、有机酸类、甾体类、萜类等。

【现代研究】

1. 抗乙肝表面抗原：用酶联免疫吸附检测（ELISA）技术测定抗乙肝病毒表面抗原（HBsAg）实验表明，苦荞麦水煎剂对HBsAg有明显的灭活作用。

2. 降血糖：苦荞麦有较好的降血糖作用，可促进高糖状态下小鼠肝细胞蛋白激酶B磷酸化从而改善高糖状态下葡萄糖的吸收，还可以增强腺苷酸活化蛋白激酶活性，调节胰岛素信号通路，减缓高糖引起的胰岛素抵抗。荞麦提取物中的黄酮能够激活增强胰岛素B细胞的功能，促进胰岛素分泌，提高胰岛素受体亲和力，从而能够有效控制血糖。苦荞黄酮提取物（主要包括芦丁、槲皮素）对人体肝细胞的调节修复具有一定作用，调节修复过程中丝裂原活化蛋白激酶（MAPKs）信号通路相关激酶的活性抑制可以增强荞麦提取物对高糖诱导的肝细胞损伤的调节修复效应，此类成分还可以提高细胞在高糖环境时糖原合成酶的活性；还可以降低α-淀粉酶、α-葡萄糖苷酶的活性从而减慢碳水化合物的消化吸收速度，降低餐后血糖；并且研究还发现这类提取物在消化酶处理前后均具有较好的α-葡萄糖苷酶活性抑制能力。

3. 降血脂：给四氧嘧啶性高血糖大鼠，每日服用苦荞麦粉10g，连续6星期，有显著降血糖作用；连续5周给予高脂饲料所致高血脂大鼠，有明显降低血胆固醇和三酰甘油的作用。苦荞麦提取物对3T3L1细胞在脂肪细胞分化过程中具有抑制脂质积累、降低三酰甘油含量和甘油-3-磷酸脱氢酶（GPDH）活性的能力。苦荞全叶及其醇提物（黄酮纯度为52.15%）可有效降低高脂血症仓鼠的血脂水平，并在一定范围内随着剂量的加大其降血脂效果逐渐增强。荞麦粉（含芦丁）其抗氧化特性可降低体重。苦荞蛋白有调节血脂代谢紊乱的作用，能显著降低膳食诱发血脂代谢紊乱模型小鼠血脂指标、血糖指标、动脉硬化指数，并提高高密度脂蛋白含量恢复近正常水平；同时苦荞蛋白还可使脂肪肝现象得到缓解，可显著改善糖代谢。

4. 抗氧化、促进生长作用：从苦荞中提取蛋白复合物（TBPc），观察小鼠饲喂TBPc期间体重的变化，小鼠体重增重，得出TBPc可作为小鼠生长所需的蛋白源。饲喂TBPc后实验小鼠血液、肝脏和心脏中丙二醛（MDA）含量显著降低，其中心脏中PMDA降低的程度最为显著，这说明TBPc对机体内的脂质过氧化物有一定的清除作用。水溶性清蛋白和球蛋白清除自由基能力高于醇溶蛋白和碱溶蛋白，且在低浓度范围内，随蛋白质浓度增加，清除能力呈线性提高，但在高浓度时却无明显量效关系。通过DEAE-Sepharose阴离子交换柱和SephadexG-75凝胶色谱分离和纯化得到的水溶性荞麦蛋白具有明显的降血脂活性和自由基清除活性。苦荞叶片中含有高活力的SOD等抗氧化酶，苦荞叶提取物对模型小鼠灌胃实验表明小鼠体内MDA含量随灌胃的苦荞叶提取物浓度的增加而明显下降，这表明苦荞叶提取物具有增强抗氧化酶活性，抗脂质过氧化的作用。

5. 抗肿瘤：用DEAE-凝胶从苦荞麦水提取物中分离得到一个新的蛋白，代号为TBWSP31。采用MTT法在体外人乳腺癌Bcap37模型上进行筛选实验，作用48h和72h后，肿瘤细胞抑制率IC_{50}分别为43.37μg/mL和19.75μg/mL。

【临床应用】

1. 高血糖或糖尿病：给糖尿病患者服用苦荞麦面条200g/d，连用3个月，空腹血糖、糖化血红蛋白和糖化血清蛋白均有明显降低，血三酰甘油和胆固醇也有下降，并能明显减少降糖药物的用量。苦荞挂面能有效降低2型糖尿病患者的血糖和血脂，对血压、体重和胰岛功能无明显改善，同时对肝肾功能无影响，具有良好的安全性。

2. 高血脂：糖尿病合并三酰甘油升高者18例，并发胆固醇升高者13例，分别均服苦荞粉30天，治前三酰甘油为（309.8±241.5）mmol/L，治后降到（232.78±173.00）mmol/L，其差值为（77.02±115.00）mmol/L，总胆固醇治前为（247.15±56.70）mmol/L，治后降到（177.07±42.00）mmol/L，其差值为（50.0±36.0）mmol/L，有较好的降脂疗效。

3. 不寐症：不寐症患者120例作为对象，以简单随机化法分为中药组与西药组，每组60例，分别接受苦荞壳失眠散药枕与艾司唑仑片治疗，接受苦荞壳失眠散药枕治疗不仅疗效明显，而且安全性高。

【使用注意】不宜多食。脾胃虚弱者慎服。

【参考文献】

[1] 吴韬，肖丽，李伟丽. 苦荞的营养与功能成分研究进展[J/OL]. 西华大学学报（自然科学版），2021, 40(2): 91-96.

[2] Zheng C J, Hu C L, Ma X Q, et al. Cytotoxic phenylpropanoid glycosides from *Fagopyrum*

tataricum(L.)Gaern[J]. Food Chemistry, 2012, 132(1): 433.

[3] 程烨. 苦荞碱性提取物的液质联用分析及其对2型糖尿病大鼠降糖作用机制研究 [D]. 武汉：湖北中医药大学，2017.

[4] 刘晓燕，杨彬彬，王春晖. 荞麦对糖尿病的预防治疗机制及应用研究进展 [J]. 中国中医药现代远程教育，2020, 18(3): 136.

[5] 喻辉辉. 苦荞提取物对大鼠血糖及血脂的影响 [J]. 中医药导报，2010, 16(7): 122.

[6] 药雅俊，柳雪姣，裴妙荣，等. 苦荞降血糖降血脂药效机制研究进展 [J]. 山西中医，2020, 36(2): 59.

[7] 谭平艳. 2型糖尿病患者食用苦荞挂面的疗效观察 [D]. 吉首：吉首大学，2019.

121 苦斋菜

【来源】败酱科植物黄花败酱 *Patrinia scabiosaefolia* Fisch.或白花败酱 *Patrinia villosa* Juss.的干燥全草。

【形态特征】

1. 黄花败酱：全长50～100cm。根茎呈圆柱形，多向一侧弯曲，直径0.3～1cm；表面暗棕色至紫棕色，有节，节间长多不超过2cm，节上有细根。茎圆柱形，直径0.2～0.8cm；表面黄绿色至黄棕色，节明显，常有倒生粗毛；质脆，断面中部有髓或呈细小空洞。叶对生，叶片薄，多卷缩或破碎，完整者展平后呈羽状深裂至全裂，有5～11裂片，先端裂片较大，长椭圆形或卵形，两侧裂片狭椭圆形至条形，边缘有粗锯齿，上表面深绿色或黄棕色，下表面色较浅，两面疏生白毛，叶柄短或近无柄，基部略抱茎；茎上部叶较小，常3裂，裂片狭长，有的枝端带有伞房状聚伞圆锥花序。气特异，味微苦。

2. 白花败酱：根茎节间长3～6cm，着生数条粗壮的根。茎不分枝，表面有倒生的白色长毛及纵向纹理，断面中空。茎生叶多不分裂，基生叶常有1～4对侧裂片；叶柄长1～4cm，有翼。

以上二者均以根长、叶多而色绿、气浓者为佳。

【生长环境】多生于山坡旷野潮湿地方。

【采集加工】全草。夏季植株旺盛、花开前采收。挖取带根全草，抖净泥沙，晒至半干，扎成束，再阴干。

【性味功能】辛、苦，凉。清热解毒，祛瘀排脓。

【主治用法】脓疮溃疡，阑尾炎，痢疾，肠炎，肝炎，眼结膜炎，产后瘀血腹痛。内服：煎汤，10～15g。外用：鲜草捣烂敷患处。

【化学成分】黄花败酱的根和根茎中含有大量的三萜类皂苷、生物碱、鞣质、淀粉和挥发油，根中含有的挥发油可达8%；白花败酱草中也含有丰富的挥发油，根和根茎中富含环烯醚萜苷即白花败酱苷、莫罗忍冬苷、番木鳖苷。

【现代研究】

1. 抗菌：败酱浸剂体外实验，对金黄色葡萄球菌、白色葡萄球菌、类白喉杆菌有轻度抑制作用。其口服液也有较强的抑制作用。本品对福氏痢疾杆菌、宋内痢疾杆菌、伤寒杆菌、大肠杆菌、铜绿假单胞菌等也有抑制作用。另有研究显示，败酱草对金黄色葡萄球菌（13/27）、表皮葡萄球菌（18/22）的最低抑菌浓度MIC $\leq$ 3.13mg/mL，对普通变形杆菌（2/2）、淋病奈瑟菌（2/2）的MIC $\leq$ 0.78mg/mL。其主要有效成分为败酱烯和异败酱烯。

2. 保肝利胆：研究表明，败酱草有明显促进肝细胞再生，防止肝细胞变性和坏死的作用。全草还有降麝香草酚絮状值、脑磷脂胆固醇絮状值和降低谷丙转氨酶的作用。认为败酱草有抗肝炎病毒，使肝炎病灶消退，使毛细胆管疏通的作用。测定败酱草等中药对大鼠离体肝脏脂质过氧化的影响，发现受试药物均有抑制作用，说明败酱草等中药是天然抗氧化剂，其抗氧化作用可能是它们护肝功效的药理学基础。

3. 抗肿瘤：本品有抑制S_{180}瘤株生长和发育作用。体外实验表明，对人体子宫颈癌培养株系JTC-26有抑制作用，抑制率在90%以上。败酱草根热水提取液500mg/mL对人体子宫颈癌细胞的抑制率为100%。

4. 镇静：黄花败酱的乙醇浸膏或挥发油口服对小鼠有明显的镇静作用，其中所含皂苷为其有效成分。实验表明，黄花败酱（1∶1）浸液0.3mL/g能使小白鼠镇静催眠，并能延长戊巴比妥钠的睡眠时间。实验表明，根茎及根的镇静作用较显著，且较缬草为强，是新发现的一种镇静中草药。在挥发油中主要起作用的是败酱烯和异败酱烯，异戊酸无镇静作用。败酱草的镇静作用比同属植物强1倍以上。

5. 对胃肠的作用：败酱草能消除局部炎症，改善病变微循环，促进溃疡面修复。体外动物实验显示，败酱草单宁提取物能够较强地促进小鼠小肠的蠕动，明显减少排便次数，说明单宁对便秘和腹泻有双向治疗作用，且抗便秘作用优于败酱草果胶和多糖。

6. 抗病毒：运用细胞培养技术，对败酱草抗呼吸道合胞病毒作用进行体外研究，发现败酱草对呼吸道合胞病毒抑制作用存在明显的量效关系。在不同时间加药实验中，由于在4℃培养1h病毒只吸附于细胞表面，并不会穿入细胞膜。在37℃时病毒穿入细胞膜，进行复制。实验表明，败酱草能抑制呼吸道合胞病毒穿入细胞膜。在感染后2h、4h加药，败酱草对呼吸道合胞病毒仍有抑制作用，表明败酱草对呼吸道合胞病毒在细胞中复制也有抑制作用。但是，败酱草抑制病毒复制的机制目前还不清楚，有待进一步研究。

7. 抗疲劳及耐缺氧：败酱草多糖可使小鼠游泳力竭时间显著延长、肝糖原含量升高，而血乳酸（BLA）含量和CK活性均不同程度下降，说明败酱草多糖有抗疲劳作用。

8. 降血脂：败酱草提取物对高血脂大鼠的体重、血清总胆固醇、血清低密度脂蛋白有明显的降低作用，表明败酱草有一定的降血脂作用。给喂食高脂饲料的小鼠饮用败酱草提取物，发现败酱草对于高脂膳食引起的动脉粥样硬化的危险有一定的抑制作用。

9. 抗氧化：败酱草提取物可显著降低衰老模型小鼠血清及组织MDA含量，提高SOD、GSH-Px和CAT活力，表明败酱草提取物具有显著的体内抗氧化活性。

【临床应用】

1. 感冒：败酱草适量，制成冲剂或片剂。治疗流行性感冒401例，有效率为86.5%。对控制发热、恶寒、全身疼痛症状显著，未见不良反应。

2. 婴幼儿腹泻：取鲜败酱草洗净，榨取绿汁（当日用，当日取）。用法：1周岁以下，每次口服2mL，1～2岁每次服3mL，均每日2次，可加少许红糖调服，脱水重者加补液纠正。治疗72例，痊愈68例，好转4例，总有效率为100%。

3. 流行性腮腺炎：黄花败酱鲜叶适量，加生石膏15～30g，共捣烂，用鸡蛋清调匀外敷肿痛处，24h取下，重症可敷2次，有并发症时加服其他煎剂。治疗200例，有180例敷后24h内症状消失。

4. 神经衰弱性失眠：用黄花败酱制剂内服治疗62例失眠，结果显效率达30.6%，总有效率为91.9%。

5. 新生儿毒性红斑：败酱草50g，加水3000mL，煮沸5min，将药液滤入婴儿洗澡用小浴盆内，加水使药液温至正常洗澡温度，以常规洗澡方法将患儿身体浸泡至药液内，头面部可用浸有药液的小毛巾湿敷，浸泡5min后常规洗澡擦干，每日1次，重度每日可2次，连续3天，治疗108例，轻度78例中显效67例（85.9%），有效8例（10.3%），无效3例（3.8%），有效率96.2%。

6. 膝关节损伤：败酱草25g，黄芪、丹参各20g，甘草19g，皂角刺、白芷各12g，土茯苓、白花蛇舌草、泽兰各15g。每剂药加水约400mL，文火煎20min，共煎3次，混匀，分早、中、晚空腹温服，连服15天痊愈。

7. 慢性胃炎：取生青败酱草放入清水中洗净，再用凉开水洗一遍盛入盘中食用，每次30g，1日3次，一般连续食用5天，可获得较好疗效。

8. 慢性阑尾炎：红藤、败酱草各100g，加水煎服，1日1剂，分4次服，以10天为1疗程。症状及体征消失后，可改为适量的药泡开水饮（第1次泡开水，烧开后再饮服），以巩固疗效。

9. 妇科疾病：齐月娥等通过临床实践证实薏苡败酱汤，可有效疏通乳腺导管，对乳汁淤积严重的患者尤其适宜，对控制急性哺乳期乳腺炎有可靠的临床价值。

【参考文献】

许晓梅，齐月娥，赵海军，等．薏苡败酱汤对急性哺乳期乳腺炎发病初期炎症因子的影响[J]．河北中医，2015，37(4): 516.

122 苦蘵

【来源】茄科植物酸浆属苦蘵*Physalis angulata* L.的全草。

【形态特征】一年生草本，被疏短柔毛或近无毛，高30～50cm。茎多分枝，分枝纤细。叶柄长1～5cm；叶片卵形至卵状椭圆形，长3～6cm，宽2～4cm，先端渐尖，基部楔形，全缘或有不等大的牙齿，两面近无毛。花单生于叶腋，花梗纤细；花萼钟状，5中裂，裂片披针形；花冠淡黄色，5浅裂，喉部常有紫色斑纹，长4～6mm，直径6～8mm；雄蕊5，花药蓝紫色或有时黄色，长1.5mm。浆果球形、直径1.2cm，包藏于宿萼之内。宿萼膀胱状，绿色，具棱，棱脊上疏被短柔毛，网脉明显。种子圆盘状，长约2mm。花、果期5～12月。

【生长环境】生长于山谷林下及村边路旁。

【采集加工】全草。夏、秋季采，鲜用或晒干。

【主治用法】感冒，肺热咳嗽，咽喉肿痛，牙龈肿痛，湿热黄疸，痢疾，水肿，热淋，天疱疮，疔疮。内服：煎汤，15～30g；或捣汁。外用：适量，捣敷；煎水含漱或熏洗。

【化学成分】酸浆苦味素类化合物、withanolide类化合物、甾醇类化合物、有机酸类、多糖类和黄酮苷类等。

【现代研究】

1. 抗肿瘤：对11种withanolide类化合物进行了抗癌活性的筛选，结果显示withagulatin A和physalin B对人结肠癌HCT-116病毒、人非小细胞肺癌NCI-H460具有明显的抑制作用，并推测C-5和C-6位置上的β-环氧基团可能是活性的重要基团，且当5α-OH被5α-Cl取代时活性加强。以抗癌药物羟基喜树碱（HCTP）为阳性对照，体外实验发现苦蘵physalin B对人肝癌细胞HepG$_2$和胃癌细胞SGC7901具有增殖抑制作用，并具有一定的时间剂量依赖关系，且高浓度时作用优于阳性对照HCTP。3种苦蘵中新的withanolide类化合物physangulidines A、physangulidines B、physangulidines C均有抗DU145前列腺癌细胞增殖的活性，并证实physangulidin A具有广泛的抑制癌细胞增殖的活性。从苦蘵地上部分得到的physalin B和physalin D在体外和体内均能明显抑制肉瘤S180肿瘤细胞的活性。研究发现苦蘵可以诱导乳腺癌细胞G2/M期阻滞，其机制可能为激活Chk2进而磷酸化/灭活Cdc25C，或通过上调细胞周期蛋白依赖性激酶抑制因子p21Walf/Cipl和p27Kipl的表达，使癌细胞生长停滞于G2/M期。苦蘵乙醇提取物具有潜在的抗肝癌细胞活性并与线粒体功能障碍引起的细胞凋亡有关。

2. 免疫调节：把physalin B、physalin F、physalin G加入到培养的被伴刀豆球蛋白激活的小鼠脾细胞，产生了浓度依赖性的抑制细胞增殖的效应，physalin B能够抑制ConA激活的脾细胞IL-2的产生；physalin B、physalin F、physalin G处理心脏移植的小鼠后，小鼠的移植排斥反应受到抑制，表明physalin B、physalin F、physalin G能够有效抑制体外脾细胞活性和器官移植免疫反应，在病理学中具有潜在的应用前景。苦蘵中physalin类化合物进行了免疫调节活性研究，证明physalin B、physalin F、physalin G能够抑制巨噬细胞活化作用且physalin B能够抑制内毒素引起的细胞死亡。

3. 抗炎：苦蘵地上部分提取的physalin E对TPA和唑酮引起的小鼠皮肤炎有很好的抗炎作用，表明physalin E具有作为抗炎药物有效应对急慢性皮肤炎的可能。

4. 抗氧化：从1000g苦蘵鲜果烘干提取出多糖，并研究其体外抗氧化活性。多糖的提取率为3.15%，对大鼠肝匀浆脂质过氧化的抑制率可达80%，对·OH和DPPH也都有很好的清除作用，表明苦蘵多糖具有抑制脂质过氧化及清除自由基的综合能力，有良好的生物活性。苦蘵叶的乙醇和水提取物作为免疫调节剂和抗氧化剂的功效，实验证明乙醇提取物的有效成分更多，对淋巴细胞的作用低于细胞分裂素的作用。

5. 抗菌：苦蘵提取物的抗分枝杆菌活性研究发现，其氯仿粗提物及酸浆苦味素类所在馏分具有抗结核分枝杆菌、鸟分枝杆菌、堪萨斯分枝杆菌、摩尔门分枝杆菌和胞内分枝杆菌活性。苦蘵地上部分提取物里的physalin B、physalin F、physalin D具有抗分枝杆菌活性，且最小抑菌浓度为32mg/mL，纯化后的physalin B和physalin D的最小抑菌浓度分别为128mg/mL和32mg/mL。

【使用注意】孕妇禁服。

【参考文献】

方雷，展晓日，俞春娜，等. 苦蘵化学成分及药理作用研究进展[J]. 杭州师范大学学报（自然科学版），2016, 15(6): 613.

123 枫香脂

【来源】金缕梅科枫香树属枫香树 *Liquidambar formosana* Hance 的干燥树脂。

【形态特征】落叶乔木，高20～40m。树皮灰褐色，方块状剥落。叶互生；叶柄长3～7cm；托叶线形，早落；叶片心形，常3裂，幼时及萌发枝上的叶多为掌状5裂，长6～12cm，宽8～15cm，裂片卵状三角形或卵形，先端尾状渐尖，基部心形，边缘有细锯齿，齿尖有腺状突。花单性，雌雄同株，无花被；雄花淡黄绿色，成葇荑花序再排成总状，生于枝顶；雄蕊多数，花丝不等长；雌花排成圆球形的头状花序；萼齿5，钻形；子房半下位，2室，花柱2，柱头弯曲。头状果序圆球形，直径3～4cm，表面有刺，蒴果有宿存花萼和花柱，两瓣裂开，每瓣2浅裂。种子多数，细小，扁平。花期3～4月，果期9～10月。

【生长环境】性喜阳光，生于山地常绿阔叶林中。

【采集加工】树脂。选择生长20年以上的粗壮大树，于7～8月间凿开树皮，从树根起每隔15～20cm交错凿开一洞。到11月至次年3月间采收流出的树脂，洗去附着的树皮碎屑及砂粒。晒干或自然干燥。

【性味功能】苦，平。祛风活络，利水，解毒止痛，止血，生肌。

【主治用法】痈疽，疮疹，瘰疬，齿痛，痹痛，瘫痪，吐血，衄血，咯血，外伤出血，皮肤皲裂。外用：适量，研末撒或调敷或制膏摊贴，亦可制成熏烟药。内服：煎汤，5～10g；一般入丸、散剂。

【化学成分】阿姆布酮酸、阿姆布醇酸、枫香脂诺维酸等。

【现代研究】

1. 抑菌：枫香脂中挥发油对所用菌株均有不同程度抑制，抑菌强度革兰阳性菌＞革兰阴性菌，真菌类＞细菌类；100%及50%的枫香重油和枫香精油对芽孢杆菌和霉菌最低抑制浓度可达1.25%，对酵母菌最低抑制浓度为0.625%，且两种样品抑菌效力差异不大。

2. 抑制血管舒张：枫香脂挥发油成分分析在气相-质谱上进行，分离SD大鼠胸主动脉进行离体血管环实验，观察枫香脂挥发油对苯肾上腺素预收缩引起的舒缩功能的反应，并结合一氧化氮合酶抑制剂左旋硝基精氨酸甲酯和环氧合酶抑制剂吲哚美辛，观测枫香脂挥发油对血管环的作用。结果：气相-质谱结果显示主要成分是三甲基肼，3-蒈烯，（1*R*）-2,6,6-三甲基二环［3.1.1］庚-2-烯，2-亚甲基4, 8, 8-三甲基4-乙烯基-二环［5.2.0］壬烷；累计体积分数的枫香脂挥发油对苯肾上腺素预收缩的血管环在内皮完整最大舒张率可达32.67%；结合左旋硝基精氨酸甲酯和吲哚美辛孵育0.5h后，均显示有明显抑制血管舒张的作用。

3. 抗血栓：枫香脂及其挥发油体外实验可使兔血栓长度缩短和重量（湿重和干重）减轻，在体实验显示可明显抑制大鼠血栓形成；试管法实验表明可明显提高纤溶酶活性，显著提高血小板内cAMP含量。表明枫香脂及其挥发油抗血栓作用与促进纤溶活性和提高血小板cAMP有关，并提示挥发油可能是枫香脂的主要止血成分。

【临床应用】

痰核流注，乳岩瘰疬，横痃恶疮，一切阴疽初起：制成小金片，处方路路通（枫香脂）150g，没药（醋制）75g，当归75g，乳香（醋炒）75g，木鳖子（去壳、油）150g，地龙（去土，酒炒）150g，草乌（制）150g，五灵脂（醋炒）150g，京墨12g，麝香30g。以上十味，除麝香另研细粉外，其余白胶香等九味粉碎成细粉，过筛，用糯米粉300g打糊制粒，干燥后加入麝香细粉，混匀，压片，每片重0.32g，相当于原药材0.24g。为暗灰色；气微，味微苦、辛。功能消肿拔毒。黄酒或温开水送服，每次4片，每日2次。孕妇忌服。

【使用注意】孕妇禁服。《得配本草》："内服多不宜。"

【参考文献】

[1] 李建明，王政，陈川，等．枫香脂挥发油对大鼠离体胸主动脉的舒张作用[J]．中成药，2015, 037(08): 1659.

[2] 覃晓，李炎，王玲，等．枫香脂挥发油抑菌性试验[J]．中国药业，2020, 29(1): 7.

124 金耳环

【来源】马兜铃科细辛属金耳环*Asarum insigne* Diels 的干燥全草或根。

【形态特征】金耳环为多年生草本，全株有浓烈的辛香味；根状茎匍匐，生有许多肉质、直径约2mm的须根。叶基生，膜质，有油点，卵形或卵状披针形，叶柄长10～20cm，宽5～12cm，顶端渐尖或短渐尖，基部深心形，后裂片耳状，向后直伸，钝或微尖，长达6cm，两面无毛或下面疏生短柔毛；叶柄长12～20cm。春季开花；花单生于叶腋；花梗长达9cm；花被阔钟形，管长3～3.5cm，里面有纵皱纹，喉部明显缢缩，缢痕很深，檐部3裂，裂片阔卵状三角形，长约3cm，宽约4cm，短尖，紫红色，基部中央有一隆起的白色斑块；雄蕊6枚，花丝短；雌花的子房下位；花柱6枚，分离。蒴果长圆形，夏季成熟时不规则开裂，散出许多细小的种子。

【生长环境】生于大山、深谷林下阴湿肥沃处。

【采集加工】全草或根。2月和8月采集，挖取全草，洗净，晒干。

【性味功能】辛、微苦，温；有小毒。发汗，散瘀消肿，健胃制酸，祛风散寒，止咳祛痰平喘，行气止痛。

【主治用法】风寒咳嗽气喘，脘腹寒痛，龋齿痛；近有用于急性肠胃炎、细菌性痢疾。外用治跌打损伤，毒蛇咬伤。用法与用量：3～6g，水煎服。外用适量鲜品捣烂敷患处。干全草研末吹鼻；或撒；或酒调搽。

【化学成分】马兜铃酸类、多糖、挥发性成分等。

【现代研究】

1. 止咳祛痰：通过小鼠浓氨水引咳实验、二氧化硫引咳实验、酚红祛痰实验，观察金耳环的止咳、祛痰作用。结果金耳环与空白对照组相比可明显延长浓氨水、二氧化硫所致小鼠的咳嗽潜伏期、减少咳嗽次数，增加小鼠酚红排出量，且差异有统计学意义（$P < 0.05$），结果表明金耳环具有良好的止咳祛痰作用。

2. 镇痛抗炎：金耳环对醋酸诱发的小鼠扭体及热板法致痛和二甲苯所致耳郭肿胀具有镇痛、抗炎作用。研究发现随着金耳环剂量的增高，其扭体潜伏期、给药后痛阈值、镇痛率、抑制率越高，扭体次数和肿胀度越低，证实了高剂量的金耳环灌胃给药对小鼠具有较好的抗炎镇痛效果。

3. 降血糖、降血脂、改善肾功能及抗氧化应激：以常用的2型糖尿病大鼠模型考察金耳环多糖对糖尿病大鼠血糖、肝糖原、血脂、肾功能的影响及抗氧化应激作用，通过观察糖尿病大鼠空腹血糖（FBG）及血清中TG、TC、LDL-C、HDL-C、Cr、BUN水平，肝组织中肝糖原含量，肾组织中SOD、GSH-Px、CAT、MDA、ROS水平以及24h尿蛋白量等指标的变化，证实了金耳环多糖对糖尿病大鼠有降血糖、降血脂、改善肾功能及抗氧化应激作用。

【临床应用】麻醉：用金耳环酊涂抹麻醉拔牙，临床使用429人次，共拔牙586只，其中恒牙384只，乳牙202只，患者年龄4～77岁，取得较佳效果。

【使用注意】孕妇禁服。

【参考文献】

[1] 李耀利，闫紫珊，郭芳，等. 超高速液相色谱−质谱联用法测定金耳环中5种成分的含量[J]. 中国药学杂志，2020, 55(12): 1027.

[2] 夏亚兰，魏学军，林先燕，等. 水药骂广瓦提取液对小鼠止咳祛痰作用的实验研究[J]. 重庆医学，2012, 41(10): 966.

[3] 周多强，李溥，罗良琦，等. 水药金耳环多糖对实验性2型糖尿病模型大鼠糖脂代谢、肾功能及氧化应激的影响[J]. 中国药房，2017, 28(31): 4415.

[4] 金耳环酊剂涂抹麻醉拔牙586只疗效小结[J]. 广东医药资料，1976(9): 25.

125 金刚藤

【来源】百合科菝葜属植物菝葜 *Smilax china* L. 以根茎和叶入药。

【形态特征】攀缘灌木，高1～3m。疏带刺。地下根状茎粗糙，坚硬，横生，为不规则的块根，粗2～3cm。叶互生，薄革质或坚纸质，有光泽，卵圆形、椭圆形或圆形，长3～10cm，宽1.5～5（10）cm，先端短尖或近于圆形而有凸尖，基部宽楔形至心形，下表面淡绿色，少苍白色，偶被粉霜，自基部有3～5条叶脉呈弧状伸出至叶端，叶有柄，长5～15mm，具宽0.5～1mm的狭鞘，近叶柄中部有卷须2条，脱落点位于靠近卷须处。春末夏初，开黄绿色小花，花单性，雌雄异株，常数朵排成伞形花序，生于嫩叶的小枝上，呈球形；总花梗长1～2cm，花序托稍膨大，近球形，较少延长，具小苞片，外轮花被片3，长圆形，长3.5～4.5mm，宽1.5～2mm，内轮花被片3，稍狭。雌花大小与雄花相近，有6枚雄蕊退化。果肉质，球形，熟时红色，被粉霜。

【生长环境】多生于海拔2000m以下的丘陵、河谷、山坡、路旁或林下旷野灌木丛中。

【采集加工】根茎、叶。根全年可采，洗净切片晒干备用；叶夏、秋季采收，鲜用或晒干。

【性味功能】甘、微苦、涩，平。根茎：祛风利湿，解毒消痈，清肝热。叶：祛风除湿，利尿，解毒。

【主治用法】根茎：风湿痹痛、淋浊、肠炎腹泻、妇女带下、感冒发热、痢疾、痈肿疮毒、顽癣、烧烫伤。用干根10～15g，水煎服。叶：风肿、疮疖、肿毒、烧烫伤、蜈蚣咬伤。内服：煎汤，15～30g；或浸酒。

【化学成分】槲皮素-3-O-β-L-鼠李糖、薯蓣皂苷、薯蓣次苷B、hypoglaucin G、大黄酚等。

【现代研究】

1. 抗炎：生药50g/kg菝葜乙酸乙酯提取物给予蛋清致足肿胀大鼠，0.5h、1h、2h、3h、4h和5h后大鼠足跖肿胀抑制率分别为15.98%、7.94%、16.32%、19.61%、26.19%、29.35%。生药100g/kg给药组0.5h、1h、2h、3h、4h和5h后大鼠足跖肿胀抑制率分别为29.61%、23.89%、22.91%、29.04%、29.98%、31.42%，而生药50g/kg、100g/kg菝葜乙酸乙酯提取物给予二甲苯诱导耳郭肿胀小鼠，其耳肿胀抑制率分别为43.85%、56.18%，给予甲醛诱导足肿胀小鼠，其足肿胀抑制率分别为28.40%、45.18%，给予醋酸诱导小鼠毛细血管通透性增高，其抑制率分别为9.83%、14.97%，表明菝葜乙酸乙酯提取物具有一定的抗炎作用。

2. 抗癌：菝葜提取物可以通过抑制卵巢癌细胞A2780核因子NF-κB，有效将A2780细胞周期抑制在G2/M期，并通过激活Caspase-3、PARP和Bax引起细胞凋亡。

3. 抗氧化：1.2mg/mL菝葜（金刚藤）50%乙醇提取物的乙酸乙酯相对·OH、DPPH·、O_2^-·、$ABTS^+$·的清除率分别为58.73%、66.46%、73.17%、95.84%，亚铁还原能力值为（186.25±0.21）mmol/g，表明菝葜（金刚藤）具有一定的抗氧化作用。

【临床应用】

1. 肿瘤：用复方菝葜（金刚藤）颗粒治疗晚期非小细胞肺癌30例，从化疗第1天开始服用复方菝葜（金刚藤）颗粒，20g/次，3次/天，21天为1个治疗周期，2个治疗周期后患者主要症状得到改善的总有效率和生活质量得到改善的总有效率分别为86.67%、83.33%。

2. 银屑病：用土槐菝葜（金刚藤）汤［土茯苓30g、槐花15g、菝葜（金刚藤）30g、虎杖20g、生地黄15g、牡丹皮15g、赤芍15g、紫草15g、茜草15g、白花蛇舌草20g、丹参20g、当归15g、白鲜皮15g、生甘草6g］，每剂药煎为2包，每包200mL，早晚各1包，联合卡泊三醇软膏治疗血热型银屑病35例，有效率为

91.43%，与对照组对比差异显著。

3.盆腔炎：用"金刚藤糖浆"治疗500例盆腔炎，每次口服20mL，每日3次，饭后服用，每周3瓶，4周为1疗程，总有效率为92%；对白带异常、腹痛、腰骶部不适，有效率60%；月经异常者有效率78%；症状有改善者45例，总有效率为100%。

【使用注意】忌茶、醋。

【参考文献】

[1] 王江威，苏晓琳，郑秀茜，等.中药菝葜的化学成分及药理作用研究进展[J].化学工程师，2020, 34(2): 50.

[2] 舒孝顺，高中洪，杨祥良，等.菝葜醋酸乙酯提取物对大鼠和小鼠的抗炎作用[J].中国中药杂志，2006, 31(3): 239.

[3] Hu L L, Chen D S, Wang Y Y, et al. *Smilax china* L. rhizome extract inhibits nuclear factor−κB and induces apoptosis in ovarian cancer cells[J]. Chin J Integr Med, 2015, 21(12): 907.

[4] 帅丽乔娃，郑国栋，张清峰，等.菝葜提取物的抗氧化作用[J].江苏农业科学，2015, 43(9): 346.

[5] 尹天雷，朱立华，肖娟，等.复方菝葜颗粒治疗晚期非小细胞肺癌30例临床观察[J].湖南中医杂志，2018, 34(12): 1.

[6] 李天举，黄玉成，陈俊杰，等.土槐菝葜汤治疗血热型银屑病临床研究[J].中医学报，2017, 32(6): 1094.

[7] 王慧琴."金刚藤糖浆"治疗妇科炎症500例观察[J].甘肃科技，2000, 16(1): 56.

126 金沙藤

【来源】海金沙科海金沙属植物海金沙 *Lygodium japonicum* (Thunb.) Sw. 的藤茎。

【形态特征】多年生攀缘蕨类草本植物。地下茎细长，横走，匍匐状，常绕缠他物。茎干草黄色，有白色微毛，1～2回羽状复叶，两面被细柔毛，小叶卵状披针形，生于下部的小叶的最末端指状开裂，裂片边缘有大而明显的钝锯齿；生于上部的小叶较小，其最末端裂片卵形、长卵形或三角形，裂片基部楔形或阔楔形，边缘指状或羽状深裂，每一裂的背面交互排列有两行孢子囊，孢子囊盖为鳞片状，卵形，每盖下生有一横卵形的孢子囊，环带侧生，聚集一处，孢子囊成熟时褐色，里含孢子多数，极微小，砂粒状，可药用，称为"海金沙"。

【生长环境】常生于阴湿山坡、沟谷的灌丛中或路边林缘。

【采集加工】藤茎。全年可采,如用孢子、藤、叶,夏秋季采集较宜,鲜用或晒干备用。

【性味功能】甘、咸,性寒。清热解毒,利湿消肿,通淋止痛,活血通络。

【主治用法】各种淋证、泌尿结石、尿路感染、肾炎水肿、感冒发热、扁桃体炎、支气管炎、肺炎、乳腺炎、丹毒、痈肿疮毒、痄腮、黄疸、带状疱疹、痢疾等。每用干藤6～15g或用海金沙6～15g,煎水服。水火烫伤,用鲜叶捣烂外敷或捣汁调茶油外涂。

【化学成分】田蓟苷、山柰酚、绿原酸、咖啡酸、蒙花苷、芦丁、异槲皮苷等。

【现代研究】

1. 抗菌:金沙藤较海金沙有更广的抗菌谱和更强的抗菌作用,1:1海金沙藤稀释液对大肠杆菌、伤寒杆菌、铜绿假单胞菌、变形杆菌、金黄色葡萄球菌、甲型链球菌、乙型链球菌、肺炎球菌、白念珠菌均有抑制作用。

2. 抗炎镇痛:金沙藤的抗炎镇痛作用较海金沙好,25mg/kg、50mg/kg、100mg/kg金沙藤对大鼠1h后右足跖角叉菜胶性炎症的肿胀抑制率分别为32.5%、36.3%、42.4%,2h后右足跖角叉菜胶性炎症的肿胀抑制率分别为21.1%、22.7%、32.8%。

【临床应用】

1. 热淋证:用傣药绿谷根金沙藤汤[野绿谷根(薏苡仁根)30g,金沙藤25g,车前草30g,玉米须25g,猪鬃草25g,山黄稗20g,鸡蕨叶20g,胡椒3g,临证加减],治疗热淋62例,治愈49例,好转12例,无效1例,总有效率为98.38%。

2. 泌尿系结石:用四金三物饮[金钱草200g,鸡内金30g,海金沙(包煎)30g,郁金30g,枳壳30g,厚朴30g,木香30g,酒大黄(酒军)10g,川牛膝20g,甘草10g,随证加减],煎水,3日1剂,当茶饮,12天为1疗程。治疗156例泌尿系结石,治愈105例,好转40例,无效11例,总有效率为92.9%。

3. 急性乳腺炎:用250g鲜海金沙全草,加250mL黄酒后加水,浸过药面,武火煎15min,滤出药渣,每日2剂,治36例急性乳腺炎,服1次治愈8例,2次治愈10例,8次治愈14例,4次以上治愈4例,治愈率100%。

【使用注意】孕妇慎服。

【参考文献】

[1] 岑庚钰,蒙小丽,梁远芳,等.海金沙化学成分和药理作用研究概况[J].中国民族民间医药,2018,27(14):48.

[2] 严海,王力生,周艳林,等.金沙藤与海金沙化学成分的比较[J].中草药,2010,41(12):2092.

[3] 何胜旭,孟杰,吕高荣,等.金沙藤与海金沙药理作用的比较研究[J].中国中药杂

志，2011, 36(15): 2149.

[4] 何开仁. 傣药绿谷根金沙藤汤治疗热淋62例疗效观察[J]. 中国民族医药杂志, 2013, 19(2): 17.

[5] 刘中科，张润明. 四金三物饮治疗泌尿系结石156例疗效观察[J]. 当代医学, 2010, 16(4): 153.

[6] 李楠. 酒煎海金沙全草治急性乳腺炎36例[J]. 江西中医药, 1992, 23(8): 61.

127 金果榄

【来源】防己科青牛胆属植物青牛胆 *Tinospora sagittata*（Oliv.）Gagnep. 的干燥块根。

【形态特征】多年生常绿缠绕藤本。根细长，可达1m左右，串连几个块根，块根卵圆形、球形或团块状，外皮黄棕色，内面浅黄色。分枝纤细，圆柱形，有纵条纹。小枝细长，粗糙，表面有纵沟纹。叶纸质至薄革质，披针形、长圆状披针形或卵状披针形，长6～16cm，宽2～8cm，先端渐尖或急尖，基部箭形或戟形，弯缺常很深，后裂片圆、钝或短尖，有时2裂片彼此重叠，通常仅脉上带短硬毛。春夏间开花，花小，单性异株，黄白色，排成总状花序或圆锥花序，着生在叶腋处，疏散；雄花序常几个簇生，雌花序常单生；雄花萼片6，2轮，长2.5～4mm；花瓣6，短于萼片；雄蕊6，较萼片短；雌蕊6，离生。核果近球形，白色，秋季成熟时红色；内果皮近半球形，宽6～9mm。

【生长环境】多生于山谷、溪边疏林下或石隙中。

【采集加工】块根。秋冬采收，洗净鲜用或切片晒干备用。

【性味功能】苦，寒。清热解毒，消肿止痛。

【主治用法】急性咽喉炎、口舌糜烂、白喉、痄腮、扁桃腺炎、热咳失音、虫蛇咬伤、胃痛、腹痛、痢疾、痈疮疔毒、毒蛇咬伤等。每用干块根3～9g，水煎服。跌打、疔疮、蛇伤，外用块根磨汁擦患处。

【化学成分】金果榄中含有防己碱、蝙蝠葛碱、千金藤碱、非洲防己碱、木兰花碱、青牛胆苦素、非洲防己苦素、2-deoxycrustecdysone、2-deoxy-3-epicrustecdysone等化合物。

【现代研究】

1. 抗炎：50g/kg金果榄水煎液灌胃二甲苯致耳肿胀小鼠、醋酸所致腹腔炎小鼠、组胺致皮肤炎大鼠，其抑制率分别为65.23%、39.09%、42.15%，50g/kg金果榄水煎液灌胃蛋清致足爪肿胀大鼠，1h、2h、3h、4h、5h后大鼠的足肿胀率分别为（44.76±5.29）%、（37.19±4.59）%、（30.26±3.48）%、（26.11±2.82）%、

（25.25±2.12）%，表明金果榄水提物具有显著抗炎作用。

2. 抑菌：金果榄对金黄色葡萄球菌、白色葡萄球菌、变形杆菌等细菌均有较强抑制作用。

3. 抗溃疡作用：分别灌服含生药10g/kg、20g/kg、30g/kg的金果榄煎剂予应激性胃溃疡大鼠，其胃溃疡抑制率分别为40.45%、44.83%、47.55%，血清中PGE_2的含量分别为（102.5±19.7）ng/L、（106.7±16.2）ng/L、（110.9±18.6）ng/L，血清中NO的含量分别为（73.6±33.8）μmol/L、（78.4±31.6）μmol/L、（82.5±28.4）μmol/L，与模型组差异明显，表明金果榄具有抗溃疡作用。

【临床应用】

1. 慢性咽炎：复方金果榄溶液喷雾治疗慢性咽炎136例，痊愈59例，显效45例，好转32例。

2. 疮疡：用解毒消炎酊（生金果榄500g、生天南星500g、生虎耳草500g、大黄100g、黄柏50g、栀子50g）外治疮疡318例，痊愈271例，好转42例，无效5例，总有效率为98.42%。

3. 输液性静脉炎：用金果榄浸膏治疗输液性静脉炎78例，每日敷3次，每次1h，经治疗后痊愈64例，好转12例，无效2例，总有效率97.4%。

【使用注意】脾胃虚弱以及无热毒结滞者慎服。

【参考文献】

[1] 王天志，杜蕾蕾，柏川．金果榄研究进展[J]．中药材，2002, 25(4): 292.

[2] 王刚，涂自良，陈黎，等．金果榄抗炎作用的实验研究[J]．时珍国医国药，2009, 20(5): 1232.

[3] 殷崎，宋勤，杨永东．民族药地苦胆胶囊的药理学研究[J]．中国民族民间医药杂志，1998(4): 30.

[4] 王刚，涂自良，陈黎，等．金果榄对实验性应激性胃溃疡的保护作用及其机制[J]．中国医院药学杂志，2008, 28(23): 2009.

[5] 刘光正．复方金果榄溶液喷雾治疗慢性咽炎[J]．黑龙江医药，1982(11): 32.

[6] 李义川．解毒消炎酊外治疮疡318例临床分析[J]．西南国防医药，1995, 5(6): 379.

[7] 张红雨，张留巧．金果榄治疗输液性静脉炎78例[J]．中国民间疗法，2000, 8(1): 27.

128 金钗石斛

【来源】兰科石斛属植物金钗石斛 *Dendrobium nobile* Lindl 的新鲜或干燥茎。

【形态特征】多年生草本。茎丛生，直立，高30～50cm，直径1～1.3cm。黄绿色，多节，节间长2.5～3.5cm。叶近革质，常3～5枚生于茎上端；叶片长圆形或长圆状披针形，长6～12cm，宽1.5～2.7cm；无叶柄。总状花序自茎节生出，通常具2～3花；苞片卵形，小，膜质，花大，下垂，直径6～8cm；花萼及花瓣白色，末端呈淡红色。蒴果。

【生长环境】附生于高山岩石上或林中树干上。

【采集加工】茎。全年均可采收，鲜用者除去根和泥沙；干用者采收后，除去杂质，用开水略烫或烘软，再边搓边烘晒，至叶鞘搓净，干燥。

【性味功能】甘、微寒。益胃生津，滋阴清热。

【主治用法】热病津伤，口干烦渴，胃阴不足，食少干呕，病后虚热不退，阴虚火旺，骨蒸劳热，目暗不明，筋骨痿软。内服：煎汤，6～15g，鲜品15～30g；或入丸、散。鲜品清热生津力强，热病津伤者宜之。

【化学成分】生物碱类（石斛碱、石斛醚碱等）、糖苷类（异丙草苷、胡萝卜苷等）、菲类、联苄类（玫瑰石斛素等）、倍半萜类（金钗石斛素）等。

【现代研究】

1. 抗肿瘤：对从金钗石斛茎中提取的单体化合物进行细胞活性筛选，发现其中的玫瑰石斛素、鼓槌联苄、4, 4′-二羟基-3, 3′, 5-三甲氧基二苄对人肝癌细胞株FHCC-98增殖均显示不同的抑作用 [IC_{50} 值分别为（74.30±0.98）μmol/L、（56.60±0.92）μmol/L、（8.68±0.95）μmol/L，其中4, 4′-二羟基-3, 3′, 5-三甲氧基二苄的作用尤为明显]。

2. 降血糖和血脂：国内外学者研究发现，金钗石斛总生物碱（DNLA）对多种类型的所致的糖尿病都具有一定的保护作用。通过研究DNLA对高脂高糖合并链脲佐菌素诱导的糖尿病大鼠模型的影响，发现DNLA能促进高脂饮食合并链脲佐菌素诱导的糖尿病大鼠模型的胰岛素分泌，直接保护胰岛B细胞功能，实验结果表明DNLA能调节KKay雄性小鼠的血脂代谢，从而发挥降血糖作用。

3. 对神经系统的作用：据多篇文献报道，DNLA和DNP对大脑神经元损伤都有较好的保护作用，能够明显减轻Aβ25-35对原代培养皮质神经细胞的毒性作用。

4. 保肝：采用HE染色观察大鼠肝组织纤维化程度，检测血清中丙氨酸氨基转氨酶、天冬氨酸氨基转氨酶、超氧化物歧化酶、丙二醛、肝纤4项的含量。结果发现金钗石斛多糖中，大剂量组能显著降低大鼠血清中丙氨酸氨基转氨酶、天冬氨酸氨基转氨酶、超氧化物歧化酶、丙二醛、肝纤4项水平，提高超氧化物歧化酶的表达水平，各阳性药物干预组肝纤维化程度均有所减轻，表明金钗石斛多糖对肝纤维化大鼠肝功能损伤具有明显治疗作用，其机制与金钗石斛多糖提高大鼠抗氧化能力，减轻肝脏炎症反应有关。

5. 对免疫系统的作用：金钗石斛多糖能有效地促进脾淋巴细胞的增殖，并与Con A、LPS对T淋巴细胞、B淋巴细胞的增殖有协同刺激作用。金钗石斛多糖FDPI还能抑制高糖诱导下大鼠肾小球系膜细胞总抗氧化能力的下降、ROS生成的增加，对高糖诱导下细胞氧化应激损伤有保护作用。

6. 抗疲劳：有研究金钗石斛水溶性、碱溶性和酸溶性多糖对小鼠抗疲劳能力的影响，对小鼠进行强迫性游泳实验，测定小鼠游泳时间和游泳后三酰甘油、血糖、血乳酸、血氨和糖原等生化指标变化，发现与蒸馏水相比，金钗石斛多糖，特别是碱溶性多糖可显著降低血乳酸和血氨含量，降低游泳后肝糖原及肌糖原的消耗，表明金钗石斛多糖通过增加脂肪利用以及延缓乳酸和氨的积累达到抗疲劳作用。

【临床应用】

1. 乳腺小叶增生：每日取鲜金钗石斛62.5g，加水煎服。每日分早、中、晚3次服完。20日为1个疗程，2个疗程间歇7～10天。治疗42例，临床治愈16例，占38%；显效8例，占19%；有效11例，占26%，总有效率为83%。一般3～4天后肿块变软缩小，2～3个疗程，肿块基本消失，消失最短22天，最长3～6个月。在临床治愈的病例中，经随访有2例半年后复发，1例间隔1年后复发，复发后再用金钗石斛仍有效。药后食欲增进，精神好转。

2. 小儿夏季热：取金钗石斛15g，盐橄榄1～2枚，加水煎服。日服1～2剂，病程长、体质虚弱者加西洋参炖服；口渴引饮甚者，可用鲜丝瓜皮、大枣煎作饮料。治40例（体温最低38℃，最高39.5℃）全部获愈。服药时间最短为3天，最长12天体温恢复正常。

【使用注意】温热病早期阴未伤者、湿温病未化燥者、脾胃虚寒者均禁服。

【参考文献】

[1] 周威，夏杰，孙文博，等．金钗石斛的化学成分和药理作用研究进展[J]．中国新药杂志，2017, 26(22): 2693.

[2] 刘莉，李智敏，李晚谊，等．金钗石斛的研究进展[J]．云南大学学报，2009, 31(S1): 509.

[3] 汪代芳，俞桂新，赵宁毅，等．金钗石斛茎的化学成分研究[J]．中草药，2012, 43(8): 1492.

[4] 罗丹，张朝凤，林萍，等．金钗石斛化学成分的研究[J]．中草药，2006, 37(1): 36.

[5] 张雪，续洁琨，王乃利，等．金钗石斛中联苄类和酚酸类成分抗氧化活性研究[J]．中国药学杂志，2008, 43(11): 829.

[6] 张雪，高昊，韩慧英，等．金钗石斛中的倍半萜类化合物[J]．中草药，2007, 38(12): 1771.

[7] 罗文娟，王光辉，张雪，等．金钗石斛茎提取物联苄类化合物对人肝癌高侵袭转移细胞株FHCC-98增殖的抑制[J]．中国临床康复，2006, 10(43): 150.

[8] 黄琦，李菲，吴芹，等．金钗石斛总生物碱对四氢嘧啶所致糖尿病大鼠的保护作用[J]．遵义医学院学报，2009, 32(5): 451.

[9] 安祯祥，何远利，陈昱江，等．金钗石斛多糖对肝纤维化大鼠肝功能损伤治疗作用
及机制探讨 [J]．时珍国医国药，2016，27(8)：1865．

[10] 陈志国，叶松山，范迎，等．金钗石斛多糖提取工艺的优化及对小鼠脾细胞增殖的
影响 [J]．中国实验方剂学杂志，2011，17(15)：27．

129 金盏银盘

【来源】菊科鬼针草属植物金盏银盘 *Bidens biternata*（Lour.）Merr. et Sherff 和三叶鬼针草 *Bidens pilosa* L. 的干燥全草。

【形态特征】

1. 金盏银盘：一年生草本，高30～150cm。茎略带四棱，被稀疏卷曲短柔毛或无毛。叶一回羽状复叶，对生，顶生小叶卵形至长圆状卵形或卵状披针形，长2～7cm，宽1～2.5cm，先端渐尖，基部楔形，边缘锯齿稍密，有时一侧深裂成一小裂片状，两面均被柔毛，侧生小叶卵形或卵状长圆形，1～2对，近顶部的一对稍小，通常不分裂，基部下延，无柄或具短柄，下部的一对与顶生小叶近相等，柄明显，三出复叶状分裂或仅一侧有1裂片，裂片椭圆形，边缘带锯齿；总叶柄无毛或被疏柔毛，长1.5～5cm。头状花序单生，直径7～10mm，花序梗长1.5～5.5cm，果时长4.5～11cm；总苞基部柔毛短，外层苞片草质，8～10枚，线形，长3～6.5mm，先端渐尖，背面密被短柔毛，内层苞片长椭圆形或长圆状披针形，长5～6mm，背面褐色，有深色纵条纹，被短柔毛；舌状花不育，通常有3～5朵，舌片淡黄色，长椭圆形，长约4mm，宽2.5～3mm，先端3齿裂，或有时无舌状花；盘花筒状，长4～5.5mm，冠檐5齿裂。瘦果黑色，线形，长9～19mm，宽1mm，具四棱，两端稍狭，多少具小刚毛，顶端芒刺3～4，长3～4mm，具倒刺毛。

2. 鬼针草：一年生草本，高30～100cm。茎直立，钝四棱形，分枝多，表面有纵行的沟槽，无毛或上部疏被柔毛。位于茎下部的叶有时为单叶，较小，3裂或不分裂；中部叶三出，带柄，柄长1.5～5cm；小叶3片，少为5～7羽状复叶，两侧小叶椭圆形或卵状椭圆形，先端渐尖，基部近圆形或阔楔形，偶不对称，带短柄，边缘具短齿，顶端小叶较大，卵状长圆形或长椭圆形，先端渐尖，基部渐狭或近圆形，带1～2cm长的柄，边缘带锯齿，上部叶小，3裂或不分裂，线状披针形。夏秋季开花，花小，密集成头状花序，头状花序单生，生于枝顶或上部的叶腋，花序梗长1～6cm，果时长3～10cm，总苞片基部被短柔毛，苞片7～8枚，线状匙形，上部较宽，果时有5mm长，外层托片披针形，背面褐色，边缘黄色，内层较狭，线状披针形。无舌状花，盘花筒状，冠檐5齿裂。黑色瘦果线形，略扁，具

棱，上部有瘤状突起及刚毛，顶端有 3 ～ 4 枚芒刺，有倒刺毛。

【生长环境】生于路边、村旁、旷野或荒地中。

【采集加工】全草。春夏季采收，鲜用或切段晒干。

【性味功能】甘、苦，凉。清热解毒，凉血止血，疏散风热。

【主治用法】

1. 金盏银盘：感冒发热，黄疸，泄泻，痢疾，血热吐血，血崩，跌打损伤，痈肿疮毒，鹤膝风，疥癞。

2. 鬼针草：流感，感冒发热，咽喉肿痛，黄疸性肝炎，暑湿吐泻，阑尾炎，肠炎，痢疾，肠痈，小儿疳积，血虚黄肿，痔疮，蛇虫咬伤。每鲜用 1 ～ 2 两（干用减半），水煎服，跌打损伤，痈疽疮疖，用鲜草适量捣烂或加酒搽敷患部。痔疮，煮水外洗。毒蛇咬伤，作内服的辅助药用。

【化学成分】金丝桃苷、槲皮素、苯基 -1, 3, 5- 庚三炔、(S) - (+) -2- 戊醇、石竹烯、石竹烯氧化物、β- 荜澄茄油烯、对香豆酸、没食子酸、香草酸、豆甾醇等。

【现代研究】

1. 抗氧化：金盏银盘甲醇和氯仿萃取物均具有抗氧化作用，其中甲醇的抗氧化作用最强，对 DPPH 自由基的清除率最大为（53.3±0.03）%。

2. 抗真菌：10μg/mL、25μg/mL、50μg/mL 金盏银盘甲醇提取物对镰孢属真菌的生长抑制率分别为（77.78±0.09）%、（73.33±0.29）%、（64.44±0.26）%，对链格孢属真菌的生长抑制率分别为（37.93±0.21）%、（63.79±0.05）%、（84.88±0.09）%；10μg/mL、25μg/mL、50μg/mL 金盏银盘氯仿提取物对镰孢属真菌的生长抑制率分别为（44.44±0.05）%、（60.00±0.12）%、（88.88±0.29）%，对链格孢属真菌的生长抑制率分别为（72.41±0.09）%、（79.30±0.12）%、（89.60±0.29）%。

3. 抗炎：50mg/kg、100mg/kg、200mg/kg 金盏银盘二氯甲烷 - 甲醇提取物对小鼠角叉菜胶、葡聚糖、组胺和五羟色胺诱导的四组急性大鼠后足肿胀模型的抗炎作用显著。

4. 抗肿瘤：分别给予艾氏腹水癌小鼠 150mg/kg 金盏银盘甲醇、乙酸乙酯及三氯甲烷提取物，平均存活时间分别为（12.0±0.4）天、（15.0±0.1）天、（19.5±0.1）天，而给予艾氏腹水癌小鼠 300mg/kg 金盏银盘乙醇 - 水提取物，其存活时间为（16.3±0.3）天，均较模型组存活时间长（11.5±0.1）天，表明金盏银盘具有一定的抗肿瘤作用。

5. 保肝：给予肝纤维化大鼠 80mg/kg、160mg/kg 鬼针草黄酮（金盏银盘总黄酮），其肝脏指数为（2.75±0.42）、（2.85±0.47），脾脏指数为（0.38±0.04）、（0.36±0.06），均明显低于模型组，同时 80mg/kg 给药组血清中 HA、PC- Ⅲ、C Ⅳ、肝组织中 Hyp、MDA 含量和 GSH-Px 分别为（489±120）ng/mL、（6.2±1.5）ng/mL、（5.4±1.4）ng/mL、（235±33）μg/g、（6.7±0.5）nmol/mg、（18.6±2.9）

μmol/（L·mg），160mg/kg给药组血清中HA、PC-Ⅲ、CⅣ、肝组织中Hyp、MDA含量和GSH-Px分别为（530±174）ng/mL、（6.8±3.0）ng/mL、（5.2±2.4）ng/mL、（248±36）μg/g、（6.7±1.5）nmol/mg、（18.4±3.4）μmol/（L·mg），与模型组相比差异明显，表明金盏银盘总黄酮具有显著的保肝作用。

【临床应用】

1. 上呼吸道感染：用上感灵（鸭脚木皮15g、五指柑根12g、三桠苦9g、岗梅根15g、野菊花12g、金盏银盘12g，先后2次各加水500mL，将2次滤液合并，浓缩成200mL）治疗上呼吸道感染54例，每次服100mL，每日2次，第1天加倍，儿童酌减，显效38例，有效13例，无效3例，总有效率94.4%。

2. 小儿腹泻：40%鬼针草（金盏银盘）水煎液糖浆治疗39例小儿腹泻，每日服3次，每次10～15mL（每5mL含原生药2g），痊愈20例，好转10例，无效9例，总有效率为76.9%。

3. 乙型脑炎：采用金海狗合剂或针剂（金盏银盘、海金沙藤、狗肝菜为主药），适当辅以物理降温、退热药、甘露醇、中枢神经兴奋剂、补液及大青叶、夏枯草、石膏、知母、地龙、蝉蜕、钩藤等中药治疗15例乙型脑炎，总治愈率达93.33%。

4. 阑尾炎：单用鬼针草（金盏银盘）30g，煎服，治愈阑尾炎35例，其中痊愈25例，有效8例，无效2例，总有效率达94.29%。

【参考文献】

[1] 陈月红.金盏银盘化学成分与抗氧化活性的研究[D].济南：山东中医药大学，2008.

[2] 李斌，刘昕，熊杰，等.金盏银盘化学成分的分离[J].江西中医药，2011, 42(10): 51.

[3] Zahara K, Bibi Y, Qayyum A, et al. Investigation of Antimicrobial and Antioxidant Properties of Bidens biternata[J]. Iranian Journal of ence & Technology Transactions A ence, 2018, 43(24): 1.

[4] 周礼卿，罗逸群.上感灵治疗上呼吸道感染疗效观察[J].河南中医，1998, 18(5): 3.

[5] 西安市儿童医院.鬼针草糖浆治疗小儿腹泻简介[J].新医药学杂志，1973(7): 17.

[6] 惠阳，刘园，林婧，等.三叶鬼针草不同部位挥发油成分的GC-MS分析[J].化学研究与应用，2017, 29(1): 19.

[7] 陈礼姣.鬼针草化学成分研究[D].北京：北京化工大学，2016.

[8] Analgesic and antiinflammatory activities of the ethyl acetate fraction of Bidens pilosa (Asteraceae)[J]. Inflammopharmacology, 2014, 22(2):105.

[9] Kviecinski M R, Felipe K B, Schoenfelder T, et al. Study of the antitumor potential of Bidens pilosa (Asteraceae) used in Brazilian folk medicine[J]. J. Ethnopharmacol, 2008, 117(1): 69.

[10] 陈飞虎，袁丽萍，钟明媚，等.鬼针草总黄酮抗大鼠肝纤维化的实验研究[J].中国临床药理学与治疗学，2006, 11(12): 1369.

[11] 中山医学院博罗石坳防治站. 金海狗合剂等结合西药治疗乙脑15例初步观察[J]. 新
　　 医学，1972(8): 10.

[12] 郭芸. 鬼针草的临床应用[J]. 中国民族民间医药杂志，2001(2): 119.

130　金锁匙

【来源】防己科植物粉叶轮环藤 *Cyclea hypoglauca* (Schauer) Diels 的根、茎。

【形态特征】多年生草质藤本。根细长而弯曲，外皮灰褐色，味苦，将根横断，可见有放射状条纹（俗称菊花心）。嫩茎、叶均被白色长毛。叶互生，卵圆形，长3.33～6.66cm，宽2～3.33 cm，表面绿色，叶背粉绿色，掌状叶脉5～7条，叶柄较长、着生在叶背离基部6.66～9.99cm处。夏季开花，花浅黄色，数朵排成小聚伞花序，由多数这些小花序复作总状或穗状式排列。果近球形，红色。

【生长环境】喜生于山谷、石隙或球林边。

【采集加工】根、茎。全年可采，切片晒干备用。

【性味功能】苦，寒。清热，解毒，排脓。

【主治用法】咽喉肿痛，红白痢疾，疮疡肿毒，毒蛇咬伤。鲜用4～8钱，干用3～5钱，煎服。外敷疮毒，蛇伤。

【化学成分】强心苷类、甾醇、氨基酸、有机酸及醛类、黄酮类、生物碱、萜类等。

【现代研究】

1. 保肝：金线风总黄酮提取物对四氯化碳导致的急性肝损伤小鼠表现出保护作用，经过HE染色表明能够明显改善肝组织损伤程度，其保肝作用机制可能与抑制氧化应激、炎症反应以及TLR-4/NF-κB信号通路有关。

2. 抗幽门螺杆菌：在进行抗幽门螺杆菌作用筛选中发现，金线风的最低抑菌浓度可以达到1∶320～1∶160，表明金线风具有在体外抑制幽门螺杆菌生长的作用。

3. 抗肿瘤：2.58g/kg金线风提取物经灌胃给药可以明显抑制小鼠实体型肝癌H_{22}的生长，延长S_{180}腹水型小鼠的生存时间，表明金线风提取物具有抗肿瘤活性。

【使用注意】痈疮已溃烂者不宜外用。

【参考文献】

[1] 蒽博婷，钟明利，曹后康，等. 金线风总黄酮对四氯化碳致急性肝损伤小鼠的保护
　　 作用及机制研究[J]. 天然产物研究与开发，2018, 30(7): 1208.

[2] 张赟赟，李嘉. HPLC-ESI-MS/MS法同时测定金线风中7种有效成分[J]. 中华中医
　　 药杂志，2017, 32(6): 2762.

[3] 刘瑛，刘元，兰太进，等. 瑶药金线风提取物抗肿瘤成分筛选研究[J]. 中国民族民间医药，2013, 22(6): 12.

131 肿节风

【**来源**】金粟兰科草珊瑚属植物草珊瑚 *Sarcandra glabra*（Thunb.）Nakai 的全草。

【**形态特征**】为常绿亚灌木，通常高 50 ～ 120cm。茎常丛生，分枝多，绿色，节部明显膨大。单叶对生；叶柄长 0.5 ～ 1.5cm，基部合生成鞘状；托叶小，钻形；叶片近革质，椭圆形、卵形至卵状披针形，长 6 ～ 17cm，宽 2 ～ 6cm，先端渐尖，基部楔形，边缘具粗锐锯齿，齿端多向内弯，齿尖有一球状小腺体，两面无毛。穗状花序 1 ～ 3 个聚生茎顶；苞片卵状三角形；花黄绿色，芳香；雄蕊 1，肉质，棒状至圆柱状，花药 2 室，生于药隔上部之两侧，侧向或有时内向；雌蕊 1，由 1 心皮组成；子房下位，球形或卵形，无花柱，柱头近头状。核果球形，熟时亮红色。花期 6 ～ 7 月，果期 8 ～ 10 月。

【**生长环境**】常生于常绿阔叶林下阴湿处或沟谷边。

【**采集加工**】全草。夏、秋二季采收，拔取全株，除去杂质，扎成小把或切段，晒干。

【**性味功能**】苦、辛，平。清热凉血，活血消斑，祛风通络，续筋接骨。

【**主治用法**】血热发斑发疹，风湿痹痛，跌打损伤，骨折，风湿关节痛，痛经，闭经。干用 9 ～ 30g，煎水服。外用鲜草捣烂外敷。研末调敷；或煎水熏洗。

【**化学成分**】倍半萜类、黄酮类、香豆素类、有机酸类化合物。

【**现代研究**】

1. 抗肿瘤、抗癌：肿节风粉对 ICR 种小鼠多种肿瘤具有抑制作用，是极具开发潜力的抗肿瘤中药之一。而肿节风中含有黄酮类化合物，黄酮类是很好的抗肿瘤、抗癌化合物。实验说明，肿节风对 S_{180} 肉瘤抑癌率为 27% ～ 29%，对 Hepa 肝癌实体瘤抑癌率为 25% ～ 36%，对 EAC 小鼠生命延长率为 21.95% ～ 27.64%。肿节风总黄酮 200mg/kg 对小剂量化疗药环磷酰胺（CTX）有增效作用和对大剂量 CTX 有减毒的作用。肿节风挥发油、浸膏对白血病 615 细胞、肺腺癌 615、自发乳腺癌 615、自发腹水型 AL771、艾式腹水癌、瓦克癌 256 均有一定抑制作用。

2. 抗菌消炎：肿节风总黄酮精提物浓度为 50mg/mL、25mg/mL 时对大肠杆菌、金黄色葡萄球菌的抑菌率分别达到 47.03% 和 27.78%。用肿节风制成注射液、口服液，用以治疗禽霍乱、鸡沙门氏菌病、猪丹毒、仔猪下痢等细菌感染性疾病取得较好效果，且体外抑菌实验对巴氏杆菌、鸡沙门氏菌、猪丹毒杆菌、猪大肠杆菌等有较好的抗菌作用。

3. 抗病毒：鸡胚内病毒抑制实验初步表明，10%除去鞣质的肿节风浸膏液对流感病毒A/京科/1/68（H_3N_2）15倍病毒鸡胚半数感染量（15EID_{50}）具有灭活作用，对30EID_{50}也具有抑制作用。与感冒灵、金刚烷胺、吗啉双胍3种对照药物相比，肿节风有强于或等于3种对照药物对流感病毒的抑制或灭活效果。

4. 促进骨折愈合：肿节风有促进愈合作用，肿节风水提液及含琥珀酸、延胡索酸等各成分组对实验性骨折家兔早期骨外膜、骨内膜的成骨细胞增生有较早的促进作用，骨痂中3种含量最高的甘氨酸、精氨酸和赖氨酸出现较早，且骨断端连接及骨髓腔再通均早于对照组，其醇提取物及挥发油提取物作用不明显。

5. 对白细胞和血小板的影响：肿节风60%醇提取物能显著缩短断尾小鼠出血、凝血时间；缩短兔血块收缩作用，加强血小板收缩功能。

【临床应用】

1. 跌打损伤：肿节风注射液治疗骨折75例，观察骨折肢体肿胀消退的程度和时间，每天1次，10天为1个疗程，显效48例，有效30例，无效4例，总有效率95.12%，优于对照组甘露醇（总有效率为80.90%），表明肿节风对肢体骨折手法复位或手术切开复位肢体肿胀治疗有显著效果。

2. 风热型急性化脓性扁桃体炎：以九节茶为主要成分的"清热消炎宁胶囊"辅助治疗风热型急性化脓性扁桃体炎89例，痊愈83例，显效2例，有效2例，无效2例，总有效率97.8%。

3. 抗胃溃疡：肿节风浸膏片（每片含浸膏0.25g，相当于生药2.5g）可促进溃疡的修复和黏膜再生，其抗溃疡作用与硫酸铝相似。肿节风1.0g一天2次、阿莫西林0.5g一天2次、枸橼酸铋钾0.22g一天2次，疗程14天，幽门螺杆菌根除率为82.1%，溃疡愈合率为89.7%，不良反应发生率为5.2%。

4. 平喘，祛痰：肿节风注射液在治疗支气管炎方面有较好的疗效，使表证得到解决。肿节风注射液治疗老年性支气管炎急性发作期的临床疗效达到85.4%，咳嗽、咳痰、气喘的现象得到明显改善。对治疗小儿急性上呼吸道感染也有显著效果。

【使用注意】阴虚火旺或孕妇禁服。宜先煎或久煎。

【参考文献】

[1] 王劲，杨峰，沈翔，等.肿节风抗肿瘤的实验研究[J].浙江中医杂志，1999，34(10)：450.

[2] 章武强，苏敏，陈奇.肿节风总黄酮对环磷酰胺抗小鼠肉瘤S_{180}的增效减毒作用[J].中国医药导报，2011，8(31)：17.

[3] 梅全喜，胡莹.肿节风的药理作用及临床应用研究进展[J].时珍国医国药，2011，22(1)：230.

[4] 邵佳.草珊瑚（肿节风）总黄酮提取纯化及药理作用研究[D].贵阳：贵州大学，2008.

[5] 郁建生，杨冰，等．草珊瑚（肿节风）制剂治疗禽霍乱等研究初报[J]．贵州农业科学，1995(1): 44.

[6] 赵诗云，彭旦明．肿节风对小鼠白细胞和血小板的影响[J]．上海实验动物科学，2000, 9(3): 154.

[7] 徐志杰．草珊瑚（肿节风）的研究概况[J]．江西中医学院学报，1994, 6(1): 36.

[8] 黄耀庭．肿节风在三联疗法根治幽门螺旋杆菌中的作用[J]．上海医药，2000, 21(12): 12.

[9] 欧阳卫东．肿节风注射液治疗老年慢性支气管炎急性发作期48例疗效观察[J]．新中医，2003, 35(11): 65.

[10] 李微．肿节风注射液治疗小儿急性上呼吸道感染120例疗效观察[J]．辽宁医学杂志，2003, 17(4): 186.

132 兔耳风

【来源】菊科兔儿风属杏香兔儿风 *Ainsliaea fragrans* champ. 全草。

【形态特征】多年生草本；根状茎粗短，有时可离地面近2cm，圆柱形，直或弯曲，直径3～5mm，根颈被褐色茸毛，具簇生细长须根；叶聚生于茎的基部，莲座状或呈假轮生，叶片厚纸质，卵形、狭卵形或卵状长圆形，长2～11cm，宽1.5～5cm，顶端钝或中脉延伸具一小的凸尖头，基部深心形，边全缘或具疏离的胼胝体状小齿，有向上弯拱的缘毛，上面绿色，无毛或被疏毛，下面淡绿色或有时多少带紫红色，被较密的长柔毛，脉上尤甚；基出脉5条，在下面明显增粗并凸起，中脉中上部复具1～2对侧脉，网脉略明显，网眼大；叶柄长1.5～6cm，稀更长，无翅，密被长柔毛；冠毛多数，淡褐色，羽毛状，长约7mm，基部联合；瘦果棒状圆柱形或近纺锤形，栗褐色，略压扁，长约4mm，被8条显著的纵棱，被疏柔毛。

【生长环境】多生于山坡、田野、沟边、路旁。

【采集加工】全草。夏秋可采，洗净晒干备用。内服必需刷去叶和茎上的毛，或用布包裹煎。

【性味功能】微辛、涩，温。祛痰止咳，止血生肌，消炎解毒。

【主治用法】咳嗽吐血，眼痛，腹痛，月经不调，跌打损伤。用10～15g煎服。无名肿毒、刀伤、蛇咬伤，全草捣烂外敷。煎水可外洗疮疖，皮肤瘙痒。

【化学成分】酚酸类、黄酮类、萜类和甾体等。

【现代研究】

1. 抗菌：将杏香兔耳风水、70%乙醇、95%乙醇及乙酸乙酯的4种提取物配制成含生药量为50g/100mL的样品液，观察对金黄色葡萄球菌的作用，其中杏香兔耳风水提取物对金黄色葡萄球菌的抑菌圈直径可达30mm，最小抑菌浓度为6.25%；70%、95%乙醇提取物的最小抑菌浓度分别为3.13%和6.25%；乙酸乙酯提取物对金黄色葡萄球菌无抑制作用。

2. 抗结肠炎：兔耳风提取物ainsliadimer A具有抑制NF-κB信号活性和抑制肿瘤生长的功能。通过LPS刺激人肠上皮细胞（FHC）、大鼠小肠隐窝上皮细胞（IEC-6）诱导肠细胞炎症模型，经不同浓度（5μmol/L，10μmol/L）ainsliadimer A处理后可有效降低FHC和IEC-6细胞中IL-6、TNF-α的水平，同时，显著恢复LPS引起的肠细胞增殖、迁移抑制，免疫印迹实验显示ainsliadimer A显著降低了NF-κB信号的活性。

3. 细胞毒：将兔耳风中分离得到的倍半萜类化合物进行体外细胞毒活性测试，结果mokko lactone、betulonic acid、betulinic acid、zaluzanin C及glucozaluzanin C 5个化合物对A549、SK-OV-3、SK-MEL-2、XF498、HCT15五种人肿瘤细胞株具有显著抑制作用，其ICS$_{50}$值0.36～5.54μg/mL。

【临床应用】

1. 慢性盆腔炎：杏香兔耳风片联合抗生素治疗慢性盆腔炎82例，按随机数字表法分为2组各41例。治疗方法：对照组月经后第5天开始接受甲硝唑500mg，静脉滴注，每天1次。左氧氟沙星200mg，静脉滴注，每天1次。给药2周。观察组在对照组基础上接受杏香兔耳风片，每天2次，每次3片，口服。给药2周。结果：2组临床疗效比较，总有效率对照组为70.7%，观察组为92.7%。对2组患者进行1年随访，观察组2例复发，复发率为5.3%（2/38）；对照组复发8例，复发率为27.6%（8/29）。2组患者未出现严重不良反应。对2组患者进行血、尿、便常规以及肝肾功能检查，未发现异常。

2. 慢性宫颈炎：观察使用杏香兔耳风片治疗400例慢性宫颈炎患者。轻度：Ⅰ度糜烂，面积占宫颈表面1/3者，每次服4片，每日3次，连服30天。中度：Ⅱ度糜烂，面积占宫颈1/3～2/3者。重度：Ⅲ度糜烂，面积大于2/3者，每次服5片，每日3次，连服30天。结果400例患者均服药一个疗程（30天），经妇科检查，宫颈光滑，完全康复392例，治愈率为98%，余8例患者嘱其继续服药，2疗程后痊愈6例，2例好转，有效率占100%。杏香兔耳风片联合保妇康栓治疗慢性宫颈炎患者108例，随机分成两组，治疗组56例，采用口服杏香兔耳风片联合保妇康栓治疗；对照组52例，单用保妇康栓治疗。治疗组给予口服杏香兔耳风片，3片/次，3次/天，30天为1个疗程，共服用2个疗程；同时晚上睡前清洗外阴后将保妇康栓塞入阴道深部，每晚1粒，8天为1个疗程，间隔1周后继续下1个疗程，治疗3个疗程，月经期停药。对照组单用保妇康栓，用药方法及疗程同治疗组。两组均于8周后复查。结果：治疗组总有效率为87.5%，对照组总有效率为71.15%，治疗组明显优于对照组。

　　3. 急性盆腔炎：选取急性盆腔炎患者107例，服用"杏香兔耳风片"同时加用中药汤剂。产后20天后恶露不尽，有嗅气者加服白头翁15g、黄柏15g、黄芩20g、益母草30g、败酱草30g，水煎服，每日一剂。气虚多汗者加党参30g，黄芪30g；发热者加蒲公英30g，金银花15g，连翘30g；盆腔炎性包块者加牡丹皮12g，赤芍15g，桃仁15g，炙鳖甲10g；盆腔积液者加生薏苡仁30g，云茯苓15g，炒山药30g；食欲不振者加砂仁15g，麦芽24g，陈皮12g。一般每日一剂，15天为一个疗程。结果治疗1个疗程痊愈者70例，2个疗程痊愈者37例。

【参考文献】

[1] 崔雪靖，张橡楠，康文艺. 复方杏香兔耳风研究进展[J]. 河南大学学报（医学版），2014, 23(1): 68.

[2] 邢春秀，谢宁，杨念云，等. 杏香兔耳风的化学成分[J]. 江苏药学与临床研究，2006,14(2): 107

[3] 游娟，李英，黄永亮，等. 中药兔耳风提取物ainsliadimer A对坏死性小肠结肠炎的作用和机制研究[J]. 中国医院药学杂志，2019, 39(11): 1140.

[4] 葛菲，张晓伟，裴各琴，等. 兔耳风提取物的抑菌作用研究[J]. 时珍国医国药，2009(7): 1676.

[5] 徐兰，何双凤，孙勇兵，等. 杏香兔耳风提取物基本理化性质研究[J]. 中成药，2012, 34(6): 1061.

[6] 邱如意，许军，徐伟，等. 杏香兔耳风体外抑菌作用研究[J]. 中国药业，2009, 18(11): 13.

[7] 张佩琴，张茂芬. 杏香兔耳风片联合抗生素治疗慢性盆腔炎临床观察[J]. 新中医，2014, 46(12): 114.

[8] 武俊. 杏香兔耳风片治疗急性盆腔炎107例[J]. 光明中医，2007, 22(1): 88.

[9] 宋和娣，孟凡成，俞双华. 杏香兔耳风片联合保妇康栓治疗慢性宫颈炎疗效观察[J]. 中国医疗前沿，2012, 7(16): 73, 66.

[10] 武俊. 杏香兔耳风片治疗慢性宫颈炎400例疗效观察[J]. 中国医药导报，2006, 9(27): 125.

133 狗头泡

　　【来源】蔷薇科悬钩子属植物粗叶悬钩子*Rubus alceifolius* Poir.的根、叶。

　　【形态特征】攀缘灌木，枝密被褐色茸毛；茎、叶柄、花序柄均被柔毛及小钩刺。单叶互生，近革质，大小极不等，长6～16cm，宽5～14cm，不整齐3～7

裂，上面有粗毛和囊泡状小突起，下面密生灰色或浅黄色绵毛和长柔毛，叶脉锈色。顶生或腋生圆锥花序或总状花序，有少数为腋生头状花序，总花梗、花梗和花萼被淡黄色茸毛；花白色，直径12～15mm；苞片大，似托叶。聚合果球形，直径1.5～2cm，红色。花期7～9月，果期10～11月。

【生长环境】生于海拔500～2000m的向阳山坡、山谷杂木林内或路旁岩石间。

【采集加工】根、叶。全年可采。根可晒干备用。

【性味功能】甘、淡，平。清热利湿，散瘀消肿，止血，止泻。

【主治用法】风湿骨痛，肝炎，肠炎，乳腺炎，口腔炎，尿血，外伤出血，肝脾肿大，跌打损伤，痢疾。内服煎汤，15～30g。产后风痛加黄酒煎服。跌打骨折，恶疮肿毒，均用鲜叶适量捣烂外敷患部。

【化学成分】粗叶悬钩子苷、金丝桃苷、胡萝卜苷、大黄素甲醚、橙酰胺乙酸酯等。

【现代研究】

1. 抗炎：分别以大叶蛇泡簕水提物、总醇提物的石油醚、氯仿、乙酸乙酯、正丁醇萃取部位（浓度为1.5g/kg）对小鼠连续灌胃给药7天，通过醋酸致小鼠腹腔毛细血管通透性实验、小鼠耳郭肿胀实验和大鼠棉球肉芽肿实验，研究其各提取部位的抗炎作用。结果显示大叶蛇泡簕醇总提物及其萃取部位对炎症的抑制作用较好，特别是正丁醇部位对急慢性炎症均有显著的抑制作用。

2. 解热镇痛：大叶蛇泡簕石油醚、氯仿、乙酸乙酯、正丁醇各提取物，各给药组均按部位浸膏浓度1.5g/kg对小鼠连续灌胃给药7天。用干酵母致热法观察其解热作用，用热板法和扭体法观察其镇痛作用。结果显示大叶蛇泡簕各成分对干酵母引起的大鼠发热有一定的解热作用，对热板及扭体有显著的镇痛作用。

3. 抗肝损伤：以粗叶悬钩子粗提物0.4g/mL、0.8g/mL、1.6g/mL灌胃CCl_4小鼠急性肝损伤模型，能降低CCl_4所致小鼠血清中异常增高的ALT、AST及肝组织中异常增高的MDA、NO的含量，同时升高SOD含量，且能改善肝脏病理损伤。

4. 对非酒精性脂肪肝有防治作用：粗叶悬钩子总生物碱（RAP）低、中、高剂量组（0.36g/kg、0.72g/kg、1.44g/kg）分别对大鼠灌胃给药，可降低非酒精性脂肪肝大鼠肝脏系数，病理切片光镜下观察可见肝细胞脂肪变性程度明显改善，血清ALT和AST水平明显降低。

5. 抗肿瘤：MTT法观察粗叶悬钩子根多糖对MCF-7增殖的影响。结果显示粗叶悬钩子多糖不同浓度（0.5～2mg/mL）对MCF-7细胞增殖有着较好的抑制作用，且抑制率与多糖溶液的浓度呈线性相关。

6. 免疫抑制：大叶蛇泡簕水提物、总醇提物、石油醚、氯仿、乙酸乙酯、正丁醇提取部位（浓度为1.5g/kg）对小鼠连续灌胃给药7天，通过碳粒廓清实验观察大叶蛇泡簕各提取部位对正常小鼠多项免疫指标的影响。结果显示大叶蛇泡簕对小鼠的非特异性免疫功能有免疫抑制作用，且无免疫器官毒性。

【临床应用】嗜盐菌食物中毒：粗叶悬钩子45g，生姜15g（老幼及病轻者酌减），水煎服，同时饮淡盐糖水。治疗71例，全部病例均有吃咸黄泥螺史，患者有头痛、恶寒、发热、腹痛、上吐下泻及脱水，部分病例有便血，2例轻度休克。结果，除1例孕妇外，全部治愈。

【参考文献】

[1] 甘露，王邲，梁鸿，等. 粗叶悬钩子化学成分的分离鉴定[J]. 北京科技大学学报，2000, 32(3): 226.

[2] 常影，张嵘，许娜. 粗叶悬钩子根多糖的提取纯化与抗肿瘤作用研究[J]. 时珍国医国药，2016, 27(8): 1857.

[3] 徐丹丹，周洪波，房志坚. 粗叶悬钩子的化学成分研究[J]. 广东药学院学报，2012, 28(2): 142.

[4] 谌攀，房志坚，严寒静，等. 粗叶悬钩子石油醚部位化学成分研究[J]. 中药材，2015, 38(1): 93.

[5] 胡莹，梅全喜，高玉桥，等. 大叶蛇泡簕各提取部位抗炎作用的活性物质筛选研究[J]. 时珍国医国药，2013, 24(2): 349.

[6] 梅全喜，胡莹，高玉桥，等. 大叶蛇泡簕各提取部位解热镇痛作用的筛选研究[J]. 今日药学，2012, 22(9): 534.

[7] 叶蕴芝，洪振丰，王玉华. 粗叶悬钩子对实验性肝损伤的治疗作用研究[J]. 中医药学刊，2005, 23(5): 829.

[8] 郑海音，赵锦燕，刘艳，等. 粗叶悬钩子总生物碱对大鼠非酒精性脂肪肝病的抗氧化作用研究[J]. 中国中药杂志，2011, 36(17): 2383.

[9] 常影，张嵘，许娜. 粗叶悬钩子根多糖的提取纯化与抗肿瘤作用研究[J]. 时珍国医国药，2016, 27(8): 1857.

[10] 胡莹，梅全喜，高玉桥，等. 大叶蛇泡簕各部位提取物对小鼠非特异性免疫功能的调节作用[J]. 今日药学，2012, 22(4): 206.

[11] 陈志武，马传庚，赵维忠. 金丝桃苷对脑缺血再灌损伤保护作用的实验研究[J]. 药学学报，1998, 33(1): 14.

134 狗肝菜

【来源】爵床科狗肝菜属植物狗肝菜 *Dicliptera chinensis* (L.) Juss. 的全草。

【形态特征】一年生或二年生草本，高可达30～80cm，披散生长，被有微毛，茎有6条纵沟，茎节膨大，叶对生、质柔软，卵形或矩圆形，长2～5cm，宽1.5～3.5cm，先端渐尖，基部阔楔形，边全缘。初冬在叶腋开淡紫红色的小花，花长2～3cm，着生在两片对生的叶状苞片内。

【生长环境】多野生于阴湿地或肥沃地。

【采集加工】全草。夏秋采集，晒干备用。

【性味功能】甘，凉。清热，凉血，利湿，解毒。

【主治用法】感冒发热，目赤肿痛，便血。内服：煎汤，30～60g；或鲜品捣汁。外用：适量，鲜品捣敷；或煎汤洗。

【化学成分】挥发油、脂肪酸、黄酮、甾体、多糖等。

【现代研究】

1. 保肝：建立CCl_4致小鼠急性肝损伤的模型，发现狗肝菜的多糖可使小鼠血清中丙氨酸氨基转移酶含量降低，起到对肝的保护作用；用狗肝菜可显著降低D-半乳糖胺诱发小鼠肝损伤模型ALT、AST的水平含量，从而减轻D-半乳糖胺诱发的肝组织损害程度，具有保肝作用。

2. 免疫调节：狗肝菜中的多糖成分可增强由环磷酰胺所致免疫抑制小鼠的免疫功能，抑制由环磷酰胺引起的小鼠脾的萎缩和胸腺萎缩，具有调节免疫作用。

3. 抗氧化：狗肝菜中黄酮、多糖和多酚具有较强的清除1,1-二苯基-2-苦基肼（DPPH）自由基和羟基自由基的能力。对DPPH自由基的清除率分别为76%、88.2%、35.8%，对羟基自由基的清除率分别为90.8%、95.7%、80.9%，具有较强的抗氧化作用。

4. 抗炎：通过建立D-GalN及脂多糖所致大鼠急性重症肝炎模型，发现狗肝菜多糖可以减少炎症介质肿瘤坏死因子（TNF）-α、白细胞介素（IL）-1β和一氧化氮（NO）的分泌，具有一定的抗炎作用。

【使用注意】寒证忌服。

【参考文献】

[1] 许有瑞，张可锋，钟明利，等. 狗肝菜化学成分与药理作用的研究进展[J]. 中国药房，2015, 26(34): 4862.

[2] 朱华，陈力锋，张可锋. 狗肝菜多糖的抗肝纤维化研究[J]. 华西药学杂志，2012, 27(6): 6, 34.

[3] 朱华，张小玲，张可峰，等. 狗肝菜多糖对免疫功能低下小鼠免疫功能的影响[J]. 中国现代医学杂志，2011, 21(4): 393.

[4] 张小玲，肖胜军，高雅，等. 狗肝菜多糖对D-半乳糖胺所致大鼠急性肝损伤的保护作用[J]. 时珍国医国药，2010, 21(2): 278.

[5] 张小玲，肖胜军，容明智，等. 狗肝菜多糖减轻D-氨基半乳糖与脂多糖诱导的大鼠急性肝损伤[J]. 中国病理生理杂志，2010, 26(5): 952.

135 狗尾草

【来源】禾本科植物狗尾草 *Setaria viridis*（L.）Beauv. 的全草或种子。

【形态特征】一年生草本。秆直立或基部膝曲，高 10～100cm，基部径达 3～7mm。叶鞘松弛，边缘具较长的密绵毛状纤毛；叶舌极短，边缘有纤毛；叶片扁平，长三角状狭披针形或线状披针形，先端长渐尖，基部钝圆形，几成截状或渐窄，长 4～30cm，宽 2～18mm，通常无毛或疏具疣毛，边缘粗糙。圆锥花序紧密呈圆柱状或基部稍疏离，直立或稍弯垂，主轴被较长柔毛，长 2～15cm，宽 4～13mm（除刚毛外），刚毛长 4～12mm，粗糙，直或稍扭曲，通常绿色或褐黄到紫红或紫色；小穗 2～5 个簇生于主轴上或更多的小穗着生在短小枝上，椭圆形，先端钝，长 2～2.5mm，铅绿色；第 1 颖卵形，长约为小穗的 1/3，具 3 脉，第 2 颖几乎与小穗等长，椭圆形，具 5～7 脉；第 1 外稃与小穗等长，具 5～7 脉，先端钝，其内稃短小狭窄；第 2 外稃椭圆形，具细点状皱纹，边缘内卷，狭窄；鳞被楔形，先端微凹；花柱基分离。颖果灰白色。花、果期 5～10 月。

【生长环境】生于荒野、道旁。

【采集加工】全草：夏、秋季采收，晒干或鲜用。种子：秋季采收成熟果穗，搓下种子，去净杂质，晒干。

【性味功能】全草：味甘、淡，性凉。清热利湿，祛风明目，解毒，杀虫。种子：解毒，止泻，截疟。

【主治用法】全草：风热感冒，黄疸，小儿疳积，痢疾，小便涩痛，目赤肿痛，痈肿，寻常疣，疮癣。内服：煎汤，6～12g，鲜品可用至 30～60g。外用：适量，煎水洗或捣敷。种子：缠腰火丹，泄泻，疟疾。内服：煎汤，9～15g；或研末冲。外用：适量，炒焦，研末调敷。

【化学成分】多糖、酚类物质、黄酮类物质、淀粉、苯甲醛等。

【现代研究】

1. 致敏性：狗尾草花粉（浓度 1 : 100）制成抗原浸出液，皮内注射 0.02mL 于哮喘患者，以注射部位风团 ≥5mm 并绕以红晕者为阳性，阳性率为 74.4%（163/219）。对 25 例狗尾草花粉抗原反应阳性者，用狗尾草花粉作为抗原，采用小量全血法测定其嗜碱细胞组胺释放率（HRBT），同时测定其血清总 IgE，结果 HRBT 阳性率 88%（22/25 例），20 例血清总 IgE 增高（阳性率 80%）。提示狗尾草花粉是一重要致敏原。

2. 抗氧化性：狗尾草中提取出来的狗尾草多酚可以有效清除羟基自由基、超氧阴离子自由基和 DPPH 自由基，当样品质量浓度达到实验最大浓度时，清除率分别为 48.56%、88.05%、65.34%，表现出较好的体外抗氧化活性。

【临床应用】

1. 寻常疣：将鲜狗尾草斜剪成尖形，放入95%乙醇内浸泡15min，选母疣或疣体较大的局部皮肤常规消毒。用2～3根草茎呈"十"字形或"米"字形沿平皮肤将草茎捻入，穿透整个疣体保留，剪去多余部分草茎。若疣体较硬时，草茎不能直接穿透，可先用直缝合针沿平皮肤穿透后，再将草茎沿针眼捻入。操作中不需局部麻醉，术后用2.5%碘酊消毒，不用包扎。一般经穿刺治疗的疣体在半月后开始萎缩脱落，而较小疣体随之消退。据23例观察，治疗后2个月内痊愈17人，显效4人，无效2人，总有效率占91%。个别患者在治疗后疣周围皮肤红肿，可用2.5%碘酊局部涂搽数次，红肿即可消退。

2. 缠腰火丹：将狗尾草的果实洗净晒干，炒焦碾细，用香油调成糊状装瓶备用。用经消毒的针头将疱疹刺破，然后将狗尾草油膏直接搽于患处，以能遮盖疱疹为度。每日搽药2～3次，直至痊愈。共治疗100例，痊愈86例，好转13例，无效1例，总有效率为99%，痊愈率达86%。一般用药1～3天即显疗效，平均治疗时间5.1天。对本病各型（肝火型、脾虚型、血瘀型）均有很好疗效，尤对肝火型为佳。愈后未发现有后遗神经痛或其他不良反应。

3. 急性湿疹：取狗尾草鲜草500～6000g，干草减半，洗净，放于大锅内，冷水煮沸10min。取药水，用狗尾草蘸药水搽洗患处或全洗后不用清水清洗，自然干后穿衣；另用干品6～12g或鲜品20～60g煎汤内服。每日内服3次，外洗3次。内服、外洗均可用第1次煎过的草加水重煎，取汁而用。急性湿疹患者用此法治疗163例，痊愈49人，占30.06%；显效111人，占68.10%；无效3人，占1.84%；总有效率为98.16%。

【参考文献】

[1] 段笑影，曹冬冬，崔强，等.狗尾草多酚的提取工艺及抗氧化活性研究[J].中国酿造，2019, 38(7): 168.

[2] 杨楠，韩国庆，高建萍.正交试验法优选狗尾草中总黄酮提取工艺研究[J].内蒙古医科大学学报，2017, 39(3):207.

[3] 张爱武，罗素琴，刘乐乐，等.蒙药狗尾草果实中总糖的提取、鉴定和含量测定[J].内蒙古医学院学报，2010, 32(5): 472.

[4] 陈旭涛.狗尾草治疗急性湿疹[J].中国中医急症，2000, 9(1): 15.

136 闹洋花

【来源】 茄科曼陀罗属植物白花曼陀罗 *Datura metel* Linn.的干燥花。

【形态特征】 多年生粗壮草本或亚灌木，高可达30～40cm。茎直立，多分枝。

叶互生,卵形或矩圆状卵形,长5～20cm,宽4～15cm,先端短尖,基部两边不等,边缘波浪形或不规则的浅裂;叶柄长2～5cm。春夏开花,花白色,喇叭形,通常单生于叶腋。果绿色,球形,直径2.5～3cm,有粗壮的短刺。

【生长环境】家种或野生在旷野、海岛。多生于坡地、路边、旷野、荒地上或小灌丛中。

【采集加工】花。四至九月采收。摘取刚开放的花朵,阴干或晒干,除去花萼及花柄,切丝晒干或晒干研末备用。

【性味功能】辛,温,有大毒。镇痉平喘,麻醉,镇痛。

【主治用法】寒性哮喘咳嗽,胃寒痛,风寒湿痹痛,小儿慢惊;近有用于外科手术麻醉,慢性气管炎。正骨手术作局部麻醉用。用法:将干花晒干研末,于术前取药末0.6～1.5g,浸酒外擦患处。

【化学成分】黄酮类、倍半萜类、醉茄内酯类、木脂素类、生物碱类、酚酸类、挥发油等。

【现代研究】

1. 对中枢神经系统的作用:洋金花生物碱对中枢神经系统有双向作用。其对大脑皮质和皮质下某部位主要是抑制作用,对延髓和脊髓则有不同程度的兴奋作用。洋金花可延长美解眠诱发大鼠惊厥的潜伏期,降低大鼠死亡率,并且对海马神经元起保护作用,有一定抗惊厥作用。

2. 对周围神经系统的作用:闹洋花有一定程度的镇痛作用,并且闹洋花对心脑缺血再灌注损伤有防治作用,对动物肠缺血再灌注损伤也具有保护作用。

3. 对呼吸系统的影响:洋金花生物碱能兴奋呼吸中枢,使呼吸加快,并能对抗冬眠药物的呼吸抑制。而且洋金花水煎液和其生物碱组分有止咳、平喘、镇痛、解痉的作用。

4. 抗氧化:洋金花总酚和总黄酮具有抗氧化活性。其总生物碱具有抑制膜脂质体过氧化作用。

5. 对循环系统的作用:洋金花生物碱在小剂量时,兴奋迷走中枢使心率减慢;剂量较大时,则阻滞心脏M胆碱受体,使心率加快,并且有改善微循环的作用。

6. 对体温的影响:洋金花总碱或东莨菪碱用作麻醉剂时,可使患者周围血管扩张,体表温度升高,而体温下降,但术后2～6h体温出现回升。

7. 抗炎、抗瘙痒以及抗过敏:洋金花治疗银屑病中有效部位提取物(104mg/kg、52mg/kg、26mg/kg),作用于二甲苯致小鼠耳肿胀法和10%蛋清致大鼠足肿胀法进行抗炎实验;0.35%磷酸组胺刺激豚鼠皮肤考察抗瘙痒作用;以氯化乙酰胆碱和组胺混合液引起的豚鼠喘息性抽搐为指标考察抗过敏作用。结果显示,洋金花提取物可明显抑制二甲苯引起的小鼠耳肿胀和蛋清引起的大鼠足肿胀;可使组胺所致豚鼠皮肤瘙痒的组胺用量明显增加；对乙酰胆碱和组胺混合液所引起的豚鼠变应性哮喘的发作潜伏期明显延长，具有抗炎、抗瘙痒以及抗过敏的作用。

8. 细胞保护：洋金花中的黄酮组分可以减轻二甲基亚砜（DMSO）的细胞毒性，并具有一定细胞保护作用。

9. 抑菌：洋金花总黄酮对金黄色葡萄球菌、大肠杆菌、铜绿假单胞菌具有一定的抑制作用，其甲醇和氯仿粗提物对欧文氏杆菌、丁香假单胞菌也具有显著的抑制作用。另外，对皮肤真菌也有一定的抑制作用。

【临床应用】

1. 强直性脊柱炎：以洋金花为主药制成的消痹药酒治疗强直性脊柱炎91例，临床痊愈45例，显效32例，好转9例，无效5例，总有效率为94.5%。

2. 血栓性脉管炎：自拟解栓灵（洋金花为主药）合用硬膜外腔留置导管推注药液治疗血栓性脉管炎9例，镇静止痛疗效显著。

3. 急性软组织损伤：干洋金花制成药酒，反复擦摩患处，治疗急性软组织损伤125例，第3天痊愈25例，第6天痊愈65例，第9天痊愈21例，第4天痊愈14例，治愈率100%。

4. 跟痛症：干洋金花全草100g（或鲜洋金花全草250g）水煎烧开20min，先熏后洗患足的方法，治疗跟骨骨质增生21例，14例治愈，占66.7%，好转7例，占33.3%。

5. 肌纤维疼痛综合征：肌纤维疼痛综合征132例，两周为1个疗程，4个疗程后，痊愈59例，显效51例，好转13例，无效9例。总有效率93.7%。

6. 脊柱骨关节炎：用洋金花酒内服、外用治疗脊柱骨关节炎154例，临床治愈86例，显效58例，好转8例，无效2例，有效率为98.7%。

7. 类风湿颈椎病：用洋金花酒内服、外用治疗类风湿颈椎病112例，临床治愈68例，显效21例，好转10例，无效13例，总有效率88.4%。

8. 精神分裂症：以洋金花为主药，用于治疗200例精神分裂症患者，60例患者症状完全消失，90例患者症状明显改善，30例患者症状有所减轻，20例患者症状没有改变，治疗总有效率为90.00%。

9. 麻醉：洋金花总碱辅以冬眠1号，应用于外科手术，可以获得良好的麻醉效果。

10. 哮喘：洋金花全草和细辛提取物，做成皮膏，在肺俞、膈俞贴敷用于治疗哮喘48例，总有效率达87.40%。

11. 帕金森病：洋金花研成全粉入胶囊，治疗帕金森病51例，6个月后，震颤症状改善尤为明显。

【使用注意】本品有大毒，慎用；中药闹羊花为杜鹃花科羊踯躅的干燥花，羊踯躅亦是剧毒之药，具有麻醉功用。本品也可引起中毒症状，如头晕，口干，皮肤干燥，瞳孔散大，脉快，颜面潮红，严重时可引起谵妄，痉挛，共济运动失调，嗜眠，昏睡。

【参考文献】

[1] 贾丽华，姚明达，裴贵珍. 曼陀罗化学成分及其功效临床研究概述[J]. 兵团医学，2018(2): 47.

[2] Hossain M A, Kalbani M S A A, Farsi S A J A, et al. Comparative study of total phenolics, flavonoids contents and evaluation of antioxidant and antimicrobial activities of different polarities fruits crude extracts of *Datura metel* L. [J]. Asian Pac J Trop Dis, 2014, 4(5): 378.

[3] Vadlapudi V, Kaladhar DSVGK. Antimicrobial study of plant extracts of *Datura metel* L. against some important disease causing pathogens[J]. Asian Pacific J Trop Disease, 2012: S94.

[4] 李冰，宫彬彬，王亮亮. 洋金花提取物对单胺氧化酶B的抑制作用研究[J]. 中国实用医药，2018, 13(1): 196.

[5] 杨炳友，周永强，刘艳，等. 洋金花果皮中生物碱成分及抗肿瘤活性研究[J]. 中医药信息，2017, 34(3): 5.

137 卷柏

【来源】卷柏科卷柏属植物卷柏*Selaginella tamariscina* (Beauv.) Spring 或垫状卷柏*Selaginella pulvinata* (Hook. et Grev.) Maxim的全草。

【形态特征】

1. 卷柏：多年生常绿草本，高5～15cm，全株呈莲座状，干后内卷如拳。主茎短，下着须根。侧枝丛生在顶端，各枝为二叉式扇状，分枝到二至三回羽状分枝。叶二型，在枝两侧及中间各2行；侧叶斜展，长卵圆形，长2～2.5mm，宽约1mm，先端突尖呈芒状，远轴的一边全缘，宽膜质，近轴的一边膜质缘极狭，有微锯齿；中叶2行，卵圆状披针形，长1.5～2mm，宽0.6～0.8mm，先端有长芒，斜向，左右两侧不等，边缘有微锯齿，中脉在叶上面下陷。孢子囊穗单生于枝顶，长约5mm，四棱形；孢子叶卵状三角形，先端有长芒，边缘有宽的膜质；孢子囊圆肾形，大、小孢子的排列不规则，为球状四面体。

2. 垫状卷柏：形态与卷柏相似，主要区别为根散生，不聚生成干，分枝多而密。腹叶并行，指向上方，肉质，全缘。

【生长环境】常生于山地岩石上。

【采集加工】全草。全年均可采收，拔取全株，洗净，除去须根和泥沙，晒干。

【性味功能】辛，平。生用活血通经，炒炭用收敛止血。

【主治用法】用于血瘀经闭、痛经、癥瘕痞块，跌打撞伤。炒炭用收敛止血。用于吐血，崩漏，便血，尿血，痔疮出血；近有用于溃疡病出血，下消化道出血，功能性子宫出血。用量6～9g，水煎服。

【化学成分】黄酮类成分：芹菜素、苏铁双黄酮、穗花杉双黄酮、扁柏双黄酮、异柳杉素等。尚含酚类、氨基酸、海藻糖等。

【现代研究】

1. 抗菌：100%卷柏煎剂在体外对金黄色葡萄球菌有抑制作用。

2. 对消化系统的作用：卷柏注射液对离体兔小肠收缩有明显抑制作用，使张力明显降低并可拮抗氯化钡和乙酰胆碱对离体小肠的兴奋作用。芹菜素-7-葡萄糖苷对离体豚鼠回肠平滑肌也有松弛作用，相当于罂粟碱强度的46%。每日口服芹菜素10mg/kg，连续5天，对组胺诱发的豚鼠胃溃疡有抗溃疡作用；如连服10天则对幽门结扎引起的大鼠胃溃疡也有效，但对这两种溃疡的效果均较弱。

3. 抗氧化和抗肿瘤：采用Fenton法、邻苯三酚自氧化法、DPPH法和还原力测定法评价垫状卷柏总黄酮的体外抗氧化能力。CCK-8法检测垫状卷柏总黄酮的抗肿瘤细胞增殖活性。结果在总黄酮质量浓度为20～100μg/mL，垫状卷柏总黄酮对羟基自由基、超氧阴离子自由基、DPPH自由基的清除率随总黄酮质量浓度升高而增高，半数清除率（EC_{50}）分别为111.86μg/mL、89.24μg/mL、26.51μg/mL；对Hela、PC-3M和MDA-MB-231细胞的抑制作用在总黄酮质量浓度为6.59～9.02μg/mL范围内均呈剂量依赖性，作用时间为72h的抑制率高于48 h的抑制率。

4. 免疫：卷柏和环磷酰胺一样都能显著降低小鼠血清IgG、IgM、IgA含量；并且环磷酰胺溶液和卷柏水煎液合用亦可显著降低正常小鼠血清IgG、IgM、IgA含量，两者之间不存在抵制作用。

5. 降血糖：卷柏水煎提取液（含生药4g/mL）对老龄糖尿病模型鼠进行了单味药卷柏降糖作用的研究，两组鼠分别按每天8g/kg、16g/kg剂量，按氧化酶法分别测定给药后30min、60 min和120min时的血糖值，有显著的降血糖作用。

6. 治湿热、黄疸性肝炎：卷柏30g（研末），猪肝250g。将卷柏同猪肝切碎蒸熟吃，一日量分3次吃。（《青岛中草药手册》）

7. 治肺癌：卷柏60g，白花蛇舌草30g。水煎服。（《抗癌本草》）

【临床应用】民间将它全株烧成灰，内服可治疗各种出血证，和菜油拌起来外用，可治疗各种伤口。

【使用注意】孕妇禁用。

【参考文献】

[1] 何薇，曾祖平，王永红. 药用卷柏的研究概况[J]. 中草药，2000, 12(31): 954.

[2] 冉先德主编. 中华药海[M]. 哈尔滨：黑龙江出版社，1993: 8.

[3] 郑瑞凤，刘崽，梁立，等. 垫状卷柏总黄酮的抗氧化和抗肿瘤活性[J]. 食品工业科技，2017, 38(21): 37.

[4] 李方莲，杜玉君，等. 卷柏对糖尿病模型老龄鼠的降血糖作用[J]. 中国老年学杂志，1999, 9(19): 301.

138 油松节

【别名】黄松木节，松朗头。

【来源】松科松属植物马尾松 *Pinus massoiana* Lamb. 枝干结节。

【形态特征】高达45m，胸径1.5m。树皮红褐色，下部灰褐色，裂成不规则的长磷状块。小枝常轮生，淡黄褐色，无白粉，无毛；冬芽卵状圆柱形，褐色，先端尖，芽鳞边缘丝状，先端尖或有长尖头。叶针形，2针一束，稀3针一束，长12～30cm，细长而柔软，叶缘有细锯齿，树脂道4～8个，在背面边生，或腹面也有2个边生；叶鞘初呈褐色，后渐变成灰黑色，宿存。雄球花淡红褐色，圆柱形，弯垂，长1～1.5cm，聚生于新枝下部苞腋，穗状；雌球花单生或2～4个聚生于新枝顶端，淡紫红色。球果卵圆形或圆锥状卵形，长4～7cm，径2.5～4m，有短梗，下垂，熟时栗褐色；中部种鳞近长圆状倒卵形，长约3cm；鳞盾菱形，微隆起或平，鳞脐微凹，无刺。种子长卵圆形，长4～6mm，连翅长2～2.7cm。花期4～5月，果熟期翌年10～12月。

【生长环境】生于海拔1500m以下山地。

【采集加工】枝干结节。多于采伐时或木器厂加工时锯取之，经过选择修整，晒干或阴干。

【性味功能】苦，温。祛风燥湿，舒筋通络，活血止痛。

【主治用法】风寒湿痹，脚痹痿软，跌打伤痛。内服：煎汤，10～15g；或浸酒、醋等。外用：适量，浸酒涂擦；或炒研末调敷。

【化学成分】油：α-蒎烯、D-苎烯、α-红没药醇、罗汉柏二烯等；还含倍半萜烯类及松香酸、松香酸酐等。

【现代研究】

1. 镇痛：银松素甲基醚作为松节提取物之一，作用于DRG细胞，使细胞内钙离子浓度显著升高。而且去除细胞外液钙离子以后，细胞内钙离子浓度无变化，表明银松素甲基醚可能通过作用于细胞膜上的钙通道，使细胞外钙离子内流，细胞内钙离子浓度升高。松节对疼痛的作用，可能是通过其有效成分银松素甲基醚作用于脊髓初级小细胞神经元实现的。

2. 抗菌：红松的氨水提取物给小鼠腹腔或静脉给药，对大肠杆菌、肺炎杆菌、金黄色葡萄球菌引起的动物死亡有明显的对抗作用，对松树碱性提取物的结构分析显示，抗菌有效成分为木质素类。松节油有较强的抗真菌（白念珠菌等）作用，对金黄色葡萄球菌、大肠杆菌等也有一定的抑制作用。

3. 抗流感病毒及其他病毒：松节中的抗菌活性成分木质素类也同样具有抗流感病毒的作用，能明显抑制流感病毒的生长，使MDCK细胞中流感病毒所致的空斑减少，但对MDCK细胞本身的生长无影响，同时能显著抑制感染细胞中病毒蛋白的合成，降低病毒RNA依赖的RNA多聚酶的活性。体外培养法表明，马尾松水提取物及乙醇提取物10mg/mL（生药汁）对单纯性疱疹病毒有很强的抗病毒作用。

4. 对胃肠平滑肌的作用：从松香内提取的松香酸浓度在5×10^{-4}g/mL时对小鼠离体肠肌自发性收缩有明显的抑制作用。2×10^{-3}g/mL浓度对大鼠离体胃肌自发活动收缩幅度有抑制作用；对毛果芸香碱或氯化钡所致的大鼠胃肌痉挛有抑制作用和解痉作用。松香酸5×10^{-3}g/mL和银屑平（松香粗提取物）2.5×10^{-3}g/mL对毛果芸香碱或氯化钡所致的家兔肠肌痉挛也有相似的作用。这些可能是其治疗腹痛的基础。

5. 镇咳祛痰：药理实验表明，松节和松香中的α-蒎烯、β-蒎烯具有镇咳祛痰作用。

6. 溶石：体外实验显示，松节油乳剂能使取自胆石症患者的胆结石溶解，使胆色素型结石在乳剂加入后60h全部溶解，说明松节油乳剂有良好的溶石效果。

【临床应用】

1. 膝骨关节炎：酒桑枝30g，黑豆30g，松节15g，牛膝15g，骨碎补15g，桑寄生15g，杜仲15g，独活15g，当归15g。每日一剂，水煎二次，共取汁液300mL，分2次服。治疗有效率达90.67%。

2. 下尺桡关节损伤：松节10g，萆薢12g，川芎10g，独活10g，川牛膝10g，桃仁10g，红花10g，土鳖虫10g，杜仲10g，乌梢蛇10g，黄芪10g，海桐皮12g，威灵仙15g，鸡血藤15g，当归15g。研末用蜂蜜调糊，以2～3mm涂于患处，每日一次。治疗76例，痊愈58例，显效13例，有效3例，无效2例，总有效率97.37%。

【使用注意】阴虚血燥者慎服。

【参考文献】

[1] 刘海霞，于建红，李俊梅. 萆薢松节糊剂配合护理干预陈旧性下尺桡关节损伤临床应用[J]. 河北中医，2012, 34(9): 1413-1414.

[2] 尹晓华. 桑豆松节汤加减治疗膝骨关节炎的临床疗效分析[D]. 广州：广州中医药大学，2009.

139 泥鳅串

【来源】豆科胡枝子属截叶铁扫帚 *Lespedeza cuneata*（Dum.-Cours.）G. Don 的全草或根。

【形态特征】直立小灌木，高30～100cm。上部有坚韧细长的分枝。叶互生，三出复叶；叶柄长约1cm，具柔毛；托叶条形，有3脉；叶片倒披针形，长10～35mm，宽2～5mm，先端截形或微凹，有短尖，基部狭楔形，上面有少数短毛，下面密被白色柔毛。花单生，或2～4朵丛生叶腋，几无花梗；小苞片2，狭卵形；花萼浅杯状，具5裂，裂片披针形，被柔毛；花冠碟形，白色，有紫斑，旗瓣中央紫红色，倒卵形，顶端圆钝，基部具爪，翼瓣斜长椭圆形，龙骨瓣顶端钝而偏斜，一侧基部下延成耳，均具爪；雄蕊10，二体；雌蕊线形，花柱细长，弯曲，柱头头状，子房外有细毛。荚果斜卵圆形，长宽各约2mm，表面有白色绢毛或近无毛。种子肾圆形，成熟时赭褐色。花期6～9月，果期9～11月。

【生长环境】生于低山坡路边及空旷地杂草丛中。

【采集加工】全草或根。播种当年9～10月结果盛期收获1次。齐地割起，拣去杂质，晒干或洗净鲜用。

【性味功能】苦、甘、涩，凉。补肾止遗，健脾利湿，祛痰止咳，清热解毒。

【主治用法】肾虚失固，遗精，遗尿，尿频，白浊，带下，小儿疳积，泄泻，痢疾，湿热黄疸，水肿，咳嗽气喘，目赤肿痛，疮痈肿毒，缠腰火丹，蛇虫咬伤，跌打损伤，毒虫咬伤。内服：煎汤，25～50g，鲜品30～60g；或炖肉。外用：适量，煎水熏洗，或捣敷。

【化学成分】黄酮类化合物、松醇、β-谷甾醇，酚性物质及酸性物质。种子中含儿茶精，表儿茶精，黎豆胺。茎含木质素，鞣毛，多聚酚类和缩合鞣质。叶中含木质素，鞣质，β-谷甾醇，琥珀酸，多聚酚类和缩合鞣质。根中含大豆皂醇B。

【现代研究】

1. 止咳，平喘：泥鳅串中分得的咳宁醇（松醇）、以黄酮类物质为主成分的"707"及以酚性成分为主的"607"有不同程度的止咳及平喘作用。氨雾引咳法实验中煎剂、咳宁醇、"707"及"607"均有显著止咳作用。β-谷甾醇灌服500mg/kg对小鼠也有显著止咳效果，但电刺激猫喉上神经所致咳嗽咳宁醇及"707"均未见明显作用。在豚鼠离体气管条上"707"可显著拮抗组胺所致收缩，作用缓慢而待久；组胺喷雾引喘实验中"707"腹腔注射100～200mg/kg有明显平喘效果，但咳宁醇200mg/kg却无明显作用。小鼠酚红法实验中咳宁醇、"707"和"607"均无明显祛痰效果。"707"含山柰酚、槲皮素、牡荆素、红草素和水杨酸。

2. 对子宫的影响：本品乙醇提取物对于已孕或经雌激素敏化的离体大鼠、小鼠、豚鼠和家兔子宫均具有显著的兴奋作用而对未孕子宫则无明显影响。

3. 失眠：以对氯苯丙氨酸诱导实验型完全失眠小鼠模型，分为正常组，模型组，高、中、低剂量给药组，地西泮（安定）组，分别给予相应药物，观察小鼠一般行为学特征；取脑组织，测定超氧化物歧化酶（SOD）及NO水平。结果表明不同剂量的泥鳅串（夜关门）均能显著性减少模型小鼠3min内活动次数，改善体表特征，降低其脑组织中NO的水平（$P < 0.05$）；中、高剂量夜关门提取液能显著性降低失眠小鼠脑组织中过高的SOD水平（$P < 0.05$），与安定无显著性差异，高剂量组可使过高的SOD水平恢复至正常水平。夜关门对对氯苯丙氨酸诱导的失眠小鼠具有较好的治疗作用，该作用可能是通过降低其脑组织中NO和SOD的水平实现的。

4. 毒性：咳宁醇10g/kg灌服或静注6.25g/kg，黄酮类物质为主成分的"707"剂量2.5g/kg，酚性成分为主的"607"剂量5g/kg灌服均不引起小鼠死亡。

【临床应用】

1. 慢性气管炎：用泥鳅串全草60g（鲜草90g），加水煎1～2h，浓缩至100mL，加白糖适量。每次50mL，日服2次。10天为1个疗程。可视病情连服3～4个疗程，两个疗程间停药5天。治疗427例，总有效率在80%以上。据临床观察，泥鳅串单方多疗程长期用药，特别是通过发病季节的预防性用药，可使一部分病例获得远期治愈。此外，从泥鳅串中提出两个有效单体咳宁醇和β-谷甾醇，及两个有效部分"707""607"，均曾分别在临床试用，发现对止咳、祛痰、平喘都具有速效，多数在服药4天内显效。咳宁醇以镇咳、祛痰效果较明显，副作用有口干、喉干、唇干等，对心、肾及血液系统无损害作用，但对肝功能是否有一定影响，尚待继续观察；目前已制成片剂，每片60mg，每次服1片，每日3次。β-谷甾醇亦以镇咳祛痰作用较好，平喘较差，副作用轻微；每片80mg，每次1片，日服3次。"707"对咳、痰、喘均有较好作用，以镇咳、平喘的效果较好，副作用不明显；每片含量80mg，每次1片，日服3次。"607"装入胶囊，每粒300mg，日服3次，每次1粒，均以10天为一疗程。

2. 急性胃炎、痢疾：取泥鳅串的根、茎、叶（干品）100g，洗净切碎，加水1200mL，文火煎煮浓缩至200mL过滤；成人每服50mL，3～4h一次，必要时日夜连续服用。儿童、老年人或体弱者可酌情减量。疗程1～7日，必要时可延长至2～4周。系统观察50例，结果21例在治疗1～3日内、25例在4～6日内症状消失或显著好转。

3. 肾小球性血尿：临床资料将108例，分为治疗组62例及对照组46例。治疗组：截叶铁扫帚20～50g，肾虚湿热证者配伍益肾清热利湿药物，阴虚瘀热证者配伍益气养阴清热药物，剂量随年龄、体重略有增减。每日1剂，文火水煎。煎汁400mL，早晚各服200mL，21天为1疗程。对照组：用西药综合治疗，一般采用对症、抗凝、支持疗法等。治疗组完全缓解10例，基本缓解26例，好转22例，无效4例。总有效率93.5%。对照组完全缓解4例，基本缓解14例，好转16例，无效12

例，总有效率73.9%，证明截叶铁扫帚对于肾小球性血尿的消除或减少确有一定疗效。

【使用注意】 孕妇忌服。

【参考文献】

[1] 朱晓勤，曾建伟.截叶铁扫帚挥发油化学成分分析[J].福建中医药大学学报，2010，20(2): 24.

[2] 董洪强，赵跃丽，张兰胜.截叶铁扫帚中芦丁，槲皮素与山奈酚含量测定研究[J].中国野生植物资源，2020, 39(7): 18–21.

[3] 朱晓勤，彭水梅，吴锦忠.HPLC测定截叶铁扫帚不同药用部位中槲皮素，山奈酚的含量[J].中国实验方剂学杂志，2012, 18(10): 80.

[4] 徐佩华.截叶铁扫帚治疗肾小球性血尿62例疗效观察[J].中国中医药科技，2010，17(1): 43.

[5] 部红利，涂星.土家苗药夜关门对小鼠实验性失眠的疗效观察与机制初探[J].中成药，2014,36(2): 383.

140 细簕仔

【来源】 蔷薇科蔷薇属植物野蔷薇 *Rosa multiflora* Thunb.的干燥根。

【形态特征】 攀缘灌木，小枝有短、粗稍弯曲皮刺。羽状复叶，小叶5～9片，近花序的小叶有时3片，连叶柄长5～10cm；托叶篦齿状，大部贴生于叶柄；小叶片倒卵形、长圆形或卵形，长1.5～5cm，宽0.8～2.8cm，先端急尖或圆钝，基部近圆形或楔形，边缘有锯齿，上面无毛，下面有柔毛，小叶柄和轴有散生腺毛。花两性；多朵排成圆锥状花序，花直径1.5～2cm；萼片5，披针形，有时中部具2个线形裂片；花瓣5，白色，宽倒卵形，先端微凹，基部楔形；雄蕊多数；花柱结合成束。果实近球形，直径6～8mm，红褐色或紫褐色，有光泽。花期5～6月，果期9～10月。

【生长环境】 多野生于屋边、村旁、路旁，亦有栽培。

【采集加工】 根。秋冬采集，晒干备用。

【性味功能】 苦、涩，微凉。清热解毒，祛风除湿，活血调经，固精缩尿，消骨鲠。

【主治用法】 疮痈肿毒，烫伤，口疮，痔血，鼻衄，关节疼痛，月经不调，痛经，久痢不愈，遗尿，尿频，白带过多，子宫脱垂，骨鲠。内服：煎汤10～15g；研末，1.5～3g；或鲜品捣，绞汁。外用：研粉敷；或煎水含漱；或洗。

【化学成分】委陵菜酸、19α-二羟基熊果酸、野蔷薇葡萄糖酯、β-谷甾醇、2α，19α-二羟基熊果酸、金丝桃苷等。

【现代研究】

1. 抗血栓形成：本品对血小板活性、聚集性和血栓形成都有抑制作用。本品总提取液（水提醇沉液）2.4g（生药）/kg、4.8g（生药）/kg给家兔静脉注射，抽血作血栓形成实验，发现能显著延长"雪暴"发生时间和特异性血栓形成时间（CTFT）、显著缩短血栓长度、减轻血栓湿重和干重，剂量为4.8g（生药）/（kg·h）可达到没有可测量的血栓形成，剂量为2.4g（生药）/（kg·h）作用与阿司匹林20mg/kg相当。离体实验，本品粗提取物可使特异性血栓形成时间（CTFT）延长，使血栓长度缩短、湿重减轻，但对干重影响不显著。复钙时间测定，试管内0.0125mL提取液（水提醇沉液）即可延长复钙时间，0.05mL可使血液不凝。体内实验在6.4g（生药）/kg、9.6g（生药）/kg剂量下均可使复钙时间延长，并使优球蛋白溶解时间显著缩短。本品总提取液体外实验还证明具有明显的抗ADP诱导的血小板聚集作用。

2. 降血脂：蔷薇根粗提取物临床发现有降血清胆固醇和三酰甘油（甘油三酯）作用。从蔷薇根中分离提取出来的2α，19α-二羟基熊果酸葡萄糖酯和总三酯酸，均在16mg/只剂量时，对异辛基聚氧化乙烯酚（Triton）诱发的实验性高脂血症小鼠具有显著地降低血清胆固醇和三酰甘油的作用。总三萜酸类每日15mg/只灌胃给药连续7天，对高脂饮食引起的高脂血症小鼠有明显降低血清三酰甘油作用，但对血清总胆固醇的作用不明显。

3. 抗动脉粥样硬化作用：野蔷薇根醇提物（YT）低剂量（4.15g/kg）和高剂量（8.30g/kg）分别对大鼠灌胃给药，结果显示野蔷薇根醇提物能降低动脉粥样硬化（AS）大鼠血清TC、LDL-c水平，可以改善动脉粥样硬化动物脂质代谢，通过降低血脂水平，预防和延缓动脉粥样硬化的发生发展。

4. 抗实验性心肌梗死：将家兔结扎冠脉前降支后标测心外膜心电图，并经组织形态学证实心肌缺血模型成功，以每千克5mL的容量的野蔷薇根注射液缓慢推注于家兔耳缘静脉能改善侧支循环，对缺血性心肌有保护作用，并有抑制心率减慢作用。

5. 抑菌：采用平板打孔法和试管稀释法测定抗菌活性。实验结果显示：野蔷薇根中总皂苷对大肠杆菌的最低抑菌浓度为0.121mg/mL，对变形杆菌、枯草芽孢杆菌、金黄色葡萄球菌和白色葡萄球菌的最低抑菌浓度则为0.37mg/mL。

6. 抗缺氧：野蔷薇苷高、低剂量组（15mg/kg、5mg/kg）给予急性低压缺氧大鼠，结果显示野蔷薇苷可提升大鼠脑组织抗氧化能力，有效减轻大鼠脑水肿程度，进而保护急性低压缺氧诱导的大鼠脑损伤。

7. 毒性：毒性实验表明，野蔷薇根浸膏13.4g/kg、20g/kg、27g/kg分别给小鼠灌胃，每日1次，连续5天或10天，部分动物肝、肾有脂肪变，无组织坏死，停药后病变可逆。小鼠腹腔注射本品总提取液的ID_{50}为127g（生药）/kg。

【临床应用】

1. 急性菌痢：野蔷薇根干品60g，加水400mL，煎煮0.5h，煎成汤剂100mL，每日服2次。治疗67例急性细菌性痢疾。其中服1剂治愈者1例，2剂治愈者12例，3剂治愈者47例，4例治愈者6例，无效1例。

2. 高脂血症：野蔷薇根制成糖衣片（每片相当于生药4g），采用单盲法，随机抽样分组，每日服药3次，每次2片，治疗1个月为1疗程。并与安妥明、烟酸肌醇酯比较。结果经统计学处理，虽与安妥明（野蔷薇根组40例，安妥明对照组43例）、烟酸肌醇酯（野蔷薇根组53例，烟酸肌醇酯对照组51例）无明显差异，但与自身治疗前相对照，有明显的降胆固醇、三酰甘油（甘油三酯）、β脂蛋白作用。

3. 急性咽炎：蔷薇根120g、升麻50g、乌梅100g、生地黄100g，制成蔷薇根散合剂，为1个疗程剂量。上述药物加适量水，中火煎2次，每次20min，合并煎液约500mL。每次20mL，日服5～6次。治疗急性咽炎59例。对照组：复方草珊瑚含片含化，每次1片，日含服3～4次。治疗急性咽炎30例。结果：蔷薇根散治疗组59例，临床痊愈率25.42%（15例），显效率42.37%（25例），有效率23.73%（14例），总有效率91.53%（54例）。对照组30例，临床痊愈率13.33%（4例），显效率23.33%（7例），有效率23.33%（7例），总有效率60.00%（18例）。治疗组与对照组比较$P < 0.05$，$P < 0.01$。

【参考文献】

[1] 都恒青，赵曦，赵天增，等.野蔷薇根化学成分的研究[J].药学学报，1983, 18(4): 314.

[2] 李延芳，胡立宏，楼凤昌.野蔷薇根的化学成分研究[J].中国药科大学学报，2002, 33(3): 184.

[3] 李延芳，胡立宏，楼凤昌.野蔷薇根的化学成分研究[J].中国药学杂志，2003, 38(5): 336.

[4] 米丽班·霍加艾合买提，迪丽菲嘎尔·阿布都热一木，迪丽努尔·马里克.HPLC法测定野蔷薇中金丝桃苷的含量[J].食品研究与开发，2011, 32(7): 114.

[5] 李开言，黄霞，孙为.野蔷薇根醇提物对动脉粥样硬化模型大鼠脂代谢、血钙及内皮功能的影响[J].中医学报，2016, 31(6): 834.

[6] 李树英，陈家畅.野蔷薇根对家兔实验性心肌梗塞的初步研究[J].河南中医，1982(6): 43.

[7] 其买古丽·阿沙木，玛丽亚木·阿矾里米提，米丽班·霍加艾合买提，等.野蔷薇根中总皂苷的提取及其抑菌作用[J].光谱实验室，2013, 30(6): 3045.

[8] 苏畅，陈飞，喻瑛瑛，等.野蔷薇苷抗大鼠急性低压缺氧脑损伤作用研究[J].武警后勤学院学报，2020, 29(1): 1.

[9] 杨丹，王军，李开言，等.野蔷薇根总黄酮对H_2O_2诱导损伤的人脐静脉内皮细胞的影响[J].中药新药与临床药理，2019, 30(9): 1093.

141 草石蚕

【**来源**】骨碎补科植物圆盖阴石蕨*Humata tyermanni* Moore的根茎或全草。

【**形态特征**】多年生草本，高13～23cm。根状茎长而横走，密被白棕色狭鳞片。叶远生；叶柄长5～7.5cm，基部有关节；叶片三角形，长8～15cm，宽7～10cm，3～4次羽状分裂；基部羽片最大，披针状三角形，长5～8cm，宽5～7cm，其基部下向的2次小羽片最大，卵圆披针形，长2～5cm，宽1～1.5cm，其余各对2次小羽片矩圆形，基部楔形，羽状深裂，裂片钝头；叶亚革质，无毛。孢子囊群在叶缘之里；囊群盖圆形，仅基部附着。孢子期5～11月。

【**生长环境**】生于溪边岩石上或树上。

【**采集加工**】根茎或全草。全年可采。采后除去叶及须根，晒干。或鲜用。

【**性味功能**】甘、淡，凉。祛风除湿，清热解毒。

【**主治用法**】风湿痹痛，湿热黄疸，咳嗽，哮喘，肺痈，乳痈，牙龈肿痛，白喉，淋病，带下，蛇伤。内服：煎汤，全草15～30g，根30～60g；或浸酒；或焙干研末。外用：适量，煎汤洗；或捣敷。

【**化学成分**】黄酮苷、有机酸、氨基酸、酚类、糖类等。

【**现代研究**】

1. 抗病毒：圆盖阴石蕨乙醇提取物对HSV-1和$CoxB_3$病毒有明显的抑制作用，提取物的石油醚部位抗HSV-1和$CoxB_3$病毒的IC_{50}值分别为36μmol/L和25μmol/L。提取物的乙酸乙酯部位抗HSV-1和$CoxB_3$病毒的IC_{50}值分别为50μmol/L和50μmol/L。显示石油醚部位有较好的抗病毒活性。

2. 抗肿瘤：采用MTT法研究圆盖阴石蕨醇提物、各萃取部位的抗肿瘤活性，实验结果显示圆盖阴石蕨醇提物和石油醚部位对三种肿瘤细胞（Hela、CNE、HT-29）均具有较好的抑制作用。

【**参考文献**】

王锋. 瑶药圆盖阴石蕨（*Humata tyermanni* Moore）的化学成分研究［D］. 广州：暨南大学，2011.

142 南天竹

【**来源**】小檗科南天竹属南天竹*Nandina domestica* Thunb的子、根、叶、梗。

【**形态特征**】常绿灌木，高约2m。茎直立，圆柱形，丛生，分枝少，幼嫩部分常为红色，叶互生，革质，有光泽；叶柄基部膨大呈鞘状；叶通常为三回羽状复叶，长30～50cm，小叶3～5片，小叶片圆状披针形，长3～7cm，宽1～1.2cm，先端渐尖，基部楔形，全缘，两面深绿色，冬季常变为红色。花成大型圆锥花序，长13～25cm，花直径约6mm，萼片多数，每轮3片，内两轮呈白色花瓣状；雄蕊6，离生，花药纵裂；子房1室，有2个胚珠，花柱短。浆果球形，熟时红色或有时黄色，直径6～7mm，内含种子2颗，种子扁圆形，花期3～6月，果期5～11月。

【生长环境】生长于疏林及灌木丛中，多栽培于庭院。

【采集加工】子：秋季果实成熟时或次年春季采收，剪取果枝，摘取果实，晒干。置干燥处，防蛀虫。根：9～10月采收，去杂质，晒干，或鲜用。南天竹梗：全年可采，除去杂质及叶，洗净，切段，晒干。叶：四季均可采叶，洗净，除去枝梗、杂质，晒干。

【性味功能】子：酸、甘、平，有毒，归肺经。敛肺止咳，平喘。根：苦，寒，有小毒。清热，止咳，除湿，解毒。叶：苦，寒。清热利湿，泻火解毒。梗：苦，寒。清湿热，降逆气。

【主治用法】子：久咳、气喘、百日咳。内服：煎汤，6～15g，或研末。根：肺热咳嗽，湿热黄疸，腹泻，风湿痹痛，疮疡，瘰疬。内服：煎汤，9～15g，鲜品30～60g；或浸酒。外用：适量，煎水洗或点眼。梗：湿热黄疸，泻痢，热淋，目赤肿痛，咳嗽，膈食。内服：煎汤，10～15g。叶：肺热咳嗽，百日咳，热淋，尿血，目赤肿痛，疮痈，瘰疬。内服：煎汤，9～15g。外用：适量，捣烂涂敷，或煎水洗。

【化学成分】生物碱类、黄酮类、木脂素和挥发油类等。

【现代研究】

1. 止咳平喘：南天竹种子粗提取物在剂量为0.1～1g/L对离体豚鼠气管平滑肌有松弛作用。从40%甲醇提取物中分离得到的去甲乌头碱具有较为明显的抵制组胺诱导气管收缩作用。去甲乌头碱抵制组胺诱导气管收缩的作用特点是快速激活β-肾上腺素受体，而南天竹宁碱则是缓慢拮抗Ca^{2+}，两种成分药理作用不同从而形成了南天竹提取物松弛平滑肌具有开始时可见有短暂抑制现象的作用特点。

2. 降压：南天竹甲醇粗提物具有明显的抑制组胺收缩大动脉血管的作用，主要成分是南天竹宁碱。实验表明，在小鼠体内给予剂量为0.03～3mg/kg南天竹宁碱对多种物质引起的升血压均有抑制作用，且呈剂量依赖关系，但对心率无影响。

3. 抗痉挛：小鼠经腹腔注射剂量为1mg/kg南天竹宁碱，具有抑制氯吉灵（单胺氧化酶抑制剂）诱导5-羟色胺在神经末梢部位显著增加而引起头项抽搐的副作用，另有报道，南天竹所含的小檗碱类生物碱具有抗痉挛作用。

4. 解毒：南天竹种子药材，粗粉，加8倍量的水煎煮3次，每次2h，合并煎煮液，经减压浓缩得南天竹种子提取物20g/kg（以生药量计），对三氧化二砷致肝、心肌损伤、肾毒性的小鼠具有很好的保护作用，可显著增加三氧化二砷的LD_{50}值，并能维持三氧化二砷抑制体内人白血病细胞株HL-60细胞增殖的作用，大大改善动物的生长状况，降低三氧化二砷毒性。

【临床应用】百日咳：根据钱育寿老中医的经验运用天竹兜铃汤 [炙桑白皮、南天竹、射干、地骨皮、炙百部、大贝母、金沸草、葶苈子各10g，炙兜铃5g，生甘草3g，黛蛤散（包）10g，鱼腥草30g，加减]，治疗小儿百日咳50例，均获痊愈；鼻衄加鲜白茅根30g，炙侧柏叶10g；痉咳频频加炙全蝎3g，炙僵蚕10g；呕吐频作，影响进食，加赭石、紫石英各15g，枇杷叶10g；两目红肿加龙胆10g；大便干结加全瓜蒌15g；日1剂，水煎，分服。

【使用注意】子：外感咳嗽初起慎服。本品有毒，过量服用，能使中枢神经系统兴奋，产生痉挛。严重时，可导致呼吸中枢麻痹、心力衰竭而亡。根：孕妇禁用。

【参考文献】

[1] 舒积成，彭财英，刘建群，等. 南天竹化学成分及药理研究进展[J]. 中成药，2013，35(2): 372.

[2] 彭财英，陈祥云，潘玲玲，等. 南天竹果实生物碱部位的化学成分研究[J]. 时珍国医国药，2020，31(7): 1540.

[3] 孙菡，刘婧，吴志瑰，等. 南天竹不同药用部位对三氧化二砷肝毒与肾毒的保护作用[J]. 中国实验方剂学杂志，2020，26(9): 136.

[4] 程双，陈祥云，潘玲玲，等. 南天竹总生物碱对三氧化二砷减毒作用及其LC-MS分析[J]. 中国实验方剂学杂志，2020，26(9): 129.

[5] 刘建群，彭财英，舒积成，等. 南天竹提取物对三氧化二砷致肝毒性的保护作用[J]. 时珍国医国药，2015，26(4): 772.

[6] 刘崇玉. 天竹兜铃汤治疗百日咳50例[J]. 浙江中医杂志，2001，36(4): 150.

[7] 彭财英，刘建群，舒积成，等. 南天竹种子提取物对三氧化二砷肾毒性保护作用研究[J]. 江西中医药，2014，45(10): 27.

143　南板蓝根

【来源】爵床科板蓝属马蓝 *Baphicacanthus cusia* (Nees) Bremek. 的干燥根茎和根。

【形态特征】多年生草本，高30～70cm。干时茎叶呈蓝色或黑绿色。根茎粗壮，断面呈蓝色。地上茎基部稍木质化，略带方形，稍分枝，节膨大，幼时被褐色微毛。叶对生；叶柄长1～4cm；叶片倒卵状椭圆形或卵状椭圆形，长6～15cm，宽4～8cm；先端急尖，微钝头，基部渐狭细，边缘有浅锯齿或波状齿或全缘，上面无毛，有稠密狭细的钟乳线条，下面幼时脉上稍生褐色微软毛，侧脉5～6对。

花无梗，成疏生的穗状花序，顶生或腋生；苞片叶状，狭倒卵形，早落；花萼裂片5，条形，长1～1.4cm，通常一片较大，呈匙形，无毛；花冠漏斗状，淡紫色，长4.5～5.5cm，5裂近相等，长6～7mm，先端微凹；雄蕊4，2强，花粉椭圆形，有带条，带条上具两条波形的脊；子房上位，花柱细长。蒴果为稍狭的匙形，长1.5～2cm。种子4颗，有微毛。花期6～10月，果期7～11月。

【生长环境】生于山谷、疏林下阴湿地方，多为栽培。

【采集加工】根茎和根。夏、秋二季采挖，除去地上茎叶，洗净，晒干。

【性味功能】苦，寒。清热解毒，凉血消斑。

【主治用法】温毒发斑、丹毒、流感、流脑、乙型肝炎、水痘、扁桃体炎、咽炎等。9～15g，煎服。

【化学成分】生物碱类、黄酮类、糖类、氨基酸类、木脂素类、甾醇类、萜类、蒽醌类、有机酸类、苷类化合物等。

【现代研究】

1. 抗菌：马蓝根对金黄色葡萄球菌和肺炎杆菌有良好的抑制作用。韦媛媛等实验结果显示南板蓝根提取物与林可霉素均可抑制金黄色葡萄球菌、大肠杆菌和枯草芽孢杆菌，板蓝根提取物与林可霉素对这3种菌的抑制作用分别为相加、相加和协同作用。

2. 抗病毒：湛江、韶关产南板蓝根能明显延长流感病毒FM1株感染小鼠的平均存活天数，减少实验动物的死亡数；江门、湛江、韶关、梅州产南板蓝根能明显改善家兔HSV-1角膜炎病变的第7天、第14天评分值，显著延长HSV-1感染小鼠平均存活时间，明显减轻小鼠急性感染期脑组织HSV抗原阳性表达。

3. 抗甲型流感病毒：实验发现南、北板蓝根均能明显灭活甲型流感病毒，其中直接作用与预防作用北板蓝根强于南板蓝根，治疗作用南板蓝根稍强。

4. 抗肿瘤：靛蓝、靛玉红在南板蓝根中的含量较高，其中靛玉红的含量高达360μg/g，其含量远远高于北板蓝根。实验已经证明靛玉红具有抗癌活性，对治疗慢性粒细胞白血病（CML）有较好的疗效。

5. 抗炎：观察南板蓝根注射液对小鼠腹腔毛细血管通透性、抗炎作用、对免疫功能的影响和护肝作用。实验结果表明，南板蓝根注射液对小鼠毛细血管通透性增高有显著抑制作用，对二甲苯致小鼠耳郭炎症有显著抑制作用，显著提高小鼠腹腔巨噬细胞的吞噬功能，显著增强小鼠的细胞免疫功能。认为南板蓝根注射液具有抗炎作用、免疫增强作用。

6. 对肝脏的保护：南板蓝根对肝脏有一定的保护作用。观察南板蓝根注射液对小鼠腹腔毛细血管通透性、抗炎作用、对免疫功能的影响和护肝作用。实验结果提示南板蓝根注射液对四氯化碳所致大鼠慢性肝损伤有显著的保肝降酶作用。

【临床应用】

1. 流行性乙型脑炎：取南板蓝根煎液昼夜连续服药、至体温降至正常时酌减剂量及次数，2天后停药。并按照脑炎常规护理法护理，或酌情给予镇吐、镇静、镇痛等对症治疗。体温正常，一般症状消失为治愈，并设对照组。治疗组观察190例，治愈178例，占93.68%；死亡12例，占6.31%；在死亡的12例中，进院不满24h者4例，纠正死亡率为4.21%。治愈病例的绝大多数（77.4%）在3天内退热，一般症状多在退热后同时消失，很少超过药后24h者。

2. 防治流行性腮腺炎：取马蓝根62～125g，小儿31～62g，每日1剂，水煎服。也可将马蓝根制成30%溶液，外擦患处。共治387例，治愈377例，好转、无效各5例。用于预防11295人次，有效地控制了本病的流行。

3. 玫瑰糠疹：取南板蓝根3000g，制成50%南板蓝根注射液，每2mL含生药1g。每日肌注4mL，7天1个疗程，可连用几个疗程。共治30例，用药后均获痊愈，皮疹消退，痒感消失。疗程最短5天，最长45天。其中5～15天11例，16～30天17例，31～45天2例。绝大多数在1～3星期内治愈，未见不良反应。

4. 流行性出血性结膜炎：用板蓝根制成10%或5%眼药水，每日滴眼6次。观察235例，4天内治愈223例，占94.9%。

【使用注意】脾胃虚寒，无实火热毒者慎服。

【参考文献】

[1] 肖春霞，熊燕，杜彩霞，等. 南板蓝根水溶性部位化学成分研究 [J/OL]. 中药材，2020, 43(3): 596.

[2] 潘银蕉，杨志业，谭颖仪. 南板蓝根HPLC-DAD特征图谱的研究 [J]. 中国药学杂志，2020, 55(5): 362.

[3] 罗霄山，杜铁良，张丹雁，等. 不同产地南板蓝根抗病毒作用的研究 [J]. 中医药导报，2011, 17(9): 66

[4] 秦华珍，时博，李世阳，等. 南板蓝根和北板蓝根抗甲型流感病毒作用的比较研究 [J]. 中华中医药学刊，2009, 27(1): 168.

[5] 肖元，钟鸣. 南板蓝根的化学成分、药理作用研究进展 [J]. 河南中医，2006, 26(8): 78.

144 枳椇子

【来源】鼠李科枳椇属植物枳椇（拐枣）*Hovenia acerba* Lindl. 的带有肉质果柄的果实或种子入药。树皮全年可采；种子于果熟时采集晒干，碾碎果壳收种子。

【形态特征】高大乔木，高10～25m；小枝褐色或黑紫色，被棕褐色短柔毛或无毛，有明显白色的皮孔。叶互生，厚纸质至纸质，宽卵形、椭圆状卵形或心形，长8～17cm，宽6～12cm，顶端长渐尖或短渐尖，基部截形或心形，稀近圆形或宽楔形，边缘常具整齐浅而钝的细锯齿，上部或近顶端的叶有不明显的齿，稀近全缘，上面无毛，下面沿脉或脉腋常被短柔毛或无毛；叶柄长2～5cm，无毛。二歧式聚伞圆锥花序，顶生和腋生，被棕色短柔毛；花两性，直径5～6.5mm；萼片具网状脉或纵条纹，无毛，长1.9～2.2mm，宽1.3～2mm；花瓣椭圆状匙形，长2～2.2mm，宽1.6～2mm，具短爪；花盘被柔毛；花柱半裂，稀浅裂或深裂，长1.7～2.1mm，无毛。浆果状核果近球形，直径5～6.5mm，无毛，成熟时黄褐色或棕褐色；果序轴明显膨大；种子暗褐色或黑紫色，直径3.2～4.5mm。花期5～7月，果期8～10月。

【生长环境】多生于沙质潮湿地或山野，亦有栽种。

【采集加工】秋末冬初采集成熟的果实，将果实连果柄一并摘下，晒干备用。或碾碎果实，筛出种子，晒干。

【性味功能】甘，平。清热利湿，除烦渴，解酒毒。

【主治用法】子：清热利尿，止咳除烦，解酒毒。用于热病烦渴，呃逆，呕吐，小便不利，酒精中毒。内服：煎汤，6～15g；或泡酒服。

【化学成分】含有黄酮类、生物碱类、皂苷类以及有机酸、脂肪酸等化学成分。

【现代研究】

1. 解酒、保肝作用：采用在体灌胃法和离体小肠灌流法复制2种家兔急性酒精中毒模型，观察枳椇子水提液对急性酒精中毒家兔离体小肠平滑肌收缩活动的影响，结果枳椇子水提取液对两种模型的急性酒精中毒家兔离体小肠运动均有抑制作用，其机制可能是通过抑制小肠对乙醇的吸收，减缓乙醇氧化为乙醛的速度，使产生乙醛的量减少。提前给药小鼠枳椇肉质果梗多糖2天，能显著减弱因肝损伤引起的血液中ALT和AST含量的升高，显著增强酒精性肝损伤小鼠肝脏中抗氧化酶SOD和GSH-Px活性、减少脂质过氧化产物的生成。枳椇果实乙醇提取物通过抑制细胞色素P450活性、肝细胞凋亡和调节胆汁酸稳态失衡，以剂量依赖的方式减轻对乙酰氨基酚（APAP）诱导的肝损伤。

2. 抗疲劳作用：枳椇果梗水提取物具有抗疲劳活性。实验表明高剂量的水提取物能显著降低小鼠皮质醇与促肾上腺皮质激素，从而增加游泳小鼠的体力。枳椇子水提醇沉提取物和乙酸乙酯提取物中的槲皮素和二氢杨梅素是枳椇子抗疲劳作用的活性成分。

3. 降糖作用：枳椇子多糖灌胃四氧嘧啶诱导糖尿病模型小鼠，结果枳椇子多糖能明显降低正常小鼠血糖，能显著降低肾上腺素引起的高血糖，能够有效降低糖尿病小鼠的空腹血糖（FBG）、糖化血红蛋白（HbAlc）、总胆固醇（TC）、三酰甘油（TG），升高高密度脂蛋白（HDL）含量，能够显著降低糖尿病小鼠的空腹血糖、改善血脂代谢紊乱。

4. 免疫调节活性以及抑制肿瘤细胞增殖活性：运用细胞实验对HDPS进行了体

外免疫调节活性以及抗肿瘤活性筛选。结果HDPS在不同程度上刺激脾细胞增殖、促进巨噬细胞的合成、增强巨噬细胞酸性磷酸酶活性和巨噬细胞吞噬中性红的能力，对肿瘤细胞BGC-823细胞抑制增殖效果显著。利用体外MTT法检测枳椇子水提取物和乙醇提取物对肿瘤细胞的体外增殖抑制活性，结果发现，枳椇子60%乙醇提取物的抗肿瘤活性最高。

【临床应用】

1. 治疗急性痛风性关节炎：将120例急性痛风性关节炎患者随机分为2组各60例。治疗组予枳椇痛风汤（由枳椇子、黄柏、生薏苡仁、忍冬藤、怀牛膝、土茯苓、田七片、萆薢、车前子组成）治疗；对照组予美洛昔康组以美洛昔康7.5mg，每日2次治疗。结果两组患者治疗后肿痛总指数下降，两组治疗总有效率比较无统计学差异。结论枳椇痛风汤治疗急性痛风性关节炎有一定疗效。

2. 治疗酒精性肝病：对48例酒精性肝病患者使用葛根解酒软肝胶囊（葛根20g，枳椇子15g，陈皮12g，五味子10g，黄芪50g，山楂30g，甘草5g），研成细末，制成胶囊，6粒/次，3次/天。观测临床症状、肝功能指标、不良反应。连续治疗5个疗程，判定疗效。结果：显效35例，有效10例，无效3例，总有效率为94.00%。

【使用注意】 脾胃虚寒者禁用。

【参考文献】

[1] 陆石英，覃志高.药食两用枳椇的研究进展[J].食品安全质量检测学报，2020, 11(6): 1865.

[2] 崔广恒，黎治荣，谭选江.枳椇痛风汤治疗湿热蕴结型急性痛风性关节炎的临床观察[J].中国医药指南，2011, 9(3): 123.

[3] 李有实.葛根解酒软肝胶囊治疗酒精性肝病48例临床观察[J].实用中医内科杂志，2013, 27(5): 26.

145 香椿

【来源】 楝科植物香椿*Toona sinensis*（A.Juss.）Roem.的树皮或根皮、果实、叶、花或树干流出的汁液。

【形态特征】 落叶乔木，高达16m。树皮暗褐色，片状脱落，小枝有时具柔毛。偶数羽状复叶，长25～50cm，有特殊气味；叶柄红色，基部肥大；小叶8～10对，小叶柄长5～10mm；叶片长圆形至披针状长圆形，长8～15cm，宽2～4cm，先端尖，基部偏斜，圆或阔楔形，全缘或有疏锯齿，上面深绿色，无毛，下面色淡，叶脉或脉间有长束毛。花小，两性，圆锥花序顶生；花芳香；花萼短小，5裂；花瓣5，白色，卵状椭圆形；退化雄蕊5，与5枚发育雄蕊互生；子房上位，5室，花盘远较子房为短。蒴果椭圆形或卵圆形，长约2.5cm，先端开裂为5瓣。种子椭圆形，一端有翅。花期5～6月，果期9月。

【生长环境】常栽培于海拔2700m以下的房前屋后、村边、路旁。

【采集加工】树皮或根皮：全年均可采，干皮可从树上剥下，鲜用或晒干；根皮须先将树根挖出，刮去外面黑皮，以木槌轻捶之，使皮部与木质部分离，再行剥取，并宜仰面晒干，以免发霉发黑，亦可鲜用。叶：春季采收，可鲜用。果实：秋季采收，晒干。汁液：春、夏季切割树干，流出汁液，晒干。花：5～6月采花，晒干。

【性味功能】树皮或根皮：苦、涩，微寒。清热燥湿，涩肠，止血，止带，杀虫。叶：辛、苦，平。祛暑化湿，解毒，杀虫。果实：辛、苦，温。祛风，散寒，止痛。汁液：辛、苦，温。润燥解毒，通窍。花：辛、苦，温。祛风除湿，行气止痛。

【主治用法】树皮或根皮：泄泻，痢疾，肠风便血，崩漏，带下，蛔虫病，丝虫病，疮癣。内服：煎汤，6～15g；或入丸、散。外用：适量，煎水洗；或熬膏涂；或研末调敷。叶：暑湿伤中，恶心呕吐，食欲不振，泄泻，痢疾，痈疽肿毒，疥疮，白秃疮。内服：煎汤，鲜叶30～60g。外用：适量，煎水洗；或捣敷。果实：外感风寒，风湿痹痛，胃痛，疝气痛，痢疾。内服：煎汤，6～15g；或研末。汁液：齁病，手足皲裂，疔疮。内服：烊化，6～9g。外用：适量，溶化捣敷。花：风湿痹痛，久咳，痔疮。内服：煎汤，6～15g。外用：适量，煎水洗。

【化学成分】黄酮类、萜类、苯丙素类、酚类和挥发油等。

【现代研究】

1. 抗菌：香椿煎剂对金黄色葡萄球菌、肺炎球菌、伤寒杆菌、甲型副伤寒杆菌、铜绿假单胞菌、费氏痢疾杆菌有较强抑制作用。椿皮煎剂对福氏、宋内氏痢疾杆菌和大肠杆菌有抑制作用。采用琼脂平板稀释法对香椿皮的水提取物和醇提取物进行了体外抗菌实验研究，结果发现香椿皮的水、醇提取物对金黄色葡萄球菌、铜绿假单胞菌、大肠杆菌均有抑制作用。新鲜香椿嫩芽提取物有一定的抑菌作用，对大肠埃希菌、产气肠杆菌、铜绿假单胞菌的抑菌圈直径分别是11.2mm、11.3mm、11.4mm，最低抑菌浓度为12.5mg/mL；对金黄色葡萄球菌、表皮葡萄球菌、白假丝酵母菌抑菌圈直径分别是14.2mm、14.0mm、14.2mm，最低抑菌浓度为6.25mg/mL。抗菌作用可能与香椿叶中的黄酮化合物、萜类化合物、蒽醌、鞣质、皂苷等有关。香椿老叶中提取的三萜皂苷和甾体皂苷对大肠杆菌、变形杆菌、产气杆菌都具有一定的抑菌作用，而且抑菌活性在浓度为1.0mg/mL时最大。

2. 抗病毒：香椿叶提取物在体外对SARS-CoV病毒具有抗病毒活性，其IC_{50}值为30μg/mL；香椿叶提取物可作为H1N1病毒的替代治疗和预防方案。

3. 抗炎、镇痛：香椿叶水提取物可以抑制二甲苯致小鼠耳郭和角叉菜胶致大鼠足肿胀，其作用可能与降低足组织中NO和PGE_2的量有关。香椿子总多酚对佐剂型关节炎大鼠有一定的治疗作用，能减轻大鼠足趾肿胀度、降低脾脏指数和胸腺指数，改善踝关节病理组织形态。香椿叶水提取物能改善盲肠结扎穿刺（CLP）诱导败血症小鼠的存活率，可减少小鼠的肺损伤，其与减少NO的产生和iNOS酶的表达，增加HO-1的表达有关。在体实验表明香椿叶水提取物能抑制LPS诱导转基因小鼠NF-κB的激活，体外实验表明其能降低小肠中TX-NL4B及RAW264.7中TXNL4B、iNOS、COX-2的表达，这些与调节NF-κB通路有关。香椿叶水提取物对醋酸致小鼠扭体有一定的镇痛作用。香椿提取物中分离得到的7-deacetylgedunin，能够通过激活Keapl/Nrf2/HO-1通路，抑制LPS诱导的RAW264.7细胞炎症反应。

4. 降血糖：香椿嫩叶能降由AHoxan所诱发之糖尿病的血糖，且只降低糖尿病鼠的血糖值，不影响正常鼠的血糖。香椿叶提取物槲皮素对高脂肪饮食和四氧嘧啶诱导的糖尿病小鼠有降血糖效果及肝细胞保护作用，可显著降低小鼠的体重、血糖、胰岛素、总胆固醇、三酰甘油、低密度脂蛋白、血清中丙氨酸氨基转移酶和天冬氨酸氨基转移酶的水平。香椿叶提取物还通过显著减少氧化应激水平，抑制糖尿病小鼠肝组织p65/NF-kappa B和ERK1/2/MAPK通路的激活，以及半胱氨酸蛋白酶9和半胱氨酸蛋白酶3水平，减少小鼠肝细胞的损伤。95%的香椿叶乙醇提取物通过激活骨骼肌AMPK信号通路，促进脂肪组织中PPAR-gamma信号通路和正常的脂联素基因表达，刺激葡萄糖摄取，从而改善胰岛素的抗药性。

5. 抗肿瘤：采用MTT法研究发现香椿叶提取物的各萃取部位在体外对人胃腺癌SGC-7901细胞和白血病细胞K562均有明显的抑制作用。香椿叶中的槲皮素通过增强人结肠癌SW620细胞的氧化应激水平，抑制结肠癌细胞生长，促进细胞凋亡。香椿叶萃取物TSL-1对MG-63、Saos-2和U2OS骨肉瘤细胞凋亡具有明显的细胞毒性。体内异种移植研究表明，TSL-1通过诱导细胞凋亡，至少在一定程度上抑制了骨肉瘤细胞的生长。香椿叶水提物可通过抑制JAK2/stat3、Akt、MEK/ERK和mTOR/HIF-2通路的磷酸化水平，抑制肾癌细胞生长和迁移，并伴随着多种致癌途径的失活。此外，香椿提取物在抑制肺癌、宫颈癌、卵巢癌、前列腺癌以及口腔癌等方面也都有全面的研究。

6. 抗氧化：香椿叶水提物具有较强的抗氧化能力，具有清除自由基、较强的还原力和金属螯合能力，可阻止AAPH-诱导人红细胞的氧化溶血、脂质过氧化和SOD活力下降。香椿叶水提取物对AAPH-诱导人脐静脉内皮细胞（ECs）氧化损伤有保护作用，并呈剂量依赖性。其能抑制AAPH-ECs中ROS产生、MDA形成、SOD/过氧化氢酶活性和Bax/Bcl-2失调。香椿叶乙醇提取物对H_2O_2诱发小鼠氧化应激有一定的保护作用，这与增加肝脏中过氧化氢酶、铜/锌SOD、GPx、谷胱甘肽还原酶（GR）和GST的活性有关，其还能加强抗氧化酶（AOEs）的活性，增加肝脏的解毒能力。体内研究发现，大鼠灌胃厌氧发酵的香椿叶提取物能显著增加肝组织中抗氧化酶的活性，增加过氧化氢酶（CAT）、谷胱甘肽过氧化酶（GPx）和超氧化物歧化酶（SOD）的mRNA表达和CAT蛋白的水平。

7. 抑制痛风：香椿叶70%乙醇提取物对黄嘌呤氧化酶（XO）具有较强抑制作用，香椿叶中分离得的1, 2, 3, 4, 6-O-五没食子酰葡萄糖，对XO的抑制作用最强，其半数抑制浓度为2.8μmol/L，是XO的一种可逆的非竞争性抑制剂。体内采用300mg/kg香椿叶的提取物剂量，或者40mg/kg的1, 2, 3, 4, 6-O-五没食子酰葡萄糖作用于草酸钾高尿酸血症大鼠，能够显著降低其血清尿酸水平。香椿叶中分离得到香椿叶总黄酮提取物（TFTL），在体外能够抑制XO的活性，且呈剂量依赖关系，其IC_{50}为56.91μg/mL；在体内，中、高剂量（100mg/kg、200mg/kg）的TFTL能够极显著地降低高尿酸血症小鼠的血清尿酸水平，使其恢复至正常小鼠水平。香椿提取物对XO、COX-2均有显著抑制功效，其IC_{50}分别为151.6μg/mL、2.66μg/mL。

8. 神经保护：香椿水提取物正丁醇萃取部位对大鼠大脑中动脉闭塞诱导的局灶性脑缺血损伤具有保护作用，可减少局部缺血诱导的急性脑梗死、脑含水量和神经损伤，减少缺血脑组织中脂质过氧化、环氧合酶-1和血栓素的水平，提高谷胱甘肽过氧化酶、超氧化物歧化酶的活性，其神经保护作用与抗氧化和抗炎有关。研究发现香椿叶水提取物能抑制LPS诱导的BV-2细胞的炎症，减少NO生成，能抑制TNF-α分泌和iNOS蛋白的表达。香椿叶、根和皮提取物可减少SAMP8脑中β-淀粉样蛋白质沉淀和认知衰退。

9. 抗血管生成：香椿叶提取物（50～100g/mL）可显著抑制鸡胚绒毛尿囊膜（CAM）血管生成，体外实验表明椿叶提取物可抑制由VEGF诱导的EA.hy 926和HUVECs细胞增殖、迁移和微管形成，其可以通过减少cyclin D1、cyclin E、CDK_4、pRb、VEGFR-2和eNOS的表达阻滞EA.hy 926停在G_0/G_1期。

【临床应用】

1. 久泻久痢，肠痔便血，崩漏带下：椿皮苦能燥湿，寒能除热，涩可收敛，用治以上诸证，尤宜于病久夹有湿热者，每单用取效；或随证配伍，如久泻久痢及便血，分别与诃子、滑石、白矾、槐角等伍用，以增加止痢、止血之效。如《脾胃论》诃黎勒丸，配诃子、母丁香治休息痢；《丹溪心法》方，配滑石治湿气下痢、便血、白带；《卫生宝鉴》椿皮散，配明矾、槐角治血痢及肠风下血；崩漏不止，配陈棕榈炭、艾叶炭，以加强涩血止血之力；若出血日久，气血两虚，则加配人参、黄芪等补气摄血之品。

2. 蛔虫病，疮癣：治蛔虫病多内服；疮癣、疥癞，内服或外用。配伍仙鹤草、薄荷或千里光、蛇床子煎水熏洗可治阴道滴虫。《得宜本草》：“得诃黎勒、母丁香，醋糊治休息痢疾；得苍术、枳壳治脾毒肠风；得干姜、白芍、黄柏治湿热白带。”

【使用注意】树皮或根皮：泻痢初起及脾胃虚寒者慎服。叶：气虚汗多者慎服；过量食用香椿可能会引起亚硝酸盐中毒。

【参考文献】

[1] 姬晓悦，严珺，王静. 香椿叶与臭椿叶挥发性成分分析[J]. 安徽农业科学，2018，46(16): 179.

[2] 王米雪，圣志存，吴萌，等. 香椿叶化学成分及药理作用研究进展[J]. 林业科技通讯，2020(10): 44.

[3] 陈玉丽，阮志鹏，林丽珊，等. 香椿的化学成分及药理作用研究进展[J]. 长治医学院学报，2008(4): 315.

[4] 周婵媛，阮婧华，黄健，等. 香椿化学成分及生物活性研究进展[J]. 中成药，2020，42(5): 1279.

[5] 侯灵莉，李松林，闫银萍，等. 香椿果抗补体活性成分[J]. 中国实验方剂学杂志，2017，23(21): 52.

[6] 贾子龙. 香椿籽泡茶止关节痛[J]. 家庭医药·快乐养生，2019(6): 46.

[7] 刘倩倩，宋楠，宋玉飞，等. 香椿挥发性成分提取及分析研究进展[J]. 农产品加工，2018(4): 71.

[8] 胡敏，张喆，程庄，等. 1例疑似因食用香椿致亚酸盐中毒的病例报道[J]. 重庆医学，2020，49(12): 1966.

146　鬼箭羽

【来源】卫矛科卫矛属卫矛 *Euonymus alatus* (Thunb.) Sieb. 的具翅状物枝条或翅状附属物。

【形态特征】落叶灌木，高2～3m；树皮光滑，灰黑色而有细皱纹；小枝绿色，四棱形或圆柱状，有2～4条软木质条状翅或无翅。叶对生，菱状倒卵形或椭圆形，长2～6cm，先端长渐尖，基部楔形，边缘有细锯齿；表面深绿色，无毛，背面苍白绿色，叶柄长不及3mm，夏季开花，花白带绿色，排成聚伞花序生于叶腋。果成熟时常裂成4瓣，种子橘红色。

【生长环境】通常生于阳光较足的林中、林沿或山坡草地。

【采集加工】带木栓质翅的枝。全年可采集，除去过嫩的枝叶，切碎阴干备用。

【性味功能】苦，寒，无毒。破瘀，行血，止痛，通经。

【主治用法】产后血瘀，妇女经闭，瘀血性腹痛，每用1钱半至2钱，水煎服或入丸、散。

【化学成分】倍半萜类、三萜类、甾体类、强心苷类、黄酮类、有机酸类等。

【现代研究】

1. 降血糖：鬼箭羽能明显改善血液流变学和微循环以及糖耐量，提高SOD活力，降低大鼠空腹血糖、胰高血糖素、血清胰岛素和丙二醛，延缓病变动物过快的体重增长，使机体紊乱的脂质代谢得到纠正；鬼箭羽可显著降低四氧嘧啶糖尿病小鼠血糖，但对正常小鼠血糖没有影响，说明鬼箭羽的相关作用机制与胰岛素样作用无关，可能是通过使机体对胰岛素的拮抗性降低以及使受损伤的B细胞得到修复来发挥其降血糖作用。

2. 抗心肌缺血：鬼箭羽能降低模型大鼠血清肌酸激酶同工酶（CK-MB）、肌酸激酶（CK）、乳酸脱氢酶（LDH）、谷草转氨酶（AST）、一氧化氮（NO）、超氧化物歧化酶（SOD）、血清丙二醛（MDA）水平，提高模型大鼠血清SOD、NO含量，从而表现出一定的抗心肌缺血及保护心肌细胞的作用。

3. 对肾脏疾病的作用：鬼箭羽具有调节血糖血脂，抑制炎性介质释放及变态反应，改善机体免疫功能及抗氧化等作用，因而达到了改善肾血流量，减少免疫复合物沉积并减轻泌尿系统炎症反应，降低肌酐、尿素氮及蛋白尿，促进肾小球基底膜修复，从而达到了保护患者肾功能的功效。

4. 抗过敏、抗炎及抗菌：鬼箭羽醇提物（甾体成分和黄烷成分）能减少组胺、5-羟色胺等过敏介质释放，稳定肥大细胞膜，从而明显减少大鼠腹腔肥大细胞释放组胺，并可抑制5-羟色胺致豚鼠离体回肠收缩；鬼箭羽醇提取物能抑制金黄色葡萄球菌和大肠埃希杆菌，抑制迟发型超敏反应（DTH），表现出了一定抑菌、抗炎作用，鬼箭羽抗炎活性有效成分主要集中在三萜类成分上。

5. 抗肿瘤：鬼箭羽能选择性抑制子宫平滑肌细胞中MMP-9活性及下调转录。

6. 抗氧化：从鬼箭羽中分离出总黄酮、总甾体和总多糖，利用黄嘌呤/黄嘌呤氧化酶和多形核白细胞呼吸爆发介导鲁米诺化学发光体系H_2O_2诱导大鼠肝匀浆脂质过氧化体系进行实验，观察3种成分对氧自由基作用的影响，结果发现总黄酮、总甾体有良好的清除氧自由基作用，其中总黄酮效果最好，总甾体次之，所得出的结论是鬼箭羽提取物具有抗氧化作用。

7. 调节免疫：芪箭消瘿汤（黄芪、鬼箭羽等）可调节桥本甲状腺炎的自身免疫紊乱，减弱组织形态及超微结构的病理改变，对小鼠实验性自身免疫性甲状腺炎疗效显著。

8. 镇静：鬼箭羽水溶性部分对小鼠有镇静作用，加大剂量时作用明显，并能显著加强戊巴比妥钠及硫喷妥钠的中枢抑制作用。

【临床应用】

1. 2型糖尿病（消渴）：用雷氏芳香化浊方（藿香、佩兰、陈皮、半夏、厚朴、大腹皮、荷叶、黄芩、丹参、鬼箭羽）治疗痰湿型2型糖尿病患者的黎明现象（上午5:00～8:00血糖升高），结果其效果与二甲双胍相同。

2. 脑缺血、类风湿关节炎、IgA肾病：报道用含鬼箭羽的复方治疗脑缺血、类风湿关节炎、IgA肾病V级，均取得良好疗效；应用鬼箭羽治疗青壮年类风湿关节炎。对类风湿关节炎晨僵、疼痛、肿胀、积液和压痛，功能状态、X线表现，以至于化验指标（血色素、血沉、抗链 "O"、类风湿因子等），都有很好的改善作用。

3. 皮肤过敏：用鬼箭羽、甘草煎水，内服、外洗治疗因染发引起的过敏患者 10 例，取得满意效果。

4. 慢性肾炎：以复方鬼箭羽合剂（以鬼箭羽配以车前草、益母草、黄芪等为主的中草药制剂）治疗 36 例慢性肾炎患者。结果 36 例患者痊愈 17 例，好转 16 例，无效 3 例，总有效率为 91.7%。

5. 治疗泌尿系感染、前列腺炎、前列腺肥大：在临床以大柴胡汤、八正散或导赤散与鬼箭羽 30 ～ 60g 化裁成方治疗的 115 例泌尿系感染病例中，有急性膀胱炎 75 例，急性尿道炎 40 例，均取得满意疗效；在治疗前列腺炎过程中，将鬼箭羽粉碎为粗末，每包 30g，水冲作茶饮，连服 30 天为 1 个疗程，其间停服其他中西药。临床观察 98 例前列腺肥大患者，症状明显缓解，显效患者 38 例，症状改善的有效患者 55 例。其中服用 5 天出现疗效者 77 例。

6. 胃癌：应用复方珍箭液（珍珠菜、鬼箭羽、水蛭、薏苡仁、苦参）治疗晚期胃癌 94 例，实体瘤疗效，总有效率为 67.0%，明显优于平消片组；中医证候疗效比较，有效率为 86.2%，复方珍箭液可提高患者的生存率和自然杀伤细胞活性。

7. 慢性活动性肝炎：用鬼箭羽 6g（儿童 3g），多配红花 10g，治疗本病 21 例，1 ～ 2 月后显效 14 例，好转 6 例，无效 1 例。

8. 肝硬化腹水：用扶正消臌汤（黄芪 15 ～ 40g，鬼箭羽 6 ～ 10g，白术 15g，地黄 10 ～ 30g，泽兰、大腹皮各 12g，路路通、陈皮、广木香各 10g，桂枝 2 ～ 5g，陈葫芦 40g，连皮茯苓、猪苓各 30g），日 1 剂，水煎服，治疗 6 个月，总有效率 90.7%。

9. 慢性胆囊炎：用二胡箭针汤（柴胡 12g，延胡索 15g，鬼箭羽 10g，黄芩 10g，两面针 10g，虎杖 10g，川楝子 10g，青皮 6g，白芍 12g，甘草 10g）加减，治疗 70 例，总有效率 92.85%。

【参考文献】

[1] 李宇. 鬼箭羽对血瘀证 2 型糖尿病患者血脂和血液流变学的影响 [J]. 中医临床研究，2015, 7(16): 18.

[2] 孙瑞茜，万茂婷，郭健，等. 鬼箭羽对大鼠血清瘦素水平影响的实验研究 [J]. 首都医科大学学报，2015, 36(3): 441.

[3] 段寅慧，吴敏. 鬼箭羽配伍荔枝核对果蝇模型糖脂代谢的影响 [J]. 吉林中医药，2014, 34(3): 278.

[4] 王静，卞苣文. 鬼箭羽水提液对胰淀素诱导下人脂肪细胞糖摄取的影响 [J]. 辽宁中医药大学学报，2012, 14(1): 62.

[5] 李路丹，谢梦洲，赵蒙蒙，等. 鬼箭羽对 2 型糖尿病血瘀证大鼠血糖及血液流变学的影响 [J]. 中南大学学报·医学版，2011, 36(2): 128.

[6] 李宇. 鬼箭羽治疗2型糖尿病血瘀证30例临床观察 [J]. 湖南中医杂志，2015, 31(6): 46.

[7] 周劲刚. 益气养阴活血方治疗2型糖尿病36例 [J]. 陕西中医，2012, 33(4): 423.

[8] 赵成国，秦书芝，张瑶，等. 鬼箭羽抗心肌缺血作用的实验研究 [J]. 西部中医药，2015, 28(3): 19.

[9] 孙响波，于妮娜. 鬼箭羽治疗肾脏疾病作用机制研究 [J]. 中医学报，2016, 7(31): 1030.

147 独脚柑

【来源】玄参科独角金属植物独脚金 *Striga asiatica* (L.) O. Kuntze 的干燥全草。

【形态特征】一年生直立小草本，半寄生，高6～25cm，全株粗糙且被硬毛。茎四方形，偶紫色，有2条纵沟，一般无分枝或在基部略有分枝，叶小，生于茎下部的对生，上部的互生，无柄，常贴茎生长，叶片线形或狭卵形，长5～12mm，宽1～2mm，但最下部的叶也常退化成鳞片状。4～10月开花，花黄色、白色、粉色或红色，单生于上部的叶腋；小苞片2枚，线形或披针形，长2～4mm；萼膜质，筒状，长6～7mm，萼齿线状披针形，长2～2.5mm；花冠黄色或偶带粉红色，长约1.3cm，花冠管狭窄，被短腺毛，上部突然向下弯；冠檐二唇形，上唇较短，顶端微缺或2裂，下唇3裂，上唇长约为下唇的一半；雄蕊4枚，内藏，花药1室；花柱顶端棒状；蒴果长卵形，长约3mm；种子细小，黄色。

【生长环境】生于坡地、石缝、沟谷、旷地山坡或阴湿的草丛中。

【采集加工】全草，夏秋采集，拔取全株，洗净，晒干扎把备用。

【性味功能】甘、微苦，凉。平肝清热，和脾化疳，利小便，除虫积，去瘀。

【主治用法】小儿疳积，小儿夏季热，小儿腹泻，小儿伤食，小便黄赤，胃肠湿热，肝炎，夜盲。小儿每用干草2～3钱，成人可用5钱至1两，水煎服。

【化学成分】芹菜素、金合欢素、金圣草素、槲皮苷、毛蕊花苷、异毛蕊花苷、玉叶金花苷酸、莽草酸、β-谷甾醇等。

【现代研究】

1. 抗氧化：独脚柑中所含的独脚金多糖具有良好的体外抗氧化作用，能在体外清除·OH自由基、DPPH·自由基，独脚金多糖的浓度为2500μg/mL时，对·OH自由基和DPPH·自由基的清除率最大，清除率分别为64.9%和50.2%。

2. 抗病原微生物：独脚柑的丙酮和乙醇提取物对金黄色葡萄球菌、枯草芽孢杆菌、变形杆菌、伤寒沙门氏菌、气生假单胞菌和肺炎链球菌均有一定的抑制作用。

3. 抗疟疾：独脚柑乙酸乙酯提取物及其所含的芹菜素、木犀草素具有较好的抗疟原虫活性及细胞毒活性。

【临床应用】

1. 恶性肿瘤化疗后食欲减退：用异功散水煎剂[党参20g、茯苓15g、白术10g、甘草6g、陈皮6g、独脚金（独脚柑）10g]，每日1剂，分2次服用，治疗恶性肿瘤化疗后食欲减退30例，治疗组显效14例，有效13例，无效3例，总有效率90%，与对照组有显著性差异。

2. 小儿消化不良：采用独脚金（独脚柑）鲫鱼粥联合双歧杆菌四联活菌片（1～6岁幼儿每日2～3次，每次2片，6～12岁儿童每日3次，每次2～3片，饭后温水送服），治疗120例小儿消化不良，患儿餐后饱胀、早饱感、上腹痛、腹泻症状均消失，总有效率分别为92.00%、90.63%、85.58%和88.33%。

【参考文献】

[1] 羊青，王祝年，李万蕊，等.独脚金的研究进展[J].中成药，2017, 39(9): 1908.

[2] 刘杰，阿西娜，包瑛，等.独脚金水溶性多糖的提取工艺优化及抗氧化活性研究[J].中央民族大学学报（自然科学版），2015, 24(1): 88.

[3] Kakpure M R, Rothe S P. Antimicrobial activity of *Striga asiatica* (L.) O. Ktze[J]. Bioinfolet – A Quarterly Journal of Life Sciences, 2013.

[4] Ying S, Zou, Kenn, et al. Antiplasmodial and cytotoxic activities of *Striga asiatica* and *Sauropus spatulifolius* extracts, and their isolated constituents[J]. Phytochemistry Letters, 2013, 6(1): 53.

[5] 李永浩.独脚金治疗恶性肿瘤化疗后食欲减退的临床观察[J].中国医药导报，2010, 7(29): 134.

[6] 李国伟，张贵锋.独脚金联合双歧杆菌四联活菌片治疗小儿消化不良[J].现代中西医结合杂志，2014, 23(20): 2256.

148 穿心莲

【来源】爵床科植物穿心莲*Andrographis paniculata* (Burm.F.) Nees的干燥地上部分。

【形态特征】一年生草本，茎四棱形，多分枝，节呈膝状膨大，茎、叶有苦味。叶对生，纸质，叶片长圆状卵形至披针形，似辣椒叶，先端渐尖，基部楔形，全缘或浅波状。夏、秋季于枝顶或叶腋生出疏散圆锥花序，苞片小，绿色，密被腺毛；花冠白色，近二唇形，常有淡紫色条纹。蒴果似橄榄核而稍扁，被毛。种子多数棕黄色。

【生长环境】生于较肥沃湿润处。穿心莲喜阳光、喜高温湿润气候。

【采集加工】地上全草入药，在播种当年9～10月花盛期和种子成熟初期采收。齐地割取全株晒干或割取全株后，摘下叶子分别晒干。

【性味功能】苦，寒。清热解毒，凉血，消肿。

【主治用法】感冒风热，温病发热，肺热咳嗽，百日咳，肺痈，咽喉肿痛；湿热黄疸，淋证；丹毒，疮疡痈肿，湿疹；毒蛇咬伤。

【化学成分】穿心莲甲素、穿心莲乙素、穿心莲丙素、高穿心莲内酯、穿心莲内酯、甾醇皂苷、糖类及缩合鞣质等。

【现代研究】

1. 解热：穿心莲内酯、新穿心莲内酯均具有抑制和延缓肺炎双球菌和溶血性乙型链球菌所引起的体温升高的作用，而后者的作用强度不及前者。对于伤寒副伤寒菌苗所致发热的家兔或2,4-二硝基苯酚所致发热的大鼠，去氧穿心莲内酯、穿心莲内酯、新穿心莲内酯、脱水穿心莲内酯均有一定的解热作用，其中以脱水穿心莲内酯作用最强。以去氧穿心莲内酯和新穿心莲内酯混悬腹腔注射给药，对同时皮下注射肺炎双球菌和溶血性链球菌培养物所致发热家兔能延迟体温上升时间，减弱体温上升程度。

2. 抗炎：穿心莲灌服对大鼠蛋清、角叉菜胶足跖注射所致炎症肿胀均有明显抑制作用。

3. 对免疫功能的影响：穿心莲水煎剂在体外能提高外周血白细胞吞噬金黄色葡萄球菌的能力，穿心莲甲素注射液也可增强吞噬细胞功能，穿心莲制剂——新得平（内含酯和酮）可提高小鼠血清溶菌酶水平。

4. 抗病原微生物：5%煎剂对金黄色葡萄球菌有抑菌作用；20%煎剂对变形杆菌有抑菌作用；40%煎剂对铜绿假单胞菌有抑制作用，并对肺炎双球菌、溶血性链球菌、痢疾杆菌、伤寒杆菌均有不同程度的抑制作用。从叶中分离得粗结晶，对钩端螺旋体有抑制作用。脱氧穿心莲内酯对治疗钩端螺旋体病有作用。穿心莲内酯能明显抑制绿脓菌素的分泌和胞外蛋白水解酶活性。穿心莲提取物有抑制呼吸道合胞病毒（RSV）生物合成的作用。

5. 抗肿瘤：丁二酸-14-去氧-11, 12-二去氢穿心莲内酯有明显的抑制肿瘤生长和抗滋养叶细胞作用。

6. 抗氧化：穿心莲内酯能明显提高脑缺血-再灌注后海马结构中抗氧化酶活性，穿心莲总黄酮提取液对Fenton体系产生的羟基·OH自由基有很好的清除作用。

7. 降血糖：穿心莲水煮液能明显降低四氧嘧啶糖尿病小鼠的血糖，对正常小鼠血糖无影响，不能抑制肾上腺素诱导的小鼠血糖升高。

8. 抗血栓：穿心莲提取物对ADP诱导的血小板聚集反应有显著的抑制作用。

9. 保肝利胆：穿心莲对大鼠有利胆作用，并可增加大鼠肝重量。腹腔注射穿心莲内酯后可使大鼠胆汁流量明显增加，而且所分泌胆汁的物理性质也有所改变。穿心莲内酯还能对抗四氯化碳、D半乳糖胺和乙酰氨基酚造成的肝毒性作用。

10. 抗生育：穿心莲有明显的终止妊娠作用，给小鼠口服穿心莲有避孕作用。

11. 抗蛇毒：穿心莲乙醇提取物腹腔注射能非常显著地延长眼镜蛇毒中毒所致小鼠呼吸衰竭和死亡时间。

【临床应用】

1. 上呼吸道感染：①解毒消炎片组（由穿心莲水提取物和少量原粉制成），每日2次，每次5片，每日量相当于生药10g。解毒消炎丸组（由穿心莲全草粉碎后制成水丸），每次20粒，每日2次，每日量相当于生药6.25g。片剂组治疗90例，痊愈44例，总有效率61%。丸剂组治疗97例，痊愈61例，总有效率88%，两组比较，$P < 0.001$，不经提取的穿心莲制剂较一般水提法制剂的疗效为佳。②脱水穿心莲内酯琥珀酸半酯单钾注射液，510mg/(kg·d)，分3～4次肌注或分1～2次静滴，治疗病毒性上感138例，显效120例，有效13例，无效5例，总有效率96.4%。

2. 细菌性痢疾：穿心莲粗制剂（每日4次，每次4～6片，相当于生药15.6g）治疗细菌性痢疾165例，痊愈124例，治愈率75.2%。

3. 婴幼儿肺炎：去氧去氢穿心莲内酯琥珀酸半酯单钾盐注射液10mg/(kg·d)，分3～4次肌注或分1～2次静滴，治疗273例，显效198例，有效34例，无效41例，平均退热需时3.2天。

4. 急性肾盂肾炎：穿心莲片7～10片，口服，每日3次，10日为1疗程。治疗64例，治愈58例，好转4例，复发2例。

5. 钩端螺旋体病：穿心莲粗晶片，每片0.05g（含结晶物质20mg），成人每日服4～6次，每次0.1～0.2g，每日总量0.4～1.2g。共治疗76例，治愈72例，失败4例。

6. 化脓性中耳炎：穿心莲干粉5g，纯甘油50mL，20%乙醇50mL，将穿心莲干粉用20%乙醇浸渍2～3日，用渗漉法收集滤液30～40mL，另器保存，余液继续用渗漉法收集至滤液呈淡棕色为止，两液合并，加入甘油达50%即可。同时先以3%过氧化氢溶液洗耳，擦干脓液后，滴入，每日3～4次，个别病例配合穿心莲片内服，每日3次，每次3片。共治疗化脓性中耳炎55例，其中急性10例，慢性45例。结果治愈16例，显效20例，好转15例，无效4例。

7. 血栓闭塞性脉管炎：穿心莲静脉注射液，治疗血栓闭塞性脉管炎50例，临床治愈13例，显效19例，好转13例，无效5例，总有效率90.0%。

8. 引产：4～6个月孕妇引产，共引产100例，96例成功，成功率为96%。其中12例是施行2次羊水交换成功的。

9. 麻风病：穿心莲对麻风杆菌有一定抑制或杀灭作用，尤以穿心莲内酯更显著，能改善机体对砜类药物的耐受性，与砜类药并用有较好的协同作用。疗效优于单用，用药后一般健康状况改善，长期使用未发现副作用。105例有效病例，治后麻风损害均有不同程度好转，反应减轻或停止。

【参考文献】

[1] 刘志祥，曾超珍，张映辉. 穿心莲提取物体外抗菌活性及稳定性的研究[J]. 北方园艺，2009(1): 105.

[2] 田凤胜，王元松，苏秀海，等. 穿心莲对糖尿病大鼠血管病变保护机制的研究[J]. 中国实验方剂学杂志，2009, 15(10): 85.

[3] 彭鹏，赵逸超，郑建兴，等. 穿心莲内酯对HepG$_2$细胞增殖、凋亡和MDR1、GST-π表达的影响[J]. 中药材，2014, 37(4): 649.

[4] 叶宝华，王智明，钟伟华，等. 穿心莲内酯对大鼠非酒精性脂肪肝炎的防治作用[J]. 安徽医药，2008, 12(7): 582.

[5] 夏东利，徐志立，张莹，等. 穿心莲内酯对小鼠镇痛抗炎作用的实验研究[J]. 儿科药学杂志，2013, 19(4): 1.

149 穿破石

【来源】桑科拓属植物构棘 *Maclura cochinchinensis* (Lour.) Corner 或柘树 *Cudrania cochinchinensis* (Lour.) Kudo et Masam. 的干燥根。

【形态特征】常绿灌木，高2～4m。直立或攀缘状；根皮橙黄色；枝灰褐色，光滑，皮孔散生，具直立或略弯的棘刺，粗壮，长5～10mm。单叶互生；叶柄长5～10mm；叶片革质，倒卵状椭圆形、椭圆形或长椭圆形，长3～9cm，宽1～2.8cm，先端钝或渐尖，或有微凹缺，基部楔形，全缘，两面无毛；基出脉3条，侧脉6～9对。花单性，雌雄异株。聚花果球形。

【生长环境】生于山坡、溪边灌丛中或山谷、林缘等处。

【采集加工】根。全年均可采，挖出根部，除去泥土、须根、晒干。

【性味功能】淡、微苦，凉。祛风去湿，活血散瘀，舒筋活络。

【主治用法】肺结核，腰腿痛，跌打扭伤，疖肿，脓肿。内服：煎汤，9～30g，鲜者可用至120g。外用：适量，捣敷。

【化学成分】山柰酚、槲皮素、桑色素、柚皮素、谷甾醇等。

【现代研究】

1. 抗氧化：分别采用Fenton法、邻苯三酚自氧化法和DPPH法测定了穿破石总黄酮的抗氧化活性，以维生素C为阳性对照。结果表明，穿破石总黄酮清除自由基、超氧阴离子自由基和DPPH自由基的能力比维生素C强，其EC$_{50}$分别为2.33μg/

mL、2.15μg/mL、0.27μg/mL，维生素C清除自由基、超氧阴离子自由基和DPPH自由基的EC_{50}分别为12.88μg/mL、7.76μg/mL、11.23μg/mL。

2. 抗炎：采用二甲苯致小鼠耳郭肿胀实验及角叉菜胶致小鼠足肿胀实验进行抗炎作用研究，药效学结果表明，柘树根不同部位均有一定的抗炎作用，不同部位组间的药效没有明显差异。

3. 肝损伤保护：采用CCl_4诱导小鼠急性肝损伤，观察穿破石总黄酮对小鼠血清中丙氨酸氨基转氨酶、天冬氨酸氨基转氨酶活性，丙二醛水平和超氧化物歧化酶活性的影响。结果显示，小鼠口服黄酮可明显抑制小鼠血清中丙氨酸氨基转氨酶、天冬氨酸氨基转氨酶活性和丙二醛水平升高，升高超氧化物歧化酶活性。

【临床应用】

急、慢性肝炎：取穿破石1kg，五指毛桃250g，葫芦茶150g。加水浸泡过药面煮2次，药液合并浓缩至1500mL，加白糖300g及防腐剂。静置过滤，制成"驱黄灵糖浆"。每次服45mL，急性黄疸性肝炎及较重的慢性肝炎日服2次，轻症慢性肝炎日服1次，均以30天为1疗程。经治72例，临床治愈35例（其中急性黄疸性肝炎17例，慢性肝炎18例），无效12例。

【使用注意】孕妇慎服。

【参考文献】

[1] 刘志平，周敏，刘盛，等. 构棘根皮化学成分研究[J]. 时珍国医国药，2013, 24(9): 2059.

[2] 许丹妮，梁云贞，韦万立，等. 穿破石总黄酮抗氧化性的研究[J]. 湖北农业科学，2019, 58(11): 93.

[3] 徐晶晶，柳璐，张伟云，等. 柘树根不同部位抗炎镇痛药效学及总黄酮含量的比较研究[J]. 中华中医药学刊，2020, 38(3): 213.

[4] 李明，张可锋. 穿破石总黄酮对小鼠急性肝损伤的保护作用[J]. 华西药学杂志，2013, 28(5): 470.

[5] 石磊. 柘树化学成分及药理作用的研究进展[J]. 中草药，2010, 41(7): 1196.

[6] 王永中，郑良朴，王瑞国. 穿破石总黄酮对两种肝纤维化模型大鼠的实验研究[J]. 福建中医药，2001, 35(5): 44.

150 娃娃拳

【来源】椴树科扁担杆属植物扁担杆 *Grewia biloba* G. Don [*G.glabrescens* Benth.] 的全株。

【形态特征】灌木或小乔木，高 1～4m。多分枝，嫩枝被粗毛。叶互生；叶柄长 4～8mm，被粗毛；托叶钻形，长 3～4mm；叶片薄革质，椭圆形或倒卵状椭圆形，长 4～9cm，宽 2.5～4cm，先端锐尖，基部楔形或钝，两面有稀疏星状粗毛，边缘有细锯齿；基出脉 3 条，两侧上行过半，中脉有侧脉 3～5 对。聚伞花序腋生，多花，花序柄长不到 1cm；花柄长 3～6mm，苞片钻形，长 3～5mm；萼片狭长圆形，长 4～7mm，外面被毛，内面无毛；花瓣长 1～1.5mm；雌雄蕊柄长 0.5mm，有毛；雄蕊长 2mm；子房有毛，花柱与萼片平齐，柱头扩大，盘状，有浅裂。核果红色，有 2～4 颗分核。花期 5～7 月。

【生长环境】生于丘陵或低山路边草地、灌丛或疏林中。

【采集加工】全草。夏、秋季采收，洗净，晒干或鲜用。

【性味功能】甘、苦，温。健脾益气，祛风除湿，固精止带。

【主治用法】脾虚食少，久泻脱肛，小儿疳积，蛔虫病，风湿痹痛，遗精，崩漏，带下，子宫脱垂。内服：煎汤，9～15g；或浸酒。外用：适量，鲜品捣敷。

【化学成分】主要含黄酮类等。

【现代研究】

1. 镇痛：娃娃拳乙酸乙酯部位提取物对小鼠热刺激疼痛模型和甲醛致痛模型具有镇痛作用，镇痛机制可能与娃娃拳乙酸乙酯部位提取物降低血清 PEG_2 和 MDA 的含量，促进 NO 合成有关。

2. 抗炎：娃娃拳正丁醇提取物对二甲苯致小鼠耳郭肿胀法及角叉菜胶致小鼠足肿胀均具有显著的抑制作用，并可不同程度降低角叉菜胶致炎小鼠血清 IL-1β 和 TNF-α 的含量，其抗炎作用机制可能与降低 TNF-α 和 IL-1β 的表达有关。

3. 抑菌：通过制备扁担杆乙醇提取物及其不同极性溶剂萃取物，采用液体两倍稀释法对金黄色葡萄球菌、大肠杆菌、铜绿假单胞菌、β-溶血性链球菌、表皮葡萄球菌、柠檬色葡萄球菌进行体外抑菌实验。发现扁担杆乙醇提取物及其不同极性溶剂萃取物对上述 6 种细菌生长均有一定抑制作用，其中对 β-溶血性链球菌的抑制作用最强，正丁醇萃取物对上述 6 种菌的抑制活性最好。

4. 抗肿瘤：采用小鼠宫颈癌（U14）移植性肿瘤模型，观察扁担杆根皮乙醇提取物及其不同极性溶剂萃取物对肿瘤生长的抑制作用，发现小鼠灌服扁担杆提取物 10 天后，总提取物及其水部位的中、高剂量组可明显抑制 U14 移植性肿瘤的生长，与阴性对照组相比，有显著性差异（$P < 0.01$）。

【参考文献】

[1] 杨春光，高松，赵阳，等. 扁担杆乙酸乙酯部位镇痛作用及作用机制研究 [J]. 辽宁师范大学学报（自然科学版），2014, 37(3):402.

[2] 杨春光，高松. 扁担杆正丁醇提取物抗炎作用及机制研究 [J]. 辽宁师范大学学报（自然科学版），2013, 36(4):539.

[3] 刘建群，吴继梅，何志恒，等. 扁担杆提取物体外抑菌活性研究 [J]. 时珍国医国药，2008, 19(6): 1351.

[4] 刘建群，吴继梅，张锐，等. 扁担杆提取物体内抗肿瘤作用研究 [J]. 亚太传统医药，2008, 4(7): 21.

151 绞股蓝

【来源】葫芦科绞股蓝属植物绞股蓝 *Gynostemma pentaphyllum* (Thunb.) Makino 的干燥带根状茎的全草。

【形态特征】多年生攀缘草本。茎细弱，多分枝，具纵棱和沟槽，无毛或疏被短柔毛。叶互生；叶柄长3～7cm；卷须纤细，2歧，稀单一，无毛或基部被短柔毛；叶片膜质或纸质，鸟足状，具5～9小叶，通常5～7，卵状长圆形或长圆状披针形，中央小叶长3～12cm，宽1.5～4cm，侧生小叶较小，先端急尖或短渐尖，基部渐狭，边缘具波状齿或圆齿状牙齿，上面深绿色，背面淡绿色，两面均被短硬毛；侧脉6～8对，上面平坦，下面突起、细脉网状。雌雄异株，雄花为圆锥花序，花序穗纤细，多分枝，长10～15（20）cm，分枝扩展，长3～4（15）cm，有时基部具小叶，被短柔毛，花梗丝状，长1～4mm；基部具钻状小苞片；花萼筒极短，5裂，裂片三角形；花冠淡绿色或白色，5深裂，裂片卵状披针形，长2.5～3mm，宽约1mm，具1脉，边缘具缘毛状小齿；雄蕊5，花丝短，联合成柱；雌花为圆锥花序，较雄花小，花萼、花冠均似雄花；子房球形，花柱3，短而分叉，柱头2裂，具短小退化雄蕊5。果实球形，径5～6mm，成熟后为黑色，光滑无毛。内含倒垂种子2颗，卵状心形、径约4mm，灰褐色或深褐色，顶端钝，基部心形，压扁状，面具乳突状突起。花期3～11月，果期4～12月。

【生长环境】生于海拔100～3200m的山谷密林中，山坡疏林下或灌丛中。

【采集加工】全草。夏、秋两季可采收，洗净，晒干。

【性味功能】苦、微甘，凉。清热，补虚，解毒。

【主治用法】体虚乏力，虚劳失精，白细胞减少症，高脂血症，病毒性肝炎，慢性胃肠炎，慢性气管炎。内服：煎汤，15～30g；研末，3～6g；或泡茶饮。外用：适量，捣烂涂擦。

【化学成分】皂苷类、黄酮类、萜类、多糖、氨基酸、微量元素、生物碱、有机酸、维生素、磷脂、蛋白质等。

【现代研究】

1. 对非特异性免疫的影响：小鼠灌服绞股蓝煎剂10g/kg或30g/kg，连服10天，可明显增加脾脏重量，体重亦比对照组明显增加，能明显促进单核巨噬细胞系统对血中胶体碳的廓清速率，提高单核细胞的吞噬功能，30g/kg剂量亦可使胸腺重量增加。正常小鼠灌服绞股蓝总皂苷（GPs）50mg/kg，连服10天，对脾重呈双向调节作用。小鼠灌服GPs 200mg/kg或400mg/kg，连服10天，可明显对抗环磷酰胺引起的胸腺和脾脏重量减轻。α-半乳糖诱发的小鼠亚急性衰老模型，灌服3%绞股蓝浸膏（含生药150%）混悬液，连服50天，可使明显升高的白细胞总数、淋巴细胞的百分率、降低的中性粒细胞百分率接近对照组；恢复胸腺指数及脾指数；大鼠口服含绞股蓝煎剂的饲料20g/kg，连服15天，对肺巨噬细胞吞噬功能有明显抑制作用。

2. 对淋巴细胞转化和白介素-2（IL-2）分泌的影响：绞股蓝水煎醇沉水提物10µg/mL、100µg/mL及1000µg/mL时，均可提高刀豆球蛋白A（ConA）及脂多糖（LPS）诱导的小鼠脾脏和淋巴细胞的增殖反应。GPs10～200µg/mL能刺激大鼠和小鼠脾淋巴细胞自发性[^{3}H]胸腺嘧啶核（H^3-TdR）掺入，与次亚适量ConA配伍，可协同刺激小鼠脾淋巴细胞掺入；在体外，还能刺激大鼠脾淋巴细胞自发分泌IL-2。某些恶性肿瘤患者术后或放疗后服绞股蓝冲剂（每包含人参皂苷40mg），每服2包，每日3次，连服1月，对淋巴细胞转化功能（^{3}H-TdR掺入）有显著加强作用，但IgG、IgM则明显减少。

3. 对体液免疫功能的影响：小鼠灌服绞股蓝煎剂10g/kg或50g/kg，连服8天，可明显提高血清中对绵羊红细胞（SRBC）特异性抗体溶血素的含量。小鼠灌服绞股蓝水煎醇沉水提物0.5g/kg、1.0g/kg或2.0g/kg，连服5天，对SRBC免疫小鼠能促进脾脏抗体分泌细胞（PFC）的形成，2g/kg才能促进溶血素的形成。小鼠灌服GPs 100µg/kg，连服10天，对SRBC免疫小鼠溶血素水平呈双相调节作用，对环磷酰胺引起的溶血素水平下降有明显对抗作用，但未恢复至正常水平。小鼠灌服GPs 400mg/kg，连服5天，对正常动物SRBC诱发的溶血素无明显影响，但对荷瘤（肉瘤180）小鼠或地塞米松诱发的免疫功能低下大鼠，SRBC产生的溶血素和PFC减少，灌服GPs均有显著的保护作用。小鼠灌服GPs 300mg/kg，连服7天，可显著升高血清IgG含量。

4. 对细胞免疫功能的影响：小鼠灌服绞股蓝煎剂10g/kg、30g/kg，连服12天，对二硝基氯苯（DNCB）引起的由T细胞介导的迟发型皮肤超敏反应有明显增强作用。小鼠灌胃GPs 200mg/kg或400mg/kg，连服10天，对环磷酰胺引起的E-玫瑰花形成率的降低有明显对抗作用，可使其恢复至正常水平，灌服GPs 50mg/kg，连服10天，对正常小鼠E-玫瑰花形成率呈双相调节作用。荷瘤（肉瘤180）小鼠灌服GPs 400mg/kg，连服12天，地塞米松诱发免疫功能低下大鼠灌服GPs 150mg/kg或300mg/kg，连服15天，对SRBC免疫的脾细胞中特异玫瑰花形成细胞的减少有明显的保护作用。α-半乳糖造成的亚急性衰老模型小鼠灌服3%绞股蓝浸膏混悬液0.5mL/鼠，连服50天，可使外周血降低的淋巴细胞α-醋酸萘酯酶（ANAE）阳性率显著提高，也使减小的DNCB所致皮肤迟发型超敏反应明显增强。应用McAb-A-E玫瑰花实验（直接法），对风湿性心脏病及先天性心脏病体外循环手术患者的外周血单个核细胞进行研究，结果表明，应激（麻醉、手术、体外循环）时、T细胞及其亚群CD_3^+、CD_4^+细胞降低，而CD_8^+细胞增高，B^+细胞也降低，差异极显著。在体外经GPs作用后，降低的CD_3^+、CD_4^+细胞及B^+细胞均显著升高，而升高的CD_8^+细胞则明显降低，提示GPs具有抗应激作用，对应激时机体的免疫抑制有调节作用。

5. 对自然杀伤细胞（NK）的影响：GPs 100μg/mL、200μg/mL时对人外周血NK细胞活性有加强作用，但400μg/mL时则反有抑制作用。小鼠灌胃GPs 400μg/mL，连服12天，对环磷酰胺所致脾NK细胞活性降低有显著拮抗作用。

6. 抗肿瘤作用：绞股蓝中GPs 50mg/kg对S_{180}小鼠移植瘤生长有明显抑制作用，还可抑制瘤细胞DNA、RNA和蛋白质合成，体外实验表明GPs对S_{180}细胞有直接杀灭作用。给腹腔接种白血病L_{615}瘤株小鼠灌胃GPs 2g/kg，连续7天，对匀浆法接种者生命延长率为37.4%，对插块法接种者生命延长率可达66.6%，但增加剂量至7.5g/kg时，生命延长率反而减小至29.6%。绞股蓝地上部分煎剂（NGP 1g/mL）和新鲜绞股蓝愈伤组织加水捣碎后过滤（FGP，1g/mL）0.3mL，给艾氏腹水癌小鼠分别灌服15天，实体型灌服30天，对腹水型小鼠，NGP和FGP可使其生命延长率分别达40.7%和46.6%；对实体型小鼠的抑瘤率分别达33.1%和36.2%。绞股蓝GPs 0.5mg/mL、1.0mg/mL、2.0mg/mL体外对人体肝癌SMMC-7721细胞的生长有抑制作用，且与浓度相关；GPs 1～10μg/mL体外对肺癌细胞株A_{549}、Calu1、592/9有较强的抑制作用。

7. 延缓衰老：绞股蓝能明显延长细胞培养的传代代数；含0.5%和1%绞股蓝浸膏的果蝇培养基对雄果蝇平均寿命分别延长11.8%和12.2%；0.25%浓度对雌雄蝇平均寿命分别延长18.5%及24.1%；1%绞股蓝还能使家蝇脑内超氧化物歧化酶（SOD）活性显著升高，丙二醛（MDA）含量显著降低。d-半乳糖诱发亚急性衰老模型小鼠每日腹腔注射绞股蓝浸膏混悬液15mg/鼠，共40天，可显著对抗衰老模型小鼠学习主动逃避反应能力的下降、脑内单胺氧化酶（MAO-B）活力的异常升高及脑脂褐素的增集，使衰老模型小鼠萎缩的胸腺恢复到正常水平，增大的脾脏也恢复到正常水平。

8. 对脂质代谢的影响：将绞股蓝GPs 500mg/kg、100mg/kg混于大鼠饲料中喂养7周，高脂血症模型大鼠血清中性脂肪、总胆固醇水平显著下降，抑制肝中LPO升高；实验性高脂血症家兔灌胃GPs 100mg/kg共4周，能明显对抗血清总胆固醇（TC）升高；高脂血症大鼠灌服GPs 100mg/kg、300mg/kg共15天，可使血TC、TG、LDL降低，HDL/LDC比值显著升高；小鼠以饮水方式给GPs 300mg/kg共4个月，能抑制或（和）清除心肌脂褐素（L_f）的形成。绞股蓝能抑制脂肪细胞产生游离脂肪酸及合成中性脂肪。用大鼠附睾的脂肪组织制备脂肪细胞进行培养，在培养液中加入ACTH或肾上腺素可使脂肪细胞分解而产生游离脂肪酸，如同时添加GPs则减少游离脂肪酸的生成量达28%左右。以脂肪细胞和示踪化合物^{14}C-葡萄糖在37℃共同培育30min，测定脂肪细胞的每分钟脉冲数（CPM）作为葡萄糖进入细胞合成为中性脂肪的指标，培养液添加GPs后，每克脂肪细胞测得的CPM仅为未加GPs组的50%左右，提示绞股蓝有可能成为新的脂质代谢调节药物。还有研究显示，绞股蓝总皂苷具有显著的降低血脂的作用，且其降脂作用的潜在靶点可能与胆汁酸受体（FXR）介导的胆汁酸代谢通路有关。

9. 对心血管系统的作用：低浓度绞股蓝GPs对离体蛙心有兴奋作明，2.4mg/mL时作用最强，4mg/mL时则呈抑制作用；GPs 2μg/mL体外能明显延长离体豚鼠心房功能性不应期（FRP），0.01～1μg/mL时可浓度依赖性降低离体豚鼠右心房自律性，对心房肌收缩性无明显影响。麻醉兔静注GPs 8mg/kg，可使血压明显升高，16mg/kg时则使血压明显降低，且对垂体后叶素导致的心肌缺血（T波高耸及S-T段下移）有时显对抗作用。麻醉猫静注GPs 50mg/kg，血压下降40.7%，维持30min以上，心率无变化，脉压差增大，盐酸普萘洛尔（心得安）不阻断其降压作用。麻醉开胸犬静注GPs 5mg/kg或10mg/kg，能明显降低犬血压和总外周阻力、脑血管与冠状血管阻力，增加冠脉流量，减慢心率，使心脏张力-时间指数下降（间接反映心肌氧耗量降低），对心肌收缩性能和心脏泵血功能无明显影响，比等量人参总皂苷的作用略强。静注GPs 1mg/kg则可提高收缩压及舒张压，明显提高心肌的收缩及舒张性能，增强心肌收缩力，但静注GPs 20mg/kg，则血压、心率、左室收缩压及其最大上升速率、心脏指数等均明显下降，心率及心指数同时下降表明心功能每min输出量减少，说明GPs小剂量静注使心功能增强，大剂量则使心功能抑制。静注GPs 20mg/kg对大鼠心肌缺血再灌注损伤有保护作用，作用机制与抗氧化作用有关。离体大鼠心脏灌流，停灌30min，再灌20min，GPs 30μg/mL和50μg/mL可显著降低不可逆室颤发生率，50μg/mL时可显著抑制心肌乳酸脱氢酶（LDH）释放。

10. 对血凝和血小板聚集的影响：GPs 0.25～1.00mg/mL体外对花生四烯酸（AA）诱导的兔血小板聚集有促进血小板解聚作用，对胶原诱导的血小板聚集，可使聚集曲线的坡度逐渐变小，潜伏期逐渐延长，可减慢血小板聚集的速度，升高血小板悬液中cAMP水平，且呈量效关系。GPs 0.25～1.00mg/mL体外对血小板中血栓烷B_2（TXB_2）和主动脉中6-酮-前列腺素$F_{1\alpha}$(6-keto-$PGF_{1\alpha}$)的生成均有抑制作用，IC_{50}分别为1.03mg/mL和1.15mg/mL。家兔静注GPs 40mg/kg，对ADP、AA和胶原诱导的血小板聚集有明显抑制作用，持续约60min，5min时抑制作用最强。在体外，大鼠皮下注射GPs 50mg/kg，对血小板血栓（动脉血栓，主要由血小板激活所致）和静脉血栓（主要是凝血系统激活所致）均有抑制作用。兔静注提取物35mg/kg后10min和20min时，AA诱导的血小板聚集明显抑制，10～40min期间，血小板释放量TXB_2明显减少。小鼠灌服GPs 250mg/kg、500mg/kg，连服6天，对环磷酰胺产生的白细胞减少有非常显著的升高作用。对[60]钴照射时小鼠亦有升高白细胞作用，但对正常小鼠白细胞数则无明显影响。

11. 对中枢神经系统的作用：绞股蓝及所含GPs有显著镇静作用。小鼠腹腔注射绞股蓝提取物100mg/kg、200mg/kg，可明显延长戊巴比妥钠所致睡眠时间。小鼠灌服绞股蓝浸膏（含GPs约20%）450mg/kg可明显减少小鼠的自发活动。小鼠灌服绞股蓝浸膏450mg/kg，对热板法小鼠有显著镇痛作用，对正常小鼠体温则有短时升高作用，并有明显增强小鼠常压耐缺氧作用，对游泳实验小鼠有显著抗疲劳作用，还有显著耐高温作用。小鼠灌服GPs 150mg/kg，连服3天，可明显延长游泳时间，亦能明显延长小鼠爬杆时间，腹腔注射GPs 200mg/kg能明显延长耐缺氧时间。GPs还可减少肌注麦司卡林引起的小鼠后肢搔挠数，减少腹腔注射醋酸引起小鼠的扭体数，亦表明GPs的镇静与镇痛作用。小鼠皮下注射绞股蓝三种提取物（水、20%乙醇和95%乙醇提取物）3.0g/kg，连续4～5天，均可改善樟柳碱引起的记忆获得障碍；绞股蓝20%乙醇提取物对蛋白合成抑制剂（环己酰亚胺、氯霉素）造成的记忆巩固不良以及20%乙醇引起的记忆再现障碍均有拮抗作用。GPs可改善利血平对中枢单胺递质的耗竭作用，小鼠腹腔注射利血平0.25mg/kg共5天，可使体重、体温、自发活动均明显下降，并引起睑下垂、弓背弯曲、腹泻、体毛无光泽等，灌服GPs 50mg/kg、100mg/kg、200mg/kg，连服10天，可明显改善利血平引起的体重、体温和自发活动降低，同时使腹泻、睑下垂、弓背弯曲、体毛无光泽有所改善，但GPs本身对正常小鼠脑内单胺递质及部分代谢产物影响不明显，也不引起明显的体征改变。大鼠脑缺血再灌流损伤模型的脑系数（脑重/体重）高于对照组，如在缺血前15min腹腔注射GPs 100mg/kg，则可使脑系数、脑含水量、脑组织MDA含量均降低，表明GPs对大鼠缺血再灌注损伤有明显保护作用。GPs对脑缺血有保护作用，急性不完全性脑缺血家兔模型，静注GPs 50mg/kg可明显改善脉缺血60min后脑电图变化，降低脑静脉血中乳酸脱氢酶（LDH）和磷酸肌酸激酶（CPK）活性，改善缺血后脑组织形态学变化。

12. 肝脏保护：GPs有保护肝功能，促肝细胞再生作用，大鼠皮下注射GPs 50mg/kg共6天，能明显抑制CCl_4引起的ALT升高，改善肝细胞空泡变性、炎性浸润、坏死等病理改变；对高脂血症常伴发肝损伤大鼠，GPs 100mg/kg、500mg/kg加入饲料中服用7星期，可降低大鼠ALT；对70%肝切除大鼠术后连续给药GPs 2次，可使残留肝脏的核分裂相数目增多。

13. 抗炎：绞股蓝对渗出性炎症和增殖性炎症均有抑制作用。小鼠灌服绞股蓝煎剂10g/kg、30g/kg，连服7天，对局部应用二甲苯引起的耳壳炎症均有显著抑制作用，也能明显抑制腹腔注射醋酸所致毛细血管通透性增高；大鼠灌服5g/kg共7天可明显抑制角叉菜胶引起的踝关节肿；对大鼠棉球肉芽肿也有明显抑制，但5g/kg和15g/kg抑制强度接近。

14. 抗突变：小鼠灌服绞股蓝煎剂0.06g/只、0.12g/只共10天，以姐妹染色单体互换为指标，没有致突变作用，能使环磷酰胺诱发的突变作用明显降低。以环磷酰胺诱发小鼠微核、染色体畸变及精子畸变为指标，GPs对之均有抗诱变作用。以阿的平、柔红霉素、叠氮化钠、丝裂霉素C分别作为沙门诱变菌株TA_{97}、TA_{98}、

TA_{100}、TA_{102}的诱变因子，以回变菌落数下降为指标，GPs在体外能拮抗以上4种诱变因子的诱变作用，并有剂量效应关系。

15. 毒性：小鼠灌服绞股蓝水提浸膏（GP）10000mg/kg，72h内无死亡，腹腔注射GP的LD_{50}为2862.5mg/kg。小鼠灌服绞股蓝浸膏（含GPs约20%）的LD_{50}为4.5g/kg，不同产地的绞股蓝总苷Ⅰ和总苷Ⅱ给小鼠腹腔注射LD_{50}分别为899.50～1051.32mg/kg和1743.25～2049.11mg/kg。另有报道，小鼠腹腔注射GPs的LD_{50}为755mg/kg，口服无毒性。大鼠腹腔注射绞股蓝粗提物LD_{50}为1850mg/kg，经口服用10g/kg未见毒性。每日喂服8g/kg，连续1个月，一般情况、体重增长、进食量、血常规、尿常规和病理组织学检查均未发现异常。

【临床应用】

1. 虚证：口服绞股蓝口服液，每次20mL（含绞股蓝总皂苷30mg），每日3次，空腹服，30天为1疗程。治疗虚证（气虚和阳虚）患者54例，结果：显效39例，有效11例，无效4例，总有效率92.6%，其中气虚总有效率100%，阳虚总有效率82.6%。服药前后实验检测结果表明，本品有兴奋肾上腺皮质功能，提高血浆皮质醇含量的作用。

2. 萎缩性胃炎：用绞股蓝制成冲剂，每次10g，每日3次。3个月为1疗程。治疗慢性萎缩性胃炎151例（其中伴有肠化者52例），结果：显效28例，好转57例，无效58例，加重8例，总有效率56.29%，肠化有效率75.03%。一般于服药1月后开始起效，治疗期间未见明显不良反应。

3. 白细胞减少症：用绞股蓝口服液治疗白细胞减少症30例，每次2支（每支含绞股蓝人参皂苷20mg），每日3次，15天为1个疗程，连服2个疗程，结果有效率为93.3%。

4. 高脂血症：用绞股蓝口服液，每次20mL（相当于生药4g），每日3次，疗程1～3个月。治疗高血脂症60例，结果有效率86.7%。有用绞股蓝冲剂，每次1包（含生药2g），每日3次。30～40天为1疗程。治疗高脂血症42例，结果表明有明显的降低三酰甘油（甘油三酯）作用。

5. 恶性肿瘤：用绞股蓝冲剂（每包含人参皂苷40mg），每次2包，每日3次，1个月为1疗程，治疗中晚期恶性肿瘤19例，其中，结肠癌术后、胃癌术后各4例，鼻咽癌放疗后3例，肺癌术后2例，肝癌术后、子宫癌术后伴两肺转移、卵巢癌术后、乳腺癌术后、输尿管癌术后、胸椎转移癌化疗后各1例。结果，显效10例，有效7例，总有效率89.47%。对肿瘤患者细胞免疫功能有显著的提高。

6. 手足癣：取新鲜绞股蓝头部嫩茎叶适量，用手搓揉至汁出，而后用纱布包裹，使汁液从纱布缝中渗出，再用力反复擦涂患部。每日3～4次。治疗手足癣100例（其中手癣56例，足癣44例），病程最长6年，最短3个月。经治5～7天，全部病例均获痊愈。

7. 慢性气管炎：每次用绞股蓝2.5～3.0g，每天3次，连服10月，对50岁以上慢性气管炎537例临床观察，结果：临床治愈25例，显效133例，好转266例，无效113例，总有效率为79%。

8. 消渴病：上消患者以烦渴多饮为主症，每日用绞股蓝30g，分2次炖服，上下午各1次，饮用1～2月。中消以多食善饥、大便秘结为主症。用绞股蓝15g，加入玉女煎，每日1剂。上下午炖服，2周后单服绞股蓝。下消者以尿频量多、头晕、腰酸为主症，用绞股蓝15g，加黄芪30g，枸杞子15g炖服，1个月后单用绞股蓝。若血糖较高难降者，配服中成药消渴丸，每次2g，每日3次。按此治疗58例，其中上消28例，控制理想者［主症完全消失，空腹静脉血糖＜6.1mmol/L，尿糖＜（+）］3例，较好者［主症大部分消失，空腹血糖＜7.22mmol/L，尿糖仍在（+）～（++）］16例，一般者［主症部分消失，空腹血糖＜8.3mmol/L，尿糖仍在（++）～（+++）］6例，较差者3例。中消10例，控制理想者2例，较好者6例，一般者2例。下消20例，控制理想者3例，较好者13例，一般者2例，较差者2例。

【使用注意】少数患者服用后有恶心、呕吐、腹泻等症状，但不影响治疗。

【参考文献】

[1] 卢汝梅，潘立卫，韦建华，等. 绞股蓝化学成分的研究[J]. 中草药，2014, 45(19): 2757.

[2] 沈子琳，王振波，侯会芳，等. 绞股蓝的化学成分和药理作用及应用研究新进展[J]. 人参研究，2020, 32(5): 59.

[3] 袁志鹰，谢梦洲，黄惠勇. 绞股蓝植物资源、化学成分及药理研究进展[J]. 亚太传统医药，2019, 15(7): 190.

152 盐肤木

【来源】漆树科植物盐肤木*Rhus chinensis* Mill.的根、根皮或叶、果实。

【形态特征】灌木或小灌木，高5～10m。茎皮灰褐色，有红褐色斑点，幼枝密被柔毛，有乳汁。奇数羽状复叶互生，总叶柄基部膨大，小叶长卵形或椭圆形，边有锯齿，叶背密披灰褐色柔毛。秋季开黄绿色白色小花，果期10～11月。结橙红色圆形小核果。

【生长环境】多生长于坡地、旷野疏林或灌木丛中。

【采集加工】根、根皮、叶皆可入药。全年可采，根采后洗净切片晒干备用。根皮：全年均可采，挖根，洗净，剥取根皮，鲜用或晒干。叶多为鲜用。10月采收成熟果实，鲜用或晒干。

【性味功能】味酸、咸，性微凉。根、根皮可生津止渴，祛风去湿，活血止痛，散瘀生新，软坚消肿；叶可清热化痰，收涩，解毒，止咳，止血。

【主治用法】根、根皮：感冒发热，咳嗽吐血，胃痛，咽喉炎，跌打扭伤，关节酸痛，刀伤，骨折。根、根皮用9～15g，鲜品30～60g，水煎服；外用：研末调敷，或煎水洗，或鲜品捣敷。

叶可用9～15g，鲜品30～60g煎水服，主治咳嗽，便血，血痢，盗汗，痈疽疮疡，湿疹疥疮，漆疮，蛇虫咬伤；或捣烂外敷，有消肿、止痛、散瘀生新的作用。

果实：内服：煎汤，9～15g，或研末。外用：适量，煎水洗，捣敷或研末调敷。生津润肺，降火化痰，敛汗止痢。主痰嗽，喉痹，黄疸，盗汗，痢疾，顽癣，痈毒，头风白屑。

【化学成分】根含黄酮类、β-谷甾醇、酚类成分等；叶含槲皮苷、没食子酸甲酯、并没食子酸、盐肤木酸等。

【现代研究】

1. 抗菌：盐酸柏叶水提液（相当于原料药1g/mL）对脑膜炎双球菌"C"型具有较强的抗菌作用。

2. 抗心衰：盐酸柏的醇提物对斑马鱼心衰模型的心脏扩大、静脉瘀血、心输出量、血流速度和心率有明显的改善作用。

【临床应用】

1. 痔疮：盐肤子根200g（鲜者量加倍），水煎30min，取汁，先熏后洗30min，每日1次，连用7天为1个疗程，可连用2～3个疗程。便秘者给予相应内服药治疗。观察55例，其中：内痔（Ⅱ、Ⅲ期）20例，治愈3例，好转16例，无效1例，总有效率95.00%；嵌顿痔6例，好转6例，总有效率100%；血栓外痔21例，治愈17例，好转3例，无效1例，总有效率95.24%；炎性外痔8例，治愈7例，好转1例，总有效率100%。合计治愈27例，好转26例，无效2例，总有效率96.36%。

2. 鼻出血及鼻窦内镜术后出血：蛇泡簕、盐酸柏制备成粉剂，使用时将蛇霜止血粉涂在凡士林纱条上，填入鼻腔出血处。治疗鼻出血20例，显效率65%，总有效率95%；治疗鼻窦内镜术后出血显效率55%，总有效率为95%。

3. 乳腺增生：盐麸子根和苍耳根各150～250g，加水800mL，煎至400mL，调酒分3次服，并用纱布包药渣热敷患乳，每天3次，每次5～10min。治疗观察34例，有效32例，无效2例，总有效率94.12%。

【参考文献】

[1] 裘振宇，汤明礼，张旋，等. 盐肤木叶多酚提取及抗氧化活性初探[J]. 林产化学与工业，2013, 33(1): 107.

[2] 65种中草药、茶叶、喉片等. 对白喉杆菌脑膜炎双球菌的抑菌试验小结[J]. 广东医药资料，1977(11): 30.

[3] 陈舒华，周少雄，潘球正，等. 蛇霜止血粉治疗鼻出血及鼻窦内窥镜术后出血的疗效观察[J]. 新中医，2007, 39(1): 32.

[4] 叶永华. 盐肤木抗冠心病活性部位筛选及化学成分研究[D]. 福州：福建中医药大学，2018.

[5] 李广海. 苍耳根盐麸子根汤治疗乳腺增生症疗效观察[J]. 中国医药指南，2008, 6(1): 204.

153 鸭脚木

【来源】五加科植物鹅掌柴*Schefflera octophylla* (Lour.) Harms 的根皮和叶。

【形态特征】乔木或灌木，小枝粗壮，干时有皱纹，幼时密生星状短柔毛，不久毛渐脱稀。叶有小叶6～9，最多至11；叶柄长15～30cm，疏生星状短柔毛或无毛；小叶片纸质至革质，椭圆形、长圆状椭圆形或倒卵状椭圆形，稀椭圆状披针形，幼时密生星状短柔毛，后毛渐脱落，除下面沿中脉和脉腋间外均无毛，或全部无毛，先端急尖或短渐尖，稀圆形，基部渐狭，楔形或钝形，边缘全缘，但在幼树时常有锯齿或羽状分裂，下面微隆起，网脉不明显。顶生圆锥花序，花朵白色，花盘平坦。果实球形，黑色，有不明显的棱。

【生长环境】生于山地密林或疏林中。

【采集加工】根皮和叶。全年可采，根皮洗净，切片晒干。叶多鲜用。

【性味功能】辛、苦，凉。清热解毒，止痒，消肿，散瘀。

【主治用法】根皮：感冒发热，咽喉肿痛，风湿骨痛，跌打损伤。叶：外用治过敏性皮疹，湿疹。内服：煎汤，9～15g；或浸酒。外用：适量，煎水洗；或捣敷。

【化学成分】根含有香豆精、挥发油、内酯、黄酮、生物碱、油酯皂苷、有机酸、鞣质、糖、氨基酸等。

【现代研究】

1. 抗炎：10%的水溶性生物碱浸膏溶液以及5%的鸭脚木挥发油乳浊液（用吐温乳化）7mL/kg剂量腹腔注射，45min后给大鼠皮下注射新鲜蛋清致足趾肿胀模型，结果显示，造模3h后鸭脚木水溶性生物碱和挥发油对大鼠蛋清性足趾肿胀具有明显的抑制作用。

2. 抗病毒：鸭脚木中分离出的三种咖啡酸奎宁酸衍生物表现出较强抗呼吸道合包病毒（RSV）的活性，3,4-二-*O*-咖啡酸奎宁酸和3,5-二-*O*-咖啡酸奎宁酸IC_{50}分别为2.33μg/mL和0.6μg/mL。

【临床应用】心力衰竭：武汉医学院临内、系内、内基教研组用羊角拗苷

（0.25mg，用5%葡萄糖50 mL稀释后，在5min内由静脉缓慢注入）治疗心力衰竭55例，有效者41例，进步者8例，无效者6例，有效率74.5%。

【参考文献】

[1] 郭晓蓉，张晓吉. 鸭脚木根有效成分的初步研究[J]. 赣南医学院学报，1998, 18(4): 279-280.

[2] 李春煊. 鸭脚木治疗小儿急性传染性肝炎119例疗效分析[J]. 广西卫生，1973(3): 30.

[3] 潘文昭. 鸭脚木皮的药用功效[J]. 农村新技术，2012(9): 43.

154 鸭脚艾

【来源】菊科蒿属白苞蒿 *Artemisia lactiflora* Wall.ex DC.的干燥全草。

【形态特征】多年生草本，全株无毛，揉之有香气；茎直立，高1～2m，有纵沟，上部多分枝。叶互生，广卵形，长9～15cm，宽8～10cm，羽状深裂，裂片3～5片，卵状椭圆形或长椭圆状披针形，先端钝圆，基部楔形，边缘有疏而尖锐的锯齿，顶端裂片通常3浅裂；上部叶无柄，中部叶具短柄，基部叶具长柄；叶面深绿色，背面淡绿色。秋冬间开花，花极小，白色，集成卵圆形的头状花序，无柄，复排成穗状的圆锥花序、生于枝顶；总苞片3～4层，披针形，长约2mm，边缘膜质，向内渐宽；小花全为管状花，浅黄色，外层为雌花，结实，冠檐二唇形，内二层为两性花，亦结实，花冠上部扩大，裂齿圆。瘦果圆柱形，长约1.5mm。花、果期8～11月。

【生长环境】多生于阴湿的荒地、田边、村边、沟边、山坡、林缘、路旁。

【采集加工】全草。夏秋季植株旺盛时采收，割取地上部分，晒干。

【性味功能】辛、微苦，微温。活血散瘀，理气消肿，破血通经，止血止痛。

【主治用法】血瘀，痛经，经闭，胸腹胀痛，产后瘀阻腹痛，寒湿泄泻，疝气，脚气，阴疽肿痛，跌打损伤，水火烫伤；还可用于慢性肝炎，肝硬化。内服：9～15g，鲜品加倍，水煎服或捣汁饮。外用适量鲜品，榨取鲜汁涂搽或捣烂敷患处。

【化学成分】挥发油、黄酮苷、酚类和氨基酸等。

【现代研究】

1. 护肝：鸭脚艾水煎液及乙醚提取物以相当于生药120g/kg的量给药，发现对四氯化碳所致小鼠实验性肝损伤有明显保护作用，证明从乙醚提取液中分得的7-甲氧基香豆素有明显护肝作用，而从乙醚提取液中分得的另一成分，伞形花内酯则无护肝作用。

2. 平喘：鸭脚艾可直接扩张痉挛状态支气管平滑肌，对抗组胺，影响变态反应，从而发挥平喘作用。

【临床应用】慢性肝炎、肝硬化、肾炎等肝、肾疾病的治疗，也有用于血丝虫病的治疗。鸭脚艾中还含有一种挥发油，对喘息型慢性气管炎有治疗效果。

【使用注意】孕妇禁服。

【参考文献】

[1] 杜华洲，罗集鹏. 刘寄奴的本草考证及紫外光谱法鉴别 [J]. 中药材，2004, 27(9): 638.

[2] 李子鸿，蒋春飞，刘东文，等. 广东刘寄奴挥发油化学成分的 GC-MS 分析 [J]. 中药材，2001, 24(8): 575.

[3] 韦立新. 刘寄奴治疗闭经和异位妊娠 [J]. 中医杂志，2008, 49(9): 821.

[4] 肖美添，骆党委，昝珂，等. 白苞蒿的化学成分研究（Ⅲ）[J]. 中国药学杂志，2015, 50(03):209.

155 铁苋

【来源】大戟科植物铁苋菜 *Acalypha australis* L. 及短穗铁苋菜 *Acalypha brachystachya* Hormen. 的干燥全草。

【形态特征】一年生草本。茎细长直立，高尺余，叶互生，长椭圆形，边有锯齿，叶面略粗糙。茎叶均被疏毛。夏秋间开绿花。

【生长环境】野生于荒郊、路边、山坡林下，杂草丛中。

【采集加工】全草。夏季采集，洗净，晒干，备用。

【性味功能】微苦、凉。清热解毒，凉血止血，利湿，消积。

【主治用法】湿热泄泻，痢疾，血热吐血，咯血，衄血，便血，崩漏，小儿疳积，痈疖疮疡，皮肤湿疹。外用治外伤出血。现代有用于子宫出血，小儿秋冬季腹泻。

【化学成分】鞣质类、萜类、甾体、黄酮、醌类、有机酸和生物碱等。

【现代研究】

1. 抗菌：铁苋菜煎剂用试管稀释法 1 ∶ 218 对志贺痢疾杆菌、史氏痢疾杆菌、变形杆菌、伤寒杆菌、铜绿假单胞菌、金黄色葡萄球菌均有抑制作用。铁苋菜中的没食子酸为主要抗菌成分，在体外对金黄色葡萄球菌、肺炎链球菌、甲型链球菌、卡他球菌有抑制作用。

2. 平喘：铁苋菜中所含没食子酸有平喘作用。给豚鼠和猫腹腔注射铁苋菜中提取出的没食子酸120mg/kg，约30min有明显拮抗支气管收缩作用，这种效应可维持120min。

3. 止血作用：给予家兔铁苋菜浸膏粉（10.6g/kg）灌胃，可增加血小板数量，提高循环内血小板聚集率，延长优球蛋白溶解时间，但不影响凝血酶原时间。

4. 止泻：通过给小鼠分别灌服硫酸镁、番泻叶，皮下注射毛果芸香碱研究铁苋菜止泻机制。实验表明铁苋菜可对抗毛果芸香碱、番泻叶引起的流涎、泄泻，而且使肠推动运动有所减慢。

5. 止咳祛痰：铁苋菜的高、中、低各个剂量（30g/kg、20g/kg、10g/kg）灌服均能显著减少小鼠二氧化硫和氨水引起的咳嗽次数，显著延长其咳嗽的潜伏期，铁苋菜高剂量组尤为显著。

6. 抗溃疡性结肠炎：铁苋菜水提取液对柳氮磺胺吡啶诱导的大鼠溃疡性结肠炎有防治作用。铁苋菜水提取液中、高剂量（6.5g/kg、9.5g/kg）治疗及中剂量预防给药能够显著改善三硝基苯磺酸（TNBS）模型大鼠体重减轻，减少发生腹泻和便血的动物；并且能够显著改善大鼠结肠组织损伤及病理学改变。

【临床应用】小儿秋冬季腹泻：取铁苋菜干品500g，加水150mL，煎20min，去渣取汁100mL装瓶备用。每日1剂，视婴幼儿年龄大小酌情分3～5次服完。用于治疗小儿秋冬季腹泻120例，治愈109例，好转1例，无效10例。总有效率为91.7%。

【使用注意】老弱气虚者慎服，孕妇禁服。

【参考文献】

[1] 广东省惠阳区人民医院.人苋(麻子草)抗菌痢临床观察[J].新医学，1971(5): 24.

[2] Mohan S C,Dinakar S, Anand T,et al.Phytochemical, GC−MS analysis and antibacterial activity of a medicinal plant Acalypha indica[J].Int J PharmTech Res, 2012, 4(3): 1050.

[3] 李雪营，刘晓梦，余跃生，等.黔产铁苋菜不同炮制品中活性成分含量比较[J].中国实验方剂学杂志，2015, 21(2): 33.

[4] 陈秋三，韦建缘，尹雪冬，等.不同浓度铁苋菜对胃肠蠕动加速性腹泻的治疗效果分析[J].亚太传统医药，2018, 14(9): 6.

[5] 彭世洪.人苋煎剂治疗小儿秋冬季腹泻120例[J].湖南中医杂志，1999, 15(1): 38.

156 积雪草

【来源】伞形科植物积雪草 *Centella asiatica* (L.) Urban 的干燥全草。

【形态特征】多年生葡匐小草本。茎细长，光滑或疏被白色柔毛，绿色或带红褐色，平卧地面，节着地生根，蔓延生长。叶互生，有长柄，叶片圆形或肾形，边缘有钝齿，基部深心形。夏秋从叶腋抽生2～3个花序，每柄的顶端生3～4朵小花。花淡红紫色。

【生长环境】多生于田野畦畔、池沟边、路旁草地。

【采集加工】全草。夏、秋二季采收，除去泥沙，晒干备用。

【性味功能】苦、辛，寒。清热利湿，解毒消肿，活血止血，止痒，止痛。

【主治用法】湿热黄疸，中暑腹泻，痢疾，小便不利，石淋血淋，肺热咳嗽，感冒风热，咽喉肿痛，消化道溃疡，胃痛，痈肿疮毒，瘰疬，丹毒，湿疹，跌扑损伤，烧烫伤。每用鲜草加倍，干用15～30g，水煎服。外用鲜草捣烂外敷。

【化学成分】三萜类、黄酮类、挥发油类和多炔烯类等。

【现代研究】

1. 对中枢神经系统作用：积雪草水提物（25mg/kg）腹腔注射能减少小鼠的自主运动活性，延迟戊四氮诱导的惊厥时间，强化戊巴比妥诱导的睡眠，说明积雪草有中枢抑制作用。积雪草挥发油（50μL/kg，100μL/kg）能抑制利血平诱导的大鼠眼睑下垂和体温下降，说明积雪草挥发油具有一定的抗抑郁作用。

2. 对心血管系统作用：积雪草苷静脉滴注（3.2mg/kg）能减少心肌缺血再灌注模型日本大耳兔心肌梗死面积，改善心电图，明显改善心功能，降低乳酸脱氢酶及肌酸磷酸激酶的升高程度，其效果与维拉帕米（0.2mg/kg）效果相当。说明积雪草苷对心肌缺血再灌注损伤具有预防和保护作用。

3. 胃肠道保护：积雪草提取物（100mg/kg）灌胃给药能降低乙醇致大鼠胃黏膜损伤模型的溃疡指数；减少乙酸所致的胃溃疡面积；降低血小板活化因子所致的血管通透性增加，而起到保护胃黏膜的作用。

4. 抗肿瘤：积雪草中提取的化合物3, 23-异丙叉基-6-羟基积雪草酸体外实验对人结肠癌细胞（Colon205）具有杀伤作用，其IC_{50}为89.10μmol/L。

【临床应用】

1. 流行性腮腺炎：鲜积雪草煎服，3～5周岁30g；6～10周岁60g；11～14周岁90g；14周岁以上120g。另取鲜积雪草适量，晾干，捣烂，绞汁，加入少许米醋，涂患处，每日5～8次。上法共治35例，结果体温降至正常者第一日16例，第二日15例，第三日3例，第四日1例；腮肿消退者第二日7例，第三日12例，第四日9例，第五日5例，第六日1例。有效率100%。

2. 硬皮病：口服积雪草苷片（每片含积雪草苷6mg），每次3～4片，每次3次。疗程一般为6个月至1年，最长者3年。共治疗100例，结果显效33例，好转49例，无效18例，总有效率为82%。

3. 新旧伤痛：将积雪草晒干研细末，每日5g，分3次服。对照组口服七厘散，每日4g，分3次服。两组病例均先采用手法施治后外敷消炎药或贴伤膏药，并口服上述药物。每1个疗程均为14天。积雪草组100例中跌打伤71例、扭伤29例。经治痊愈66例，显效24例，好转8例，无效2例，显效以上为90%，总有效率为98%。对照组100例中跌打伤71例、扭挫伤29例。经治痊愈54例，显效28例，好转15例，无效3例，显效以上为82%，总有效率为97%。对比疗效两组无明显差异，且对新伤的疗效均比旧伤好。

4. 消化道溃疡：每天用积雪草67.5g，水煎成45mL，分3次内服，60天为1疗程。用于胃及十二指肠溃疡52例，大多能迅速改善自觉症状，10天内止痛达48%，反酸嗳气消失达51.5%。治疗后2～3个月复查，龛影消失率65.40%。

5. 慢性肾功能衰竭：将69例患者随机分为治疗组23例和对照组46例。对照组采用常规对症治疗；治疗组除常规对症治疗外，加用复方积雪草捣烂取汁250～500mL，作保留灌肠或口服，每日一次，20天为1疗程。经治疗后，治疗组好转14例，无效9例，有效率60.8%；对照组好转18例，无效28例，有效率39.1%。

6. 新生儿脓疱疮：积雪草药浴治疗新生儿脓疱疮70例，年龄均在5～25天。其中局部皮肤为红斑者25例；局部皮肤为疱疹，可见透明液面者32例；局部皮肤可见疱疹并伴有糜烂者13例。使用方法：新鲜积雪草500g，用水5kg煎汤，将患儿放入温度保持在38～40℃装有积雪草煎液的浴盆中泡浴，泡浴时间15～30min，每日1～2次，连续3～5天。经治疗，其中2～3天痊愈者31例，占44.2%；4～5天痊愈者37例，占52.8%；2例因感染严重需使用抗生素，5天后痊愈占2.8%，总有效率97.2%。

【使用注意】孕妇忌服。

【参考文献】

[1] 王阳阳. 积雪草中活性成分的提取分离 [D]. 杭州：浙江大学，2011.

[2] 李桂桂，卞广兴，任建平，等. 羟基积雪草苷对兔心肌缺血再灌注损伤的保护作用 [J]. 药学学报，2007, 42(5): 475.

[3] 陈宝雯，纪宝安，张学智，等. 积雪草提取物对胃黏膜的保护作用及其机制探讨 [J]. 中华消化杂志，1999, 19(4): 246-248.

[4] 陈惠宗. 崩大碗汁灌肠治疗慢性肾衰23例疗效观察 [J]. 新中医，1997(9): 35.

[5] 刘招娣. 纯中药崩大碗治疗新生儿脓疱疮70例观察 [J]. 医学信息（中旬刊），2010, 5(11): 3414.

157 透骨消

【来源】唇形科活血丹属植物活血丹 *Glechoma longituba* (Nakai) Kupr. 的干燥全草。

【形态特征】多年生柔弱草本，茎极细，丛生，初直立，后平卧地面蔓延，绿色或灰绿色，被长柔毛，节着地生根。叶对生，有长柄；叶片心形或近肾形，宽大于长，边缘有粗钝齿；叶面绿色。春季开花，花淡红紫色，常2～6朵生于叶腋。

【生长环境】多生于荒野潮湿地方。

【采集加工】全草。全年可采，以夏季为最好。洗净，晒干，备用，或鲜用。

【性味功能】味苦、辛，性凉。祛风消肿，散瘀止痛，利湿通淋，清热解毒。

【主治用法】风湿骨痛，热淋石淋，湿热黄疸，暑热症，伤风咳嗽，牙痛，疔疮，小儿疳积，疮疡肿痛，跌打扭伤。每用干草15～30g，鲜用30～60g，水煎服。外用鲜草捣烂或干草研粉与它药调敷患处。

【化学成分】透骨消主要化学成分为蒽醌类及其苷类化合物，此外还有萜类、环己肽类、多糖类等。

【现代研究】

1. 抗人类免疫缺陷病毒（HIV）：透骨消的氯仿提取物、乙酸乙酯提取物体外实验可较好地与HIV gp41蛋白结合，其在225μg/mL的浓度下对HIV gp41蛋白的结合可分别达637.9Ru和669.4Ru，因而对HIV病毒与细胞的融合均具有一定的抑制作用。

2. 降脂：透骨消乙酸乙酯提取物0.5g/mL体外实验对人胆固醇有明显的溶解作用，乙酸乙酯提取物3.3g/kg灌胃给药能有效降低结石模型豚鼠中血清三酰甘油、胆固醇、低密度脂蛋白及胆汁中胆固醇、蛋白质浓度，提高胆汁中胆汁酸、卵磷脂含量，对实验性胆固醇结石具有良好的治疗作用。

3. 降血糖：透骨消0.4g/kg灌胃给药能明显降低链脲佐菌素建立的糖尿病模型小鼠的血糖水平，提高血清SOD活性并降低血清MDA含量，能显著增加给药糖尿病鼠的胰岛B细胞数量，但对正常小鼠血糖没有影响。

4. 抗炎：透骨消水提物及醇提物10g/kg灌胃给药能显著抑制二甲苯致小鼠耳肿胀和醋酸致小鼠腹腔毛细血管通透性增加。透骨消水提物10g/kg明显抑制角叉菜胶和蛋清致小鼠肿胀足组织中PGE_2、组胺和5-HT的释放，其抗炎机制可能与抑制内源性炎症递质组胺和5-HT的释放有关。

【临床应用】

1. 防胆道结石术后复发：胆囊结石及合并胆管结石术后患者410例，以透骨消水煎服或泡服代茶，连续服用1年以上，复查B超肝胆管内均未见结石，防治率达100%。

2. 跌打损伤：用透骨消药泥对30例断指患者进行包扎并结合功能锻炼，并用杉树皮夹板固定，结果3个月创口骨痂全部形成，创口全部愈合，其活动功能也正常，治愈率100%。

3. 流行性腮腺炎：用透骨消及天花粉鲜品捣烂后外敷于流行性腮腺炎肿处，一般1日2次，半日后腮腺胀痛稍减，体温降至37℃，第3日热退肿消而痊愈。

4. 烧伤：用新鲜透骨消1把，洗净，取黄草纸包2～3层，水中浸湿后置旺火中烤熟，20～30min取出去纸，趁热将药草揉烂取汁，盛于杯中，用消毒鸭毛蘸药汁涂搽伤面，每日搽数十次，以保持伤面湿润为度。伤势严重的，药汁中可加入适量冰片或麝香；如创面感染化脓，须先经清洗消毒处理，然后搽药。治疗30例Ⅱ度、Ⅲ度烧伤者，其中已感染化脓者17例，伴全身症状者3例。结果：全部治愈，且无功能障碍。

【参考文献】

[1] 王珊. 中药活血丹的化学成分与抗HIV活性研究 [D]. 北京：北京工业大学，2012.

[2] 葛少祥，彭代银，刘金旗，等. 连钱草治疗胆固醇结石的实验研究 [J]. 中药材，2007, 30(7): 88.

[3] 袁春玲，王佩琪，郭伟英，等. 连钱草的降血糖作用及其机制研究 [J]. 中药药理与临床，2008, 24(3): 57-58.

[4] 陶勇，肖玉秀，石米扬，等. 连钱草提取物对炎症递质的影响 [J]. 医药导报，2007, 26(8):840-843.

[5] 李建兵. 连钱草泡服为主防治胆道结石术后复发 [J]. 江西中医药，2004, 35(3): 21.

158 倒吊黄花

【来源】远志科植物远志属黄花倒水莲 *Polygala fallax* Hemsl. 的根、叶。

【形态特征】灌木或小乔木，高1～3m。根粗壮，多分枝，表皮淡黄色，肉质，味先甜后苦；茎灰色，有浅褐色斑点；枝圆柱形，灰绿色，密被长而平展的短柔毛。单叶互生；叶柄长9～14mm，上面具槽，被短柔毛；叶膜质，披针形至椭圆状披针形，长8～20cm，宽3～7cm，先端渐尖，基部楔形至钝圆，全缘，上面深绿色，下面淡绿色，两面均被短柔毛；主脉在上表面凹陷，在背面隆起，侧卧每边8～9条。花两性，总状花序顶生或腋生，长8～15cm，直立，花后延长，可达30cm，下垂，被短柔毛；花长15～17mm；萼片5，早落，均具缘毛，外萼片3枚小，不等大，中间1枚盔形，其余2枚卵形至圆形，长达3mm，里面2枚大，花瓣状，斜倒卵形，先端圆形，基部渐狭；花瓣3枚，纯黄色，侧生花瓣长圆形，2/3以下与龙骨瓣合生，基部向萼面呈盔状延长，内侧无毛，龙骨瓣盔状，鸡冠状附属物具柄，流苏状；雄蕊8枚，长10～11mm，2/3以下连合成鞘，花药卵形；子房压扁，圆形，具缘毛，基部具环状花盘，花柱长8～9mm，先端呈2浅裂状喇叭形，柱头具短柄。蒴果阔倒心形至圆形，绿黄色，直径1～1.4cm，具半同心圆状凸起的棱，无翅，具缘毛。种子圆形，直径4mm，棕黑色至黑色，密被白色短柔毛，近种脐端具一顶端突起的种阜。花期5～8月，果期8～12月。

【生长环境】山坑、水沟旁、荒地多见。

【采集加工】根、叶。夏季可采。

【性味功能】甘，微苦，平。根：补气血，益脾肾。叶：散瘀消肿。

【主治用法】气血虚弱，腰膝酸痛，妇女产后虚弱，带下，月经不调，子宫脱垂，小儿疳积，脾虚水肿，风湿痹痛，痛经，跌打损伤。用叶外敷无名肿毒。内服：煎汤，15～30g。外用：适量，捣敷。

【化学成分】黄酮类、皂苷类、糖苷类、酸、醇、酯类化学成分。

【现代研究】

1. 降血脂：给小鼠每天灌胃3.0g/kg、5.0g/kg黄花倒水莲提取物，连续10天，能明显降低小鼠血脂水平，使小鼠血清总胆固醇的含量降低，升高高密度脂蛋白的含量，降低低密度脂蛋白和极低密度脂蛋白含量。

2. 抗疲劳、抗氧化、抗衰老：每天给小鼠灌胃5g/kg、10g/kg、20g/kg黄花倒水莲水煎液，以小鼠负重游泳实验、耐缺氧实验、耐低温实验以及耐高温实验为研究内容进行了抗运动性疲劳和抗应激作用的研究，结果表明，黄花倒水莲各实验中小鼠的平均存活时间明显延长，且有良好的量效关系，说明黄花倒水莲具有良好的抗运动性疲劳和抗应激作用。黄花倒水莲有较好的抗氧化活性可还原Fe^{3+}、清除DPPH自由基活性、清除羟自由基的活性、清除超氧阴离子活性，解释了其抗炎、抗衰老的作用。

3. 改善心肌耗氧量：黄花倒水莲水提物的耐缺氧作用实验，常压耐缺氧实验，给小鼠腹腔注射3mg/g黄花倒水莲提取物；快速断头实验，分别给小鼠腹腔注射3mg/g、5mg/g黄花倒水莲提取物；异丙肾上腺素增加心肌耗氧量实验，皮下注射异丙肾上腺素5min后腹腔注射黄花倒水莲水提取物3mg/g。利用统计学方法，3组结果表明黄花倒水莲提取液有明显的耐缺氧作用，并且推断其作用机制可能是黄花倒水莲水提取物能明显改善心肌及脑耗氧量，从而降低心肌耗氧量。

4. 免疫调节：黄花倒水莲提取物对小鼠免疫器官的影响，连续8天，每天给小鼠灌胃3g/kg、5g/kg黄花倒水莲提取物，可以显著提高小鼠的食欲、增加体重、促进其生长发育、增加胸腺重量、提高胸腺脏器指数，并且呈现线性关系。但是黄花倒水莲可以明显降低小鼠脾脏重量和脾指数。

5. 抗肝损伤：黄花倒水莲提取物对小鼠实验性肝损伤的保护作用研究，采用四氯化碳、硫代乙酰胺、扑热息痛致小鼠急性肝损伤模型，分别给3组模型小鼠腹腔注射3g/kg、5g/kg黄花倒水莲提取物，测定小鼠血清ALT、AST活性，结果发现黄花倒水莲提取物对实验性肝损伤有明显的保护作用。黄花倒水莲对辐射致小鼠损伤也有保护作用，以^{60}Co-γ射线照射小鼠建立辐射损伤模型，通过检验检测各组小鼠外周血中红细胞数、白细胞数、血小板数、淋巴细胞数，通过对比、统计等处理数据，显示具有量效关系，说明黄花倒水莲提取液对小鼠因辐射所造成的器官损伤和造血系统损伤具有保护作用。

6. 抗凝血：$FeCl_3$ 诱导大鼠颈总动脉血栓模型，每天分别给3组小鼠灌胃30mg/kg、60mg/kg、120mg/kg黄花倒水莲总皂苷，连续15天，研究结果表明，黄花倒水莲总皂苷通过抑制凝血酶F Ⅱa的活性从而抑制纤维蛋白凝块和局部血凝块形成来发挥抗凝血、抗血栓作用。

7. 保护胃黏膜：黄花倒水莲提取液对实验性胃黏膜损伤的效果，实验通过无水乙醇法、阿司匹林法、水浸应激法和利血平法来造模，然后分别给小鼠灌胃3g/kg、5g/kg黄花倒水莲提取液，发现提取液对四种造模方法造成的胃黏膜损伤均有抑制和保护作用。

【临床应用】

1. 高脂血症：观察黄花倒水莲口服液对30例原发性高脂血症患者TC、TG水平的影响，结果治疗组显效23例，有效5例，无效2例，总有效率90.3%；吉非贝齐对照组显效24例，有效5例，无效1例，总有效率96.7%。表明黄花倒水莲具有良好的调脂作用，比较无显著差异。此外，运用壮医经验方"壮通饮"（扶芳藤30g、黄花倒水莲20g、血参15g）对56例高脂血症患者进行的研究发现，壮通饮与对照组（地奥脂必妥片）均能明显降低高脂血症患者血清TC、TG、LDL-C水平，总有效率治疗组为89.29%，对照组为71.17%，两组比较差异显著，提示壮通饮治疗高脂血症疗效显著。目前基础研究表明，黄花倒水莲调脂作用确切，与临床研究相符。

2. 急、慢性病毒性肝炎：运用自拟方白莲汤（白背叶根45g、黄花倒水莲30g、虎杖20g、郁金15g等）对48例慢性乙型肝炎患者进行研究表明，白莲汤疗效显著。其中，治疗组总有效率为87.5%，对照组为52.5%，两组比较差异显著（$P < 0.01$）。

【参考文献】

[1] 王林海，卢健棋，庞延，等.黄花倒水莲药学研究及临床应用概述[J].辽宁中医杂志，2018, 45(3): 648.

[2] 陈家宝，潘为高，罗彭，等.黄花倒水莲的研究进展[J].亚太传统医药，2018, 14(5): 86-89.

[3] 刘育铖，毛思宇，李昱，等.基于网络药理学的黄花倒水莲总皂苷抗凝作用及机制[J/OL].食品科学，2021.

[4] 李良东，李洪亮，范小娜，等.黄花倒水莲提取物抗血脂作用的研究[J].时珍国医国药，2008(3): 650.

[5] 黄翔，王晓平，王晓华.黄花倒水莲抗疲劳抗应激作用的试验研究[J].安徽农业科学，2014, 42(15): 4614.

[6] 朱秋萍，李洪亮，范小娜.黄花倒水莲水提取物耐缺氧作用的研究[J].赣南医学院学报，2007, 27(4): 510-511.

[7] 何勇，李洪亮，卑占宇，等．黄花倒水莲提取物对小鼠免疫器官的影响[J]．赣南医学院学报，2006, 26(6): 828.

[8] 王小丽，黄真，江丽霞，等．黄花倒水莲提取物对小鼠实验性肝损伤的保护作用[J]．时珍国医国药，2007(6): 1320.

[9] 李洪亮，肖海，范小娜，等．黄花倒水莲提取物对实验性胃黏膜损伤的保护作用[J]．时珍国医国药，2007, 18(6): 1318.

[10] 黄胜光，陈新宇，李钟文，等．黄花倒水莲治疗高脂血症30例临床观察[J]．湖南中医杂志，1999, 15(3): 6-7.

159　臭牡丹

【来源】马鞭草科桢桐属植物臭牡丹 *Clerodendrum bungei* Steud. 的根或茎、叶。

【形态特征】为直立分枝亚灌木，高1～2m，植株有臭味。叶柄、花序轴密被黄褐色或紫褐色脱落性柔毛。小枝近圆形，皮孔显著。单叶对生；叶柄长4～17cm；叶片纸质，宽卵形或卵形，长8～20cm，宽5～15cm，先端尖或渐尖，基部心形或宽楔形，边缘有粗或细锯齿，背面疏生短柔毛和腺点或无毛，基部脉腋有数个盘状腺体。伞房状聚伞花序顶生，密集，有披针形或卵状披针形苞片，长约3mm，花冠淡红色、红色或紫红色。

【生长环境】多生于海拔2500m以下的山坡、林缘、沟谷及灌木丛中。

【采集加工】根或茎、叶。全年可采，晒干备用。

【性味功能】味苦、辛，性平。祛风活血，强筋壮骨，解毒消肿。

【主治用法】脚气水肿，痈疽，疔疮，乳痈，痔疮，湿疹，丹毒，风湿痹痛，高血压病。每用鲜根15～50g，干用减半，煎服或炖猪脚食。鲜叶适量煎水洗浴，可治风湿；捣烂外敷。

【化学成分】琥珀酸、茴香酸、香草酸、乳酸镁、硝酸钾和麦芽醇等。

【现代研究】

1. 心血管保护：臭牡丹总黄酮可能通过抑制Wnt/β-catenin信号通路激活，抑制血小板衍生生长因子（PDGF）诱导下血管平滑肌细胞（VSMCs）增殖、迁移及表型转换，是治疗心血管疾病的潜在药物。

2. 抗肿瘤：臭牡丹苯乙醇苷、黄酮、萜类成分均对人肺腺癌A549细胞的增殖、迁移与侵袭具有一定的抑制作用，其中苯乙醇苷部位、黄酮部位对A549细胞体外抑制作用均明显，且具量效关系，萜类部位显示出的抗肿瘤作用不突出，可能与其纯度有关。

3. 镇痛：臭牡丹0.2mL/10g给小鼠灌胃后，可减少小鼠扭体反应次数，其疼痛抑制率与氨基比林组相当，说明臭牡丹根提取液有镇痛的作用。

4. 抗炎：臭牡丹根提取液0.2mL/10g于致炎前3天开始给佐剂诱导大鼠关节炎模型腹腔注射，每天1次，连续27天，结果表明，臭牡丹根提取液可显著抑制大鼠佐剂关节炎的急性和继发性足爪肿胀。

5. 抗气道高反应：对臭牡丹总提取物进行石油醚、氯仿、水萃取后，制成口服剂，对用臭氧应激法建立的气道高压反应小鼠进行灌胃，通过测定气道阻力和肺顺应性、计数支气管肺灌洗液中的白细胞数和外周血中的白细胞数、肺的病理切片等指标观察臭牡丹萃取物对气道高反应模型小鼠的治疗效果，并筛选有效单体，结果显示，臭牡丹氯仿萃取部位0.2mL/10g给小鼠灌胃后能有效减轻小鼠气道与肺泡病理改变、炎症反应以及气道高反应。

【临床应用】急、慢性肝炎：臭牡丹糖浆（每100mL含生药63g）每次20mL，每日服3次，14天为1个疗程，连服1～2个疗程，肝功能恢复正常后再服1个疗程。共治疗285例，其中急性黄疸性肝炎174例，慢性迁延性肝炎106例，毛细胆管性肝炎5例。结果，急性黄疸性肝炎显效125例（71.8%），好转20例，无效29例；慢性迁延性肝炎显效34例（占32%），好转37例，无效35例；毛细胆管性肝炎显效3例，无效2例。临床有效率分别为83.3%、67.0%和60.0%。125例疗效显著的急性黄疸性肝炎患者，治疗前丙氨酸转氨酶平均为254.5U，最高者达400U以上，经2～4星期治疗后丙氨酸转氨酶均降至40U以下。其黄疸消退时间最短者7天，最长为15天，平均9.5天。临床观察结果表明，本品对急性黄疸性肝炎降酶速度快，退黄时间短；对慢性迁延性肝炎也有一定疗效。

【使用注意】孕妇慎服。

【参考文献】

[1] 段军仓，王有鹏，王飞，等. 羊角拗根的化学成分研究[J]. 中药材，2020, 43(9): 2263.

[2] 余娜，唐林，谢壮鑫. 臭牡丹不同提取物的抗肿瘤活性筛选及其对裸鼠移植瘤中EMT相关蛋白的影响[J]. 中药临床与药理，2020, 36(4): 124.

[3] 刘冬恋. 臭牡丹化学成分与药理作用研究进展[J]. 中医药导报，2006, 12(8): 114-115.

[4] 袁骏. 臭牡丹的临床运用[J]. 四川中医，1996, 14(6): 14.

[5] 周沛春，庞祖焕，郝惠峰，等. 臭牡丹化学成分的研究[J]. 植物学报，1982, 24(6):564.

[6] 阮金兰，林一文，蒋壬生. 臭牡丹叶的化学成分研究[J]. 同济医科大学学报，1992, 21(2): 129.

[7] 杨辉，王佳，梅全喜，等. 臭牡丹中一个新的过氧化物[J]. 云南植物研究所，2000, 22(2): 234.

[8] 董晓萍，乔蓉霞，郭力，等. 臭牡丹全草化学成分的研究（一）[J]. 天然产物研究与

开发，1999, 11(5): 8.

[9] 高黎明，魏小梅，何仰清. 臭牡丹化学成分的研究[J]. 中国中药杂志，2003, 28(11): 1042.

[10] 管丹. 臭牡丹治疗气道高反应的有效单体的筛选[D]. 长沙：中南大学，2010.

160 凉口茶

【来源】茜草科玉叶金花属植物玉叶金花的 *Mussaenda pubescens* Ait.f. 的根或茎叶。

【形态特征】藤状小灌木，小枝被柔毛。叶有短柄，对生，有时轮生；叶片卵状披针形或卵状矩圆形，长5～8.33cm，宽2～2.66cm；先端长渐尖，基部短尖，边全缘；叶面被疏毛，背面密被短柔毛。夏季开花，花黄色无柄，基部有1片阔卵形、白色的叶状萼片，花排成伞房花序，生于枝顶。果肉质，球形。

【生长环境】多生于旷野山地及路旁灌木丛中。

【采集加工】根或茎叶。全年可采，晒干备用。

【性味功能】茎叶：甘、微苦，凉。清热利湿，解毒消肿。根：苦，寒；有毒。解热抗疟。

【主治用法】感冒风热，中暑口渴，咽喉肿痛，泄泻，痢疾，肾炎水肿，湿热小便不利，疮疡脓肿，毒蛇咬伤，疟疾。每用1～2两水煎服。小儿口腔炎每用干根2～4钱煎水服和漱口。疮疖肿痛，皮肤湿痒，用鲜叶或藤适量煎水外洗患部。用干根研粉调酒，可作蛇伤的外涂药。

【化学成分】皂苷类成分、单萜、苯丙素等。

【现代研究】

1. 抗炎：通过有机溶剂对玉叶金花提取物进行萃取，将提取物分为石油醚部位（A）、乙酸乙酯部位（B）、正丁醇部位（C）及水溶性部位（D）。分别以33.6g/kg的剂量给药，结果表明玉叶金花提取物B、C、D对二甲苯所致的小鼠耳廓肿胀有抑制作用；以24g/kg的剂量作为实验组，以0.1g/kg阿司匹林作为阳性对照组，以等量生理盐水作为空白对照组，结果表明玉叶金花提取物B、C、D对角叉菜胶致大鼠足趾肿具有抑制作用。玉叶金花苷酸甲酯的中、高剂量（0.10g/kg、0.15g/kg）能显著减轻二甲苯致炎小鼠的耳肿胀度。

2. 镇痛：玉叶金花苷酸甲酯中、高剂量（0.10g/kg、0.15g/kg）对热刺激引发的小鼠痛反应时间有明显的延长作用；玉叶金花苷酸甲酯能抑制由醋酸引起的小鼠扭体反应。

3. 抗菌：玉叶金花水提物的乙酸乙酯部位、正丁醇部位及水溶性部位对金黄色葡萄杆菌、大肠杆菌、肺炎球菌、链球菌、痢疾杆菌具有一定的抗菌效果。玉叶金花对伤寒杆菌、铜绿假单胞菌、阴沟肠杆菌也具有抗菌效果。玉叶金花苷酸甲酯对金黄色葡萄球菌、大肠杆菌、肺炎克雷伯菌、伤寒杆菌、痢疾杆菌、铜绿假单胞菌、阴沟肠杆菌均有抑制作用。

4. 抗胆碱：玉叶金花中皂苷U具有抑制M胆碱能神经兴奋的作用。玉叶金花的皂苷O对加兰他敏诱导所致泪液和唾液腺的分泌增多具有明显的抑制作用；同时能够抑制卡巴胆碱诱发的豚鼠回肠肌条纵向收缩，具有抗胆碱的作用。

5. 抗早孕：山甘草所含成分咖啡酸、阿魏酸对小白鼠有不同程度的抗早孕作用，山甘草的水煎液和81%乙醇沉淀物为抗早孕活性有效部分。

6. 抗肿瘤：玉叶金花与钩吻混合提取物既可以保持抗肿瘤疗效，又能够减低毒性。玉叶金花与钩吻混合提取物对雌性小鼠移植性S$_{180}$实体瘤具有抑制作用，其中钩吻高剂量组 + 玉叶金花，其肿瘤抑制率为45.37%；钩吻中剂量组 + 玉叶金花，其肿瘤抑制率为39.81%。

【使用注意】体虚无食积寒热者忌用。

【参考文献】

[1] 李娟，赵小芳，谢扬帆，等. 玉叶金花化学成分和生物活性的研究进展[J]. 中国新药杂志，2017, 26(5): 542.

[2] 张谦华，唐梅，扈芷怡，等. 玉叶金花的化学成分及药理作用研究概况[J]. 广西中医药大学学报，2017, 20(3): 67.

[3] 潘利明，林励. 玉叶金花苷酸甲酯抗炎、镇痛、抑菌作用研究[J]. 中成药，2015, 37(3): 633.

161 排钱草

【来源】豆科植物排钱草*Phyllodium pulchellum* (L.) Desv.的干燥根、叶。

【形态特征】直立亚灌木，叶为复叶，有小叶3片，顶生。小叶较大，卵状长椭圆形，较侧生小叶约长1倍以上，先端钝，边缘稍呈长波状。总状花序生于枝顶或叶腋，长8～30cm或更长，花隐藏在2片叶状的苞片内，苞叶状片圆形，成对相合互生于花序轴两侧的短柄上而排成两列；每对苞片内通有花2至数朵，夏季开花，花黄色，聚成花串，形似排成串的"铜钱"。

【生长环境】多生于山野、荒地或灌木丛中。

【采集加工】根、叶。全年可采，鲜用或洗净切片晒干备用。

【性味功能】淡、涩，凉，有小毒。清热解毒，解表祛风，行水除湿，活血消肿，化瘀消癥。

【主治用法】感冒发热、水肿，用叶15～30g，水煎服。疟疾、肝脾肿大、风湿骨痛、跌打瘀积，用根15～30g，水煎服。妇女血崩用排钱草根炭15～30g，水煎服。亦可用治腹中癥痕、胁痛、黄疸、臌胀、痛疽疔疮等。此药用量不宜过大，多服可使人呕吐。

【化学成分】全草含生物碱、酚类、有机酸和氨基酸等成分，如蟾毒色胺、N，N-二甲基色胺、N，N-二甲基色胺氧化物等多种色胺衍生物和禾草碱。

【现代研究】

1. 对心血管系统的作用：禾草碱1～20mg/kg静脉注射能升高麻醉猫的血压，30～40mg/kg则使血压先降低后升高。对哺乳动物的心脏有抑制作用，并能扩张腹腔血管，但对皮肤、肌肉血管则为收缩作用，故认为本品有微弱的拟胆碱作用。

2. 抗肝纤维化：排钱草的水、醇提取物（相当于原料药5g/kg、3g/kg）灌胃给药，能降低CCl_4肝纤维化模型大鼠的肝脏羟脯氨酸含量以及血清ALT和ALP的活性，减少肝细胞坏死及肝内纤维化增生。

【临床应用】

1. 肝炎：用排钱草根30g、茵陈9g、甘草6g，制成浸膏片，分2～3次服用，连服1个月为1个疗程，可服用2～3个疗程。用治60例急性传染性肝炎，结果显示，排钱草对急性传染性肝炎有较好的疗效，有效率为91.67%（55例），治愈率为87.67%（52例），好转率5%（3例），无效率8.33%（5例），急性黄疸性肝炎疗效优于无黄疸性肝炎。

2. 脱肛：用排钱草、重阳木、牛筋草各30g为主药，气虚者加榕须30g，兼肺热或肠热者加马齿苋30g，水煎服；合并内痔者加用枯痔丁插药疗法。治疗脱肛57例（单纯性20例，合并内痔37例），痊愈48例，达84.2%；进步3例，占5.3%；无效6例，占10.5%。

【使用注意】本品有小毒，用量不得超过90g。

【参考文献】

[1] 黄琳芸，杨增艳，余胜民，等.排钱草的毒性研究[J].云南中医中药杂志，2001，22(4)：37.

[2] 范亚楚，郭中龙，信兰婷，等.排钱草化学成分的研究[J].中成药，2017，39(6)：1195.

[3] 韦英群，钟鸣，张树球，等.排钱草及其复方三草胶囊对O_2^-·的影响[J].现代中西医结合杂志，2003，12(8)：795.

[4] 排钱草治疗慢性肝炎的初步观察[J].新医学，1970(S8)：32.

[5] 草药排钱草治疗47例血吸虫病肝脾肿大患者的疗效观察[J].新医学，1970(S5)：4.

162 接骨木

【来源】忍冬科接骨木属植物接骨木 *Sambucus williamsii* Hance. 的全草。

【形态特征】落叶灌木或小乔木，高达6m。老枝有皮孔，髓心淡黄棕色。奇数羽状复叶对生，小叶2～3对，有时仅1对或多达5对，托叶狭带形或退化成带蓝色的突起；侧生小叶片卵圆形、狭椭圆形至倒长圆状披针形，长5～15cm，宽1.2～7cm，先端尖、渐尖至尾尖，基部楔形或圆形，边缘具不整齐锯齿，基部或中部以下具1至数枚腺齿，最下一对小叶有时具长0.5cm的柄，顶生小叶卵形或倒卵形，先端渐尖或尾尖，基部楔形，具长约2cm的柄，揉碎后有臭气。花与叶同出，圆锥聚伞花序顶生，长5～11cm，宽4～14cm；具总花梗，花序分枝多成直角开展；花小而密；萼筒杯状，长约1mm，萼齿三角状披针形，稍短于萼筒；花冠蕾时带粉红色，开后白色或淡黄色，花冠辐状，裂片5，长约2mm；雄蕊与花冠裂片等长，花药黄色；子房3室，花柱短，柱头3裂。浆果状核果近球形，直径3～5mm，黑紫色或红色；分核2～3颗，卵形至椭圆形，长2.5～3.5mm，略有皱纹。花期4～5月，果期9～10月。

【生长环境】生于林下、灌丛或平原路旁。

【采集加工】全草。夏、秋采收，晒干，备用。

【性味功能】甘、苦，平。祛风利湿，活血，止血。

【主治用法】风湿痹痛，痛风，大骨节病，急、慢性肾炎；风疹，跌打损伤，骨折肿痛，外伤出血。内服：煎汤，15～30g；或入丸、散。外用：适量，捣敷或煎汤熏洗；或研末撒。

【化学成分】化学成分为：棕榈酸蛇麻脂醇酯、熊果酸、三十烷酸、3-羧基齐墩果酸、齐墩果酸、白桦酸、棕榈酸、β-谷甾醇、α-香树脂醇、正二十八醇、芦丁等。

【现代研究】

1. 镇痛、镇静：接骨木煎剂20g（生药）/kg灌胃，对热板法小鼠有镇痛作用，作用强度次于吗啡，优于安乃近，服药后小鼠呈安静状态。

2. 抗炎：采用醋酸注射小鼠腹腔毛细血管通透性的模型，用接骨木有效部位高、中、低剂量组（900mg/kg、450mg/kg、225mg/kg）和木脂素组分高、中、低剂量组（130mg/kg、75mg/kg、38mg/kg）分别对小鼠进行灌胃给药，结果显示其有效部位及中木脂素各组分具有对抗早期炎症或渗透性炎症的作用。采用蛋清致大鼠足肿胀的模型，用接骨木有效部位高、中、低剂量组（680mg/kg、340mg/kg、170mg/kg）和木脂素组分高中低剂量组（100mg/kg、50mg/kg、25mg/kg）分别对小鼠进行灌胃给药，结果显示其有效部位和木脂素各组分均对大鼠的足肿胀有持续抑制作用。

3. 促进骨折愈合：接骨木低、中、高剂量（0.17g/kg、0.34g/kg、0.68g/kg）对兔喂饲给药12天，骨折愈合初期，接骨木高、中剂量组兔血清碱性磷酸酶（ALP）、酸性磷酸酶（ACP）水平显著升高；给药24天，骨折愈合中期，接骨木高、中剂量组兔血清骨钙素（BGP）水平显著升高；X光片显示，接骨木中剂量组兔骨折断端骨膜密度较深，骨痂增深、量增多。

4. 抗骨质疏松：接骨木叶总黄酮高、中、低（400mg/kg、200mg/kg、100mg/kg）剂量对小鼠灌胃给药研究其抗骨质疏松作用。结果表明接骨木叶中黄酮高、中、低剂量组能够使血清中钙、ALP水平升高，P、ACP、抗酒石酸酸性磷酸酶（TRAP）、骨钙素（BGP）水平降低，骨小梁增多，骨丢失减少，从而起到一定的抗骨质疏松作用。

5. 抗肝损伤：接骨木油高、中、低（12.0g/kg、4.0g/kg、2.0g/kg）剂量对肝损伤小鼠灌胃，结果各剂量组小鼠血清ALT、AST、谷草转氨酶（GOT）活性均降低，肝脏MDA含量降低，SOD活性及GSH-Px活性显著提高。

6. 抗氧化：采用DPPH清除法和普鲁士蓝法测定不同浓度（6.25～100mg/mL）的接骨木籽油的抗氧化活性。结果表明接骨木籽油具有抗氧化活性，在DPPH清除自由基实验中，接骨木籽油显示出清除自由基的能力，且其清除能力和油脂浓度呈良好线性（R=0.9996）。此外，接骨木籽油清除DPPH自由基的IC_{50}值是（61.30±0.88）mg/mL。

7. 降血脂：接骨木籽油（1～4g/kg）灌胃高血脂小鼠并测定血脂水平，结果表明接骨木籽油能有效降低高血脂小鼠血清中的总胆固醇、三酰甘油、低密度脂蛋白胆固醇的水平，有效升高高密度脂蛋白胆固醇的水平，具有降血脂的作用。

8. 降血糖：通过测定反应体系在400nm下的吸光值判断样品对α-葡萄糖苷酶抑制能力的大小，从而测定接骨木籽油的降血糖活性。结果显示接骨木籽油的浓度在1.56～25mg/mL范围内，其有效抑制了α-葡萄糖苷酶，抑制率在62.66%～85.22%。

9. 抗癌：接骨木果油2000mg/kg对小鼠灌胃给药，可抑制小鼠荷瘤实体瘤及H_{22}肝癌实体瘤的生长，虽然抗癌作用不如环磷酰胺，但对H_{22}腹水型肝癌小鼠的生命延长率（157.4%）比环磷酰胺（125.4%）更高。

10. 益智：通过跳台及水迷宫实验，用接骨木果油（0.1～0.2mL/10g）对小鼠灌胃给药，研究其对学习记忆的影响。结果接骨木果油对小鼠东莨菪碱所致记忆获得障碍、氯霉素所致记忆巩固障碍及40%乙醇所致记忆再现障碍，均有明显的改善作用，提示其能提高学习记忆能力。

【临床应用】骨折：复方接骨木胶囊治疗胫骨下1/3骨折38例，每日3次,4～6粒/次，温水送服。90天为1疗程，骨折愈合时间为（78.00±1.67）天；复方接骨木胶囊治疗股骨颈骨折29例，每日3次，每次4～6粒，温水送服。90天为1疗程，骨折愈合时间为（81.00±1.74）天。

【使用注意】 孕妇禁服。

【参考文献】

[1] 郭学敏，章玲，全山丛，等．接骨木化学成分研究[J]．中草药，1998，29(11): 727.

[2] 吕芳．接骨木根皮化学成分的研究[D]．哈尔滨：黑龙江中医药大学，2002.

[3] 韩美华．接骨木根皮化学成分及其复方制剂成型工艺的研究[D]．哈尔滨：黑龙江中医药大学，2003.

[4] 许蒙蒙，段营辉，戴毅，等．接骨木中1个新的降三萜成分[J]．中草药，2013，44(19): 2639-2641.

[5] 付戈妍，栾凤伟，包玉敏，等．蒙药材接骨木挥发油化学成分的GC/MS分析[J]．内蒙古民族大学学报（自然科学版），2008，23(1): 26.

[6] 唐振球，王新国，杨炳友，等．接骨木果实化学成分的分离与结构鉴定[J]．中国药物化学杂志，2017，27(03): 225.

[7] 胡彦武，关颖丽，张立威．高效液相色谱法测定接骨木茎叶果实中芦丁的含量[J]．医药导报，2014，33(9): 1222.

[8] 韩华，杨柄友，杨柳，等．接骨木根皮促进骨折愈合作用的研究[J]．中草药，2013，44(14): 1957.

[9] 林晓影，杨炳友，何娅雯，等．接骨木根皮促进骨折愈合有效部位拆分及抗炎作用的研究[J]．中医药信息，2016，33(3): 29.

[10] 柳佳莹，丁婷婷，邱悦，等．接骨木叶总黄酮抗骨质疏松作用研究[J]．食品科技，2019，44(6): 255.

[11] 鲁柏辰，赵敏，杨晓宇，等．接骨木油对小鼠急性肝损伤的预防保护作用[J]．卫生研究，2018，47(3): 437.

[12] 胡伟，李辉，刘克武，等．接骨木籽油抗氧化、降血糖和降血脂生物活性的研究[J]．中国林副特产，2018，33(1): 1.

[13] 李铉万，沈刚哲，张善玉，等．接骨木果油抗癌作用的实验研究[J]．中国中医药科技，2000，7(2): 103.

[14] 沈刚哲，胡荣，张善玉，等．接骨木果油对小鼠学习记忆的影响[J]．中国中医药科技，2000，7(2): 103.

[15] 王力，林敏，张俊．等．复方接骨木胶囊促进胫骨下1/3骨折愈合临床观察[J]．实用中医药杂志，2017，33(4): 358.

[16] 林敏，梅娇．复方接骨木胶囊促进股骨颈骨折愈合临床观察[J]．中国中医急症，2010，19(8): 1306.

163 黄独

【来源】薯蓣科薯蓣属植物黄独 *Dioscorea bulbifera* L.的块茎、叶腋内生长的紫褐色珠芽（零余子）。

【形态特征】多年生缠绕草质藤本。块茎卵圆形或梨形，外皮黑褐色。表面密生多数细长须根。茎圆柱形，左旋，光滑无毛。单叶互生；叶柄较叶片稍短；叶片宽卵状心形或卵状心形，长5～16（26）cm，宽2～14（26）cm，先端尾状渐尖，边缘全缘或微波状，两面无毛；叶腋内有大小不等的紫褐色的球形或卵圆形珠芽（零余子），直径1～3cm，外有圆形斑点。花单性，雌雄异株；雄花序穗状下垂，常数个丛生于叶腋，有时基部花序延长排列成圆锥状；雄花单生密集，基部有卵形苞片2枚；花被片披针形，新鲜时紫色；雄蕊6，着生于花被基部，花丝与花药近等长；雌花序与雄花花序相似，常2至数个丛生叶腋，长20～50cm，退化雄蕊6，长仅为花被片的1/4。蒴果反折下垂，三棱状长圆形，长1.5～3cm，宽0.5～1.5cm，两端浑圆，成熟时淡黄色，表面密生紫色小斑点；种子深褐色，扁卵形，通常两两着生于每室中轴的顶端，种翅栗褐色，向种子上方延伸呈长圆形。花期7～10月，果期8～11月。

【生长环境】生于海拔2000m以下的河谷边、山谷阴沟或杂木林缘。

【采集加工】块茎：栽种2～3年后在冬季采挖，把块茎径粗在30cm以上的加工为药，其余的可继续栽培1年。洗去泥土，剪去须根后，横切成厚1cm的片，晒或炕干，或鲜用。珠芽（零余子）：夏末、秋初采收，鲜用或切片晒干。

【性味功能】块茎：苦，寒，有小毒；散结消瘿，清热解毒，凉血止血。珠芽（零余子）：苦、辛，寒，有小毒；清热化痰，止咳平喘，散结解毒。

【主治用法】块茎：瘿瘤，喉痹，痈肿疮毒，毒蛇咬伤，肿瘤，吐血，衄血，咯血，百日咳，肺热咳喘。内服：煎汤，3～9g；或浸酒；研末1～2g。外用：适量，鲜品捣敷；或研末调敷；或磨汁涂。珠芽（零余子）：痰热咳喘，百日咳，咽喉肿痛，瘿瘤，瘰疬，疮疡肿毒，蛇犬咬伤。内服煎汤，6～15g，或磨汁、浸酒。外用适量，切片贴或捣敷。

【化学成分】含黄药子素A-H（即黄独甲素至黄独壬素）、8-表黄药子素E乙酸酯、薯蓣苷元、豆甾醇、薯蓣次苷甲、箭根薯皂苷、D-山梨糖醇、2,4,6,7-四羟基-9,10-二氢菲，此外还含有蔗糖、皂苷、鞣质等。

【现代研究】

1. 抗菌、抗炎：体外抗菌实验表明，黄药子水浸剂（1：3）在其20%～40%浓度内对堇色毛癣菌、同心性毛癣菌、许兰黄癣菌、奥杜盎小芽胞癣菌、铁锈色小芽胞癣菌、羊毛状小芽胞癣菌、石膏样小芽胞癣菌、腹股沟表皮癣菌、红色表皮癣菌、星形奴卡菌等皮肤真菌均有不同程度的抑制作用。分离出的生物碱二氢薯蓣碱在0.1%浓度时能抑制多种使植物致病的真菌生长。口服黄独乙素每日50mg/kg及200mg/kg对大鼠交叉菜胶性足跖肿及大鼠棉球肉芽肿有明显的抑制作用。

2. 抗甲状腺肿：大鼠以缺碘饲料或抗甲状腺药物（硫尿嘧啶、硫氰酸钾）造成实验性甲状腺肿，黄药子以2%～5%混入饲料中喂饲则对缺碘饲料所致甲状腺肿有治疗作用，但对硫尿嘧啶（以0.005%水溶液为饮料）所造成的甲状腺肿无影响，对硫氰化钾（以0.1%水溶液为饮料）所致轻度甲状腺肿有效。黄药子的抗甲状腺肿作用可能是其含碘较多所致，每1kg黄药子含碘达14.3mg。

3. 心脏保护：20%黄药子水煎剂或醇浸物水液用1∶500浓度0.1mL时，可使离体蛙心收缩减弱、心跳减慢，心室及心房扩张；用其1∶50浓度0.1mL时，可使离体蛙心立刻被抑制，心室停止跳动，心房和静脉窦仍然跳动，但在15min内停止活动于舒张状态。20%黄药子水煎剂或醇浸物水液由皮下注射或静脉注射给药，可使在位蛙心收缩减弱、心跳减慢、心室及心房扩张，处于舒张而收缩不全状态。当静注醇浸物水液达1mL时，心室收缩立即减弱，并在27min内停止跳动。可以认为黄药子有直接抑制心肌的作用，醇浸物水液的抑制作用较水煎剂强。

4. 对平滑肌的作用：20%黄药子水煎剂或醇浸物水液2mL，对家兔离体肠平滑肌有抑制作用；对家兔及豚鼠离体未孕子宫有兴奋作用，出现节律性收缩与强直性收缩，苯海拉明能消除其对子宫的兴奋作用。

5. 抗肿瘤：黄独在体外有抗噬菌体活性的作用，利用稻瘟霉活性筛选体系证明黄独95%醇提物有明显致孢子变形活性，示其有抗癌功效。从黄独中分离得到的黄独素A、黄独素B及黄独素A的吡喃葡萄糖苷以不同剂量对接种S$_{180}$的小鼠进行腹腔注射，连续给药5天，16天后将癌组织剥离称重，经统计学处理，黄独素A、黄独素B显示出很好的抗小鼠实体瘤S$_{180}$的活性。此外，黄独对小鼠白血病L$_{615}$、细胞子宫颈癌U$_{14}$均有生长抑制作用。采用不同极性的有机溶剂对黄独块茎进行提取，以动物整体实验肿瘤模型和人的离体肿瘤细胞株为筛选对象，结果显示小极性提取物能显著抑制肿瘤的生长及延长荷瘤小鼠存活时间；并对人的肝癌、结肠癌等肿瘤细胞有显著的生长抑制作用。以体外对抗TPA诱导的两种肿瘤克隆原细胞的集落形成作用来考察黄独的抑制癌促发活性，结果表明其提取物及部分单体化合物都有显著的抑制活性。研究表明，黄独的石油醚提取物能显著抑制Hela肿瘤细胞株在小鼠体内的生长，肿瘤腹水的形成时间显著延长。

6. 毒性：小鼠灌服200%黄药子水煎剂LD$_{50}$为79.98g（生药）/kg。亚急性毒性实验表明，小鼠灌服黄药子水煎剂每日19.9g（生药）/kg及10g（生药）/kg，连续14天和21天，病理切片观察可见肝组织明显受损，肾组织仅在大剂量21天组出现一定程度的损害。

【临床应用】

1. 甲状腺瘤：每日用生黄药子15g，炖服，连服5～8星期。观察25例，治疗后3例腺瘤完全消失，17例肿物均显著缩小，其中有4例碘剂治疗无效再用黄药子奏效；对照组碘剂治疗10例，仅1例腺瘤完全消失，1例轻度缩小，8例无效。部分病例服黄药子后有口干现象。1例停药后复发，再用药仍有效。

2. 地方性甲状腺肿：用黄药子250g，2次加水煎至2000mL，再与白酒400mL混合为2400mL（不加白酒亦可），每次5mL，每日2次，饭后服；或用粉剂，每日0.9g，分服或顿服；10天为1疗程，停药3～5天，再行第2、3疗程，共治疗127例（其中Ⅰ度18例，Ⅱ度47例，Ⅲ度48例，Ⅳ度14例），经1个多月服药，停药3月观察，全部患者颈围均有不同程度的缩小，治愈率为68.7%，总有效率100%。对照组用海碘散，治愈率82.9%，总有效率97.3%，Ⅲ度、Ⅳ度患者海碘散无效者，服黄药子仍有效。

3. 甲状腺中毒症：用黄药子流浸膏，每日3～6mL（每3mL相当于原生药3g），分3次于饭后服。治疗26例，4例临床症状于用药2～3天后消失，21例平均于用药4～6天后显著进步，1例无效。大部分病例基础代谢率有不同程度降低，颈围亦有不同程度的缩小。

4. 宫颈炎：黄药子500g，浸于2kg黄酒中，加入密封罐内微火蒸2h，密封放于冷处避光，7天后待用。用时先用棉签擦净宫颈分泌物，然后将带尾线之消毒棉球浸湿药酒，贴于宫颈表面，24h后取出，隔日1次。观察53例，平均用药9次，有效率达100%，治愈率为32.7%，患者上药后无全身及局部不良反应。

5. 银屑病：取黄药子块茎（根）300g，切片捣碎，加入75%乙醇1000mL中浸泡7天，过滤后即成黄药子酊。用时将其酊剂直接涂擦皮损局部，每日2～3次。治疗56例，有效率为87.5%，一般见效时间为5～14天，治愈时间3～5星期。

6. 百日咳：取黄独果（即珠芽）5kg，切成片。加水以文火煎成10000mL，过滤，去渣，在滤液中加入冰糖或白糖500g。3岁以内每服30mL，每日4次；3岁以上每服50mL，每日4次。共治25例，结果痊愈19例，好转4例，无效2例，有效率92%。无效的2例合并重度小病灶性肺炎。此药对处于痉挛性咳嗽期者效力最大，合并肺炎者需配抗生素。仅1例发生恶心呕吐，其余未见不良反应。

【使用注意】本品有小毒，内服剂量不宜过大，脾胃虚弱者不宜磨汁服。口服过量会引起口舌喉等处烧灼感、流涎、恶心、呕吐、腹痛、腹泻、瞳孔缩小，严重者出现昏迷，呼吸困难和心脏麻痹而死亡。

【参考文献】

[1] 张骥鹏，高旺，高慧媛. 中药黄独的研究进展[J]. 中国现代中药，2008, 10(2): 34.

[2] 李建恒，张杏红，郑富稳，等. 中药黄独抗肿瘤成分及生物活性研究[J]. 中国药业，1999, 8(3): 40.

164 黄蜀葵

【来源】锦葵科秋葵属黄蜀葵*Abelmoschus manihot* (L.) Medic.的干燥花、叶、根。

【形态特征】一年生直立草本，高 1 ～ 2m，全株疏被长粗毛。叶互生，有长柄，叶片掌状深裂，裂片 5 ～ 9 片，裂片长椭圆状披针形，边缘有粗钝锯齿：自叶片基部伸出与裂片同数的主脉数条。夏季开花。花大，黄色，基部紫色，有柄，生于叶腋和枝顶。果外形似杨桃，外被粗毛，成熟时裂开。

【生长环境】多生于旷野村边路旁及沟边湿地。

【采集加工】花、叶、根。花：夏、秋二季花开时采摘，及时干燥。

叶：春、夏季采收，鲜用或晒干。

根：秋季挖取根部，洗净，晒干。

【性味功能】甘，寒。利水消肿，拔毒排脓。

【主治用法】叶：尿路感染、痈疽疔肿、烧烫伤、刀伤出血等。内服：煎汤，9 ～ 15g。外用：捣敷。

花：用于湿热壅遏，淋浊水肿；外治痈疽肿毒，水火烫伤。内服：煎汤，10 ～ 30g；研末内服，3 ～ 6g。外用：研末调敷、捣敷或油浸涂敷。

根：肺热咳嗽，淋病，水肿，小便不利，乳汁不通；痈肿疔毒、瘰疬恶疮、腮腺炎、中耳炎、阑尾炎等。内服：煎服，3 ～ 9g，鲜品 15 ～ 45g。外用：捣敷或煎水洗。

【化学成分】黄酮醇类化合物，其他则包括有机酸类、鞣酸类、甾类及长链烃类等化合物；黄蜀葵根、叶的主要化学成分包括多糖类物质和蛋白质等。

【现代研究】

1. 保肝：黄蜀葵花中棉皮素 -3'-*O*-*β*- 葡萄糖苷（420mg/kg）灌胃给药能显著降低 CCl_4 所致小鼠急性肝损伤升高的血清 AST、ALT 值，减轻肝细胞的炎性变性、坏死。

2. 肾脏保护：黄蜀葵总黄酮（200mg/kg）灌胃给药能显著降低链脲霉素诱导的糖尿病肾病大鼠的尿微量蛋白，改善足细胞凋亡，减轻肾损害和肾足细胞凋亡，改善糖尿病肾病。

3. 改善脑卒中后抑郁：黄蜀葵总黄酮（50mg/kg、100mg/kg）可不同程度地改善脑卒中后抑郁模型大鼠的抑郁状态，使体重相对增加，活动增多，糖水消耗量增加，这可能与其通过抑制脂质过氧化、改善血液流变学及抑制下丘脑 - 垂体 - 肾上腺轴的过度激活来达到抗脑卒中后抑郁的作用有关。

4. 心脏保护：黄蜀葵总黄酮（16mg/kg、8mg/kg）以续静脉推注的方式作药理性预适应，可减轻缺血再灌注损伤模型家兔的心肌损伤程度，降低心律失常的发生率，抑制血清中肌酸磷酸激酶和乳酸脱氢酶的产生和释放，降低心肌细胞凋亡率。

5. 抗炎：黄蜀葵总黄酮（100mg/kg）可显著降低弗氏完全佐剂诱发的佐剂性

关节炎大鼠的炎症因子含量，减轻大鼠继发性足肿胀及降低多发性关节炎指数，其作用途径可能与调节机体异常免疫相关。

【临床应用】

1. 疗疮疖肿：鲜黄蜀葵叶十余片，加蜂蜜捣为泥状。用时取适量摊于纱布上，敷患处并以胶布固定，日换1～2次。用于治疗疗疮疖肿58例，其中疗疮13例，除3例面部抓破感染，加用青霉素、链霉素未列入统计外，其余10例均以外敷治愈，治愈时间平均为4天；疖肿45例，亦以上法外敷，在3～4天内治愈；治愈率均100%。

2. 乳糜尿：用黄蜀葵花醇提物制成口服液（每毫升含生药2g），每日10～15mL，分3次服，2周为1个疗程，可连续2～4个疗程。乳糜尿转阴或明显减轻，可加服六味地黄丸。用于26例患者，治愈18例，好转4例，无效4例，总有效率84.6%。其中乳糜血尿有效4/7例，占57.14%；非血性乳糜尿18/19例，占94.73%。辨证有湿热见证者有效21/22例，占95.45%；无湿热见证者有效1/4例，占25%；兼有阳虚者有效1/4例，占25%；气阴两虚、阴虚者有效21/22例，占95.45%。

3. 口腔溃疡：黄蜀葵花煎液治疗口腔溃疡53例，先用生理盐水清洁口腔，棉球拭干后用黄蜀葵花煎液的棉片贴敷，5min后换药一次，共贴敷2次，咽部患者及溃疡数较多者可用喷雾法。经治疗后显效48例，好转5例，总有效率100%。

【使用注意】孕妇忌服。

【参考文献】

[1] 温锐，谢国勇，李旭森，等. 黄蜀葵化学成分与药理活性研究进展[J]. 中国野生植物资源，2015, 34(2): 37.

[2] 曹建文，颜丙春. 黄蜀葵提取物灌胃对脑缺血再灌注损伤小鼠神经损伤的防治作用及其机制探讨[J]. 山东医药，2018, 58(11): 37.

[3] 刘必全，胡勇，张建华，等. 黄蜀葵花总黄酮对大鼠佐剂性关节炎的防治作用[J]. 中国临床康复，2006, 10(35): 34.

[4] 郝吉莉. 黄蜀葵总黄酮抗脑卒中后抑郁作用及部分机制研究[D]. 合肥：安徽医科大学，2007.

[5] 范丽，郭岩，陈志武，等. 黄蜀葵花总黄酮预处理对家兔心肌缺血再灌注损伤的影响[J]. 中国药理学通报，2006, 22(1): 106.

165 救必应

【来源】冬青科植物铁冬青 *Ilex rotunda* Thunb. 的树皮、根皮、叶。

【形态特征】乔木，树干灰白色；高5～15m。小枝常有棱，顶端常红褐色。

叶互生，叶柄长7～12cm，叶片卵圆形或椭圆形，长4～10cm，宽2～4cm，先端短渐尖，叶面亮绿色，背面颜色较浅，边缘无齿。夏初开花，花绿白色，排成伞形花序。果近球形或椭圆形，直径0.3cm左右，成熟时红色。

【生长环境】多生于旷野树林，溪流沿岸。

【采集加工】皮、叶。树皮、根皮：春、秋二季剥取，切片晒干或研粉备用，或鲜用。叶：多为鲜用。

【性味功能】苦，寒。清热解毒，活血祛瘀，利湿止痛。

【主治用法】急性胃肠炎，腹胀，胃溃疡，感冒发热，风湿骨痛。每用干皮9～30g水煎服。跌打损伤，用鲜叶适量捣烂调酒外敷，亦可用干皮研末调酒或醋外敷。毒蛇咬伤、痈疮肿痛、水火烫伤用鲜叶捣烂外敷。

【化学成分】丁香苷、具柄冬青苷、铁冬青酸、铁冬青酸异丙叉酮缩醇、芥子醛、芥子醛葡萄糖苷、丁香醛、3-乙酰齐墩果酸及硬脂酸等。

【现代研究】

1. 保护心脑血管：救必应醇提物0.05g/0.2mL一次给药，对豚鼠离体心脏灌流有扩张冠脉及增加冠脉流量的作用；1.6g/kg静脉注射，可降低麻醉猫的血压及对麻醉猫脑垂体后叶所致兔实验性心肌缺血有保护作用。按血小板血栓实验法测试，救必应水提液1g/kg静脉注射给药，能抑制大鼠血栓形成。

2. 耐缺氧：救必应醇提物2.6g/kg及救必应叶水提物1.0g/kg、1.5g/kg腹腔注射，可提高小鼠耐缺氧能力，延长缺氧存活时间。

3. 降血糖：由紫丁香苷20%～50%、救必应酸40%～90%组成的救必应药物组合物，在0.5～0.01mg/mL浓度下对α-葡萄糖苷酶具有抑制作用，并能抑制正常小鼠及四氧嘧啶诱导的高血糖小鼠餐后血糖的升高。

4. 保肝：救必应水提物（相当于原料药100mg/kg、200mg/kg）灌胃给药，对CCl_4引起的小鼠肝损伤起到显著的保护作用。

【临床应用】

1. 止血：救必应乙素注射液静注或静滴，用于手术过程及手术后出血者52例，非手术出血者18例，结果显效30例，有效26例，无效者14例，总有效率80%。

2. 急性肠胃炎：以救必应75%、过山风25%的比例制成片剂，每片0.5g，首剂3g，其后每3～4h服2g，一般服药2～3次，共治疗急性胃肠炎2436例，全部治愈，治愈率100%。

3. 腹泻：每100mL药液含救必应15g、火炭母30g、扭肚藤30g、番石榴皮15g、车前草10g的救必应制剂，用于治疗单纯性消化不良、消化不良及急性肠炎引起的腹泻，成人3次/天，每次15mL；小儿3次/天，每次5～10mL。用该方治疗54例患者，服药后痊愈共47例占87%，好转5例占9.3%，无效2例占3.7%，总有效率达96.3%。

4. 腹痛：腹痛必应汤（处方：救必应15g，柴胡、枳壳、香附、白芍、苍术、鸡内金各10g，甘草5g）1剂/天，水煎，分3次温服，每周5～7剂，连服2周为1疗程，2疗程后统计结果。总治疗儿童再发性腹痛43例，治愈15例，显效16例，有效8例，无效4例，总有效率达90.7%。

5. 口腔颌面部炎症：以水杨梅根15～30g、救必应皮15g、甘草6g、三叉虎根15g组成的"梅虎汤"治牙槽脓肿、智齿冠周炎、颌骨骨髓炎等口腔颌面部炎症取得很好的疗效。每天1～2剂，水煎服。疗效：一般服药2～3天均可临床治愈，最长者7天，157例中，有效153例，无效4例，有效率97%。

6. 百日咳：以救必应、岗梅、天冬各250g，鹅不食草1000g，水煎服。治疗百日咳患者60例，痊愈31例，显效12例，有效13例，无效4例，总有效率93.3%。

【使用注意】体质虚寒者慎用。

【参考文献】

[1] 周宁，郭鸿宜. 救必应干品及新鲜品体外抗菌作用的研究[J]. 中国中医药杂志，2004, 2(12): 534.

[2] 陈壮，肖刚. 救必应对小鼠急性化学性肝损伤的保护作用[J]. 中国医药导报，2012, 9(36): 15.

166 雀梅藤

【来源】鼠李科雀梅藤属植物雀梅藤 *Sageretia thea* Johnst. 的根。

【形态特征】藤状或直立灌木。小枝具刺，灰色或灰褐色，被短柔毛，常对生。叶对生或互生；叶柄长2～7mm，被短柔毛；叶片纸质，椭圆形、长圆形或卵状椭圆形，长1～4.5cm，宽0.7～2.5cm，先端锐尖，基部圆形或近心形，边缘具细锯齿，上面绿色，无毛，下面浅绿色，无毛或沿脉被柔毛。花两性，无梗，黄色，芳香，穗状或圆锥状花序；花序轴长2～5cm，被茸毛或密短柔毛；花萼5，裂片三角形，外面被疏柔毛；花瓣5，匙形，先端2浅裂，常内卷，短于萼片；花柱极短，柱头3浅裂，子房3室。核果近球形，径约5mm，熟时紫黑色。花期9～10月，果期翌年4～5月。

【生长环境】生于海拔2100m以下的丘陵、山地林下或灌丛中。

【采集加工】根。秋后采根，洗净鲜用或切片晒干。

【性味功能】甘、淡，平。降气，化痰，祛风利湿。

【主治用法】咳嗽，哮喘，胃痛，鹤膝风，水肿。内服：煎汤，9～15g；或浸酒。外用：捣敷。

【化学成分】大麦芽碱、无羁萜、表无羁萜醇、大黄素、大黄素-6-甲醚、β-

谷甾醇、蒲公英萜醇、β-谷甾醇-β-D-葡萄糖苷、胡萝卜苷、奥寇梯木醇-3-乙酸酯等。

【现代研究】

1. 护肝：雀梅藤的水煎醇沉液或浸膏按40～50g（生药）/kg体重之剂量给大鼠灌胃，每日1次，连续9天，能明显降低CCl_4中毒大鼠的血清丙氨酸转氨酶（ALT），而对正常大鼠的ALT无影响，对CCl_4中毒大鼠的血清碱性磷酸酶（AKP）也有降低作用。

2. 抗菌：雀梅藤水煎液（浓度为100%）体外有抗金黄色葡萄球菌、变形杆菌、枯草杆菌、大肠杆菌、伤寒杆菌的作用，浓度越高，抗菌作用越强，其中金黄色葡萄球菌和变形杆菌最敏感，每只小白鼠每日用100%雀梅藤水煎液0.2mL灌胃，连续3天，能降低腹腔注射变形杆菌的小白鼠的死亡率，说明其体内也有抗菌作用。

3. 毒性：小鼠口服的最小致死量大于625g（生药）/kg。以每日10g/kg或每日100g/kg的雀梅藤喂养大鼠连续3个月，活动正常，体重增长与对照组无异，肝肾功能、血糖、血常规、心电图均未见异常变化，亦未引起各组织的病理改变，停药1个月后也如此。

【临床应用】

1. 肝炎：以雀梅藤为主要原料制成的苏肝合剂有显著的退黄、降酶作用，是治疗病毒性肝炎和急性黄疸性肝炎的高效药物，总有效率达96.2%。

2. 其他：雀梅藤还可以用于治疗甲状腺囊肿、乳腺瘤、水肿、淋巴结肿大、皮肤疖肿、疥疮、急慢性咽炎、扁桃体炎、胆囊炎、痔疮继发感染等。

【参考文献】

[1] 徐丽珍，杨小江，李斌. 雀梅藤化学成分的研究[J]. 中国中药杂志，1994, 19(11): 675.

[2] 万嘉锺. 雀梅藤治疗甲状腺囊肿、乳腺瘤20例疗效观察[J]. 云南中医学院学报，1982(1): 14.

[3] 巢琪，刘星堦. 雀梅藤的化学成分——3-乙酰基Ocotillol的分离鉴定[J]. 上海医科大学学报，1987, 14(5): 393.

[4] 刘树喜，黄琪珍，孙华. 草药雀梅藤抗菌试验研究[J]. 云南中医学院学报，1990, 13(2):23.

[5] 丁永丽，张国文，陈新利，等. 云南民间习用药雀梅藤原植物来源考证[J]. 中国民族民间医药，2020, 29(17): 27.

[6] 仲山民，田荆祥，吴美春，等. 4种雀梅有效成分分析[J]. 浙江林学院学报，1994, 11(2): 133.

167 常山

【来源】虎耳草科常山属植物常山 *Dichroa febrifuga* Lour. 的根。

【形态特征】灌木，高1～2m。小枝绿色，常带紫色，无毛，或稀被微柔毛。叶对生；叶柄长1.5～2cm；叶形变化大，通常椭圆形、长圆形、倒卵状椭圆形，稀为披针形，长5～10cm，宽3～6cm，先端渐尖，基部楔形，边缘有密的锯齿或细锯齿；中脉上面凹陷，侧脉弯拱向上。伞房状圆锥花序；顶生，有梗；花蓝色或紫色；花萼倒圆锥形。浆果蓝色，有多数种子。

【生长环境】生于海拔500～1200m的林缘、沟边、湿润的山地。

【采集加工】根。栽培4年以上收获。秋后齐地割去茎秆，挖出根，洗去泥土，砍去残余茎秆，再砍成7～10cm短节，晒或炕干后在有火焰的柴火上燎去须根，撞去灰渣即为成品。

【性味功能】苦、辛，寒；小毒。截疟，祛痰。

【主治用法】疟疾，胸中痰饮积聚。内服：煎汤，5～10g，或入丸、散。

【化学成分】主要化学成分为常山碱、异常山碱、小檗碱、7-羟基香豆素、异香草醛胡萝卜苷、豆甾醇、4-喹唑酮等。

【现代研究】

1. 抗疟疾：常山具有很好的抗疟疾活性，其主要的活性成分是常山碱和异常山碱，其中常山碱的活性比奎宁高100倍。

2. 抗癌：有研究者从常山中分离得到常山碱和异常山碱，并进行动物体外抗癌活性实验。结果发现在温度为37℃，浓度为0.25%时，常山碱对老鼠腹水癌细胞作用3h后，癌细胞的死亡率为80%～90%。

3. 抗炎：研究发现通过蛋白质标记法和免疫组织化学分析法测定蛋白质中核转录因子的改变，从而研究常山水提取物对老鼠肝细胞炎症的治疗作用。结果表明，常山的水提取物对老鼠肝细胞的炎症有很好的治疗作用。

【临床应用】疟疾：用鸡骨常山麝香片剂，每片含常山0.08g，第1日每次3片，第2～5日每次2片，每日3次，于饭前1h用冷开水吞服，服后静卧30min，服药前后1h禁食热饮料，5天为1疗程。据1926例的临床观察：

（1）症状控制：第1日观察668人，控制率59.1%；第7日观察475人，控制率91.6%。

（2）疟原虫转阴：间日疟第1日观察298人，阴转率56.7%；第5日观察306人，阴转率76.8%；第7日观察304人，阴转率68.8%。三日疟第1日观察103人，阴转率25.5%；第5日观察60人，阴转率81.7%；第7日观察20人，阴转率75%。恶性疟第1日观察437人，阴转率37.1%；第5日观察412人，阴转率52.9%；第7日观察385人，阴转率47.3%。混合感染第1日观察46人，阴转率31%；第5日观察34人，阴转率44.1%；第7日观察29人，阴转率48.1%。

（3）不良反应：恶心、呕吐。第1日观察1270人，出现率49.1%；第7日观察1033人，出现率9.3%。结果表明，常山对间日疟的疗效较好，对恶性疟及混合感染的疗效稍差。

【使用注意】正气不足，久病体弱及孕妇慎服。

【参考文献】

[1] 李燕，刘明川，金林红，等. 常山化学成分及生物活性研究进展[J]. 广州化工，2011, 39(9):7.

[2] 张雅，李春，雷国莲. 常山化学成分研究[J]. 中国实验方剂学杂志，2010, 16(5): 40.

[3] Choi B T, Lee J H, Shin K W, et al.Anti-inflammatory effects of aqueotus extract from Dichroafebrifuga roof in rat lives[J].Acta Pharmacol.Sinica, 2003, 24(2): 127.

[4] 徐浩锋，杨华俊，俞岚. 中药有效成分现代提取技术研究进展[J]. 海峡药学，2012, 24(1): 13.

[5] 郭志廷，刘晓璐，梁剑平，等. 常山碱及其衍生物药理学活性研究进展[J]. 中兽医医药杂志，2013(2): 17.

168 野甘草

【来源】玄参科野甘草属植物野甘草*Scoparia dulcis* L.的全草。

【形态特征】一年生草本。茎直立，高不超过0.35m，上部茎六棱形，具六条纵棱，灰绿色，茎节明显，体轻，质脆易折断，断面中空。叶对生或轮生，菱状卵形或菱状披针形，顶端钝，基部长渐狭，全缘或前半部有齿，两面无毛。春夏开小白花，花及果实生于叶腋处，蒴果卵圆形至球形。

【生长环境】多生于营舍周围，路边、坡坎、沟谷等较阴湿的沙质地。

【采集加工】全草。夏秋可采，洗净晒干备用。

【气味性能】甘，凉。疏风止咳，清热解毒，利尿消肿。

【主治用法】感冒发热、肺热咳嗽、咽喉肿痛、肠炎、痢疾、小便不利、脚气水肿、湿疹、痱子、喉炎、中耳炎、无名肿毒等。内服：15～30g，水煎服。外用：鲜草捣烂取汁擦治。

【化学成分】生物碱、黄酮类、二萜类、三萜类、酚酸等。

【现代研究】

1. 降血糖：野甘草提取物（200μg/kg）和阳性对照药物格列本脲（600μg/kg）连续6周灌胃给药糖尿病大鼠。结果发现，相比于格列本脲组，野甘草提取物组大鼠血糖水平显著降低，而血浆胰岛素、GSH-Px、GST和GSH水平显著提高。

2. 镇痛及抗炎：观察野甘草70%乙醇提取物（0.5g/kg、1.0g/kg）灌胃对角叉菜胶引起的小鼠足肿胀作用。结果表明，给药3h、4h和5h后，野甘草70%乙醇提取物可减轻足肿胀。

3. 保肝：小鼠连续5天口服野甘草70%乙醇提取物（0.1g/kg、0.5g/kg和1.0g/kg），然后用剂量为0.2%的四氯化碳（10mL/kg）腹腔注射诱导小鼠急性肝损伤，结果表明野甘草醇提物可明显降低血清中丙氨酸转氨酶（ALT）和天冬氨酸转氨酶（AST）的水平。病理组织切片显示，野甘草乙醇提取物能减少四氯化碳诱导的肝损伤，包括空泡形成、中性粒细胞浸润和坏死减少。

4. 抗溃疡：Wistar大鼠均以醋酸烧灼法制备胃溃疡模型，实验组给予野甘草乙醇提取物1g/kg，灌胃30天后剖腹取胃，测定溃疡面积大小，与模型组比较，实验组胃溃疡面积明显缩小。

5. 抗菌：通过纸片扩散法评估野甘草乙醇提取物对12种人类致病细菌菌株及3株真菌的体外抗菌活性。结果显示，野甘草乙醇提取物对金黄色葡萄球菌和甲型副伤寒沙门菌均有抑制作用，最低抑菌浓度均为256 mg/mL。

6. 抗肿瘤：用接种艾氏腹水瘤细胞的小鼠来研究冰糖草中scopadulcic acid B (SDB) 体内抗肿瘤活性，口服25mg/kg或100mg/kg的SDB能延长动物的平均存活时间。

【临床应用】

1. 肝炎：用野甘草水煎液（鲜野甘草60g煎水或野甘草干糖浆，每次10g）治疗肝炎133例，每日2次，连用7～10天。98例黄疸性肝炎用药30天，谷丙转氨酶降至正常者为47例，占47.96%；黄疸指数降至正常者为18例，占18.37%；32例无黄疸性肝炎用药30天，谷丙转氨酶降至正常者为15例，占46.88%。

2. 老年性皮肤瘙痒：用野甘草叶桉汤（药用马鞭草30g，半枝莲25g，大叶桉30g，野甘草30g，马樱丹20g）水煎，日1剂，分2次外洗，连用4周，治疗老年性皮肤瘙痒30例，痊愈8例，显效10例，有效10例，无效2例，总有效率93.30%。

3. 痱子：用野甘草痱子水（鲜品10kg或干品5kg，水提醇沉，滤液加水并加含香精乙醇，使含醇量为20%），每天1～2次，连用2～3天，治疗小儿痱子100例，有效率100%。

【参考文献】

[1] 万文婷，马运运，许利嘉，等. 野甘草的现代研究概述和应用前景分析[J]. 中草药，2015, 46(16): 2492.

[2] 杨全，唐晓敏. 野甘草的生药学研究[J]. 云南中医中药杂志，2012, 33(2): 52.

[3] 卢小曼，陈建华. 野甘草痱子水的制备与临床应用[J]. 广东药学，1996(2): 56.

169 野牡丹

【**来源**】野牡丹科植物野牡丹 *Melastoma candidum* D.Don 的全株。

【**形态特征**】茎枝密被深棕褐色粗毛。老茎木质，粗毛鳞片状伏贴于茎上，茎质硬实，不易折断，断面黄白色，嫩枝近草质，粗毛明显，断面中空。叶对生，皱缩，展平后呈宽卵状、卵形至长卵形，长5～8cm，宽3～5cm，叶面黄绿色，密被紧贴的粗毛，叶背绿黄色至锈黄色，被长毛，顶端急尖，基部钝圆，全缘，叶脉通常7条，间为5条，由基部向上伸出，近边两条常贴近叶缘，叶面、叶背均可见，以叶背更明显，脉呈棕黄色，侧脉横向平行排列整齐。具短叶柄。叶革质，稍脆硬。常见枝端留花3～5朵，未开放的密被黄色茸毛，已开放的其萼密被粗毛，萼片5枚，三角状披针形，与萼管近等长。偶见幼果，近杯状，长约1cm，密被黄褐色鳞片状粗毛。

【**生长环境**】多生于山地、斜坡、旷野、灌草丛及路边。

【**采集加工**】全株。秋季采挖全株，洗净，切碎，晒干。

【**性味功能**】酸、涩、凉。清热解毒，消积化滞，活血止血，消肿。

【**主治用法**】跌打损伤，痈肿疔毒，乳汁不行，食滞腹痛便溏、湿热泻痢、气滞血瘀胃脘痛，肠炎，肝炎，血栓性脉管炎，各种原因引起的便血、衄血、吐血、月经过多等。

【**化学成分**】黄酮类、氨基酸类、维生素、矿物质元素和微量元素等。

【**现代研究**】

1. 抗菌：用提取野牡丹有效成分制成口服液，采用平皿稀释法进行体外抗菌作用研究，结果表明，野牡丹口服液对痢疾杆菌和大肠杆菌最小抑菌浓度分别为：0.82mL/mL、1.02mL/mL。野牡丹止痢片对革兰阳性菌、金黄色葡萄球菌和枯草芽孢杆菌的抑制作用较强，对革兰阴性菌的大肠埃希菌几乎无抑制作用。

2. 抗腹泻：提取野牡丹有效成分制成口服液（12mL/kg、17mL/kg），灌胃由蓖麻油引起腹泻模型小鼠，给药4h后野牡丹口服液17mL/kg组与空白组比较，腹泻次数极显著降低，且持续时间长久。灌胃番泻叶诱导腹泻模型小鼠，给药4h后，野牡丹口服液17mL/kg组与空白组比较，腹泻次数显著降低，说明野牡丹口服液对蓖麻油和番泻叶引起的刺激性腹泻均显示不同程度的抑制作用。

3. 抗炎镇痛：野牡丹水煎液高、中、低剂量（36g/kg、18g/kg、9g/kg）灌胃小鼠，野牡丹高剂量对小鼠耳肿胀抑制率为66.51%，中剂量组对小鼠毛细血管通透性抑制作用显著，给药0.5h和1h后，各组小鼠刺激痛阈值显著提高，给药15min后，显著抑制醋酸扭体反应。说明野牡丹具有良好的抗炎镇痛作用。

4. 免疫调节：野牡丹水煎液高、中、低剂量（36g/kg、18g/kg、9g/kg）灌胃小鼠，野牡丹提取物不同程度地提高免疫低下小鼠的脾脏指数、胸腺指数、廓清指数和吞噬指数，对免疫低下小鼠的免疫功能具有调节作用。

5. 预防痢疾：野牡丹水煎液10mL/只拌料治疗仔猪白痢50头，显著痊愈的有43头，而有效的有5头，无效的2头。

【临床应用】

1. 菌痢及急性胃肠炎：以野牡丹干根60～120g煎水服，治菌痢及急性胃肠炎72例，4天治愈率为94%。

2. 子宫颈炎、阴道炎：野牡丹全草5000g，水煮2次，每次煮2h，合并2次滤液浓缩至1000g流浸膏，加0.3%苯甲酸、0.02%尼泊金防腐。作阴道涂擦用，隔天涂1次，7～10次为1个疗程。并用野牡丹15～31g，水煎服，每天1剂，连服3天。共观察885例（轻度622例，中度161例，重度102例）。结果：治愈581例（轻度406例，中度115例，重度60例），治愈率达65.65%，明显好转304例（轻度216例，中度46例，重度42例），占34.35%。

3. 小儿急性腹泻：野牡丹水煎液治疗小儿急性腹泻50例，治疗4～7天，显效25例，有效18例，总有效率86%。

【使用注意】孕妇慎服。

【参考文献】

[1] 梁春玲，周玖瑶，吴俊标，等. 野牡丹抗炎镇痛作用及其对小鼠免疫功能影响的研究[J]. 中国药师，2012, 15(11): 1547-1550.

[2] 刘惠，沈毅华，刘文. 野牡丹提取物对血小板聚集的影响[J]. 广东医学院学报，2012, 30(5): 482-483+487.

[3] 何凤生. 野牡丹煎汁对仔猪白痢的防治效果[J]. 畜牧兽医科技信息，2018(7): 90.

[4] 刘慧，符健. 野牡丹的研究进展[J]. 中医药导报，2008, 14(12): 90-91.

[5] 殷国华，吴琼，刘丽敏，等. 野牡丹治疗小儿急性腹泻临床观察[J]. 临床荟萃，1997(21): 1001-1002.

170 野鸦椿

【来源】省沽油科植物野鸦椿 *Euscaphis japonica*（Thunb.）Dippel 的花、果实或种子、茎皮、根、叶。

【形态特征】落叶小乔木或灌木，高2～8m。茎皮灰褐色，具纵纹，小枝及芽红紫色，枝叶揉破后发出恶臭气味。叶对生；小叶柄长1～2mm；小托叶线形，基部较宽，先端尖，有微柔毛；奇数羽状复叶，长（8）12～32cm，叶轴淡绿色，小叶5～9，稀3～11，长卵形或椭圆形，稀为圆形，长4～9cm，宽

2～4cm，先端渐尖，基部钝圆，边缘具疏短锯齿，齿尖有腺体，下面沿脉有白色小柔毛，主脉上面明显，在背面突出；侧脉8～11，有微柔毛。花两性，圆锥花序顶生，花梗长达21m，花多，较密集，黄白色，径4～5mm，萼片与花瓣均5，椭圆形，萼片宿成；花盘盘状，心皮3，分离；雄蕊5，花丝扁平，雌蕊3；子房卵形。蓇葖果，长1～2cm，每一花发育为1～3个，果皮软革质，紫红色，有纵脉纹。种子近圆形，假种皮肉质，黑色，有光泽。花期5～6月，果期8～9月。

【生长环境】生于山坡、山谷、河边的丛林或灌丛中，亦有栽培。

【采集加工】果实或种子：秋季采收成熟果实或种子，晒干。花：5～6月采摘，晾干。根：9～10月采挖，洗净，切片，鲜用或晒干。或剥取根皮用。叶：全年可采，鲜用或晒干。茎皮：全年可采，剥取茎皮，晒干。

【性味功能】果实或种子：辛，微苦，温。祛风散寒，行气止痛，消肿散结。根：苦，微辛，平。祛风解表，清热利湿。花：甘，平。祛风止痛。叶：味微辛，苦，性微温。祛风止痒。茎皮：味辛，性温。行气，利湿，祛风，退翳。

【主治用法】果实或种子：主治胃痛，寒疝疼痛，泄泻，脱肛，月经不调，子宫下垂，睾丸肿痛。内服：煎汤，9～15g；或泡酒。根：主治外感头痛，风湿腰痛，痢疾，泄泻，跌打损伤。内服：煎汤，9～15g，鲜品30～60g；或浸酒。外用：适量，捣敷；或煎汤熏洗。花：主治头痛，眩晕。内服：煎汤，10～15g。外用：适量，研细末撒敷。叶：主治妇女阴痒。外用：适量，煎汤洗。茎皮：主治小儿疝气，风湿骨痛，水痘，目生翳障。内服：煎汤，9～15g。外用：适量，煎汤洗。

【化学成分】果：异槲皮苷、车菊素-3-木糖葡萄糖苷、紫云英苷山柰酚-3-葡萄糖苷、槲皮素-3-葡萄糖苷、β-谷甾醇、胡萝卜苷等。果荚：野鸦椿胺A、野鸦椿胺B。果皮：齐墩果酸、坡模醇酸、委陵菜酸、野鸦椿酸。荚膜种：车菊素-3-木糖葡萄糖苷。枝叶：酯类化合物、三萜类化合物、鞣花酸类化合物等。

【现代研究】

1. 抑菌：采用试管二倍稀释法联合琼脂平板法测定野鸦椿果实提取物的抑菌能力。结果显示野鸦椿果实醇提取液抑菌效果较水提取液抑菌效果明显，二氯甲烷部分、正丁醇部分对各实验菌株的抑制作用最强，乙酸乙酯部分次之。

2. 抗炎镇痛：野鸦椿水提取物具有较强的抗炎镇痛效应，低、中、高（2g/kg、4g/kg、8g/kg）剂量组对二甲苯致小鼠耳片肿胀、角叉菜胶和蛋清引起的大鼠足跖肿胀、急性炎症导致的皮肤和腹腔毛细血管通透性增加、冰醋酸导致的慢性炎性疼痛、热板导致的疼痛均有不同程度抑制作用，其中4g/kg、8g/kg效果最显著。野鸦椿枝叶甲醇提取物中分离得到7-hydroxy-2-octen-5-olide和methyl-5,7-dihydroxy-2(Z)-octenoate有较强的抗炎症活性，推测野鸦椿酯类化合物的抗炎症活性与其结构

中的 α、β 不饱和羰基密切相关，而且有可能是通过抑制体内的环氧酶的活性来实现抗炎症作用的。

3. 抗肝纤维化：观察野鸦椿水提物高、低剂量组（1mL/kg、0.2mL/kg）对大鼠 CCl_4 慢性肝纤维化模型的影响，结果表明，野鸦椿高、低剂量组透明质酸（HA）、层粘连蛋白（LN）、Ⅲ型前胶原蛋白肽（P Ⅲ P）、TGF-β_1、TNF-α 含量均显著降低，表明野鸦椿水提物具有抗慢性肝纤维化的作用，其中高剂量组效果接近秋水仙碱组，优于低剂量组，呈一定的量效关系。野鸦椿果实水提能降低急性酒精性肝损伤模型大鼠血清中谷丙转氨酶（ALT）、谷草转氨酶（AST）、总胆红素（TBIL）、直接胆红素（DBIL）及三酰甘油（TG）含量，表明野鸦椿果实水提物对急性酒精性肝损伤有保护作用。

4. 抑制脂肪堆积：以油酸诱导的 $HepG_2$ 细胞模拟肝脂堆积和肝脂变性模型，采用油红O染色实验、甘油三酯试剂盒定量测定实验分别测定野鸦椿乙醇总提取物、不同极性部位及野鸦椿根部提纯化合物（12R, 13S）-3-甲氧基-12, 13-环丙烷-蒲公英赛烯 -2, 14-二烯 -1-酮 -28 羧酸（1）对肝脂堆积的抑制作用，并采用MTT法测定它们对 $HepG_2$ 细胞毒作用。结果表明：野鸦椿乙醇总提取物在剂量不超过100μg/mL范围内对 $HepG_2$ 细胞无明显毒性，却显示出一定的抑制脂肪堆积作用；在剂量不超过50μg/mL，四个不同的极性萃取部位均不显示明显的毒性，其中石油醚部位和乙酸乙酯部位明显减少细胞内三酰甘油的含量和抑制脂肪堆积，而正丁醇部位和水部位脂肪堆积抑制作用不明显；提纯物1在剂量不超过25μg/mL无明显细胞毒性，但当剂量达到50μg/mL明显抑制细胞存活率，提纯物1呈剂量依赖性降低抑制细胞内三酰甘油的含量和脂肪堆积。

5. 抗细胞增殖：野鸦椿乙酸乙酯部位在10μg/mL、100μg/mL时均能显著降低肝星状细胞（HSCs）的增殖率；总浸膏、正己烷部位100μg/mL时可降低细胞的增殖率。乙酸乙酯部位分离得到的单体化合物坡模酸在10μmol/L、100μmol/L均能显著抑制HSCs的增殖率，methyl rotundate在100μmol/L时可降低细胞增殖率。野鸦椿提取的7-hydroxy-2-octen-5-olide和methyl-5, 7-dihydroxy-2(Z)-octenoate体外可显著抑制HeLa细胞的增殖，并呈一定的量效关系，对HeLa细胞增殖的半数抑制浓度分别为49.34μmol/L和24.53μmol/L，其作用机制可能是通过调节HeLa细胞P53蛋白表达以及诱导HeLa细胞的凋亡。

6. 抗氧化：分别运用 β-胡萝卜素 -亚油酸法和DPPH测定野鸦椿籽乙醇提取物的抗氧化能力，结果显示野鸦椿果实乙醇提取物在低浓度下的抗氧化活性要强于作为阳性对照物的槲皮素；在高浓度下的抗氧化活性要强于作为阳性对照物的抗坏血酸。采用快速薄层色谱筛选法测定了野鸦椿籽乙醇提取物中分离得到的7种单体化合物的抗氧化活性，结果显示3, 4, 5-三羟基苯甲酸、槲皮素葡萄糖苷、异鼠李素葡萄糖苷表现出较强的抗氧化活性。

【临床应用】妇女月经不调，膀胱疝气，痢疾，泄泻；眼起白膜，小儿肾囊肿；偏头痛，外伤肿痛，筋骨疼痛。

【参考文献】

[1] 罗李娜. 野鸦椿籽中化学成分及其抑菌活性研究 [D]. 长沙：湖南中医药大学，2014.

[2] 李先辉，李春艳，贾薇，等. 野鸦椿提取物抗炎镇痛效应的研究 [J]. 时珍国医国药，2009, 20(8): 2041.

[3] 董玫，张秋霞，广田满. 野鸦椿酯类化合物抗炎症活性与结构的研究 [J]. 天然产物研究与开发，2004, 16(4): 290.

[4] 高辉，钟飞，李春艳，等. 野鸦椿水提物对大鼠抗肝纤维化的影响 [J]. 吉首大学学报（自然科学版），2010, 31(5): 104.

[5] 刘迪栋，文旭，汤勇，等. 野鸦椿水提物对大鼠慢性肝纤维化的影响 [J]. 当代医学，2013, 19(15): 33.

[6] 满兴战，谭洋，裴刚. 中国野鸦椿属植物化学成分及药理活性研究进展 [J]. 天然产物研究与开发，2019, 31(4): 723.

[7] 钟飞，高辉. 野鸦椿果实水提物对急性酒精性肝损伤的保护作用 [J]. 怀化学院学报，2012, 31(2): 29.

[8] 罗海羽，姚默，申万祥，等. 野鸦椿属药学研究概况 [J]. 安徽农业科学，2012, 40(15): 8462.

171 野颠茄

【来源】茄科茄属植物牛茄子*Solanum surattense* Burm.f.的根、果实、种子。

【形态特征】为直立亚灌木，高可达0.5～1m，各部均被有关节的长柔毛和直的皮刺。叶纸质，阔卵形，长可达11cm或过之，宽4～9cm，顶端渐尖或急尖，基部心形，边缘5～7浅裂或半裂，裂片三角形、长三角形或卵形，边缘浅波状；侧脉与裂片同数，其上散生直刺；叶柄长达5cm。夏、秋间开白色花，数朵排成腋生的聚伞花序；花萼钟状，外面被长柔毛和细小的刺，有5个卵形的裂片；花冠阔钟状，冠檐5裂，裂片披针形；雄蕊5枚，生于喉部，花丝短，花药长约为花丝的2.5倍，黏合成一圆锥状体，顶端延长，孔裂。浆果扁球形，直径3.5～4cm，成熟时橙红色，内含许多种子。

【生长环境】多生于丘陵、坡地或路边。

【采集加工】根：夏、秋季采，鲜用或晒干。果实、种子：秋季采，种子洗净晒干，炒黄至有香气，备用。

【性味功能】苦、辛，温；有毒。散瘀消肿，止痛。

【主治用法】慢性支气管炎，哮喘，胃痛，风湿痛，腰腿痛，瘰疬，寒性脓疡，痈肿疮毒，跌打损伤。内服：煎汤，3～6g，或研末，0.3～0.9g。外用：适量，捣敷：煎水洗或研末调敷。

【化学成分】根：茄碱、茄解定等生物碱。果实：澳茄碱、澳茄新碱、澳茄边碱等。

【现代研究】

1. 抗菌：对牛茄子乙醇提取物进行了抗菌活性检测，选用金黄色葡萄球菌、链球菌、枯草芽孢杆菌、大肠杆菌、铜绿假单胞菌、伤寒杆菌、痢疾杆菌和霍乱弧菌。结果表明提取物在最高500μg/mL时对痢疾杆菌除外所有细菌有抗菌活性，最低在25μg/mL对除铜绿假单胞菌和痢疾杆菌外的细菌有抑制作用，揭示在高浓度下，牛茄子提取物有抑菌活性。

2. 驱虫：探讨牛茄子水和乙醇的植物提取物在杀虫活性的比较研究。通过水和乙醇提取物的各种剂量对成年印度蚯蚓的驱虫活动进行评估。结果表明两者的溶剂全部提取物能够在10mg/mL浓度呈现杀虫活性，与阳性药物哌嗪柠檬酸和阿苯达唑比较具有较优活性。驱虫活性呈现浓度依赖性。水提取物表现出相对于乙醇提取物更好的驱虫活性。

3. 毒性：小鼠腹腔注射100%水煎液或醇提液8mL，表现为呆滞，四肢半瘫痪状，行走蹒跚，6min时出现抽搐，7min时呼吸停止，15min死亡。灌胃50%水煎液或醇提液5mL，观察1个月未死亡。茄碱盐酸盐小鼠腹腔注射ID_{50}为42mg/kg体重，大鼠为67mg/kg体重。对受孕小鼠有胎毒和致畸作用，另外还有溶血作用。

【使用注意】本品有毒，未成熟的果实毒性最烈。孕妇忌用，青光眼禁用。中毒症状有恶心、呕吐、腹部痉挛或者腹泻，严重者还有谵语、幻觉和昏迷等中枢神经系统反应，作用机制仍不甚明确。

【参考文献】

[1] 马莉. 野颠茄的生药学研究 [D]. 广东：广东药学院，2012.

[2] Sheeba E. Antibacterial activity of *Solanum surattense* Burm f. Kathmandu university journal of science. Engineering and techology J, 2010, 6(1): 1.

[3] David E, Elumalai E K, Sivakumar C. Evaluation of antifungal activity and phytochemical screening of *Solanum surattense* Seeds[J]. Journal of Pharmacy Research, 2010, 3(4): 684.

[4] Yogendr Bahuguna, Vijay Juyal, Kuldeep Gusain. Pharmacological evaluation of *Solanum surattense* leaves for antiulcer activity[J]. Journal of Pharmacy Research, 2008, 1(2): 253.

[5] Bhabani S Nayak, Prabhat K Jena, Nigam P Sahu. Comparative study of anthelmintic activity between aqueous and ethanolic estract of *Solanum surattense* Linn[J]. International Journal of Pharmacy and Pharmaceutical Sciences, 2009, 1(1): 103.

172 蛇莓

【来源】蔷薇科蛇莓属植物蛇莓 *Duchesnea indica* (Andr.) Focke的全草。

【形态特征】多年生草本。根茎短，粗壮。匍匐茎多数，长30～100cm，有柔毛，在节处生不定根。基生叶数个，茎生叶互生，均为三出复叶；叶柄长1～5cm，有柔毛；托叶窄卵形到宽披针形，长5～8mm；小叶片具小叶柄，倒卵形至菱状长圆形，长2～3cm，宽1～3cm，先端钝，边缘有钝锯齿，两面均有柔毛或上面无毛；瘦果卵形，长1.5mm，光滑或具不明显突起。

【生长环境】生于山坡、河岸、草地、潮湿的地方。

【采集加工】全草。6～11月采收，洗净，晒干或鲜用。

【性味功能】甘、苦，寒。清热解毒，凉血止痛，散瘀消肿。

【主治用法】热病、惊痫、感冒、痢疾、黄疸、目赤、口疮、咽痛、疔肿、毒蛇咬伤等。内服：煎汤，9～15g，鲜品30～60g；或捣汁饮。外用：适量，捣敷或研末撒。

【化学成分】主要化学成分为乌苏酸、齐墩果酸、山奈酚、金丝桃苷、异槲皮苷、没食子酸、蛇莓苷A、蛇莓苷B等。

【现代研究】

1. 抗肝癌：有研究者采用四甲基偶氮唑盐比色法发现蛇莓醇提取物药物浓度为200mg/L时对人肝癌Bel-7402细胞有明显的抑制作用。

2. 抗宫颈癌：通过细胞毒实验证明了蛇莓中的三萜类化合物具有抗恶性肿瘤作用，该实验结果显示，蛇莓石油醚和乙酸乙酯提取物对宫颈癌细胞Hela具有一定的抑制作用。

3. 降压：蛇莓乙醇流浸膏所具有的降压功能较为短暂，能够产生抑制心脏收缩和心率过快的功能，其效用和使用剂量呈一定关系，能够增加冠状动脉血流量，且不论是阿托品的注射还是两侧迷走神经的切断都不会对此作用产生影响。

4. 收缩平滑肌：蛇莓能够对平滑肌产生一定的收缩功能，在对张力变化不造成影响的情况下增加收缩的振幅，且蛇莓流浸膏的抑制张力作用效果与剂量呈正比关系。

【临床应用】

1. 白喉：蛇莓鲜草，捣成泥状，加2倍量的冷开水浸泡4～6h，过滤即成50%浸剂。服时加糖调味，日服4次。3岁以下首次量50mL，以后每次20～30mL；3～5岁首次80mL，以后每次40～50mL；6～10岁首次100mL，以后每次60mL；10岁以上首次150mL，以后每次100mL。共治471例，治愈率85%。

2. 慢性咽炎：蛇莓鲜全草每日100～200g，或干品每日10～50g，水煎，分早、晚两次服，亦可和适量瘦肉一同煲水服，20天为1疗程。共治疗65例，临床治愈8例，显效44例，有效13例。

3. 冻疮：取蛇莓若干，装入瓷坛内，然后倒入75%乙醇，以浸没蛇莓为度，加盖密封，在背阴处挖炕将瓷坛埋入，待冬季取出。①轻度冻疮（皮肤红肿、疼痒、未破溃者）：可用乙醇浸液局部涂擦，每日数次，亦可取浸泡的蛇莓肉贴患处或涂擦之。②重度冻疮（皮肤破溃或伴有感染）：如疮面小，可用蛇莓肉贴患处包扎即可。创面过大，可取数个蛇莓置研钵中捣烂敷疮面包扎。用上法治疗轻度冻伤300余例，一般3天内治愈；重度冻疮100余例，多数在1星期内治愈。

4. 牙根尖周炎：鲜蛇莓根茎60g。水煎服，每剂煎2次，每次煎至100mL左右，小儿适当减量，顿服。共治疗50例，除2例慢性牙根尖周炎并发瘘管疗效不显著外，其余均服1剂治愈，总有效率为96%。无毒性，无不良反应。

【使用注意】孕妇儿童慎用。

【参考文献】

[1] 李明，赫军，马秉智，等.中药蛇莓化学成分和抗肿瘤药理作用的研究进展[J].中国医院用药评价与分析，2017, 17(5): 595.

[2] 张帅，刘胜.中药蛇莓的药理作用和临床应用研究进展[J].云南中医中药杂志，2016, 37(6): 79.

[3] 李淼，安红梅，沈克平，等.蛇莓抗肿瘤作用及临床应用[J].世界中医药，2019, 14(2): 505.

[4] 李燕锋，赵晶.蛇莓的药理作用研究进展[J].天津药学，2016, 28(6): 66.

[5] 秦盛莹，刘雯，张园园，等.4种中药抗肿瘤活性的初步研究[J].西北药学杂志，2007, 22(1): 16.

[6] 叶亮，杨峻山.蛇毒中鞣花酸类及三萜类成分研究[J].药学学报，1996, 31(11): 844.

173 甜茶藤

【来源】葡萄科显齿蛇葡萄*Ampelopsis grossedentata* var. Grossedentata的茎叶或根。

【形态特征】木质藤本，全株无毛，卷须长达8m，二叉状分枝，与叶对生。叶为二回羽状复叶，长7～17cm，枝顶部叶为一回羽状复叶，最下羽片有小叶3，偶有5；总叶柄长1.5～3cm；小叶片纸质，长圆状披针形或狭椭圆形，长2～5cm，宽1～2cm，先端长渐尖，基部宽楔形，顶生小叶有柄，侧生小叶无柄，稍偏斜，边缘有稀疏牙齿或小牙齿；羽状脉约4对。花两性，聚伞花序与叶对生或生于小枝顶端，长3～5cm，总花梗长1～3cm；花绿色，基部有小苞片；花萼盘状；花瓣5；雄蕊5；与花瓣对生；花盘厚；子房与花瓣合生，有花柱。浆果近球形，直径约7mm，幼时绿色，后变红色。

【生长环境】生于海拔400～1300m的山地灌丛、林中、石上、沟边。

【采集加工】茎叶或根。夏、秋季采收，洗净，鲜用或切片，晒干。

【性味功能】甘、淡，凉。清热解毒，利湿消肿。

【主治用法】感冒发热，咽喉肿痛，黄疸性肝炎，目赤肿痛，痈肿疮疖。内服：煎汤，15～30g，鲜品倍量。外用：适量，煎水洗。

【化学成分】黄酮类、黄酮醇类、异黄酮类、黄烷酮类、查耳酮类、花色素类、酚类、多糖及挥发油、氨基酸、微量元素等，其中黄酮类化合物的量最高，可达43.40%～45.52%，黄酮类成分包括杨梅苷、橙皮素、花旗松素、槲皮素、山柰酚、藤茶素、藤茶苷、洋芹素等。

【现代研究】

1. 抗菌：分别采用表皮葡萄球菌或10%乙酸注射到新西兰兔颊黏膜，或用同种异体口腔黏膜匀浆上清液作为免疫抗原注射于兔背部皮下，制备3种口腔黏膜溃疡模型。显齿蛇葡萄总黄酮剂量为84mg/kg、266mg/kg和840mg/kg，西地碘为1mg/kg，每天分4次口腔局部涂布给药3～4天。结果显示显齿蛇葡萄总黄酮能使表皮葡萄球菌性、乙酸性口腔黏膜溃疡模型的溃疡直径明显缩小，炎症指数降低，愈合时间缩短，并随药物剂量增加作用增强；对免疫性口腔黏膜溃疡，可使溃疡发生率明显降低，抗体滴度下降，局部病理变化明显减轻。

2. 降血糖：显齿蛇葡萄正己烷（HE）、氯仿（CE）、乙酸乙酯（EAE）、甲醇（ME）和70%的乙醇（EE）提取物，观察体外对α-葡萄糖苷酶的抑制效果和对DPPH及ABTS的清除效果；各提取物以剂量200mg/kg体重灌胃链脲佐菌素诱导小鼠糖尿病模型治疗4周，眼眶取血测定血清胰岛素观察体内降血糖作用。结果体外降血糖效果发现EE对α-葡萄糖苷酶具有较强的抑制活性并且体现剂量依赖性，体内降血糖效果发现不同提取物对糖尿病小鼠具有一定的降血糖效果，特别是EE组降血糖效果非常明显，血清胰岛素的含量得到明显提高。表明显齿蛇葡萄70%EE具有明显降血糖效果，是一种具有很大潜力的降血糖天然药物。

3. 抗氧化：显齿蛇葡萄植物中提取和纯化的二氢杨梅素（DMY）对稳定自由基DPPH的清除率为73.3%～91.5%；DMY(0.01%～0.04%)可抑制亚油酸过氧化，具有抗氧化作用。

4. 抗高尿酸血症及肾功能保护：分别建立酵母、次黄嘌呤及氧嗪酸钾盐诱导的三种小鼠高尿酸血症动物模型以及腺嘌呤100mg/kg和乙胺丁醇250mg/kg复合诱导小鼠高尿酸血症肾功能损伤模型，检测藤茶总黄酮0.125g/kg、0.25g/kg、0.5g/kg对小鼠尿酸代谢指标血清尿酸（UA）、黄嘌呤氧化酶（XOD）和腺苷脱氨酶（ADA）含量的影响。结果藤茶总黄酮0.125g/kg、0.25g/kg、0.5g/kg组能明显或部分降低三种高尿酸血症小鼠模型UA、XOD及ADA的含量/活性；能明显或部分降低小鼠高尿酸血症肾功能损伤模型血清中UA、XOD、ADA、Cr、BUN及MDA的含量，升高SOD和GSH-Px的活性，降低肾脏组织TNF-α、IL-1β及TGF-β的含量。病理HE

染色表明，藤茶总黄酮0.25g/kg、0.5g/kg组能明显改善模型小鼠基底膜增厚、局部间质炎细胞浸润，以及病变区域间质内纤维组织增生等病理变化。

5. 祛痰止咳：从甜茶藤分离到的双氢杨梅素1.0g/kg、1.5g/kg剂量给小鼠灌服，能显著增强呼吸道酚红排出量和减少氢氧化铵实验性咳嗽次数，具有祛痰止咳作用。

6. 保护心血管系统：双氢杨梅树皮素能显著抑制去甲肾上腺素（NE）、KCl和$CaCl_2$所致兔胸主动脉条收缩，对高K^+所致兔胸主动脉条收缩的抑制作用明显大于NE所致兔胸主动脉条收缩的抑制作用。双氢杨梅树皮素以1.0～1.5g/kg给小鼠灌服，均能降低高脂血症，小鼠血清TC、TG值，升高HDL-C水平，其作用强度与阳性对照药安妥明（0.035g/kg）相似。

7. 保护酒精性肝损伤：给酒精性肝损伤小鼠模型灌胃给药藤茶总黄酮低、中、高（50mg/kg、75mg/kg、100mg/kg）剂量，连续给药21天。结果显示藤茶总黄酮各剂量组对酒精性肝组织炎性程度、水肿程度及脂变程度均呈现不同程度的减轻，肝组织ALT、AST、MDA、IL-4、IL-6、TNF-α水平降低，而SOD、总抗氧化能力（T-AOC）、GSH水平升高，说明藤茶总黄酮对酒精性肝损伤小鼠具有一定保护作用。

【临床应用】上呼吸道感染：临床观察上感45例，中暑22例，显效率为90%左右。临床上应用藤茶冲剂治疗小儿上呼吸道感染，取得了较好疗效，其治疗总有效率为89.83%。藤茶冲剂对改善儿童咽喉肿痛的症状体征有效率高达91.57%，藤茶冲剂与板蓝根冲剂联合复方阿司匹林对照比较，其快速消炎、镇痛、退热效果更佳且无毒副作用。

【参考文献】

[1] 李若存，张蓓.甜茶藤的研究进展[J].中药材，2001, 24(4): 304.

[2] 莫国艳.藤茶药理作用研究进展[J].广西中医学院学报，2003, 6(4): 66.

[3] 侯建军，覃红斌，胡泽华.野生藤茶的药理作用和临床应用研究进展[J].湖北民族学院学报(医学版). 2002, 19(4): 36.

[4] 冯淳，焦思棋，余正文.显齿蛇葡萄中黄酮类化合物的研究进展[J].中国药房，2018, 29(20): 2871.

[5] 张斌.显齿蛇葡萄提取物的体内和体外降血糖效果[J].中国老年学杂志，2017, 37(2): 321.

[6] 张友胜，杨伟丽，崔春.显齿蛇葡萄化学成分的研究[J].中草药杂志，2003, 34(5): 402.

[7] 王岩，周莉玲，李锐，等.显齿蛇葡萄化学成分的研究[J].中药材，2002, 25(4): 254.

[8] 陈立峰，陈莉萍，徐琳本，等.显齿蛇葡萄总黄酮对兔口腔黏膜溃疡的作用[J].中国药理学与毒理学杂志，2007, 21(1): 49.

[9] 张友胜，宁正祥，杨书珍，等.显齿蛇葡萄中二氢杨梅树皮素的抗氧化作用及其机制[J].药学学报，2003, 38(4): 241.

[10] 周茜雅，陈婧，方建国，等.藤茶抗菌作用研究进展[J].中草药，2017, 48(22): 4819.

[11] 陈发菊，彭梅，王丽，等.藤茶总黄酮对酒精性肝损伤小鼠的保护作用[J].中成药，

2021, 43(1): 200.

[12] 马二秀，李思颖，程雪瑶，等. 藤茶总黄酮抗高尿酸血症及肾功能保护作用研究 [J]. 中药药理与临床，2021, 37(3): 80.

[13] 甘彩玉，郑作文，梁冰洁，等. 从PI3K/Akt/p53通路探讨藤茶总黄酮抗肝癌的作用机制 [J]. 中国实验方剂学杂志，2019, 25(12): 90.

174 盘龙参

【来源】 兰科绶草属植物绶草*Spiranthes sinensis* (Pers.)Ames的根或全草。

【形态特征】 为多年生直立小草本，高15～45cm，有肉质、簇生的须根。叶3～4片近基生，狭倒披针形或线形，长10～20cm，宽4～10mm。4～5月开花；穗状花序顶生，花序轴螺旋状扭卷，长10～20cm；苞片卵状披针形，长5～6mm；花白带粉红色，着生于花序轴一侧；萼片3片；中萼片线状披针形，长3～4mm，宽约1mm，2/3与花瓣靠合，侧萼片略歪斜；花瓣长圆状匙形，稍短于中萼片，宽不及1mm；唇瓣近长圆形，长4～5mm，宽约2.5mm，顶端圆或微凹，中部以上皱波状，有长硬毛，基部凹陷呈浅囊状，内有2枚球形的胼胝体；花药在蕊柱背面；蕊柱长约1.5mm；子房长约4mm。蒴果椭圆形，长5～6mm，被细毛。

【生长环境】 生于山坡草地、田边或沙地上。

【采集加工】 根。秋季采收，挖取，洗净，用开水烫透后，晒干。春、夏采收全草，洗净，晒干。

【性味功能】 甘，平。养阴生津，清热凉血。

【主治用法】 热病后伤津口干渴，阴虚燥咳、咯血，咽喉肿痛；近有用于小儿夏季热。用量15～30g，水煎服。

【化学成分】 含有二氢菲类、黄酮类、苯丙素类、甾醇类、三萜类和脂肪酸等多种化学成分。

【现代研究】 抗癌：盘龙参对S_{180}肉瘤的生长有明显抑制作用。根中的二氢黄酮对肺癌细胞A549、肝癌细胞BEL-7402、食管癌细胞HT-29、乳腺细胞MCF-7、胃癌细胞SGC-7901、白血病细胞K562和肾癌细胞A498有一定毒性，其中对白血病细胞K562的IC_{50}小于1.0μg/L。盘龙参地上部位醇提物的乙酸乙酯萃取层具有抗乙肝病毒抗原（HBeAg）的活性，并对肝癌细胞株MS-G2有一定的毒性。

【使用注意】 有湿热瘀滞者忌服。

【参考文献】

[1] 李文丽. 盘龙参抗S_{180}肉瘤的实验观察 [J]. 数理医药学杂志，2005, 18(3): 255.

[2] Peng J Y, Xu Q W, Xu Y W, et al. A new anticancer dihydroflavanoid From the root of *Spiranthes australis* (R. Brown)Lindl[J]. Natural Product Research, 2007, 21(7): 641.

[3] LinY，Huang R, Don M, et al, Dihydrop henanthrenes from *Spiranthes sinnesis*[J]. Journal of Natural Products, 2002, 12(63): 1608.

[4] 王汝涛，熊晓云，刘莉，等. 阿魏酸乙酯抗ADP诱导的血小板聚集及其机制[J]. 第四军医大学学报，2002, 23(6): 537.

[5] 王汝涛，周四元，张峰，等. 阿魏酸乙酯减轻四氯化碳致小鼠急性肝损伤[J]. 中国药理学通报，2004, 20(10): 1196.

[6] 王汝涛，周四元，张峰，等. 阿魏酸乙酯对过氧化氢损伤内皮细胞的保护作用[J]. 中国临床药理学与治疗学，2004, 9(7): 763−765.

[7] 王汝涛，周四元，张峰，等. 阿魏酸乙酯的药理活性及其机制研究[J]. 中国临床药理学与治疗学，2004, 9(8): 925 −927.

175 盘龙草

【来源】菊科紫菀属植物东风菜*Aster scaber* Thunb.以全草和根入药。

【形态特征】多年生草本，高1～1.5m。茎直立，圆形，基部光滑，上部渐有毛，嫩枝顶端毛较密，有时茎的中部略带红色。叶互生；基部叶心脏形，长9～24cm，宽6～18cm，先端尖，边缘具锯齿或复锯齿，上面绿色，下面灰白色，两面有短毛；叶柄长6～16cm，具窄翼，花后凋落；茎上部叶卵状三角形，先端尖锐，基部心形或截形，柄较短。头状花序集成疏松的伞房状；总苞半圆形，苞片数列，长椭圆形，先端钝，背面绿色，边缘膜质；边缘为舌状花，白色，雌性，舌片长10～13mm，宽2～3mm，管长约3mm；中央管状花，黄色，两性，花冠长约5.5mm。瘦果长椭圆形，长3～3.5mm；冠毛棕黄色，长短不等。花期秋季。

【生长环境】生于干燥向阳山坡或旷地。分布我国北部、东部及南部各地。

【采集加工】秋季采挖根。夏、秋季采收全草，洗净，鲜用或晒干。

【性味功能】辛、甘，微寒。清热解毒，明目，利咽。

【主治用法】风热感冒，头痛目眩，目赤肿痛，咽喉红肿，急性肾炎，肺病吐血，跌打损伤，痈肿疔疮，蛇咬伤。

【化学成分】强三萜类、皂苷类、单萜类、倍半萜类、二萜类、酚酸类、甾体类等。

【现代研究】

1. 细胞免疫：体内实验表明总皂苷提取物可明显提高小鼠脾淋巴细胞产生IL-2，体外实验表明，总皂苷成分能明显提高ConA对淋巴细胞的刺激作用。

2. 抗肿瘤：体内实验表明，总皂苷提取物在150mg/kg、300mg/kg、600mg/kg给药剂量下对小鼠S_{180}、HAC肿瘤有明显抑制作用且能延长肝癌腹水荷瘤小鼠寿命。

3. 神经保护：研究表明，东风菜甲醇提取物正丁醇萃取产物对红枣氨酸氧化造成的小鼠脑细胞损伤有保护作用。

4. 抗病毒：东风菜中咖啡酰基奎尼酸衍生物对人体免疫缺陷病毒-1（HIV-1）整合酶有显著抑制作用，IC_{50}为7.0μg/mL。

【临床应用】慢性支气管炎：东风菜糖浆治疗慢性支气管炎105例，疗效较好，临床控制12例，显效43例，有效46例，无效4例，总有效率96.2%。

【参考文献】

[1] 刘淑兰. 东风菜的药用研究概况[J]. 中医药信息，2007, 24(3):18.

[2] 卢华祖. 东风菜糖浆治疗慢性支气管炎105例[J]. 广西中医药，1994, 17(4): 13.

[3] 蒋金和，邓雪琳，王利勤，等. 东风菜化学成分及药理活性研究进展[J]. 中成药，2008, 30(10): 1517−1520.

[4] 白素平，范秉琳，闫福林. 东风菜中甾体成分研究[J]. 新乡医学院学报，2005, 22(3): 185.

176 猫毛草

【来源】禾本科金发草属植物金丝草*Pogonatherum crinitum*（Thunb.）Kunth. 的全草。

【形态特征】多年生草本，高10～30cm。秆直立，纤细。叶片扁平，线状披针形，长2～4cm，宽1～3mm，先端渐尖，两面和边缘多少被毛；叶鞘壳净，鞘口有毛。穗状花序单生于主秆和分枝的顶端，柔软而微曲，长1.5～3cm，穗轴纤细，节间甚短，被睫毛，先端截平；小穗成对，一具柄，一无柄，长不及2mm，基盘的毛约与小穗等长或过之。花、果期5～9月。

【生长环境】多生于山坡路边、沟旁、坎边。

【采集加工】全草，全年可采，洗净晒干备用。

【气味性能】甘、淡，凉。清热解毒，利尿。

【主治用法】感冒发热，尿路感染，黄疸性肝炎，肾炎水肿，糖尿病，衄血，咯血。内服：煎汤，9～15g；鲜品可用至30～60g。外用：适量，煎汤熏洗，或研末调敷。

【化学成分】本品含有黄酮苷、酚类、氨基酸、有机酸和糖类等化学成分。

【现代研究】

1. 保肝：利用四氧化碳肝损伤模型的小鼠进行研究，结果表明猫毛草提取物对四氯化碳所致的小鼠肝损伤具有一定的保护作用。

2. 降血糖：以金丝草水煎剂在40g/kg剂量下能显著降低四氧嘧啶糖尿病小鼠的血糖。

3. 抗乙型肝炎：研究发现金丝草70%乙醇提取物对乙型肝炎病毒分泌表面抗原具有剂量依赖性的抑制作用。

4. 抗氧化：研究表明金丝草总多酚提取物具有较好的清除羟基自由基的能力。

【参考文献】

[1] 吴维颖. 猫毛草提取物对小鼠肝损伤的保护作用[J]. 中国现代药物应用, 2011, 5(6): 112.

[2] 郭舜民, 郑幼兰, 朱惠, 等. 民间中草药治疗糖尿病的药效学研究[J]. 中医药研究, 1999, 15(3): 44.

[3] 袁晓旭, 李洪波, 尹志峰, 等. 金丝草化学成分及其体外抗HBV活性[J]. 中成药, 2018, 40(2): 363.

[4] 李元宁. 金丝草提取物对急性肾衰竭大鼠肾组织中载脂蛋白M的表达及NF-κB抑制剂的干预作用[J]. 中国老年学杂志, 2016, 36(11): 2619.

[5] 贤景春, 林敏. 金丝草总多酚提取工艺及抗氧化性研究[J]. 安徽农业大学学报, 2014, 41(2): 299.

177 琴叶榕

【来源】桑科植物榕属琴叶榕*Ficus pandurata* Hance 的根、叶。

【形态特征】落叶小灌木，高1～2m。小枝及叶柄幼时生短柔毛，后变无毛。叶互生；叶柄长4～8mm，被粗伏毛；托叶迟落，披针形，长约4mm，无毛或于基部被灰白色毛；叶片纸质，提琴形或倒卵形，长4～11cm，宽1.5～6cm，先端急尖，基部圆形或宽楔形，上面无毛，下面浅绿，有短毛；基出脉3条，侧脉3～5对，网脉明显。隐头花序（榕果）单生于叶腋或已落叶的叶腋，卵圆形，成熟时紫红色，直径6～10cm，先端有脐状突起，基部圆形或收缩成短柄，基部的苞片3，卵形；总花梗长3～10mm；雄花、瘿花花被片3～4，花柱侧生；雌花生于另一花序托内，花被片3～4，花柱侧生。瘦果。花期6～11月。

【生长环境】生于山地疏林、灌木丛或村落路旁。

【采集加工】根：全年可采，秋季为佳。叶：夏、秋季采。鲜用或晒干。

【性味功能】甘、微辛，平。祛风除湿，解毒消肿，活血通经。

【主治用法】风湿痹痛，黄疸，疟疾，百日咳，乳汁不通，乳痈，痛经，闭经，痈疖肿痛，跌打损伤，毒蛇咬伤。内服：煎汤，30～60g。外用：适量，捣敷。

【化学成分】三萜类、槲皮素、芦丁等黄酮类、酚酸类、植物甾醇、神经酰胺类成分。

【现代研究】

1. 抗氧化：采用化学发光法测定 O_2^- 的发光强度，亚硝酸法测定SOD活性，硫代巴比妥酸法测定MDA来评价琴叶榕根水提取液对Wistar大鼠血清SOD、MDA的影响程度。结果发现琴叶榕根水提取液体外具有消除 O_2^- 自由基的作用，IC_{50} 为 0.107mg/mL；琴叶榕根水提取液（15g/kg）可使SOD活性升高，MDA含量明显减少（$P < 0.01$）。

2. 抗炎镇痛：琴叶榕的正己烷萃取部分及甲醇总提取物分别在200mg/kg、400mg/kg剂量下表现出良好的抗炎镇痛作用，并能持续作用5h。琴叶榕中的化合物3β-乙酰氧基-11α-甲氧基-12-齐墩果烯、1β-羟基-3β-乙酰氧基-11α-甲氧基-12-熊果烯和豆甾烷-3, 6-二酮均显示出对大麻素受体CB2良好的亲和力，置换效率达69.7%、62.5%和86.5%。

3. 抗肿瘤：白桦脂酸具有广谱抗肿瘤作用，以白桦脂酸为原型合成的多种衍生物也表现出良好的抗肿瘤活性，如白桦脂酸能诱导乳腺癌细胞凋亡，能增强人自然杀伤细胞（NK细胞）对SW1990胰腺癌细胞的杀伤作用；熊果酸能诱导人肺癌PC9细胞的自噬；槲皮素能明显抑制宫颈癌SiHa细胞增殖和侵袭、迁移；β-谷甾醇能抑制 H_{22} 荷瘤小鼠的肿瘤生长；木犀草素能降低肝癌 $HepG_2$ 细胞内抑癌基因阿片肽结合蛋白基因（OPCML）的甲基化失活，从而抑制 $HepG_2$ 细胞增殖；β-谷甾醇和豆甾醇均能诱导细胞凋亡，抑制B16F10黑色素瘤细胞的生长；绿原酸可干扰人乳腺癌MCF-7细胞周期，将癌细胞的生长周期阻滞在 G_1 期。

4. 保肝：琴叶榕中多种活性成分具有保肝护肝作用。白桦脂酸可通过核因子 E_2 相关因子2/血红素加氧酶1/核因子-κB受体活化因子（Nrf2/HO1/NF-κB）信号通路改善 CCl_4 诱导的小鼠肝损伤，对非酒精性脂肪肝的改善和酒精性肝损伤的预防均有一定作用，80mg/（kg·d）白桦脂酸具有显著的抗肝纤维化作用；槲皮素可激活核因子 E_2 相关因子2/抗氧化反应元件（Nrf2-ARE）信号通路，发挥对免疫性肝损伤的保护作用；豆甾醇和β-谷甾醇均可显著降低脂肪肝细胞三酰甘油（TG）含量及脂质过氧化物MDA水平，提高抗氧化剂GSH含量，以改善肝细胞脂肪变性程度，减轻氧化应激反应，达到改善非酒精性脂肪肝的效果；绿原酸具有抑制肝纤维化、改善大鼠脂肪肝的作用；熊果酸对化学性肝损伤、肝纤维化、药物性肝损伤、酒精性肝损伤等多种实验性肝损伤均具有一定的保护作用。

5. 前列腺：琴叶榕对细菌性和非细菌性前列腺炎均有治疗作用。通过建立细菌性前列腺炎白家兔模型，喂饲给药治疗，发现经琴叶榕根提取液治疗的细菌性前列腺炎白家兔的尿液、前列腺液WBC与对照组比较差异显著（$P < 0.05$）；琥珀酸脱氢酶（SDH）、β-羟化甾体脱氢酶（β-SHDH）、酸性磷酸酶（ACP）活性增加；HE染色观察，腺组织结构基本完整。

【参考文献】

[1] 陆阳存，彭伟文. 琴叶榕的品种考证及现代研究进展[J]. 亚太传统医药, 2018, 14(10): 84.

[2] 李俊芳，翟明，李兰芳，等. 琴叶榕根和叶的化学成分初步研究[J]. 广州化工, 2018, 46(21): 79.

[3] 李青松，丁冶春，王瑞琦，等. 琴叶榕根中黄酮类化合物的提取条件研究[J]. 中国现代应用药学, 2006, 23(1): 28.

[4] Khedr A I M, Ibrahim S R M, Mohamed G A, et al. Panduramides A−D, new ceramides from Ficus pandurate fruits[J]. Phytochem Lett, 2018(23): 100.

[5] 李青松，黄志勤，王瑞琦，等. 琴叶榕根水提取液对大鼠血清SOD、MDA的影响[J]. 赣南医学院学报, 2004, 24(03): 237−238.

[6] 黄晨恺，甘达凯，张望，等. 熊果酸对肝纤维化大鼠NOX2/ROS/NLRP3炎性小体活化的影响[J]. 基础医学与临床, 2018, 38(4): 485.

[7] 李青松，王瑞琦，范小娜，等. 琴叶榕根治疗细菌性前列腺炎的实验研究[J]. 赣南医学院学报, 2003, 23(03): 253−255.

178 博落回

【来源】罂粟科博落回属博落回*Macleaya cordata* (Willd.) R. Br. 的全草。

【形态特征】多年生大型草本，基部木质化，高1～4m。具乳黄色浆汁。根茎粗大，橙红色。茎绿色或红紫色，中空，粗达1.5cm，上部多分枝，无毛。单叶互生；具叶柄，长1～12cm；叶片宽卵形或近圆形，长5～27cm，宽5～25cm。上面绿色，无毛，下面具易落的细茸毛，多白粉，基出脉通常5，边缘波状或多细齿。大型圆锥花序多花，长15～40cm，生于茎或分枝顶端；花梗长2～7mm；苞片狭披针形；萼片狭倒卵状长圆形、船形，黄白色；花瓣无；雄蕊24～30，花丝丝状，花药条形，与花丝等长；子房倒卵形、狭倒卵形或倒披针形，无毛。蒴果倒披针形，长约2cm，宽5mm，外被白粉。种子通常4～8枚，卵球形，种皮蜂窝状，具鸡冠状突起。花期6～8月，果期7～10月。

【生长环境】生于海拔150～830m的丘陵或低山林、灌丛、草丛、村边或路旁等。

【采集加工】全草。秋、冬季采收，根茎与茎叶分开，晒干。鲜用随时可采。

【性味功能】辛、苦，寒。有大毒。散瘀，祛风，解毒，止痛，杀虫。

【主治用法】痈疮疔肿，臁疮，痔疮，湿疹，蛇虫咬伤，跌打肿痛，风湿关节痛，龋齿痛，顽癣，滴虫性阴道炎及酒渣鼻。外用：适量，捣敷；或煎水熏洗；或研末调敷。

【化学成分】生物碱。落回根含血根碱、白屈菜红碱、原阿片碱、黄连碱、小檗碱等。果实中含血根碱、白屈菜红碱、原阿片碱、α-别隐品碱及β-别隐品碱。

【现代研究】

1. 抗菌：白屈菜红碱、血根碱及博落回碱对金黄色葡萄球菌、枯草杆菌、八叠球菌、大肠杆菌、变形杆菌、铜绿假单胞菌以及某些真菌有不同程度的抑制作用。

2. 杀虫、杀蛆：博落回有强大的杀阴道滴虫作用，在玻片上将滴虫与博落回浸膏相接触，滴虫立刻被全部杀死。血根碱、白屈菜红碱及博落回碱还有杀线虫作用。博落回可使蝇蛆先兴奋，后麻痹而死，并能抑制蝇卵的孵化。杀蛆作用以叶及果皮效力最强，茎次之，根最弱。杀蛆效力不因干燥而丧失，杀蛆有效成分为生物碱。

3. 抗肿瘤：樊淑莲等（2000）实验证明博落回总生物碱对荷瘤动物（实体瘤）有明显的抑制作用。博落回中生物碱对KB、P388、W256型肿瘤细胞有抑制作用。博落回注射液治疗甲状腺癌、腮腺混合癌、宫颈癌有一定疗效。血根碱有弱的抗艾氏腹水癌的作用。

4. 改善肝功能，增强免疫力：动物实验证明博落回具有较好的免疫增强作用，对T淋巴细胞和B淋巴细胞功能均有刺激作用。对多种药物所致的急性肝损伤，博落回显示良好的改善肝脏功能的作用，可显著降低血清乳酸脱氢酶（LD）水平，降低动物死亡率，提高血清白蛋白/球蛋白（A/G）的比值，有效保护肝细胞膜，抑制肝脏纤维化。

5. 毒性：博落回所含生物碱毒性颇大，主要引起急性心源性脑缺血综合征。动物实验证明，将博落回注射液注入兔耳静脉，引起心电图T波倒置，并可出现多源性、多发性室性期前收缩，伴有短暂的阵发性心律紊乱，阿托品可对抗其对心脏的毒性。

【临床应用】

1. 滴虫性阴道炎：将鲜嫩博落回茎叶切碎，加水熬成每毫升含生药25g的浸膏。于月经结束后，先用1∶5000高锰酸钾液300～500mL冲洗阴道，然后用棉签蘸药反复涂擦阴道壁2～3次，或留置含药的阴道棉栓。每天上药1～2次，7～10天为一个疗程。疗程结束后连续3天，取标本镜检，以观察疗效。共治疗132人，经一个疗程后，症状全部消失，阴道分泌物镜检全部转阴。连用3个疗程可以根治。

2. 宫颈柱状上皮异位：用博落回栓剂隔日阴道内给药1次，治宫颈柱状上皮异位726例，轻者用药3～5次，重者10次左右。结果治愈336例，显效165例，有效187例，总有效率达94.77%。

3. 酒渣鼻：取博落回茎50g，95%乙醇100mL浸泡5～7天备用。每次涂抹1min，每日2～3次，15天为1个疗程。治疗酒渣鼻30例，经3个疗程的治疗，痊愈15例，显效10例，好转3例，无效2例。

4. 痔疮合并感染：取博落回、红藤、黄柏各60g，加水2000mL，煎取1000mL，过滤去渣，取坐位趁热熏洗患部，每次15～30min，每日2～3次。共治疗30例，结果：痊愈25例，显效4例，无效1例。治疗时间2～5天，平均2.5天。

5. 防治动物细菌性疾病：博落回注射液具有抗菌消炎作用，对仔猪黄白痢有较好的治疗效果。体外抑菌实验和兽医临床实验表明，博落回注射液对大肠杆菌最低抑菌浓度（MIC）为7.81μg/mL，治疗仔猪黄痢和白痢的总有效率达80%，并具有用量小、成本低等优点。饶茂阳等（2001）选用三颗针或十大功劳、博落回、草珊瑚、穿心莲、苦参等纯草药为原料精制而成的禽痢净口服液，实验表明，其对常见的禽霍乱、鸡白痢、伤寒下痢等禽病有良好的治疗与预防效果，对追踪调查的2493只本地杂交鸡、鸭治愈率分别为93.9%、93.3%及94.7%，平均治愈率为93.9%。

【使用注意】本品有毒，禁内服。口服易引起中毒，轻者出现口渴、头晕、恶心、呕吐、胃烧灼感及四肢麻木、乏力；重者出现烦躁、嗜睡、昏迷、精神异常、心律失常而死亡。

【参考文献】

[1] 吴茂旺，朱建华. 博落回药理研究与应用概况[J]. 基层中药杂志，2002, 16(3): 46.

[2] 曾建国，肖俐，王宇红，等. 博落回提取物对实验性肝纤维化的防治作用[J]. 中国实验方剂学杂志，2012, 18(1): 134.

[3] 郭小清，唐莉苹，聂建超，等. 博落回的药理作用及其在动物保健中的应用[J]. 中国动物保健，2005 (5):34.

179 楮实子

【来源】桑科植物构树 *Broussonetia papyrifera* (L.) Vent. 的果实。

【形态特征】果实呈球形或卵圆形，长1.5～3mm，直径1.5mm，厚至1mm。表面红棕色，有网状皱纹或疣状突起。一侧有棱，一侧略平或有凹沟，有的具子房柄。果皮坚脆，易压碎，膜质种皮紧贴于果皮内面，胚乳类白色，富油性。气微，味淡。以色红、饱满者为佳。

【生长环境】生于山坡林缘或村寨道旁。

【采集加工】果实。移栽4～5年，秋季果实变红时采摘，除去灰白色膜状宿萼及杂质，洗净，晒干。

【性味功能】甘，寒。滋肾益阴，清肝明目，健脾利水。

【主治用法】肾虚腰膝酸软，阳痿，目晕，目翳，水肿，尿少。内服：煎汤，6～12g；或入丸、散。外用：适量，捣敷。

【化学成分】果实：皂苷（0.51%）、B族维生素及油脂。种子：油31.7%，油中含非皂化物2.67%、饱和脂肪酸9.0%、油酸15.0%、亚油酸76.0%。

【现代研究】

1. 益智：采用食饵迷宫法和一次训练被动回避性条件反应——跳台法，用楮实对4种化学药品所致记忆障碍的改善实验，结果表明，楮实子提取液能有效改善东莨菪碱造成的小鼠记忆获得障碍；可改善氯霉素和亚硝酸钠造成的记忆巩固不良；对亚硝酸钠中毒缺氧有明显的改善作用；亦对30%乙醇造成的记忆再现缺损有显著拮抗作用。

2. 增强免疫：环磷酰胺制备小鼠免疫低下模型结合含药血清体外培养细胞实验表明，楮实子可提高免疫抑制小鼠碳粒廓清率，促进血清溶血素形成，但未显示出促进T淋巴细胞增殖的作用。含有楮实的补肾复方"益视片"对实验性"肾阳虚"鼠红细胞免疫功能有保护作用，可使鼠红细胞C_{3b}受体及红细胞免疫复合物花环率明显下降，表明补肾复方"益视片"具有提高实验性"肾阳虚"大鼠红细胞免疫功能的作用。

3. 抗氧化：体外抗氧化实验表明，楮实提取物对羟基（·OH）自由基和二苯代苦味基肼（DPPH·）自由基均有较好的清除作用，其中总醇提取物对·OH自由基的清除能力最强，其IC_{50}值为0.28mg/mL；乙酸乙酯提取物对DPPH·自由基的清除效果最好，其IC_{50}值达到0.08mg/mL；各提取物对Fe^{3+}均有较强的还原能力，乙酸乙酯提取物还原效果最为明显，表明楮实提取物具有一定的抗氧化活性。

4. 细胞毒：采用MTT及集落形成法观察楮实子总生物碱对Hela、BEL-7402、A375、SMM1990、Saos-2细胞株的细胞毒作用，结果表明楮实子总生物碱浓度在10μg/L以下时，抑制作用不明显，当浓度升至50μg/L时，对肿瘤细胞生长有较明显的抑制作用，MTT法测得抑制率在20%以上，集落形成法测得抑制率在30%以上，当浓度达到100μg/L时，显示出较为显著的肿瘤细胞抑制作用，两种方法的细胞生长抑制率分别在50%和60%以上。

5. 防治药物性肝损伤：采用乙酰氨基酚（APAP）灌胃制备大鼠肝损伤模型，探讨楮实子对APAP诱导的药物性肝损伤大鼠的保护作用及其机制。结果表明，楮实子能有效防治APAP所致肝损伤，其作用机制可能是通过降低ROS1的表达、调节转录因子PPAR-α和PPAR-γ的基因表达，从而缓解氧化应激损伤来实现的。

6. 神经保护：楮实子可改善阿尔茨海默病（APP/PS1双转基因小鼠）模型小鼠学习记忆能力，减少海马神经细胞凋亡，促进神经发生，其机制可能与激活Wnt / β-catenin信号通路有关。另有研究表明，楮实子提取物能够改善APP /PS1小鼠学习与记忆能力，抑制星形胶质细胞与小胶质细胞活化，并可抑制$A\beta_{1-42}$沉积，其作用机制可能与其调控PI3K-CREB-XBP1信号通路活性有关。

【临床应用】

1. 阿尔茨海默病（老年性痴呆）：用楮实治疗56例阿尔茨海默病，与15例吡拉西坦（脑复康）组比较。对照组不用任何药物，进行统一的饮食。以上3组在临床观察期间，均同时进行认知和自理能力训练。用药前对患者进行体格检查，取血后分别用比色法、酶法和三唑法，测定LPO、SOD、TC、TG和HDL。连续用药60天后，重新测定以上各项指标，疗效标准经认知功能评定量表及临床疗效综合评定。结果表明，脑复康组为13.3%，差异性非常显著；对生活处理能力，楮实组总有效率为57.6%，脑复康组未产生明显效果；楮实组对脑电图异常从69.7%下降至42.4%，脑复康组对脑电图异常率从66.6%下降至60.0%。表明楮实的抗阿尔茨海默病（老年性痴呆）作用强于脑复康。

2. 肝病：用楮实、北沙参、生熟地黄等配伍治疗肝炎后肝硬化属肝肾阴虚证50例，治疗3个月，总有效率88%；HBsAg转阴率为67.7%。有报道用楮实配伍组成"扶正消膨汤"治疗阴虚明显的肝硬化腹水65例，总有效率90.7%，腹围平均缩小7.8cm，谷丙转氨酶、麝浊、白蛋白及球蛋白治疗前后均有非常显著性差异（$P < 0.01$），单胺氧化酶有显著性差异（$P < 0.05$）。另有报道用归芍地黄丸伍用楮实等治疗慢性活动性肝炎属肾阴不足者30例，结果基本治愈14例，好转13例，肝功能明显改善，HBSAg阴转8例，HbeAg、抗HBe均阴转10例。

3. 肾病：有报道用楮实子、熟地黄、山茱萸等组成健肾丸防治肾病复发22例，对照组19例，随访3年。结果表明，用尿蛋白定性出现"+"以上，两组分别复发3例和8例。经统计分析，本组复发率明显低于对照组（$P < 0.05$），且复发的时间延后。有报道治疗慢性肾炎属肺肾气虚型患者118例，伍用楮实、党参、茯苓、金樱子、车前子等及综合疗法。结果完全缓解22例，基本缓解48例，有效35例。

4. 眼科疾病：有报道伍用楮实等治眼底出血属滞结期，取得一定的临床效果，总有效率81.5%，对照组75.0%，两组无显著性差异（$P > 0.05$）。有通过辨证治疗中心性浆液性脉络膜视网膜病变属肝肾不足型，伍用楮实等治疗41例47眼，治愈33例38眼，好转8例9眼。另有用楮实等补消并用治老年性白内障35例，疗程2～8周，在对66眼治疗后，显效23眼，总有效率94%。

5. 不孕不育：有报道用楮实子、菟丝子、枸杞子等拟"生精助育汤"，30天为一疗程，连服180天，治疗男性不育症41例，结果治愈28例女方怀孕。另有报道运用杨氏还少丹治疗43例糖尿病勃起功能障碍症患者，经过3个月的治疗，阳痿症状得到了明显的改善，结果治愈16例，有效24例，无效3例，总有效率93%。

6. 斑秃：运用《景岳全书》的大补元煎方加何首乌、女贞子、楮实子等，用以治疗斑秃30例，痊愈25例，好转3例，无效2例，总有效率为93.3%。

【使用注意】脾胃虚寒、大便溏泻者慎服。

【参考文献】

[1] 戴新民，张尊祥，傅中先，等. 楮实对小鼠学习和记忆的促进作用[J]. 人民军医药学专刊，1997, 13(2): 78.

[2] 王玉凤，凤良元，鄢顺琴，等. 楮实子对环磷酰胺致免疫功能低下小鼠免疫功能的影响[J]. 中华中医药学刊，2008, 26(5): 1023.

[3] 李瑞荃，王明芳，潘学会，等."益视片"对实验性"肾阳虚"大鼠红细胞免疫功能的影响[J].成都中医药大学学报，1997，20(1)：41.

[4] 吴兰芳，张振东，景永帅，等.楮实提取物体外抗氧化活性的研究[J].中国老年学杂志，2010，30(1)：184.

[5] 庞素秋，王国权，黄宝康，等.楮实子生物碱的细胞毒作用研究[J].中药材，2007，30(7)：826.

[6] 王茜，张一昕，石铖，等.楮实子对药物性肝损伤大鼠氧化应激因子的影响[J].天然产物研究与开发，2019，31(9)：1617.

[7] 张二飞，殷紫，闫宇辉，等.楮实子对APP/PS1双转基因小鼠海马神经发生的影响[J].中成药，2019，41(3)：539.

[8] 孙红婷，宋艳荣.楮实子提取物对APP/PS1小鼠学习记忆能力及对PI3K-CREB-XBP1信号通路的影响[J].中国免疫学杂志，2019，35(24)：3021.

[9] 张尊祥，戴新民，杨然，等.楮实对老年痴呆血液LPO、SOD和脂蛋白的影响[J].解放军药学学报，1999，15(4)：5.

[10] 赵新敏，邹良材，严明.扶正化瘀治疗肝炎后肝硬化50例[J].江苏中医，1988，9(6)：244.

[11] 金实，赵新敏.扶正消膨汤治疗肝硬化腹水65例疗效观察[J].江苏中医，1992，13(4)：153.

[12] 王薇，王文正.补肾法治疗慢性活动性肝炎30例[J].辽宁中医杂志，1993，20(11)：16.

[13] 武志宏.健肾丸防治肾病复发的疗效观察[J].山东中医杂志，1991，10(6)：17.

[14] 赖祥林，梁一新.中西医结合治疗慢性肾炎118例临床观察[J].浙江中医杂志，1992，27(10)：460.

[15] 王明芳，段俊国.分期分型应用中药治疗眼底出血[J].成都中医学院学报，1990，13(2)：12.

[16] 庞涛，庞寿增.辨证治疗中心性浆液性脉络膜视网膜病变[J].新中医，1992，23(2)：103.

[17] 彭智谋.补消并用治老年性白内障35例报告[J].江西中医药，1992，23(2)：103.

[18] 李雪梅，王道州，国月英.生精助育汤治疗不育41例[J].成都中医学院学报，1992，15(2)：82.

[19] 罗茂林.杨氏还少丹治疗糖尿病勃起功能障碍临床观察[J].四川中医，2009，27(4)：65.

[20] 刘书珍，张菊香.加味大补元煎治疗斑秃30例[J].长春中医学院学报，1998，14(3)：38.

[21] 江克明.楮实配丹参治老年人早搏[J].上海中医药杂志，1988(5)：30.

[22] 许继平，黄建瑾，杨锋，等.扶肺煎治疗中、晚期肺癌的报道[J].中国医药学报，1990，5(2)：37.

[23] 姚天源.补肾通痹汤治疗肥大性腰椎炎280例临床观察[J].福建中医药，1990，5(6)：8.

[24] 魏学礼，陆曙.交泰调脉方加减治疗多发性骨髓瘤化疗并发症[J].实用中医内科杂志，2019，33(8)：49.

180 紫背天葵

【来源】秋海棠科秋海棠属紫背天葵*Begonia fimbristipula* Hance 的全株。

【形态特征】多年生小草本，高4～12cm。无地上茎。地下块茎球形。基生叶1片，膜质，轮廓为圆心形或卵状心形，直径3.5～7cm或过之，两侧不对称，顶端渐尖，基部深心形，歪斜或近对称，边缘有不规则锯齿和缘毛，上面深绿色，多少被糙毛，下面紫红色，密生极小的鳞片，仅脉上有毛；掌状脉7～9条，较纤细但很明显，两面被粗毛，背面紫色，故称"紫背天葵"；叶柄常被短柔毛；托叶流苏状撕裂。夏季开淡红色花，两侧对称，单性，于花茎上部排成二歧或三歧聚伞花序，花茎红色，纤细，长3～15cm，苞片和托叶相似。雄花的萼片2枚，卵圆形，长6～12mm；花被片4，红色，外面2枚宽卵形；雄蕊多数；雌花较小，萼片和花瓣无明显区别，共3片，2片大的半圆形，长约3mm，另一片较小而狭；花柱裂片螺旋状扭曲。蒴果三角形，有极不等阔的3翅，无毛。

【生长环境】喜生于荫蔽潮湿的山谷林下岩壁上。

【采集加工】全草。夏、秋季采收，拔取全株洗净，晾干或晒干。

【性味功能】甘、涩，微寒。清热解毒，活血凉血，润燥止咳。

【主治用法】感冒高热，中暑发热，肺热咳嗽，血热吐血，衄血，咽喉肿痛。外用治跌打肿痛、烧烫伤。6～12g，水煎服。外用适量鲜品捣烂敷患处，可用于恶疮疔毒。

【化学成分】矢车菊素 3-*O*-葡萄糖苷、矢车菊 3-*O*-芸香糖苷等花色苷，并且含有丰富的矿物质、草酸、粗纤维、粗脂肪、粗蛋白和可溶性糖。

【现代研究】

1. 抗肿瘤、抗衰老、抗病毒，提高免疫力：研究发现紫背天葵里含的红色素能够与牛的血清白蛋白结合，有提高机体免疫力和抗病毒、抗肿瘤、抗衰老的作用。通过对雌性SD大鼠喂服不同浓度的紫背天葵提取物后接受辐射的观察，发现低浓度给药组的外周血白细胞数明显升高，血清MDA含量明显降低，高浓度给药组的骨髓有核细胞数则明显升高，表明对电离辐射损伤，使用紫背天葵提取物可以发挥预防保护的作用。

2. 降血糖：研究表明紫背天葵提取物能明显降低糖尿病肾病大鼠24h排尿量、尿蛋白 β_2-微球蛋白（β_2-MG）和 *N*-乙酰 β-D-氨基葡萄糖苷酶（NAG），使肾脏指数下降；同时能够降低血清中BUN、Cr和 β_2-MG含量，从而改善肾脏滤过功能，明显改善糖尿病肾病大鼠临床症状。此外，高剂量紫背天葵提取物对四氧嘧啶致糖尿病模型大鼠具有一定的降糖作用。

3. 降血脂、抗凝：有研究显示紫背天葵高剂量组（15g/kg）及洛伐他汀均不同程度地降低总胆固醇和三酰甘油水平（*P* < 0.05），其中以降低胆固醇水平作用最

为明显，经过抗凝药理实验发现，经灌胃口服给药紫背天葵高剂量组对降低高脂小鼠血脂水平、降低血液黏滞度有较好作用。结果显示15g/kg紫背天葵具有降低胆固醇和甘油三酯、抗凝作用。

【临床应用】脑梗死：通过对紫背天葵联合复方丹参注射液治疗脑梗死的疗效和对患者血液流变学指标变化及不良反应发生情况的临床观察，发现可显著提高总有效率，未见严重不良反应，安全性较好，并有效改善患者的血液流变学指标，两组患者治疗后的指标均显著低于治疗前，且观察组显著低于对照组。

【参考文献】

[1] 邵考珍，何淑莹. 紫背天葵的研究概况 [J]. 海峡药学，2014, 26(10): 40.

[2] 王红珊，曹毅敏，李国豪，等. 紫背天葵提取物对糖尿病肾病大鼠的作用 [J]. 中国生化药物杂志，2012, 33(3): 272.

[3] 王红珊，吴琳，曹毅敏，等. 紫背天葵提取物对糖尿病模型大鼠的降血糖作用研究 [J]. 中国药房，2013, 24(11): 985.

[4] 王红珊，曹毅敏，杨莹，等. 紫背天葵联合复方丹参注射液治疗脑梗死的临床观察 [J]. 中国药房，2013, 24(12): 1108.

[5] 王红珊，曹毅敏，汤美玲，等. 紫背天葵提取物降血脂及抗凝实验研究 [A]. 广东省药学会. 2013年广东省药师周大会论文集 [C]. 广东省药学会：广东省药学会，2013: 2.

[6] 谭雄斯，王景. 紫背天葵研究进展 [J]. 中国民族民间医药，2012, 21(14): 40.

[7] 曾文道. 五味消毒饮证治拾遗 [J]. 医学理论与实践，1996(5): 225.

181 紫珠草

【来源】马鞭草科紫珠属紫珠 *Callicarpa bodinieri* Lévl. 的根、茎、叶。

【形态特征】灌木，高1～2m。小枝、叶柄和花序均被粗糠状星状毛。单叶对生；叶柄长0.5～1cm；叶片卵状长圆形至椭圆形，长7～18cm，宽4～10cm，先端长渐尖至短尖，基部楔形，边缘具细锯齿，表面有短柔毛，背面密被星状毛，两面均密生暗红色或红色细粒状腺点。聚伞花序宽3～4.5cm，4～5次分歧，总花梗长约1cm，苞片线形，细小；花萼4裂，长约1mm，外被星状毛和暗红色腺点，萼齿钝三角形；花冠先端4裂，紫红色，长约3mm，被星状柔毛和暗红色腺点；雄蕊4，长约6mm，花药椭圆形，药隔有暗红色腺点；子房有毛。果球形，熟时紫色，径约2mm。

【生长环境】生于海拔200～2300m的林下、灌丛中或林缘。

【采集加工】根、茎、叶。夏、秋季采收，切片晒干或烘干。

【性味功能】苦、微辛，平。散瘀止血，祛风除湿，解毒消肿。

【主治用法】血瘀痛经，衄血，咯血，吐血，崩漏，尿血，风湿痹痛，跌打瘀肿，外伤出血，烫伤，丹毒。内服：煎汤，10～15g；或浸酒。外用：适量，捣敷；研末撒或调敷。

【化学成分】萜及其苷类、黄酮类、苯丙素类、酚酸类、鞣质以及挥发油类。

【现代研究】紫珠属植物多具有广泛的生物活性，如止血、抗菌、抗病毒等。

【临床应用】

1. 痔疮：用紫珠草明矾枯痔液（此液每100mL含紫珠草350g，明矾、普鲁卡因各3g）注射治疗内痔、混合痔619例。内痔282例，混合痔308例，另有环状痔29例。无论内痔、混合痔、环状痔，均以细针头直接穿刺于齿线以上的痔核部分。针尖刺入后，活动注射器时要有一定的"飘浮感"，以防注入肌层。注入药液前，应轻轻回抽，无回血时再行注入。根据痔核大小可注入0.3～1.0mL。如一病员有数个痔核时，根据周身和局部情况，可一次全部注射，也可分期分批注射。经一次治疗未愈者，待第一次治疗反应消退后，再行第二或第三次注射，直至痊愈。复查614例，治愈596例，治愈率为97.1%；其余18例注射后，痔核脱出和便血均有所减轻，但痔核未完全消失，属于好转的范围。

2. 食管静脉曲张破裂出血：20例食管静脉曲张破裂出血患者，每天60g干紫珠草浓煎成30mL左右，分3～4次服用或多次胃管内注入。应用紫珠草后，在24h内止血者有17例，占85%，效果不好不能止血者3例，占15%。

【参考文献】

[1] 孙美，王立波，吴立军. 药用紫珠属植物的研究进展[J]. 安徽农业科学，2015, 43(13): 101.

[2] 福州部队总医院外一科. 紫珠草明矾枯痔液对内痔混合痔619例的疗效观察[J]. 人民军医，1975(2): 57.

[3] 张志宏. 紫珠草治疗食道静脉曲张破裂出血20例疗效观察[J]. 江苏医药，1978(3): 9.

182 掌牛仔

【来源】鼠李科鼠李属植物长叶冻绿*Rhamnus crenata* Sieb. et Zucc.的根、根皮。

【形态特征】落叶灌木或小乔木，高7m。幼枝带红色，被毛，后脱落。叶互生；叶柄长4～12mm，被密柔毛；叶片纸质，倒卵状椭圆形、披针状椭圆形或倒卵形，长4～14cm，宽2～5cm，先端渐尖，或短急尖，基部楔形或钝，边缘具锯齿，上面无毛，下面被柔毛或沿脉被柔毛。聚伞花序腋生，总花梗长4～15mm，被柔毛；花单性，异株，淡绿色或紫色；花萼5裂，裂片三角形与萼管等长，外面有疏微毛；花瓣5，近圆形，先端2裂；雄蕊5，与花瓣等长；子房上位，球形，无毛，3室；花柱不分裂，柱头不明显。核果球形，成熟时黑色或紫黑色，长5～6mm。种子青灰色，无沟。花期5～8月，果期8～10月。

【生长环境】多生于山坡、灌木丛中。

【采集加工】根、根皮，秋后采收，鲜用或切片晒干，或剥皮晒干。

【性味功能】苦、辛，平。有毒。清热利湿，杀虫止痒。

【主治用法】外用各种皮癣，疥疮，湿疹，脓疱疮。用干根磨醋或酒，或浸70%酒精，外擦患处，亦可将鲜叶捣烂，外擦患处。

【化学成分】根：柯桠素、鼠李宁A、鼠李宁B等。树皮：蒽醌类化合物大黄素、大黄素甲醚、大黄酚、欧鼠李苷等。

【现代研究】皮肤、黏膜：柯娅素对皮肤、黏膜有刺激性，对皮肤的炎症反应与治疗效果是相平行的。其治疗牛皮癣的作用机制可能是该药对皮肤角质蛋白有化学亲和力，能摄取其中的氧，而本身被氧化为氧化柯娅素。其油膏可使皮肤或衣服染成棕紫色，因其有刺激性，应避免触及颜面，特别是眼。

【临床应用】急性渗出性湿疹、脂溢性皮炎、渗出性皮炎：取黎辣根180g切碎，浸于45度白酒或醋500mL中，7～15天后滤取药液，局部涂布，每日3次；或用黎辣根60g切碎，加水浓煎局部洗涤，每日1～2次。共治61例，治愈46例，好转9例，无效6例。对急性渗出性湿疹效果显著，苔藓样增厚性慢性皮炎疗效较差，用药后未见不良反应。

【使用注意】本品有毒，不可内服。

183　蛤蚆王

【来源】远志科植物远志属瓜子金*Polygala japonica* Houtt.的全草。

【形态特征】多年生草本，高15～20cm。茎直立或斜生，绿褐色或绿色。枝圆柱形，具纵棱，被卷曲短柔毛。单叶互生；叶柄长约1mm，黄褐色，被短柔毛；叶纸质至近革质，卵形至卵状披针形，长1～2.3cm，宽5～9mm，绿色，先端钝，基部圆形至阔楔形，全缘，反卷，两面近无毛或被短柔毛；主脉在上表面凹陷，并被卷曲短柔毛，侧脉3～5对。花两性，总状花序与叶对生，叶腋外生；花少，长约7mm，具早落披针形小苞片；萼片5，宿存，外面3枚少，披针形，长4mm，外面被短柔毛，里面2枚大，花瓣状，卵形至长圆形，长约6.5mm，基部具爪；花瓣3，白色至紫色，基部合生，侧生花瓣长圆形，长约6mm，基部内侧被短柔毛，龙骨瓣舟状，顶端背部具条裂鸡冠状附属物；雄蕊8，长达6mm，花丝几乎全部合生成鞘，鞘1/2以下与花瓣贴生，鞘之两侧具缘毛，花药卵形，顶孔开裂；子房倒卵形，直径约2mm，具翅，花柱肥厚，弯曲，长约5mm，柱头2，间隔位于花柱先端。蒴果圆形，绿色，直径约6mm，具阔翅，无毛。种子卵形，长约3mm，直径约1.5mm，黑色，密被白色短柔毛。花期4～5月，果期5～7月。

【生长环境】多生于丘陵坡地及路旁。

【采集加工】全草。全年可采，晒干备用。

【性味功能】苦、微辛，平。祛痰镇咳，解毒止痛，散瘀止血，宁心安神，活血散瘀。

【主治用法】咳嗽痰多，麻疹不透，风湿痹痛，吐血，便血，心悸，失眠，咽喉肿痛；外用治湿疹、疖肿、毒蛇咬伤。内服，煎汤6～15g，鲜品30～60g；或研末，或浸酒。外用，捣敷或研末调敷。

【化学成分】皂苷类成分，瓜子金皂苷甲、瓜子金皂苷乙、瓜子金皂苷丙、瓜子金皂苷丁、瓜子金皂苷己等；三萜类成分；远志醇、脂肪油、山奈酚3,7-二葡萄糖苷、紫云英苷等。

【现代研究】

1. 镇痛、抗炎：瓜子金水提物25mg（生药）/kg能抑制乙酸和组胺诱导的腹腔与皮肤血管通透性增加及2,4,6-三硝基氯苯诱导的耳肿胀；瓜子金水提物12.5mg（生药）/kg能抑制组胺诱导的大鼠足趾肿胀；瓜子金水提物6.25mg（生药）/kg能减少角叉菜胶诱导的气囊炎性反应中前列腺素E_2含量。瓜子金甲醇提取物0.14g（生药）/kg灌胃可减少醋酸引起的小鼠扭体次数，显示出较好的镇痛活性；还能抑制醋酸所致小鼠腹腔毛细血管通透性增加。瓜子金甲醇提取物正丁醇萃取部位0.14g（生药）/kg灌胃给药可抑制二甲苯致小鼠耳郭肿胀和角叉菜胶致小鼠足趾肿胀，对炎症早期有较好抑制作用。瓜子金发酵总皂苷3g（生药）/kg、6g（生药）/kg灌胃5天，可抑制二甲苯致小鼠耳郭肿胀、冰醋酸致儿腹腔毛细血管通透性增加，还能抑制醋酸致小鼠扭体次数增加，并可提高热板致痛小鼠的痛阈值。

2. 镇静：瓜子金水煎剂0.5～1.0g（生药）/kg腹腔注射对小鼠自发活动有抑制作用，0.5～1.0g（生药）/kg腹腔注射或20～40g（生药）/kg灌胃小鼠，可协同戊巴比妥钠的作用，但不能对抗咖啡因（200mg/kg）引起的小鼠强直性惊厥作用。

3. 溶血：已开花植株的根及地上部分的5%浸液均有溶血作用；根的溶血作用与远志根（全远志）的溶血作用相当。

4. 抗抑郁：小鼠强迫游泳实验、小鼠悬尾实验证明，瓜子金乙醇提取物1.2g（生药）/kg、正丁醇部位[相当于2g（生药）/kg]灌胃给药7天能缩短强迫游泳小鼠不动时间，显示较好的抗抑郁活性作用。

5. 毒理：小鼠腹腔注射瓜子金水煎剂1.0g（生药）/kg时，即出现中毒症状，表现为伏地不动，活动减少，四肢无力，不能攀爬。但经24h后仍能存活。剂量增加症状更加明显，呼吸渐弱，最后死亡。瓜子金水煎剂腹腔注射半数致死量约为1.7g（生药）/kg，小鼠口服瓜子金水煎剂最小致死量为40g（生药）/kg，半数致死量为（46.00±5.84）g（生药）/kg。瓜子金发酵总皂苷对小鼠灌胃的最大耐受剂量为13.3g/kg。

【临床应用】

1. 急性骨髓炎：鲜瓜子金全草200g、60度高粱酒500mL密封浸泡7天。7 ～ 12岁每次用量15mL，每日2次，13 ～ 18岁每次20mL，每日2次。18岁以上成年人每次25mL，每日2次。均为早晚空腹时服用，经一个月强化治疗，91例患者中，痊愈82例，明显好转6例，好转2例。

2. 蛇咬伤：新鲜瓜子金30g捣烂，外敷于毒蛇咬伤处，盖以纱布，每日换药2 ～ 3次。治疗毒蛇咬伤6例，用药后3 ～ 4天消肿，7天症状消失，痊愈，效果良好。

【参考文献】

[1] 滕衍海，滕宏楼. 鲜瓜子金药酒强化治疗急性骨髓炎91例体会[J]. 铁道医学，1994，22(1): 35.

[2] 徐红伟. 瓜子金外用治疗蛇咬伤[J]. 中国民间疗法，2011, 19(2): 20.

184 蛟龙木

【来源】豆科猴耳环属猴耳环*Archidendron clypearia* (Jack.) I. C. Nielsen的叶、果实。

【形态特征】带小枝的羽状复叶。幼嫩小枝有明显的纵棱，表面棕色至棕褐色，被短细茸毛。叶互生，略皱缩，展平后呈二回羽状复叶，小叶片近棱形，长1.3 ～ 8.5cm，宽7 ～ 32mm，先端渐尖或急尖，基部近截形，偏斜，上表面棕褐色，下表面灰褐色，薄革质，极易脱落。气微苦涩。

【生长环境】生于海拔800 ～ 1180m的常绿阔叶林中、山坡平坦处、路旁及河边。分布于我国西南地区及福建、台湾、广东、海南、广西等地。

【采集加工】叶：全年均可采。果实：秋季采收。

【性味功能】微苦、涩，凉。小毒。清热解毒，凉血消肿，止泻，祛湿敛疮。

【主治用法】乳蛾，咽喉肿痛，胃脘痛，湿热泄泻，肠风下血，痔疮。外用治疮痈疔肿，烧烫伤，湿疹。用法：内服煎汤，9 ～ 15g；外用适量，干品研粉油调涂，或鲜品捣敷。

【化学成分】黄酮类、苯丙素类、有机酚酸类、三萜和甾体类化合物。从猴耳环中分离得到特利色黄、杨梅苷、槲皮苷、槲皮素、没食子酸乙酯等。

【现代研究】

1. 抑制巨噬细胞NO释放：猴耳环的60%乙醇提取物具有很强的NO释放抑制活性，乙酸乙酯部位的（-）-5,3',4',5'-四羟基黄烷-7-没食子酸酯具有较强的NO释放抑制活性，（-）-（2R, 3R)-表没食子儿茶素-7-没食子酸酯和杨梅树皮素-3-O-α-L-

吡喃鼠李糖苷活性稍弱。

2. 抗病毒：猴耳环水提取物在体外对流感病毒引起的细胞病变有明显抑制作用，其IC_{50}生药为3.33mg/mL，TI为7.48mg/mL；在给生药药剂量为8～20g/kg时，对流感病毒所致的小鼠肺部炎症有明显抑制作用，并能明显降低流感病毒感染小鼠的死亡率和延长其存活时间，表明猴耳环水提取物在体内外均具有明显抗流感病毒的作用。

3. 抑制T淋巴细胞增殖：猴耳环所含没食子酸、没食子酸乙酯、(-)-5, 7, 3′, 4′, 5′-五羟基黄烷、(-)-5, 3′, 4′, 5′-四羟基黄烷-7-没食子酸酯、杨梅树皮素3-O-α-L-吡喃鼠李糖苷均具有一定抑制T淋巴细胞增殖的活性，而(-)-(2R,3R)-表没食子儿茶素-7-没食子酸酯能显著抑制ConA诱导的T淋巴细胞增殖，其IC_{50}为4.4μmol/L。

4. 抗炎：二甲苯致小鼠耳郭肿胀法，结果显示猴耳环组（3.0g/kg）肿胀度为10.0mg，肿胀抑制率为28.50%。对大鼠蛋清性足肿胀的影响结果显示，致炎3h、5h后的肿胀度分别为3.20mm、2.35mm，表明猴耳环对二甲苯、蛋清所致的炎症有明显的抑制作用。

5. 镇痛：热板法结果显示猴耳环组（3.0g/kg）在给药2h后小鼠的痛阈值为42.6s，痛阈提高率为48%；在给药3h后小鼠的痛阈值为37.4s，痛阈提高率为56%。醋酸诱发小鼠扭体反应的实验结果显示，猴耳环组（3.0g/kg）末次给药后30min，腹腔注射1%醋酸0.1mL/10g，10min内扭体次数为23.5次，抑制率为39.90%。上述两个镇痛实验表明，在热板法和醋酸法致痛的模型上，猴耳环有显著的镇痛作用。

6. 抗类风湿关节炎：采用注射弗氏完全佐剂诱发大鼠佐剂性关节炎模型观察猴耳环抗类风湿关节炎的作用；猴耳环正丁醇部位分为高、中、低剂量组（14g/kg、7g/kg、3.5g/kg）给大鼠每日灌胃1次，连续灌胃给药28天。结果猴耳环中、高剂量组可有效抑制原发侧足肿胀度、脾脏指数；猴耳环高剂量组可有效降低模型鼠全血（低切）及血浆黏度、血清TNF-α水平；猴耳环各剂量组均可有效降低继发侧足肿胀度、血清IL-1β及PGE_2水平，减少关节组织的炎细胞浸润，改善病理形态。

7. 解热：猴耳环对三联菌疫苗致热大鼠体温实验结果表明，猴耳环组给药5h后能明显对抗三联菌疫苗引起的大鼠发热。

【临床应用】急性上呼吸道感染：治疗咽喉炎、扁桃体炎200例，口服猴耳环消炎片（猴耳环嫩枝/叶的水提取物），一次3～4片，1日2～3次，连服7天。治愈率为26.0%，显效率为46.0%，有效率为24.3%，总有效率为96.0%。

【使用注意】本品果实有毒；本品同属植物亮叶猴耳环*Archidendron lucidum* (Benth.) I. C. Nielsen与猴耳环外貌相似，但其幼枝无锐角，叶具羽片1～2对，小叶斜卵形，上面光亮花序被褐色短毛，与猴耳环叶较易区别。

【参考文献】

[1] 付元凤，刘芳，李思佳. 等. 猴耳环的研究进展 [J]. 中草药，2018, 49(5): 1174.

[2] 陈连剑. 猴耳环中某酸性成分的分离与鉴定 [J]. 广东医学院学报，1994, 12(1): 40.

[3] 冯露露，施旻，刘剑英，等. 猴耳环正丁醇部位抗类风湿性关节炎的作用及机制研究 [J]. 中药新药与临床药理，2019, 30(7): 779.

[4] 谢春英，林乐维. 猴耳环化学成分研究 [J]. 中药材，2011, 34(7): 1060.

185 黑老虎

【来源】木兰科植物厚叶五味子 *Kadsura coccinea* (Lem.) A.C.Smith 的干燥根。

【形态特征】常绿攀爬藤木。茎中含有多性黏液，长 3 ～ 6m。茎下部偃伏土中，上部缠绕，枝圆柱形，棕黑色，疏生白色点状皮孔。单叶互生；柄长 1 ～ 2.5cm；叶革质，叶片长圆形至卵状披针形，长 8 ～ 17cm，宽 3 ～ 8cm，先端钝或急尖，基部宽楔形或近圆形，全缘，上面深绿色，有光泽，几无毛，侧脉 6 ～ 7 对，网脉不明显。花单生叶腋，稀成对，雌雄异株；花被红色或红黄色，10 ～ 16 片，椭圆形或椭圆状倒卵形，长 12 ～ 15mm，宽 5 ～ 14mm；雄蕊群椭圆形或圆锥形，先端有线状钻形附属物；雄蕊 14 ～ 48，排成 2 ～ 5 列；雌蕊群卵形至球形，雌蕊 5 ～ 7 列。聚合果近球形，成熟时红色或黑紫色，直径 6 ～ 10cm 或更大；小浆果倒卵形，长达 4cm，外果皮革质，不显出种子。种子红色，心形或卵状心形。花期 5 ～ 7 月，果期 8 ～ 10 月。

【生长环境】喜生在山地、山谷水边的疏林中。

【采集加工】根，全年可采，洗净切片晒干备用。如不用木心，采来后洗净，用木棍捶打取皮，然后晒干。

【性味功能】微苦、辛，温。祛风湿，行气消肿，止痛，活血散瘀。

【主治用法】溃疡病，慢性胃炎，风湿骨痛，跌打瘀痛，急性胃肠炎，经前腹痛，产后瘀痛。每用干根 9 ～ 15g，水煎服。或研末，每服 0.9 ～ 1.5g。外用鲜叶捣烂配它药外敷治跌打扭伤。

【化学成分】挥发油、黏液质、三萜（或甾醇）及苷、微量元素等成分。

【现代研究】

1. 抗炎：黑老虎水提液（0.15g/mL、0.3g/mL、0.6g/mL）灌胃小鼠，结果显示，黑老虎水提液能明显抑制二甲苯诱导小鼠耳郭肿胀、醋酸所致小鼠毛细血管通透性增高；黑老虎水提液（0.15g/mL、0.3g/mL、0.6g/mL）灌胃大鼠，能明显抑制棉球所致大鼠肉芽肿。

2. 保肝：黑老虎 3g/kg 和 5g/kg 剂量组分别灌胃 CCl_4 诱导慢性肝损伤模型大鼠，中药黑老虎能显著降低实验性肝损伤大鼠 ALT 和 AST 活性，降低肝组织 MDA 含量，提高肝组织及血清 SOD 水平。黑老虎醇提物高、中、低剂量（生药 6.0g/kg、3.0g/kg、1.5g/kg）组灌胃非酒精性脂肪肝模型大鼠，结果显示，黑老虎提取物能显著降低非酒精性脂肪肝大鼠血脂、游离脂肪酸（FFA）、肝脂质、肝功能水平、肝指数和肝 MDA 水平，显著升高肝 SOD 活性，说明黑老虎具有显著的保肝作用。

3. 抗纤维化：黑老虎水提物（2.5g/kg 和 5g/kg）剂量组灌胃由 CCl_4 和高脂低蛋白等复合因素诱导实验性肝纤维化模型大鼠，黑老虎能升高实验大鼠血及肝组织中 SOD 含量，降低实验大鼠肝组织中 MDA 含量，并与剂量有关。认为黑老虎降酶，保护肝细胞和抗肝纤维化的作用与其抗氧化作用有关。

4. 抗氧化：黑老虎的有效成分能明显减少小鼠肝脏过氧化脂质产物如硫代巴比妥酸盐反应物质（TBARS）等的产生，还可明显恢复 SOD 活性，诱导肝脏酶清除氧自由基，有较好的抗氧化作用。

5. 抑菌：采用滤纸片法和二倍稀释法分别研究黑老虎果皮对大肠杆菌、金黄色葡萄球菌、铜绿假单胞菌、伤寒沙门氏菌、枯草杆菌和白色念珠菌的抑菌效果和最小抑菌浓度（MIC），结果显示，黑老虎果皮对伤寒沙门氏菌有明显的抑制作用，对其他 5 种菌抑制效果不明显，对伤寒沙门氏菌最小抑菌浓度为 31.25mg/mL。

6. 抗衰老：实验表明黑老虎中五味子类化合物，可使 SOD 和 GSH-Px 活性分别提高 8.42% 和 59.26%，而红细胞膜和血浆 LOP 活性分别下降 34.32% 和 30.95%，红细胞膜 Na^+-K^+-ATP 酶活性下降 12.54%，证明黑老虎中的活性成分有明显抗衰老作用。

【临床应用】

1. 多种疼痛：取黑老虎根、救必应（冬青科），制成注射液，每 2mL 相当于黑老虎根 3.5g，救必应氯仿抽出物（干品）5mg。行肌内或穴位注射，每次 2～4mL。治疗胆道蛔虫、胃肠绞痛、术后肠粘连、溃疡病疼痛发作、附件炎、痛经、风湿性关节炎、坐骨神经痛、肾绞痛等病症共 129 例，显效 93 例，用药后 15min 见效，1～2h 疼痛消失；减轻 25 例，用药后 30min 疼痛减轻；无效 11 例，有效率 91.5%。

2. 痢疾：黑老虎研粉压片（每片含生药根皮 0.3g），每次口服 5 片，每天 4 次，以 7 天为一个疗程。治疗急性细菌性痢疾 70 例，临床治愈 64 例（91.4%），好转 6 例；对 30 例进行粪便培养，其转阴率达 91.6%，平均转阴时长为 4.5 天。

3. 子宫内膜异位症：对 126 例子宫内膜异位症不孕患者进行中西药对比治疗观察，中药组用黑老虎汤（黑老虎 15g，毛冬青 15g，败酱草 15g，三棱 15g，莪术 15g，荔枝核 15g，太子参 15g，麦冬 20g，五味子 15g，女贞子 15g，菟丝子 20g，覆盆子 15g）合生脉散加减，隔天 1 剂煎煮，第 1 道药液 150mL 口服，第 2 道复渣的药液 150mL 做保留灌肠。月经期间停药，3 个月为 1 个疗程，若未受孕停药 15 天再行第 2 个疗程。西药组：内美通 2.5mg，从月经周期第 1 天开始，每周 2 次口服，持续 6 个月，用药期间无月经来潮。结果：用中药治疗组第 1 年的受孕率 30.6%，明显优于西药组的 17.1%，而第 2 年的中药组受孕率与西药组无明显差别。但总有效率中药组 59.6%，与西药组的 43.7% 相比，在统计学上有明显差异。

【使用注意】孕妇慎服。

【参考文献】

[1] 舒永志，成亮，曹濬喆，等.黑老虎的化学成分研究[J].中草药，2012, 43(3): 428.

[2] 陆俊，刘如如，赵雪萌，等.黑老虎活性成分及生理活性研究进展[J].食品研究与开发，2018, 39(2): 219.

[3] 李志春，孙健，封毅，等.黑老虎果毒理实验及其对血脂的调节作用[J].食品科学，2011, 32(1): 203.

[4] 复方黑老虎注射液129例止痛疗效观察[J].新医药通讯，1972(6): 23.

[5] 黄世明.黑老虎治疗急性细菌性痢疾70例疗效分析[J].铁道医学，1979(4): 252.

[6] 王冰洁，黄海红.黑老虎汤保留灌肠治疗子宫内膜异位症并不孕126例临床观察[J].中国社区医师，2002(14): 38.

186 黑面神

【来源】大戟科植物黑面神 *Breynia fruticosa* (L.) Hook. f.的干燥根、嫩枝叶。

【形态特征】灌木，全株无毛，高1～3m。茎皮灰褐色，枝条上部常呈压扁状，紫红色，多叉状弯曲，表面有细小皮孔，小枝绿色。单叶互生；叶柄长3～4mm；托叶三角状披针形，长约2mm；叶片革质，菱状卵形、卵形或阔卵，长3～7cm，宽1.8～3.5cm，两端钝或急尖，下面粉绿色，具细点，每边具3～5条侧脉。花小，单性，雌雄同株，单生或2～4朵成簇；雌花位于小枝上部，而雄花位于小枝下部各叶腋内，或雌花及雄花生于同一叶腋内，或分别生于不同小枝上；雌花花梗长2～3mm；花萼陀螺状或半圆状，长约2mm，6细齿裂；雄蕊3，紧包于花萼内，花丝合生成柱状，花药2室，纵裂，贴生于花丝柱上，无退化雄蕊；雄花花梗长2～3mm；花萼钟状，6浅裂，直径约4mm，裂片近相等，顶端近截平，中间具小突尖，果时增大约1倍，上部辐射张开呈盘状；子房卵圆形，花柱3枚，外弯，先端2裂。蒴果球形，直径6～7mm。花期4～9月，果期5～12月。

【生长环境】多生于山地荒野及灌木丛中。

【采集加工】根、叶全年可采，根洗净切片晒干备用。

【性味功能】微苦，微寒。解热散毒，化瘀消滞，收敛止痒。

【主治用法】急性肠胃炎，扁桃体炎，咽喉炎，泌尿系结石，跌打骨折，风湿骨痛，蛇虫咬伤，皮肤湿疹，过敏性皮炎，皮肤瘙痒。内服：每用干根15～30g，水煎服，或鲜品捣汁服。外用适量，捣敷，或煎水洗，或研末撒。

【化学成分】黄酮类、糖类、三萜类、甾醇类等。

【现代研究】

1. 抗菌：1∶1200黑面神流浸膏稀释液在试管内对金黄色葡萄球菌、铜绿假单胞菌、大肠杆菌、福氏痢疾杆菌、甲型链球菌均有很强的抑菌作用，其抗菌作用可能与其所含鞣质有关。

2. 抗病毒：研究鸡血藤、赤芍、芡实、白背叶、何首乌、三加皮、肾蕨和青凡木（黑面神）8种中药提取物对单纯疱疹病毒Ⅰ型、水疱性口炎病毒、流感病毒A型、腺病毒3型及人类免疫缺陷病毒逆转录酶的活性。结果发现，黑面神对腺病毒、水疱性口炎病毒有强的抗病毒活性，但其细胞毒性大，ST≤1。黑面神全草提取物（100 ～ 500μg/mL）对鼠RNA病毒逆转录酶和人DNA聚合酶有抑制作用，其IC_{50}分别为2.0μg/mL和5.0μg/mL。

3. 抗炎：黑面神水提液9g/kg和27g/kg组灌胃小鼠，结果显示黑面神水提液能明显抑制由二甲苯所致小鼠耳肿胀，高剂量的肿胀抑制率可达61.74%，同时能抑制醋酸致小鼠毛细血管通透性增高，高剂量抑制率可达50.82%。

【临床应用】

1. 慢性气管炎：东风橘30g，黑面神6g，鸭跖草10g，海芋10g，补骨脂3g；制成复方黑面神糖衣片治疗慢性气管炎37例，连续治疗一个月，临控率达70.27%，有效率达100%。复方黑面神糖衣片治疗慢性气管炎316例，临控率70.89%，有效率99.37%。

2. 漆性皮炎：复方黑面神洗剂［黑面神62g，了哥王62g，蛇泡簕（茅莓）62g，地胆头62g，乌桕叶62g，十大功劳62g，明矾（后下）25g］。治疗漆性皮炎100例，疗效迅速，当天止痒者60例，2 ～ 3天止痒者30例，4 ～ 5天止痒者10例。2 ～ 3天治愈者40例，4 ～ 6天治愈者50例，7 ～ 10天治愈者10例，平均治愈日为6.3天。

【使用注意】孕妇忌服。服用过量可引起中毒性肝炎，出现头晕、头痛、上腹部不适、频繁呕吐、黄疸、发热、甚至深度昏迷。其根皮最毒，用时宜刮净，并用蜜糖和服，可降低毒性。

【参考文献】

[1] 彭伟文，何文生，纪梦颖，等．黑面神药材70%乙醇提取部分的化学成分研究[J]．中国药房，2017, 28(36): 5144.

[2] 王珠强．黑面神的化学成分研究[A]．中国化学会．中国化学会第十一届全国天然有机化学学术会议论文集（第四册）[C]．中国化学会：中国化学会，2016: 1.

[3] 彭伟文，王英晶，陆丹倩，等．黑面神枝叶水提物抑菌有效部位的筛选研究[J]．中华中医药学刊，2014, 32(12): 2937.

[4] 复方黑面神糖衣片（Ⅲ号）验证性治疗慢性气管炎37例疗效小结[J]．广东医药资料，1977(12): 7.

[5] 复方黑面神糖衣片（Ⅲ号）在江苏省响水县治疗慢性气管炎316例疗效小结[J]．广东医药资料，1977(11): 47.

187 鹅不食草

【来源】菊科石胡荽属植物鹅不食草 *Centipeda minima* (Linn.) A.Br.et Aschers. 的全草。

【形态特征】一年生小草本，茎纤细、多分枝、簇生、基部匍匐、着土处易生根，小叶互生、无柄，叶片楔状倒披针形，边缘有粗锯齿二至五个，初夏开球状小黄花，结小球果。瘦果椭圆形，边缘有长毛，无冠毛。

【生长环境】多生于路旁、田埂及阴湿草地上。

【采集加工】全草。夏、秋二季花开时采收，洗去泥沙，晒干。

【性味功能】辛，温。散热通窍，祛风湿，消肿止痛。

【主治用法】疟疾、百日咳、黄疸性肝炎、感冒鼻塞、变应性鼻炎、慢性鼻炎、跌打扭伤、骨折、风湿痹痛、毒蛇咬伤等。6～9g（干品），水煎服。外用鲜草捣烂敷患处，变应性、慢性鼻炎可将鲜草作成滴剂或干草配成软膏涂之。

【化学成分】多种三萜类成分、蒲公英赛醇、蒲公英甾醇、山金车烯二醇、豆甾醇、谷甾醇、黄酮类、挥发油、有机酸等。

【现代研究】

1. 抑菌：纸片扩散法研究鹅不食草醇提物的抗菌活性，结果表明，其对金黄色葡萄球菌等菌株的抑制作用显著，最低抑菌浓度为0.125mg/mL。鹅不食草水煎剂25%～50%对结核杆菌有抑制作用。

2. 止咳，平喘：鹅不食草挥发油的低、中、高3个剂量组为0.0125mL/kg、0.025mL/kg、0.05mL/kg，每天灌胃1次，连续7天，对组胺引起的豚鼠气管平滑肌收缩具有抑制作用。

3. 抗肿瘤作用：鹅不食草醇提物能显著抑制鼻咽癌细胞CNE-1增殖，并呈现明显的时间和剂量依赖性，其中诱导48h和72h的IC$_{50}$分别为30.0μg/mL和25.0μg/mL，鹅不食草植株中分离出的短叶老鹳草素对大鼠Walker肿瘤有抑制作用，鹅不食草的粗提物具有抗白血病活性。

4. 抗变应性鼻炎：0.5%鹅不食草挥发油滴鼻治疗豚鼠变应性鼻炎动物模型，实验结果显示，鹅不食草挥发油对变应性鼻炎具有明显的减轻作用。

5. 抗炎作用：鹅不食草挥发油0.5～2h含药血清（9g/kg生药量，10%含药血清）均具有抑制抗原诱导RBL-2H3释放组胺、β-氨基己糖苷酶，抑制Con-A诱导小鼠脾细胞增殖、分泌IL-4的作用。鹅不食草挥发油0.05mL/kg和0.1mL/kg剂量组对二甲苯致小鼠耳郭肿胀、醋酸所致小鼠腹腔毛细血管通透性增高、角叉菜胶致小鼠足跖肿胀三种急性炎症肿胀模型均有明显的抑制作用，且能明显减少大鼠炎症组织中PGE$_2$的含量。

6. 消除耐药质粒：鹅不食草水煎剂对铜绿假单胞菌MIC为20g/L，亚抑菌浓度为10g/L，鹅不食草水煎液10g/L体外作用铜绿假单胞菌24h后消除率0.7%；48h后消除率4.7%；72h后消除率46.3%。鹅不食草对铜绿假单胞菌R质粒具有较强的消除作用；随作用时间的延长，其消除作用也明显增强。

7. 保肝：小鼠连续5天灌胃给鹅不食草水煎剂（5g/kg和10g/kg），0.1%的四氯化碳、对乙酰氨基酚（APAP）、D-氨基半乳糖+脂多糖（D-GaIN+LPS）（10mL/kg）腹腔注射诱导小鼠急性肝损伤，结果表明鹅不食草水煎剂可明显降低四氯化碳、APAP、D-GaIN+LPS引起的肝损伤后小鼠血清中升高的谷丙转氨酶水平。

【临床应用】

1. 软组织损伤：鹅不食草研成粉末，治疗关节扭伤、腰肌劳损、风湿疼痛等，共94例，痊愈31例，好转60例，有效率达97%。

2. 鼻炎：鹅不食草研成细粉吸入鼻孔，治疗急性鼻炎、慢性单纯性鼻炎、肥厚性鼻炎、变应性鼻炎等。大多数病例用药后头痛、鼻塞等症状消失或减轻。

3. 头痛：鹅不食草为主，配合西药治疗偏头痛89例，疗效满意。

4. 面瘫：鹅不食草30～60g捣烂，用纱布包好，外敷于贝尔氏面瘫患者，总有效率达92%。

5. 急性腰扭伤：鹅不食草治疗急性腰扭伤38例，疗效满意，总有效率92%。

【参考文献】

[1] 余洪猛，交三立，刘志刚，等. 鹅不食草治疗过敏性鼻炎的实验研究[J]. 中国中西医结合耳鼻喉科杂志，2001, 9(5): 220.

[2] 覃仁安，陈敏，师晶丽，等. 鹅不食草挥发油抗炎作用的初步实验报告[J]. 贵州医药，2001 25(10): 909.

[3] 钱妍，赵春景，颜雨. 鹅不食草煎液对小鼠肝损伤的保护作用[J]. 中国药业，2004, 13(6): 25.

[4] 李芑清，舒德忠，周歧新，等. 鹅不食草水煎剂对绿脓杆菌R质粒体外消除作用的实验研究[J]. 川北医学院学报，2003, 18(3): 1.

[5] 吕善云，于凤波. 鹅不食草为主配合西药治疗89例偏头痛[J]. 中华综合医学杂志，2001, 2(7): 640.

188 粪箕笃

【来源】为防己科植物粪箕笃 *Stephania longa* Lour. 的干燥全草。

【形态特征】多年生草质藤本，长1～4m，除花序外，全株无毛。茎枝有条纹：叶互生，叶柄长1～4.5cm，基部常扭曲；叶片三角状卵形，长3～9cm，宽

2 ～ 6cm，先端钝，有小突尖，基部近平截或微圆，下面淡绿色或粉绿色；掌状脉 10 ～ 11 条。花小，单性、雌雄异株；复伞形聚伞花序腋生；雄花序较纤细，无毛；雄花：萼片8，偶有6，排成2轮，楔形或倒卵形，长约1mm，背面有乳头状短毛；花瓣4，或有时3，绿黄色，近圆形，长约0.4mm；聚药雄蕊长约0.6mm。雌花：萼片和花瓣均4片，很少3片，长约0.6mm；雌蕊1，无毛。核果长5 ～ 6mm，内果皮部有2行小横肋，每行9 ～ 10条，胎座迹穿孔。花期春末夏初，果期秋季。

【生长环境】生于灌木丛中。

【采集加工】全草。全年均可采收，一般在秋季割取藤叶或连根挖取，洗去泥沙，除去细根，晒干或鲜用。

【性味功能】苦，寒。清热解毒，利水消肿，祛风通络。

【主治用法】泻痢，小便短涩，水肿，黄疸，风湿痹痛，喉痹，聤耳，疮疡肿毒，毒蛇咬伤，肾盂肾炎，膀胱炎，慢性肾炎，脱肛。15 ～ 30g，水煎服。外用适量，鲜品捣烂敷患处或用药汁滴耳。

【化学成分】粪箕笃根、茎：生物碱，总含量0.86%，其中含轮环藤宁碱等。

【现代研究】

1. 利尿：用代谢笼法观察粪箕笃对大鼠的利尿作用，结果表明，粪箕笃非生物碱有明显增加尿量的效果，醇提液对尿量亦有增加，但都不如地西泮（速尿）作用强。

2. 抑菌：二倍稀释法观察其抑菌作用，结果表明，本品非生物碱具有明显抗菌作用，而醇提液对金黄色葡萄球菌、白色葡萄球菌及奈氏球菌的MIC较高外，其余均与生物碱相似，提示无明显抑菌作用。

3. 镇静：用活动计算法观察其镇静作用，结果表明，粪箕笃生物碱部分高、低剂量均有镇静作用，与生理盐水比较差异极显著（$P < 0.001$），醇提液及非生物碱组无明显镇静作用。

4. 镇痛：扭体法实验结果表明，粪箕笃生物碱、非生物碱部分对HAC所致小鼠扭体反应均有明显抑制作用，生物碱作用最强（$P < 0.001$）。醇提液无明显镇痛作用。

【临床应用】

1. 慢性化脓性中耳炎：共治疗慢性化脓性中耳炎293只耳（单纯型261只，肉芽型28只，胆脂瘤型术后4只）。好转63只耳，占21.5%（单纯型51只，肉芽型12只）；无效26只耳。293只耳取脓液培养及做药物敏感实验者283份。培养结果以金黄色葡萄球菌（64份）、变形杆菌（48份）和铜绿假单胞菌（45份）为多，粪箕笃液对这些细菌都有抑制作用。

2. 粪箕笃、柳树枝叶治疗肾盂肾炎效果较好，对急性肾盂肾炎疗效尤为显著。

【参考文献】

[1] 苏毓梅. 粪箕笃液治疗慢性化脓性中耳炎 [J]. 人民军医，1979(9): 77.

[2] 付中西. 粪箕笃与柳树枝叶治肾盂肾炎疗效观察 [J]. 河南赤脚医生，1979(2): 35.

189 楤木

【来源】五加科楤木属楤木 *Aralia chinensis* L.的根、茎。

【形态特征】灌木或乔木；高2～5m，树皮灰色；小枝灰棕色，疏生多数细刺；刺长1～3mm，基部膨大；嫩枝上常有长达1.5cm的细长直刺；小枝疏被细刺，刺长1～3mm；二至三回羽状复叶，叶轴及羽片基部被短刺；羽片具7～11小叶，宽卵形或椭圆状卵形，长5～15cm，基部圆或心形，稀宽楔形，具细齿或疏生锯齿，两面无毛或沿脉疏被柔毛，下面灰绿色，侧脉6～8对；叶柄长20～40cm，无毛，小叶柄长3～5mm，顶生者长达3cm；伞房状圆锥花序，长达45cm，序轴长2～5cm，密被灰色柔毛，伞形花序直径1～1.5cm，总花序梗长0.4～4cm；花梗长6～7mm；苞片及小苞片披针形；果球形，径约4mm，黑色，具5棱。

【生长环境】多生于潮湿山谷及灌木丛中。

【采集加工】根、茎，全年可采，鲜用或晒干备用。

【性味功能】辛、苦、平。清热解毒，消肿止痛。

【主治用法】斑疹热病，痰火瘰疬，肾炎水肿，关节肿痛，痈疮疔毒。用干根15～30g煎服，外用根皮捣烂敷瘰疬、痈疮。

【化学成分】楤木有效成分主要是三萜皂苷类，多糖类，主要包括山奈酚、山奈酚-7-α-L-鼠李糖苷、山奈酚-3,7-O-α-L-二鼠李糖苷、齐墩果酸等。

【现代研究】

1. 镇静、镇痛：给小鼠腹腔注射楤木总皂苷Ⅰ 850mg/kg，可协同戊巴比妥钠、氯丙嗪的中枢抑制效应，对抗苯丙胺的中枢兴奋作用，但不能对抗戊四唑所致惊厥和咖啡因的毒性，可明显增加热板法热刺激痛阈，减少醋酸引起的小鼠扭体反应，具有一定的镇痛作用。

2. 抗实验性胃溃疡：楤木煎剂4g/kg给大鼠灌胃或腹腔注射后可以保护大鼠幽门结扎性、化学性（吲哚美辛诱发）、应激性和利血平性胃溃疡，对醋酸诱发的慢性胃溃疡亦有一定效果。200%楤木煎剂0.2～0.4mL，可使离体大鼠胃收缩，表明有促进胃运动的作用。

3. 抗乳腺癌：楤木皂苷C 4.00μmol/mL、8.00μmol/mL、20.00μmol/mL剂量组干预对数期的乳腺癌MCF-7细胞24h，其细胞增殖抑制率分别为10.54%、35.43%、60.65%，划痕愈合率分别为31.68%、25.13%、17.63%，可显著抑制Akt、p-Akt、E-cadherin、Vimentin蛋白相对表达量；干预48h抑制率分别为14.33%、42.57%、72.54%；干预72h抑制率分别为22.66%，50.54%，85.59%。

【临床应用】

1. 胃痛，浅表性胃炎：复方楤木根汤治疗慢性浅表性胃炎200例，患者随机分为治疗组和对照组各100例，治疗组予自拟复方楤木根汤辨证加减，对照组予胃炎宁颗粒，2个疗程后观察疗效。治疗组：自拟复方楤木根汤辨证加减，楤木根15g，白木香10g，半夏10g，香附10g，茯苓15g，蒲公英30g，甘草6g。肝郁者加柴胡、川楝子；脾虚者加党参、白术；湿重者加黄芩、藿香；嗳气多者加砂仁、旋覆花；反酸者加海螵蛸、瓦楞子；纳呆者加鸡内金、谷芽、麦芽；胃痛重者加延胡索（玄胡）、白芍；气滞明显者加枳壳、川厚朴；舌质有瘀斑者加蒲黄。每日1剂，水煎2次，两煎混匀。分早、中、晚3次服用，1个月为1疗程，服中药期间，停服其他药物。对照组：口服胃炎宁颗粒，每次1包，每日3次口服，1个月为1疗程。结果：治疗组总有效率95%；对照组总有效率82%，两组比较，差异有非常显著性意义（$P<0.01$）。

2. 胆道蛔虫：乌英汤（乌梅5钱，川椒1钱，槟榔2钱，黄芩5钱，黄连3钱，楤木5钱，白英1两，以上为成人剂量，小儿减半）治疗胆道蛔虫病46例，每日冷服1剂。服1剂见效者（疼痛缓解，右上腹压痛减轻，排出蛔虫）13例，服2剂见效21例，服3剂见效11例，服4剂见效1例，总有效率100%。

【参考文献】

[1] 戚欢阳，陈文豪，师彦平. 楤木化学成分及抑菌活性研究[J]. 中草药，2010, 41(12): 1948.

[2] 王忠壮，郑汉臣，苏中武，等. 8种楤木属药用植物化学成分分析[J]. 中国中药杂志，1994, 22(1): 6.

[3] 唐鹏，陈光友，何兵等. 高速逆流色谱法分离纯化楤木总皂苷中的楤木皂苷A及活性研究[J]. 中国医院药学杂志. 2020, 40(6): 672.

[4] 季宇彬，邓迪，王宝琪，等. 楤木单体的结构改造及抗炎活性研究[J]. 中草药，2018, 49(7): 1525.

[5] 赵峰，武宜婷，黄大福，等. 楤木皂苷C对乳腺癌MCF-7细胞增殖和迁移的影响研究[J]. 中国临床药理学杂志，2019, 35(18): 2094.

[6] 杨洋，王一峰，马诣欣，等. 楤木根皮多糖硫酸酯的制备、结构表征及抗氧化活性的研究[J]. 广西植物，2018, 38(7): 911.

[7] 胡彦烨. 复方楤木根汤治疗胃痛疗效观察[J]. 中华中医药学刊，2007, 25(4): 861.

[8] 王树桂. 治疗胆道蛔虫症方药[J]. 中国临床医生，1975(4): 17.

190 路边菊

【来源】菊科植物鸡儿肠属鸡儿肠 *Boltonia indica* (L.) Benth. 的干燥全草。

【形态特征】多年生草本，多分枝或少分枝，茎高30～70cm，有浅纵沟和条纹，被粗毛。叶近无柄，互生，长椭圆形或披针形，茎下部的叶片较大，有数个粗齿或小的锯齿；茎上部的叶片较小，常有1～2个锯齿，秋冬开花，头状花序小，在外围的花淡紫色，中部的花黄色。

【生长环境】生长于山坡、田边、沟边湿地上或栽种。

【采集加工】全草。全年可采，除去杂质，晒干。或鲜用。

【性味功能】甘、涩、微苦，寒。清热解毒，凉血，止血。外用消炎退肿。

【主治用法】吐血，衄血，血痢，崩漏，创伤出血，黄疸，水肿，淋浊，感冒发热，肺热咳嗽，咽痛喉痹，目赤肿痛，聤耳流脓，痔疮，痈肿。25～50g水煎服。外用适量，捣敷、研末掺或煎水洗。

【化学成分】挥发油，油中含乙酸龙脑酯、甲酸龙脑酯、酚类、二聚戊烯、辛酸、倍半萜烯、倍半萜醇等。

【现代研究】抗胃溃疡：有研究采用水浸拘束法致小鼠应激性溃疡模型和乙酸法致大鼠慢性胃溃疡模型观察路边菊水煎液抗胃溃疡的作用，结果路边菊剂量组大小鼠的胃溃疡指数显著降低。

【临床应用】

1. 衄血：有研究报道用鲜品路边菊治疗3例肝硬化、脾功能亢进所致的衄血，疗效良好。

2. 疮痈肿毒：单用路边菊鲜品临床上治疗外科疮痈肿毒，疗效甚佳。

【使用注意】孕妇慎服。

【参考文献】

[1] 田徽，王建，阮期平，等．路边菊水煎液抗实验性胃溃疡的研究 [J]. 时珍国医国药，2009, 20(10): 2595.

[2] 诸尧兴. 马兰头营养价值及栽培技术 [J]. 现代农村科技，2012(1): 15.

191 蜈蚣草

【来源】凤尾蕨科凤尾蕨属植物蜈蚣草 *Pteris vittata* L.的干燥全草。

【形态特征】多年陆生中型蕨类植物，高30～150cm；根茎短，斜生或横卧，密生黄棕色条形鳞片。叶薄革质，一型，密生；叶柄长5～25cm，禾秆色，有时带紫色，基部被线形黄棕色鳞片；叶片阔倒披针形或狭椭圆形，长20～94cm，宽5～25cm，基部渐狭，先端尾状，单数一回羽状；羽片30～50对，对生或互生，无柄，线形或线状披针形，基部宽楔形或浅心形，先端渐尖，边缘不育处有钝齿，中部羽片较大，长2.5～16cm，宽2～10mm，背面疏生黄棕色鳞片和节状毛；叶脉羽状，侧脉二叉状或不分叉。孢子囊群线形，生于羽片边缘的边脉上，连续分布；囊群盖同形，膜质，全缘，灰白色。

【生长环境】生于山坡、路边的钙质土或石灰岩的岩石裂缝中或墙壁的砖隙等处。

【采集加工】全草。全年可采收，挖取全草，洗净鲜用或晒干。

【性味功能】淡、苦，凉。祛风除湿，舒筋活络，解毒杀虫。

【主治用法】风湿筋骨痛，肢麻屈伸不利，半身不遂，跌打损伤，感冒，痢疾，乳痈，疮毒，疔疮，蛔虫病，蛇虫咬伤。内服：煎汤，6~12g。外用：捣敷，或煎水熏洗。

【化学成分】顺-二氢-去氢二松柏醇-9-O-β-D-葡萄糖苷、落叶松脂醇-9-O-β-D-葡萄糖苷、山奈酚-3-O-β-D-葡萄糖苷、十六烷酸、芦丁、苯丙氨酸、芹菜素、木犀草素、表木栓醇等。

【现代研究】

1. 抗炎：通过脂多糖诱导RAW264.7细胞炎症模型对对映-3β-羟基-贝壳杉-16-烯（1）、对映-3β-乙酰氧基-贝壳杉-16-烯（2）等化学物的抗炎活性进行了评价。实验结果显示：化合物1和2具有较强的抗炎活性，IC$_{50}$值分别为9.5μmol/L、8.3μmol/L。

2. 抗肿瘤：采用MTT法对蜈蚣草不同溶剂萃取物进行体外抗肿瘤活性测试。石油醚提取物、乙酸乙酯提取物和正丁醇提取物在240μg/mL时，对体外培养的A549肿瘤细胞的抑制率分别为24.60%、22.76%、14.29%。

3. 抑菌：将蜈蚣草多糖提取物配成质量浓度为500g/L的溶液，采用纸片扩散法研究多糖对8种细菌和真菌的抑制效果。结果显示蜈蚣草多糖对细菌（大肠杆菌等）的抑菌圈直径在24~39mm；对真菌（黄曲霉等）的抑菌圈直径在33.5~39.5mm。将蜈蚣蕨粗多糖分别配制成0.450g/mL溶液和稀释成30mg/mL、15mg/mL、7.5mg/mL、5mg/mL、2.5mg/mL的浓度梯度，采用圆形纸片法测得抗植物病原菌的抑菌圈直径在19.4~33mm，抗动物病原菌的抑菌圈直径在13.0~18.4mm；最小抑菌浓度（MIC）为5mg/mL，对肠炎病病原菌和烂尾病病原菌的MIC最高为30mg/mL。

【临床应用】

1. 小儿惊风：蜈蚣草10g，白及8g，天麻9g，蝉蜕7g，菖蒲9g，水煎内服。达到退热止痉的效果。

2. 疥疮：蜈蚣草60g，大蒜杆120g，一扫光120g，煎水清洗，3次/天。加内服消毒药，白鲜皮30g，白土茯苓30g，蒲公英30g，八爪金龙12g，煎水内服，3次/天，可有效治疗疥疮。

3. 跌打损伤：蜈蚣草、酸浆草各适量，捣敷病患处，具有舒筋活络之功，可治疗跌打损伤。

4. 风湿麻木：蜈蚣草15g，小血藤9g，一把伞9g，泡酒服，具有祛风除湿之功，可有效治疗风湿麻木。

5. 蛔虫病：取蜈蚣草根茎12g水煎内服，可攻毒驱虫。

6. 疔疮：蜈蚣草30g，大蒜杆15g，野菊花15g，煎水清洗，可有效治疗疔疮。

7. 热淋：蜈蚣草15g，石韦15g，煎水内服，治疗热淋效果很好。

【参考文献】

[1] 韦迪，李倩，袁名睿，等. 蜈蚣草化学成分的研究[J]. 中成药，2020, 42(5): 1219.

[2] 殷帅文，胡文杰，叶飞飞，等. 蜈蚣草化学成分及抑制乙酰胆碱酯酶生物活性研究[J]. 天然产物研究与开发，2018, 30(8): 1367.

[3] 周艳丽，王大利，张艳，等. 蜈蚣草二萜类化学成分及其抗炎活性[J]. 中国现代中药，2019, 21(2): 164.

[4] 侯远鑫，侯淑芬，高荣敏，等. 蜈蚣草全草石油醚部位的化学成分研究[J]. 中国药房，2019, 30(6): 817.

[5] 苟占平，梁念慈，刘义，等. 凤尾蕨属6种药用植物抗肿瘤有效部位筛选[J]. 时珍国医国药，2010, 21(7): 1599.

[6] 魏伟，邹娟，于巍，等. 蜈蚣草在少数民族医药中的药用考证[J]. 中国民族医药杂志，2018, 24(6): 43.

[7] 许柑叶，郑怡，陈晓清. 8种蕨类植物多糖提取物抑菌效果的研究[J]. 福建师范大学学报，2005, 21(2): 99.

[8] 吴华端，苏育才. 抗菌蜈蚣蕨多糖的分离与纯化[J]. 微量元素与健康研究，2005, 22(5): 28.

192 稔水冬瓜

【来源】桑科植物榕属对叶榕*Ficus hispida* L. f.的根、叶。

【形态特征】灌木或小乔木，高3～5m。全株具乳汁；幼枝被刚毛，中空。单叶通常对生；叶柄长1～4.5cm，被短粗毛；托叶2枚，阔披针形，长约1.5cm，在无叶和生榕果枝上常4枚合生成环状，早落：叶片革质或纸质，卵状长椭圆形或倒卵状长圆形，长6～20cm，宽4～12cm，先端短尖或急尖，基部圆形或近楔形，全缘或有不规则细锯齿，两面被短刚毛，下面较密。隐头花序，花序托（榕果）成对着生于叶腋或簇生于树干上和无叶的枝上，倒卵形、陀螺形或近梨形，成熟后黄色，直径1.3～3cm，具柄，密生短硬毛，顶端略有脐状突起，中部以下常散生数枚苞片，基生苞片3枚；雄花、瘿花多数着生于花序托内壁的顶部，花被片3，雄蕊1；瘿花无明显花被，花柱近顶生；雌花无花被，花柱侧生，被毛。瘦果卵形，花期6～7月。

【生长环境】生于旷地、山谷以及低海拔的疏林中或水旁堤边潮湿处。

【采集加工】根、叶。全年可采，鲜用或晒干。

【性味功能】微甘，凉。疏风清热，消积化痰，健脾除湿，行气散瘀。

【主治用法】感冒发热，结膜炎，支气管炎，消化不良，痢疾，脾虚带下，乳汁不下，跌打肿痛，风湿痹痛。内服：煎汤,15～30g。外用：适量，捣敷或煎水洗。

【化学成分】生物碱类、黄酮类、苯丙素类、甾类、萜类和脂肪链烃类化合物。

【现代研究】

1. 抗肿瘤：稔水冬瓜的三氯甲烷萃取物中分离得到的生物碱对人类肺和结肠肿瘤细胞株显示出有效的细胞毒性。其甲醇提取物对T47D细胞表现出抗肿瘤活性。通过MTT法显示该提取物对T47D细胞的IC_{50}值为110.3μg/mL，其集落形成实验表明抑制细胞生长呈剂量依赖性。

2. 抗糖尿病：稔水冬瓜在正常大鼠和糖尿病大鼠中有明显的降血糖活性，例如可降低正常大鼠和糖尿病大鼠的血糖水平，但是降低血糖水平的程度低于标准药格列本脲。

3. 抗氧化：稔水冬瓜可以改变氧化应激状态，从而改善脑内稳态。

4. 镇痛、抗炎：稔水冬瓜乙醇提取物（EFHB）在实验动物模型中具有显著的剂量依赖性抗伤害感受，抗炎和镇静作用。

5. 对组织器官的保护：稔水冬瓜50%乙醇提取物可以有效预防化学诱发的急性肝损伤，具有显著的肝保护作用。稔水冬瓜甲醇提取物对顺铂诱导的肾毒性显示出明显的肾脏保护作用。稔水冬瓜叶提取物能改善CP诱导的心脏毒性，并且可以为氧化应激介导的心肌损伤的治疗提供新的观点和方向。

【临床应用】临床上可用于治疗伤风感冒、热咳、斑疹发热、湿热下痢、食积热滞等疾病。

【使用注意】用于缺乳时，忌吃萝卜、酸性食物。（《岭南采药录》）

【参考文献】

甘池萌格，祝婉芳，苏圣智，等．对叶榕化学成分及药理活性研究进展［J］．海峡药学，2018, 30(9): 32.

193 鼠曲草

【来源】菊科鼠麴草属植物鼠麴草 *Gnaphalium affine* D.Don 的干燥全草。

【形态特征】全草密被白色茸毛。根较细，外皮黄棕色，茎呈圆柱形，长8～31cm，直径1～3mm，茎基部无毛，表面为暗紫色，茎中上部密被茸毛，表面草绿色，质柔软，断面为淡黄色，髓大，灰色多中空。叶互生，干燥后皱缩卷曲，易碎，展平后叶片呈条状匙形或匙状倒披针形，长3～7cm，宽6～13mm，全缘，叶上表面为灰绿色，下表面为灰色，两面均密被灰白色棉毛。头状花序较多，在枝顶端密集成伞房花序，金黄色。气微，味微甘。

【生长环境】适生于湿润的丘陵和山坡草地、河湖滩地、溪沟岸边、路旁、田埂、林绿、疏林下、无积水的水田中。多星散分布，常成优势群落。

【采集加工】全草。开花时采收，晒干，去尽杂质，贮藏于干燥处。

【性味功能】平，微甘。化痰止咳，祛风平喘。

【主治用法】咳嗽痰多，气喘，感冒风寒，蚕豆病，筋骨疼痛，白带，痛疡。内服：煎汤，6～15g；研末或浸酒。外用：煎水洗或捣敷。

【化学成分】迄今从鼠曲草中分离得到至少77种次生代谢产物，包括38种黄酮类、5种三萜类、4种植物甾醇类、2种蒽醌类化合物，以及5种咖啡酸衍生物和其他23种化合物。

【现代研究】

1. 抗菌、抗病毒：鼠曲草属植物含有槲皮素、木犀草素、山柰酚等抗菌、抗病毒活性成分，同时在民间被广泛用于治疗细菌或病毒引起的呼吸系统及肠胃道疾病，甚至抗前列腺炎和皮肤感染，都表明该属植物具有抗菌、抗病毒活性。经研究，多种鼠曲草属植物全草提取物均对金黄色葡萄球菌、宋氏痢疾杆菌等细菌有抗菌作用。

2. L-型 Ca^{2+} 通道阻滞作用：鼠曲草属植物在国内外均有被用作止咳平喘药的记录，表明其对呼吸道的肌肉可能有松弛作用。研究发现 G.conoideum 提取物在浓度为 100μg/mL 时，能通过阻滞 L-型 Ca^{2+} 通道明显降低组胺引起的收缩。除了对呼吸道肌肉的松弛作用，我们知道 L-型 Ca^{2+} 通道阻滞剂也是治疗高血压和快速解除咽喉疼痛的首选药物之一，这也为民间使用鼠曲草属植物治疗高血压和咽喉痛提供了理论依据。

3. 抗氧化自由基：人们在大规模筛选抗氧化活性物质时发现，鼠曲草属植物具有很强的抗氧化活性（抗氧化保护系数 Pf≥4）。这可能与其所含化学成分有关，大多数的黄酮类化合物都具有较强的抗氧化自由基活性，作为鼠曲草属植物中的主要成分，槲皮素、芦丁等清除超氧阴离子和羟自由基作用均强于标准自由基清除剂维生素E。

4. 抗UV-B辐射：在体内药理实验中，6名志愿者用UV-B辐射诱导产生皮肤红斑，之后分别涂抹鼠曲草属植物 G. uniflorum 叶的乙醇提取物（ECR）和乙酸生育酚（TOC），结果表明，涂抹 ECR 和 TOC 对 UV-B 所至皮肤红斑的抑制率分别为 43.5% 和 21.7%，充分说明了该植物的抗UV-B活性。

5. 对醛糖还原酶的抑制：鼠曲草的甲醇提取物对醛糖还原酶及血小板聚集均有很强的抑制作用。

【临床应用】治疗慢性气管炎。每日用鼠曲草干品36g制成浓缩煎液，3次分服；或每日30g，2次煎服。10天为1疗程，连服2疗程。

【参考文献】

[1] 张浪，杜富强，王仕梅，等.民族药鼠曲草质量标准研究[J].贵州科学，2019,37(4): 29.

[2] 李胜华.鼠曲草的化学成分研究[J].中草药，2014,45(10): 1373.

[3] 张慧颖，孙赟，饶高雄.鼠曲草属药用植物化学成分及药理作用研究进展[J].中国民族民间医药，2012,21(15): 60.

[4] 张伟，范思洋，吴春珍.鼠麴草化学成分及药理活性研究进展[J].中国医药工业杂志，2016,47(8): 1057.

194 溪黄草

【来源】本品为唇形科植物线纹香茶菜*Rabdosia lophanthoides*（Buch.-Ham. ex-D.Don）Hara和溪黄草*Isodon serra*（Maximowicz）Kudo的干燥全草。

【形态特征】溪黄草：多年生直立草本。高达1.5～2m；茎上部多分枝，密被倒向微柔毛，基部近无毛；叶卵形或卵状披针形，长3.5～10cm，先端近短尖，基部楔形，具内弯粗锯齿，两面无毛，仅脉被柔毛，疏被淡黄色腺点，侧脉4～5对，两面微隆起；叶柄长0.5～3.5cm，上部具渐宽翅，密被柔毛；花萼钟形，长约1.5mm，密被灰白柔毛及腺点，萼齿长三角形，长约0.8mm；花冠紫色，长达6mm，被微柔毛，冠筒长约3mm；雄蕊及花柱内藏；成熟小坚果宽卵圆形，长约1.5mm，顶端被腺点及白色髯毛；果期8～9月。

线纹香茶菜：长30～80cm，直径0.4～0.8cm。块根小，球形。茎呈方柱形，有对生分枝，表面棕褐色，具柔毛及腺点；质脆，断面黄白色，髓部有时中空。叶对生，叶片卵形或阔卵形至长圆状卵形，长3～8cm，宽2～5cm；顶端尖，基部楔形，边缘具圆锯齿，两面被具节微硬毛，下面满布黄红色腺点，叶折揉碎后有黄色汁液，故称"溪黄草"。花萼外面被珠状具节长毛和褐色腺点；花冠白色或粉红色，具紫色斑点；雄蕊及花柱伸出花冠之外。花、果期8～12月。

【生长环境】喜生于水沟、溪边等阴湿地，现多为栽培。

【采集加工】全草。全年可采根及茎，洗净切片晒干备用；全年可采叶，干用或鲜用；秋冬采收种子，晒干备用。

【性味功能】苦，寒。清热利湿，凉血散瘀。

【主治用法】用于湿热黄疸，腹胀胁痛，湿热泄泻，热毒泻痢，跌打损伤，急性胆囊炎，急性肝炎。每次鲜用15～30g，干用10～15g，水煎服。

【化学成分】溪黄草中主要含有氨基酸、有机酸、萜类、黄酮类、挥发油、甾醇类、微量元素、香豆素类、酚类等多种化学成分。

【现代研究】

1. 抗肿瘤：溪黄草水提物和醇提物均能抑制人肝癌细胞（HepG$_2$）、胃癌细胞（MKN-45）和食管癌细胞（TE-1）的增殖。溪黄草水提物对上述三种癌细胞的IC$_{50}$分别为2.05mg/mL、1.98mg/mL和1.65mg/mL；溪黄草醇提物对上述三种癌细胞的IC$_{50}$分别为0.93mg/mL、0.68mg/mL和0.63mg/mL。说明两种提取物均具有与浓度相关的细胞体外抑制作用，且醇提物对细胞增殖抑制作用显著强于水提物。

2. 抗菌：溪黄醇提物对革兰阳性菌、白色念珠菌和酿酒酵母均有较强的抑菌活性，对金黄色葡萄球菌的最小抑菌浓度为0.063g/mL，对白色念珠菌和酿酒酵母最小抑菌浓度均为0.125g/mL。

3. 抗炎：溪黄草水提物2.67g/kg、1.33g/kg、0.67g/kg每天1次给不同炎症模型小鼠灌胃，连续5天，结果发现中、高浓度的水提物能明显降低二甲苯致耳肿胀度和抑制醋酸致腹腔毛细血管通透性增高，具有显著的抗炎作用。

4. 保肝利胆：溪黄草总二萜25.0mg/kg、50.0mg/kg、100.0mg/kg给药乙醇致急性肝损模型大鼠，连续给药10天，溪黄草总二萜25.0mg/kg、50.0mg/kg、100.0mg/kg剂量组肝组织中MDA水平下降，GSH、GSH-Px活力升高。溪黄草总二萜50.0mg/kg、100.0mg/kg剂量组大鼠肝组织中HO-1mRNA、总蛋白表达水平上升。说明溪黄草总二萜具有明确的保肝作用，其保肝作用与保护肝脏线粒体、调控肝脏内源性抗氧化酶系统有关。线纹香茶菜来源的溪黄草黄酮（9mg/kg、18mg/kg、36mg/kg）剂量组可降低肝纤维化大鼠PC-Ⅲ、HA、LN、Hyp、MDA、TNF-α、TIMP-1蛋白水平，对抗多种因素(胆总管结扎、腹腔注射猪血清、皮下注射四氯化碳复合因素)所致的大鼠肝纤维化，并对四氯化碳、卡介苗联合脂多糖干预引起的小鼠急性肝损伤具有预防保护作用，其机制与增强肝脏抗氧化能力、降低脂质过氧化水平有关。

5. 抗氧化：溪黄草水提物（6g/kg）灌胃乙醇致肝损大鼠，灌胃10天，结果显示溪黄草水提物能显著减少ALD小鼠肝脏、血清的ALT、AST和MDA含量和提高GSH-Px、SOD活性。说明溪黄草水提物可通过调节抗氧化酶系统达到保护肝脏的作用。

【临床应用】

1. 急性黄疸性肝炎：水提溪黄草治疗急性黄疸性肝炎300例，4剂治愈165例，8剂治愈126例，明显好转9例，治愈率为97%。

2. 乙型肝炎：由溪黄草配伍白花蛇舌草、虎杖等组成的蛇参虎溪汤治疗68例乙型肝炎，经治疗后痊愈33例，好转24例，无效11例，总有效率为83.80%。

3. 代谢综合征：溪黄草治疗代谢综合征血栓前状态及前炎性状态标志物异常患者100例，可明显降低ET、血管性假血友病因子（VwF）、血小板颗粒膜蛋白140（GMP-140）、D-二聚体（DD）及超敏C反应蛋白（hs-CRP）等标志物含量，疗效显著。

【使用注意】脾胃虚寒者甚服。

【参考文献】

[1] 谢兴亮, 盛艳梅. 溪黄草的研究进展[J]. 医药导报, 2011, 30(4): 494.

[2] 刘少波, 陈晓霞, 张秋莲, 等. 溪黄草对代谢综合征患者血栓前状态及前炎性状态标志物的作用[J]. 中山大学学报：医学科学版, 2009, 30(3S):196.

[3] 孔艺, 蒋永和, 刘媛, 等. 溪黄草水提物和醇提物体外抗肿瘤活性研究[J]. 中国民族民间医药, 2020, 29(12): 8.

[4] 莫小路, 邱蔚芬, 黄珊珊, 等. 溪黄草不同基原植物的抗菌和抗真菌活性研究[J]. 中国现代中药, 2016, 18(8): 980.

[5] 何国林, 林曦, 吴仕娇, 等. 基于氧化应激探讨溪黄草总二萜保护肝脏线粒体、抗氧化作用研究[J]. 中药药理与临床, 2016, 32(6): 121.

[6] 叶秋莹，张黎黎，黄自通，等．溪黄草水提物对酒精性肝损伤的保护作用研究 [J]. 中国民族民间医药，2020, 29(21): 24.
[7] 刘旭. 溪黄草黄酮对肝纤维化及急性肝损伤治疗作用的实验研究 [D]. 广州：南方医科大学，2014.

195 酸味草

【来源】酢浆草科植物酢浆草 *Oxalis corniculata* L.的全草。

【形态特征】多年生草本。根茎细长，茎细弱，呈褐色，匍匐或斜生，多分枝，被柔毛。总叶柄长 2～6.5cm；托叶明显；小叶3片，倒心形，长4～10mm，先端凹，基部宽楔形，上面无毛，叶背疏生平伏毛，脉上毛较密，边缘贴伏缘毛；无柄。花单生或数朵组成腋生伞形花序；花梗与叶柄等长；花黄色，萼片长卵状披针形，长约4mm，先端钝；花瓣倒卵形，长约9mm，先端圆，基部微合生；雄蕊的花丝基部合生成筒；花柱5，蒴果近圆柱形，长1～1.5cm，略具5棱，有喙，熟时弹裂；种子深褐色，近卵形而扁，有纵槽纹，花期5～8月，果期6～9月。

【生长环境】多生于田园坡地，水沟边，湿地及杂草中。

【采集加工】全草。全年可采集，洗净晒干备用或鲜用。

【性味功能】酸、微甘，凉。清热解毒，活血散瘀，生津利尿。

【主治用法】感冒发热，咽喉肿痛，泌尿系感染或结石，神经衰弱，急性肠炎，跌打扭伤，蛇毒咬伤，烫伤，脚癣，皮肤湿疹，瘙痒。每用干草9～15g，鲜草30～60g，水煎服。外用鲜草捣烂敷患处或取汁外搽局部。

【化学成分】维生素类、黄酮类、核酸类、蒽醌类、糖类、脂肪酸类等。

【现代研究】

1. 抗菌：用平板挖沟法测定酢浆草水煎剂对金黄色葡萄球菌、福氏痢疾杆菌、伤寒杆菌、铜绿假单胞菌、大肠杆菌抑菌效果，结果显示：酢浆草对沙门氏菌的抑制作用最强，其抑菌圈为24mm，其次是大肠杆菌，其抑菌圈为18mm，对金黄色葡萄球菌的抑制作用属中等，其抑菌圈为13mm。采用二倍稀释法测定酢浆草水提物对金黄色葡萄球菌、沙门氏菌、大肠杆菌最小抑菌浓度，其MIC分别为：1.25μL/mL、0.63μL/mL、0.63μL/mL。酢浆草乙醇提取物对沙门氏菌和大肠杆菌有强抑制作用。

2. 保肝：酢浆草水煎液16g/kg、8g/kg、4g/kg剂量组灌胃给药由CCl_4橄榄油诱导的急性肝损模型小鼠，连续给药10天，酢浆草各剂量组血清ALT、AST活性及MDA含量明显降低，GSH-Px和T-SOD活性则明显升高，肝组织中TLR-2与NF-κB蛋白表达均明显下降，说明酢浆草通过干预TLR-2/NF-κB信号通路和抑制氧化应激的作用保护因CCl_4诱导的急性肝损伤。

3. 抑制胃肠运动：酢浆草醇提取物1.2g/kg对正常小鼠胃排空及肠推进有明显的抑制作用，胃排空率为64.9%，小肠推进率为53.5%。酢浆草醇提取物0.3g/kg、0.6g/kg、1.2g/kg剂量组灌胃新斯的明所致胃肠功能亢进小鼠，给药7天，0.6g/kg和1.2g/kg酢浆草醇提物组胃排空率分别为71.5%和68.0%，小肠推进率分别为70.3%和66.2%，与模型组比较，胃排空率和小肠推进率有显著抑制作用。

【临床应用】

1. 急性咽峡炎：取新鲜酢浆草30g或其干品9g（以鲜品为好），加水煎服，少量多次频饮当茶，小儿可加白糖。共观察40例，服用本品后，全部病例于2天内好转（热度降低，咽痛减轻，咽及扁桃体充血减轻）。32例于3天内基本痊愈（体温正常，咽痛基本消失，咽部及扁桃体充血明显减轻，淋巴结无压痛）；5例于4天内痊愈；3例于5天内痊愈；总有效率达100%。

2. 扭伤，血肿，感染：鲜酢浆草洗净加少许食盐，捣烂敷患处，表面用纱布或塑料薄膜包扎，共治109例，其中各种扭伤肿胀54例，骨折后血肿27例，各种外伤感染16例，静脉炎12例。一般用药3～6天后即见效。

3. 失眠：鲜酢浆草5000g，松针1000g，大枣500g。前两药加水8L，煎1h，过滤去渣。另将大枣捣碎加水2L煎1h，过滤去渣。将两液混合，加适量糖及防腐剂。每日3次，每次服15～20mL。治疗5000余例，有一定镇静、安眠效果。

【使用注意】 孕妇及体虚者慎用。

【参考文献】

[1] 张宝，彭潇，何燕玲，等.酢浆草的化学成分研究[J].中药材，2018, 41(8): 1883.

[2] 陈春，陈毅飞，曹后康，等.酢浆草对四氯化碳致急性肝损伤大鼠的保护作用及机制[J].中国实验方剂学杂志，2018, 24(16): 141.

[3] 赵建芬，卢维聪，关萍萍.酢浆草提取物抑菌活性的研究及有机酸组分的分析[J].中国食品添加剂，2017(2): 93.

[4] 郭美仙，张倩茹，施贵荣，等.酢浆草提取物对正常及新斯的明所致小鼠胃肠功能亢进的影响[J].云南中医中药杂志，2014, 35(10): 73.

[5] 酢浆草治病验方[J].湖南中医杂志，2016, 32(11): 87.

196 漆大姑

【来源】 大戟科植物毛果算盘子 *Glochidion eriocarpum* Champ.ex Benth.的根、叶。

【形态特征】 常绿灌木，高0.5～2m。枝密被淡黄色、扩展的长柔毛。叶互生；叶柄长1～2mm，被密毛，托叶钻形，长3～4mm；叶卵形、狭卵形或宽卵形，长 4 ～ 8cm，宽 1.5 ～ 4cm，先端渐尖，基部钝或截平或圆形，全缘，上面橄榄绿色，下面稍带灰白色，两面均被长柔毛，下面尤密，侧脉 4 ～ 6 对，下面网脉稍明显。花淡黄绿色，单性同株；雄花通常 2 ～ 4 朵簇生于叶腋，花梗长 4 ～ 10mm，被毛；萼片 6，长圆形，先端锐尖，外被疏毛，雄蕊 3；雌花几无梗，通常单生于小枝上部叶腋内，萼片 6，长圆形，长 2.5 ～ 3mm，其中 3 片较狭，两面均被长柔毛；子房扁球形，密被柔毛，5 室，罕 4 室，花柱短，合生呈圆柱状，直立，约为子房长的 3 倍，均密被长柔毛，顶端 5 裂。蒴果扁球形，顶部压入，具 5 条纵沟，直径 8 ～ 10mm，密被长柔毛，先端具圆柱状稍伸长的宿存花柱，种子橘红色，花期 6 ～ 10 月，果期 7 ～ 11 月。

【生长环境】 多生于山坡、丘陵、旷野及路边。

【采集加工】 根、叶。全年可以采集，根洗净切片晒干备用。叶多为鲜用。

【性味功能】 苦，涩，平。清热解毒，祛湿止痒；根涩肠止泻，叶可燥湿。

【主治用法】 急性胃肠炎，菌痢，大便带血，咳嗽，用干根 5 ～ 15g，煎服。漆树过敏，湿疹，皮炎，皮肤瘙痒，用叶煎水外洗。

【化学成分】 酚类、鞣质类、三萜类化合物以及微量元素等成分。

【现代研究】

1. 抗菌：采用琼脂平板稀释法测定毛果算盘子对幽门螺杆菌最低抑菌浓度（MIC），结果显示毛果算盘子的 MIC 为 1:160 ～ 1:80，表明本品对幽门螺杆菌（Hp）有中度抑菌作用。

2. 抗炎：漆大姑 1.5g/mL、1.0g/mL 和 0.5g/mL 水提组灌胃小鼠，测量致炎后小鼠耳肿胀度，灌胃大鼠测量角叉菜胶致大鼠足肿度，结果显示，漆大姑 1.5g/mL 和 1.0g/mL 水提组耳肿胀度显著下降，抑制率分别为 43%、36%；漆大姑 1.5g/mL、1.0g/mL、0.5g/mL 水提组给药 2h、3h 足肿胀度显著下降，说明漆大姑水提液有显著抗炎作用。

3. 抗过敏：漆大姑 1.5g/mL、1.0g/mL 和 0.5g/mL 水提组灌胃 2,4-二硝基氯苯（DNCB）诱发迟发型超敏反应模型小鼠，漆大姑各给药剂量组抑制 DNCB 诱发的小鼠迟发型超敏反应，明显减小脾脏重量，抑制脾脏指数，且高剂量组还可减小胸腺重量，抑制胸腺指数，说明漆大姑水提物对 DNCB 导致的小鼠迟发型超敏反应有明显拮抗作用，并呈现一定的量效关系，抗过敏效果显著。

4. 止痒：漆大姑 1.5g/mL、1.0g/mL 和 0.5g/mL 水提组灌胃右旋糖酐致瘙痒模型小鼠，给药 3 天，漆大姑各给药剂量组可明显减少右旋糖酐所致的小鼠瘙痒次数及缩短瘙痒持续总时间，具有止痒作用。此外，漆大姑枝叶水提物能够降低慢性皮炎-湿疹模型小鼠的胸腺指数及脾指数，通过免疫调节、抑制炎症来改善模型小鼠的瘙痒等症状。

【参考文献】

[1] 曹东东. 漆大姑化学成分的研究 [D]. 长春：长春中医药大学，2008.

[2] 阮毅铭，梅全喜，关健缨，等. 漆大姑水提物外用对慢性皮炎-湿疹模型小鼠的改

善作用研究[J].中国药房，2018, 29(11): 1536.

[3] 阮毅铭，彭伟文，梅全喜，等.漆大姑抗炎、抗过敏和止痒作用研究[J].中药药理与临床，2017, 33(05): 108.

197 漆姑草

【来源】石竹科植物漆姑草 *Sagina japonica*（Sw.）Ohwi的全草。

【形态特征】一年生小草本，高5～20cm。茎纤细，由基部分枝，丛生，下部平卧，上部直立，无毛或上部稍被腺毛。单叶对生；叶片线形，长5～20mm，宽约1mm，具1条脉，基部抱茎，合生成膜质的短鞘状。先端渐尖，无毛。花小形，通常单一，腋生于茎顶；花梗细小，直立，长1～2.5cm，疏生腺毛；萼片5，卵状椭圆形，长1.5～2mm，先端钝圆，稍微呈兜状依附于成熟的蒴果，背面疏生腺毛乃至无毛，具3条脉，边缘及先端为白膜质；花瓣5，白色卵形，先端圆，长约为萼片的2/3；雄蕊5；子房卵圆形，花柱5。蒴果卵圆状，比宿存萼片稍长或长出1/3左右；通常5瓣裂，裂瓣椭圆状卵形，先端钝。种子微小，褐色，圆肾形，长0.4～0.5mm，两侧稍扁，背部圆，密生瘤状突起。花期3～5月，果期5～6月。

【生长环境】生于山地或田间路旁阴湿草地。

【采集加工】全草。4～5月间采集，洗净，鲜用或晒干。

【性味功能】苦、辛，凉。归肝、胃经。凉血解毒，杀虫止痒，消肿散结。

【主治用法】漆疮，秃疮，湿疹，丹毒，瘰疬，无名肿毒，毒蛇咬伤，鼻渊，龋齿痛，跌打内伤。内服：煎汤，10～15g；研末或绞汁；鲜品加倍。外用：适量，捣敷；或绞汁涂。

【化学成分】黄酮类、三萜皂苷、氨基酸、多糖、有机酸、香豆素、内酯和生物碱等。

【现代研究】

1. 抗肿瘤：漆姑草煎剂0.25g/kg腹腔注射，连续10天，对小鼠肉瘤180（S_{180}）、小鼠肉瘤37（S_{37}）、小鼠子宫颈癌（U_{14}）、小鼠白血病L_{615}均有显著的抑制作用，对U_{14}的一次实验（腹腔注射），肿瘤抑制率达到50.5%。对L_{615}（腹腔注射）生命延长率为30.8%，脾缩小率为15.7%。此外煎剂灌胃对S_{180}也有显著的抑制作用，其中40g/（kg·d）的肿瘤抑制率高达72.5%。漆姑草皂苷对人白血病细胞株K562和HL-60均显示有一定的抑制作用，多糖对人白血病K562细胞可能有弱的抑制作用。漆姑草提取物能够诱导K562细胞凋亡；其诱导凋亡作用可能与下调Bcl-2蛋白表达水平，上调Bax蛋白表达水平，增强Caspase-3和Caspase-9的活性有关。有研究发现漆姑草提取物对HL-60和K562细胞具有一定诱导分化作用，其能诱导

HL-60细胞向成熟粒细胞、单核细胞方向分化；诱导K562细胞向成熟粒细胞、单核细胞、巨核细胞、红细胞方向分化。

2. 镇咳、祛痰：漆姑草煎剂40g/kg灌胃对氨水诱发的小鼠咳嗽有显著的镇咳作用，能使咳嗽潜伏期显著延长，单位时间内咳嗽次数显著减少，其作用强度与吗啡（10mg/kg皮下注射）相近。酚红排泌法实验表明，煎剂40g/kg小鼠灌胃，有显著的祛痰作用，能使小鼠的酚红排泌量显著增加，其祛痰强度与氯化铵（2g/kg）相近。

3. 镇痛：漆姑草煎剂0.4g/kg，腹腔注射，对热板法小鼠模型有显著的镇痛作用。

4. 兴奋肠平滑肌：漆姑草煎剂对家兔的离体及在位肠平滑肌有兴奋作用，此作用可被阿托品所拮抗。

5. 对血压及呼吸的影响：漆姑草煎剂0.1g/kg肌注，对麻醉狗的呼吸及血压无显著影响，0.25g/kg肌注，能使呼吸短时兴奋，血压先升后降。

6. 毒性：煎剂40g/kg给小鼠灌胃无异常症状；腹腔注射的LD_{50}为（0.896±0.284）g/kg。

【临床应用】

白血病：用漆姑草治疗白血病患者13例，其中急性粒细胞型白血病8例、亚急性粒细胞型白血病1例、急性淋巴细胞型白血病3例、急性单核细胞型白血病1例，9例有效。急性非淋巴细胞白血病M_2b型患者1名，使用漆姑草新鲜全草200g或干品75g煎水内服，同时服用泼尼松（强的松）30mg，输血2次，共400mL，20天病情好转；改为漆姑草新鲜全草100g或干品30g煎服或服鲜草汁，骨髓象大致正常，病情稳定。

【参考文献】

[1] 伏琼.漆姑草提取物对人白血病细胞株HL-60和K562诱导分化作用的实验研究[D].贵阳：贵州医科大学，2017.

[2] 周磊.漆姑草诱导人白血病细胞HL-60凋亡的作用及相关分子机制研究[D].贵阳：贵阳医学院，2014.

[3] 黄筑艳，赵延涛，张振，等.漆姑草中氨基酸成分分析[J].贵州农业科学，2013，41(11): 56.

[4] 贾爱群，谭宁华，周俊.传统中药漆姑草(Saginajaponica)中的C-27甾体成分[J].天然产物研究与开发，2008, 20(5): 830.

[5] 贾爱群，谭宁华，周俊.漆姑草中酚性成分研究[J].中草药，2008, 39(11): 1609.

[6] 黄筑艳，赵延涛，李焱，等.漆姑草中微量元素的分析[J].时珍国医国药，2007，18(5): 1131.

[7] 黄厚聘，程才芬，任光友，等.漆姑草黄酮苷的抗肿瘤作用及临床前药理研究[J].贵阳医学院学报，1980, 5(1): 67.

198 翠云草

【来源】为卷柏科卷柏属植物翠云草 *Selaginella uncinata* (Desv.) Spring 的全草。

【形态特征】为多年生常绿草本，高25～60cm；茎横走，纤细，圆柱状，有浅直槽，灰黄色，节上生不定根；枝向上伸展，小枝互生，羽状，二叉状分枝。叶二型，四行排列于一平面上，侧叶较大，近平展，指向两边，中叶较小，贴生于茎枝上，指向茎枝之顶，均卵状椭圆形，长2～3mm，宽1～2mm，顶端短尖或渐尖，基部圆形或近心形，边缘透明，无齿缺，上面碧蓝色，下面深绿色。孢子叶穗有4棱，长6～12mm，能育叶密生，向上，卵状披针形，长约2.5mm，有中肋，孢子囊二型，单个腋生，大孢子黄白色，表面有不规则的管状突起，小孢子基部有毛状突起，中部有多个成行的小刺。

【生长环境】生于潮湿石面及林荫下。

【采集加工】全草。全年可采，一般多鲜用，亦可晒干备用。

【性味功能】味甘、淡，性凉。清热凉血，消炎止痛。

【主治用法】湿热黄疸，痢疾，泄泻，水肿，风湿痹痛，血热吐血，咯血。外用治创伤出血，水火烫伤，疮疖，缠腰火丹。用量9～15g，水煎服。外用适量，研末调敷或取鲜品捣烂敷患处。

【化学成分】含黄酮类、酚类、甾体皂苷类、酸酯类、挥发油。

【现代研究】

1. 抗病毒：从翠云草分离得到色原酮类化合物，具有显著的抗呼吸道合胞病毒（RSV）的作用，uncinoside A、uncinoside B 的 IC_{50} 分别为6.9μg/mL和1.3μg/mL；同时也具有中等强度的抗3型副流感病毒（PIV3）的作用，uncinoside A、uncinoside B 的 IC_{50} 分别为13.8μg/mL和20.8μg/mL。翠云草醇提物的乙酸乙酯萃取部位具有较好的体外抗单纯疱疹病毒（HSV-1）和柯萨奇B组3型病毒（Cox B3）活性，IC_{50} 分别为12.5μg/mL和6.25μg/mL。

2. 抗氧化：通过PC12细胞缺氧损伤的保护的体外模型及小鼠常压密闭缺氧模型，发现翠云草乙酸乙酯萃取物可显著提高缺氧后PC12细胞及常压密闭缺氧小鼠的存活率，表明其具有较强的抗氧化活性。通过PC12细胞缺氧损伤的保护的体外模型，发现翠云草中黄酮化合物 uncinatabiflavone C、D、以及7个3',8″-位双黄酮化合物都具有一定的抗氧化活性。翠云草总黄酮、罗波斯塔双黄酮对黄嘌呤氧化酶（XOD）的抑制作用较强，罗波斯塔双黄酮对脂氧化酶（LOX）显示较强的抑制活性。

3. 抗肿瘤：翠云草不同提取物作用于肺癌A549、肝癌Bel-7402和结肠癌HT-29三种人类癌细胞，有显著抑制作用，并能诱导这些肿瘤细胞凋亡；翠云草总黄酮作用后结肠癌细胞在24h内总黄酮成分可以明显观察到肿瘤细胞形态的萎缩，细胞增殖被抑制；翠云草总黄酮10～40μg/mL浓度范围能显著抑制COX-2 mRNA的水平。

4. 平喘：翠云草用100℃水提取2次，每次1h，合并，浓缩得水提物，实验时分别配成含生药浓度为0.75g/mL、1.5g/mL、3.0g/mL的豚鼠50只，雌雄各半，随机分组，每组10只，分别为空白对照组、翠云草低、中、高剂量组、阳性对照组。各组同体积给翠云草水提物[0.2mL/10g（体重）]，灌胃给药，连续7天。末次给药45min后，按预选时的同样条件分别测定动物的潜伏期，观察翠云草水提物不同剂量的平喘作用。水提物3个剂量均显示了明显的平喘作用，能缓解组胺与乙酰胆碱所引起的喘息反应，延长引喘潜伏期。

5. 抗菌：翠云草乙醇提取物对海豚链球菌具有明显的抑菌活性，其最低抑菌浓度（MIC）、最低杀菌浓度（MBC）分别为10.00mg/mL、17.50mg/mL。

【临床应用】

1. 跌打肿痛，水火烫伤：鲜叶捣烂外敷，亦可用干药研粉调酒或茶油外用。

2. 慢性支气管炎：用单方翠云草煎剂、片剂、复方翠云草煎剂（Ⅰ号、Ⅱ号）、流浸膏剂，治疗808例。用法：①单方翠云草煎剂：翠云草120g，水煎，每日2次分服。②复方翠云草煎剂Ⅰ号：翠云草120g，百合、棉根皮、沙参各6g，山药9g，甘草3g，水煎服，每日1剂。Ⅱ号：翠云草120g，沙参、棉根皮12g，洋金花0.06g，水煎服，每日1剂。③片剂：翠云草水煎，浓缩，制成片剂，每片重0.3g（相当于原生药2.5g），每次10片，每日服3次。④流浸膏：翠云草水煎2次，合并药液，浓缩成流浸膏（每60mL含原生药120g），加适量糖精和防腐剂。每次20mL，日服3次。其中单方组574例，有效率91.8%；复方组234例，有效率86.5%。单方疗效好于复方。

【参考文献】

[1] 邱宏聪，刘布鸣，陈小刚. 翠云草的研究进展[J]. 中医药导报，2015, 21(21): 89-92.

[2] MA Ling-yun, MA Shuang-cheng, WEI Feng, et al. Uncinoside A and B, two new antiviral chromone glycosides from Selaginella uncinata [J]. Chem Pharm Bull, 2003, 51(11): 1264.

[3] 江海燕，吴思超，朱家杰，等. 几种瑶药的体外抗病毒活性初步研究[J]. 暨南大学学报：自然科学版，2008, 29(5): 500.

[4] 郑俊霞，王乃利，罗群会，等. 高原药用植物抗缺氧活性成分的研究[C]. 南昌：中国药学会，2007: 589.

[5] 黎莉. 七种卷柏属药用植物抑制黄嘌呤氧化酶、脂氧化酶和环氧化酶的活性作用研究[D]. 武汉：湖北中医学院，2008.

[6] 孙颖桢，陈科力，刘震. 翠云草总黄酮对结肠癌HT-29细胞COX-2 mRNA表达的抑制作用[J]. 中国药师，2010: 13(2): 163.

[7] 应华忠，王德军，徐孝平，等. 翠云草平喘作用的实验研究[J]. 江西科学，2004, 22(5): 379.

[8] 俞冰. 翠云草水提液对哮喘大鼠IgE、IL-5的影响[J]. 实验动物与比较医学，2011, 31(4): 280.

[9] 乔家法，俞冰. 翠云草水提液的祛痰止咳作用研究[J]. 浙江中医药大学学报，2012,

32(5): 563.

[10] 吴颖瑞，龚庆芳，方宏，等. 153种中草药对罗非鱼无乳链球菌和海豚链球菌的抑制活性研究 [J]. 西北农林科技大学学报：自然科学版，2013, 41(1): 25.

199 槲蕨

【来源】槲蕨科植物槲蕨 *Drynaria fortunei*（Kunze）J. Smith 的根茎。

【形态特征】植株高25～40cm。根状茎横生，粗壮肉质，密被钻状披针形鳞片，有绿毛。叶二型；槲叶状的营养叶灰棕色，卵形，无柄。干膜质，长5～7cm，宽约3.5cm，基部心形，背面有疏短毛，边缘有粗浅裂；孢子叶高大，纸质，绿色，无毛，长椭圆形，宽14～18cm，向基部变狭而成波状，下延成有翅膀的短柄，中部以上深羽裂；裂片7～13对，略斜上，长7～10cm，宽2～3cm，短尖头，边缘有不明显的疏钝齿；网状脉，两面均明显，孢子囊群圆形，着生于内藏小脉的交叉点上。沿中脉两侧各排成2～3行；无囊群盖。

【生长环境】附生于海拔200～1800m的林中岩石或树干上。分布于西南及浙江、江西、福建、湖北、湖南、广东、广西等地。

【采集加工】根茎。全年均可采挖，除去泥沙，干燥，或再燎去毛状鳞片。

【性味功能】苦，温。补肾强骨，疗伤止痛；外用消风祛斑。

【主治用法】肾虚腰痛，足膝痿弱，耳聋耳鸣，牙痛，久泄，遗尿，跌打骨折及斑秃。内服：煎汤，10～20g；或入丸、散。外用：适量，捣烂敷或晒干研末敷；也可浸酒搽。

【化学成分】槲蕨根茎含柚皮苷，环木菠萝甾醇-乙酸酯，环水龙骨甾醇乙酸酯，环鸦片甾烯醇乙酸酯，9,10-环羊毛酯-25-烯醇-3β-乙酸酯。

【现代研究】

1. 抗骨质疏松：骨碎补灌胃去卵巢大鼠骨质疏松模型，可以有效地对抗去卵巢大鼠的骨密度降低及骨微细结构的变化，其作用机制与其抑制骨髓脂肪细胞生成、抑制破骨细胞活性及数量有关。骨碎补总黄酮可使骨质疏松大鼠干骺端的骨小梁厚度增加，骨小梁断裂减少，并可明显抑制骨组织中骨硬化蛋白（SOST）蛋白表达水平，表明骨碎补总黄酮拮抗原发性骨质疏松症的作用机制可能是通过抑制骨细胞合成SOST，刺激成骨细胞活性，抑制破骨因子，进而发挥促进骨组织形成的作用。

2. 防治股骨头坏死：骨碎补中的柚皮苷成分可有效治疗股骨头坏死，促进成骨细胞增殖、分化，利于骨形成，同时抑制破骨细胞对骨质的吸收，抑制成脂分化、炎症反应，抑制血管内皮细胞凋亡，促进内皮祖细胞增殖及血管形成，增加血管形成的长度和面积，利于骨坏死修复，降低股骨头坏死率。

3. 防治骨关节炎：骨碎补可降低膝骨关节炎（OA）模型兔关节软骨中TNF-α含量，从而达到缓解和改善OA病情的作用，并可通过抑制凋亡执行因子Caspase-3而起到抑制软骨细胞凋亡的作用。

4. 保肾：将骨碎补类黄酮提取物注射到由氯化汞（$HgCl_2$）诱导的急性肾衰竭动物模型中，可使急性肾功能衰竭大鼠的血肌酐水平显著下降，模型大鼠发生肾小管急性局部坏死及完全坏死的百分比也显著下降，表明骨碎补类黄酮对$HgCl_2$诱导的肾组织损伤有保护作用。骨碎补类黄酮提取液可通过清除肾组织中的活性氧化产物，抑制大鼠系膜增殖性肾小球肾炎。

5. 护牙：骨碎补水煎液可以促进牙周炎牙齿移动模型大鼠保持阶段牙槽骨成骨，稳定牙槽骨及牙周膜的改建，降低转录因子NF-κB受体活化剂配体（RANKL）的表达。骨碎补对体外培养的人牙髓细胞有良好的体外诱导作用。

6. 防治氨基糖苷类抗生素的毒性反应：骨碎补类黄酮提取物能抑制庆大霉素致耳毒性中毒内耳毛细胞的缺失，并能促进受损毛细胞的修复。骨碎补与卡那霉素合用还可减轻卡那霉素对豚鼠耳蜗的毒性作用。

7. 降血脂及抗动脉粥样硬化：骨碎补溶液肌内注射高脂血症家兔模型，具有防止动物血脂升高及降血脂作用，可使血脂降至接近正常水平，并能防止家兔主动脉壁形成动脉粥样硬化斑块。

8. 斑秃：骨碎补外用可改善实验性斑秃模型小鼠毛囊营养，减少退行期毛囊内细胞凋亡，抑制毛囊进入退行期，并能降低血清细胞间黏附蛋白（ICAM-1）、内皮细胞-白细胞黏附分子-1（ELAM-1）水平。

【临床应用】

1. 骨质疏松症：选取40例老年骨质疏松症患者予以骨碎补、淫羊藿配伍杜仲治疗，可有效提高骨质疏松症患者骨密度（BMD），对疼痛改善程度总有效率为97.50%，表明骨碎补、淫羊藿配伍杜仲治疗骨质疏松症患者疗效明显，可以有效提高患者骨密度，改善疼痛程度。

2. 骨质增生：自拟健骨通痹汤（海风藤20g，桑枝、当归、赤芍、杜仲、熟地黄、白术、丹参、白芍各10g）内服，配合骨碎补置药袋中用白酒、米醋共煎煮，以药袋外敷患处，治疗骨质增生276例。结果显示，治愈224例（81.2%），好转42例（15.2%），无效10例（3.6%）。

3. 促进骨折愈合：选取骨折患者35例，给予常规换药的基础上外涂湿润烧伤膏配合加味骨碎补汤，治疗2个月后患者各阶段骨痂光密度均显著改善，表明以湿润烧伤膏配合加味骨碎补汤用于骨折患者有助于改善患者各阶段骨痂光密度，加快恢复速度，减少患者疼痛感。

4. 神经根型颈椎病：将85例随机分为治疗组和对照组，治疗组用通络止痛汤（以骨碎补、黄芪、葛根、白芍等为主药随症加减）治疗神经根型颈椎病患者45例，总有效率为93.3%。

5. 激素型股骨头坏死：运用自拟补肾活血饮（以骨碎补、熟地黄、鹿角胶等为主药）治疗激素型股骨头坏死11例，用药后随访3个月至1年，显效4例占36.4%，有效4例占36.4%；无效3例占27.2%，总有效率为72.8%。

6. 链霉素毒性反应：运用单味骨碎补防治链霉素治疗肺结核病所造成的不良反应30例，其中28例入院治疗过程中发生链霉素毒性反应，2例院外应用链霉素后遗留毒性反应。结果30例中29例痊愈，能坚持链霉素原剂量应用30～45天后改为1g/次，1周2次，肌注，连续1年未发现毒性反应。好转1例（耳聋者）。

7. 溃疡性结肠炎：采用中药骨碎补煎剂保留灌肠治疗溃疡性结肠炎32例，并以普鲁卡因加氢化可的松治疗32例作对照。结果显示，治疗组改善率86.15%，对照组改善率84.29%，两组疗效无显著性差异，但骨碎补煎剂治疗本病疗效确切，无毒副作用。

【使用注意】阴虚内热及无瘀血者慎服。

【参考文献】

[1] 张峻玮，陈玲玲，李琰，等. 骨碎补对去卵巢大鼠骨微结构的保护作用[J]. 山东科学，2020, 33(1): 35.

[2] 孙景春，金辉，杨雯棋，等. 骨碎补总黄酮对骨质疏松大鼠骨组织中硬化蛋白表达的影响及其作用机制[J]. 吉林大学学报（医学版），2020, 46(5): 911.

[3] 童徐. 柚皮苷对共存的成骨细胞和破骨细胞综合效应的机制研究[D]. 重庆：重庆医科大学，2017.

[4] 赵志虎. 柚皮苷在共培养体系下对成骨细胞和破骨细胞以及内皮祖细胞的影响及其机制研究[D]. 天津：天津医科大学，2017.

[5] 翟远坤，潘亚磊，牛银波，等. 柚皮苷及其代谢物柚皮素对乳鼠颅骨成骨细胞分化成熟影响的比较研究[J]. 中国药学杂志，2013, 48(16): 1373.

[6] 张学斌，刘天麟，张忻，等. 柚皮苷对犬骨髓基质细胞体外增殖及成骨分化的影响[J]. 上海口腔医学，2014, 23(3): 280.

[7] 蒋文功，出蒲照国，方敬爱，等. 骨碎补黄酮对氯化汞所致的急性肾衰竭大鼠模型的保护作用[J]. 中国中西医结合肾病杂志，2006, 7(2): 382.

[8] 蒋文功，李幼姬. 骨碎补类黄酮对系膜增殖性肾小球肾炎大鼠模型的抑制作用[J]. 中国中西医结合肾病杂志，2006 7(8): 382.

[9] 宋佳，赵刚，宋春蕾. 骨碎补对牙周炎大鼠正畸牙移动保持阶段RANKL表达影响的研究[J]. 医学信息，2019, 32(4): 85.

[10] 郭晶洁，高永博，许彦枝. 骨碎补对人牙髓细胞外诱导的作用[J]. 天津医药，2008, 36(9): 701.

[11] Long M, Smouha E E, Qiu D, et al. Flavanoid of Drynaria fortunei Protects against Gentamicin Ototoxicity[J]. Phytotherapy research, 2004, 18(3): 609.

[12] 广西医学院耳鼻喉科. 骨碎补预防卡那霉素中毒性耳聋实验研究[J]. 新医学，1977,

8(4): 168.

[13] 金连峰. 单味中药骨碎补对兔膝骨关节炎软骨细胞凋亡作用的实验研究[J]. 中华中医药学刊, 2013, 31(7): 1699.

[14] 王维信, 王敖格. 中药骨碎补降血脂及防止主动脉粥样硬化斑块形成的实验研究[J]. 锦州医学院学报, 1981, 2(1): 10.

[15] 黄云英, 张德芹, 沈丽, 等. 骨碎补外用对环磷酰胺致小鼠斑秃模型的影响[J]. 天津中医药, 2012, 29(4): 375.

[16] 刘剑刚, 谢雁鸣, 徐哲, 等. 骨碎补总黄酮的活血化瘀作用及对实验性微循环障碍和骨质疏松症的影响[J]. 中国骨质疏松杂志, 2006, 12(1): 46.

[17] 汲广全, 邓靖, 莫正昌, 等. 槲蕨提取物体外抗氧化活性研究[J]. 食品工业科技, 2010, 31(8): 65.

[18] 冯宝民, 蒋革, 贾景明, 等. 柚皮苷和新橙皮苷抗过敏作用的研究[J]. 大连大学学报, 2005, 26(4): 63.

[19] 孙见行, 张丽, 江润芳, 等. 槲蕨多糖的提取工艺优化及其抑菌性研究[J]. 生物资源, 2018, 40(3): 262.

[20] 马定耀, 尹苏平, 付晓蕾. 骨碎补和淫羊藿配伍杜仲治疗骨质疏松症的疗效观察[J]. 中国民族民间医药, 2018, 27(13): 89.

[21] 陈庆, 龙伟芳. 健骨通痹汤内服配合骨碎补外敷治疗骨质增生276例[J]. 中国医师杂志, 2006(S1): 165.

[22] 许树深. 湿润烧伤膏配合加味骨碎补汤促进骨折愈合的临床研究[J]. 黑龙江中医药, 2019(3): 92.

[23] 周堂恒, 刘瑛. 通络止痛汤治疗颈椎病85例[J]. 中国中医药现代远程教育, 2008, 6(11): 1383.

[24] 孟东方, 李慧英, 张小瑞, 等. 补肾活血饮治疗激素型股骨头坏死11例[J]. 光明中医, 2009, 24(3): 473.

[25] 杨秀华, 医教唐. 骨碎补防治链霉素毒性反应30例疗效观察[J]. 广西医学, 2009, 4(4): 213.

[26] 李红, 李玲, 熊翠兰. 骨碎补煎剂保留灌肠治疗溃疡性结肠炎32例分析[J]. 中西医结合临床杂志, 1991, 1(3): 27.

[27] 黎继炘. 地骨汤治肾虚牙痛[J]. 新中医, 1987, 19(1): 49.

[28] 雷征. 骨碎补能治遗尿[J]. 内蒙古中医药, 1986(1): 37.

200 寮刁竹

【来源】萝藦科植物寮刁竹 *Cynanchum paniculatum* (Bge.) Kitag. 的干燥根及根茎或带根全草。

【形态特征】多年生草本，高1m。根状茎短而斜生，其上丛生大小均一的淡棕色须状根，有特殊气味。茎极细，直立，少分枝，节间长。叶对生，有极短的柄，披针形，长4～13cm，宽3～15mm，先端渐尖，基部渐狭，边缘稍向背反卷且疏生短硬毛。秋季从枝顶或叶腋抽出圆锥花序，花淡黄绿色。

【生长环境】多生于高山向阳而瘦瘠的草地。

【采集加工】全草。秋季采挖根及根茎，去净污泥，全草晒至半干，扎把阴干备用。

【性味功能】辛，温。祛风消肿，行气止痛，活血散瘀，解毒，除湿去积滞。

【主治用法】胃寒胀痛，泄泻，肝硬化腹水，小儿疳积，跌打肿痛，风湿痹痛，牙痛，腰痛，皮肤湿痒疮疖。干品3～12g，后下，水煎服，小儿用量酌减；外用浸酒搽患处。

【化学成分】寮刁竹全草含牡丹酚约1%，根含黄酮苷、糖类、氨基酸、牡丹酚，水解产物中含肉珊瑚苷元、去乙酰萝藦苷元、去乙酰牛皮消苷元及托曼苷元。另有报道称含C21变形甾苷类化合物和白薇苷B。此外还含牡丹酚、异丹皮酚、硬脂酸癸酯、蜂花烷、十六烯、β-谷甾醇和D-赤丝草醇。

【现代研究】

1. 镇痛：热板法实验表明灌胃给寮刁竹水提物浓度为60mg/kg、120mg/kg、240mg/kg时均可推迟小鼠舔后足反应出现的时间，给药浓度为240mg/kg时可延长小鼠扭体出现的潜伏期和扭体次数。徐长卿5g/kg或10g/kg给小鼠腹腔注射，10min出现镇痛作用，1h后仍未消失。牡丹酚可使小鼠痛阈提高，将牡丹酚溶解于花生油中制成注射液进行肌内注射或穴位注射，每次50～100mg，治疗各种疼痛，有效率可达83%。

2. 镇静：牡丹酚可使动物自发活动明显减少，并随剂量的增加而作用增强，能明显抑制咖啡因所致兴奋，又能延长睡眠时间和巴比妥对动物的麻醉周期，并具有抗惊厥作用。光电管法和抖笼法实验证明，去牡丹酚徐长卿注射液5g/kg小鼠腹腔注射亦能显著减少自发活动，但不能延长巴比妥类催眠药的睡眠时间。

3. 抗心肌缺血：徐长卿煎剂10～15g/kg小鼠腹腔注射，可使其心肌对[86]铷的摄取明显增加，因而认为能增加冠状动脉血流量，改善心肌代谢，从而缓解心肌缺血。

4. 抗心律失常：牡丹酚于100μg/mL浓度即可显著抑制培养乳鼠心肌细胞搏动频率，并随浓度增大而增强。50～400μg/mL能显著抑制乳鼠心肌细胞快相及慢相$^{45}Ca^{2+}$摄取，400μg/mL牡丹酚的作用强度与10μmol/mL的维拉帕米相似。50μg/mL、100μg/mL牡丹酚对钙反常心肌细胞$^{45}Ca^{2+}$的摄取也显著抑制，250μg/mL则可使CaP细胞内过氧化脂质含量降至正常水平。此外，牡丹酚还能使心肌细胞动作电位幅度、时程及V_{max}显著抑制。

5. 抗血栓形成：牡丹酚于50μg/mL、100μg/mL及200μg/mL浓度，能显著抑制凝血酶诱导的血小板聚集，并抑制此时大鼠血小板5-羟色胺（5-HT）的释放。牡丹酚还能抑制内毒素、胶原、二磷酸腺苷诱导的大鼠或人血小板聚集，牡丹酚能使兔血小板内cAMP含量升高，可能是其抗血小板聚集的机制之一。此外，牡丹酚还可显著延长内毒素所致纤维蛋白凝固时间。

6. 抗炎：寮刁竹水提物给药浓度为240mg/kg时能明显抑制棉球植入所致小鼠肉芽肿的生长。徐长卿中的多糖成分牡丹酚可缓解多种动物模型的炎性反应。

7. 抗菌：试管稀释法证明，徐长卿全植物煎剂1：4对福氏痢疾杆菌、伤寒杆菌；1：2对铜绿假单胞菌、大肠杆菌、金色葡萄球菌有抑制作用。牡丹酚在体外，1：15000对大肠杆菌、枯草杆菌，1：2000对金黄色葡萄球菌有抑制作用。

8. 抗病毒：体外实验研究表明寮刁竹水提物对2.2.15细胞株的半数毒性浓度为62.65g/L，对HBsAg的半数抑制浓度小于0.78g/L，对HBeAg的半数抑制浓度为10.13g/L。

9. 抗肿瘤：徐长卿多糖给小鼠灌200mg/kg、100mg/kg、50mg/kg对小鼠移植性腹水癌H_{22}和实体瘤S_{180}生长具有抑制作用；体外实验研究表明，徐长卿水提取物质量浓度为80g/L和40g/L时可以有效地抑制Bel-7407细胞的增殖和生长。

【临床应用】

1. 慢性气管炎：徐长卿50g，制成煎剂或片剂，分2次服，10天为一疗程。治疗54例，有效41例，无效13例。有一定的消炎、化痰、止咳、平喘作用。对单纯性的效果较好，喘息型较差。加用鱼腥草后，疗效有所提高。个别病例服药后有口干、咽干反应。

2. 镇痛：徐长卿制成100%注射液，肌内注射，每次2～4mL。一般注射5～10min后，即有镇痛作用，能持续2h左右。治疗肠炎、胆道蛔虫症、溃疡病、肠蛔虫症、胆囊炎、胆石症、胆道手术综合征等所致的急性腹痛47例，有效36例，无效12例。此外，行穴位注射可治疗风湿性疼痛。

3. 皮肤病：对湿疹、荨麻疹、接触性皮炎以及顽癣等均有效果。据36例治疗结果，痊愈者24例，显效8例，无效4例。用法：每次用寮刁竹10～20g，水煎服，亦可外洗。或制成注射剂、酊剂等应用。

4. 治疗神经衰弱：徐长卿散剂10～15g，每日2次口服，或蜜丸（每丸含生药5g），每次2丸，日服2次，或将散剂装胶囊，每个0.5g，每次20个，日服2次，20天为1疗程。治疗有头痛、失眠、健忘、易疲劳、焦虑的神经衰弱患者300例，效果显著。

5. 泌尿系结石：金钱草240g，忍冬藤、滑石、甘草各100g，石韦、车前子、瞿麦、川木通、冬葵果、徐长卿各60g，蔗糖500g，苯甲酸钠3g，共制成1000mL。内服并配合体外震波碎石机碎石后排石，效果显著。治疗83例，治愈77例，好转4例，无效2例。

6. 变应性鼻炎：徐长卿30g，生地黄24g，当归、赤芍各15g，川芎6g，苍耳子、辛夷各9g。伴头痛加白芷、菊花各9g；体虚反复感冒者合玉屏风散，水煎服，每日1剂，15天为1疗程，用药2～4个疗程，观察1年。治疗42例，治愈23例，好转13例，无效6例。

【使用注意】禁忌：孕妇禁用。

【参考文献】

[1] 丁筠平.徐长卿祛风定痛汤治疗血管性头痛154例[J].浙江中医杂志，1995, 30(5): 237.

[2] 彭长林.徐长卿水针穴位注射治疗膝关节疼痛32例[J].甘肃中医，2001, 14(4): 62.

[3] 王炳吉，王玉.徐长卿合剂外擦治疗荨麻疹[J].山东中医杂志，2000, 19(12): 754.

[4] 许青松，张红英，李迎军，等.徐长卿水煎剂抗炎及镇痛作用的研究[J].时珍国医国药，2007, 18(6): 1407.

[5] 杨淑琴.徐长卿治疗过敏性疾病研究进展[J].河北中医，2015, 37(10): 1593.

[6] 孟庆松，王蕾，程广清.李长生应用徐长卿验案浅析[J].中医药通报，2019, 18(2): 16.

[7] 林丽珊，蔡文秀，许云禄.徐长卿多糖抗肿瘤活性研究[J].中药药理与临床，2008, 24(5): 40-42.

[8] 李阳，孙世光，谢予朋.徐长卿提取物对损伤内皮细胞中乳酸脱氢酶、肿瘤坏死因子及白细胞介素-8活性的影响[J].中国医药导报，2003, 10(28): 10-11.

[9] 徐宏峰，张耕，王富乾，等.徐长卿6个提取部位体外抗水痘带状疱疹病毒作用研究[J].中国药房，2014, 25(39): 3659-3661.

201　薜荔

【来源】桑科榕属植物薜荔 *Ficus pumila* Linn.的花序托（俗称果实）。

【形态特征】常绿攀缘灌木，枝叶折断后有乳汁流出。幼枝细，节上生根，匍匐于它物，叶小而薄，心状卵形；老枝硬而直立，叶大而厚，倒卵形或椭圆形，背面网脉明显，形成小蜂窝状，初夏开小花，花似梨形，后形成紫绿色的膜质苞果。

【生长环境】多生于海岛石壁、沟谷灌丛或疏林中。

【采集加工】果实。夏秋采收，将果投入沸水中浸泡一下后晒干备用。

【性味功能】甘，平。补肾固精，活血，催乳。

【主治用法】遗精，阳痿，乳汁不通，闭经，乳糜尿。

【化学成分】芦丁、β-谷甾醇、蒲公英甾醇乙酸酯、补骨脂素等。

【现代研究】

1. 抗炎：薜荔水提物以及醇提物生药量100g/（kg·d），连续干预给药7天，对二甲苯所致小鼠耳肿胀炎症模型有显著抑制作用。

2. 镇痛：薜荔水煎液对酒石酸锑钾所致小鼠扭体反应有抑制作用，2.4g/kg组高峰期在0.5 ～ 1h，2h后作用衰减，2.4g/kg组高峰期在0.5 ～ 2h。

【临床应用】

急、慢性鼻窦炎：对50例急性及50例慢性鼻窦炎患者均给予荔花鼻窦炎片治疗，结果显示，对急性鼻窦炎患者的总有效率为92.00%，对慢性鼻窦炎患者的总有效率为88.00%。

【参考文献】

[1] 毛彩霓，杨卫丽，刘明生. 薜荔药材两种提取物的抗炎作用研究[J]. 海南医学院学报，2010, 16(10): 1256.

[2] 毛彩霓，谭银丰，杨卫丽，等. 薜荔不同提取部位抗炎作用研究[J]. 时珍国医国药，2011, 22(7): 1596.

[3] 唐翠娥. 薜荔籽果胶的提取工艺及其性质研究[D]. 南昌：南昌大学，2007.

[4] 王晶晶，李均，陈炳华，等. 薜荔果实乙醇提取液抗氧化活性的初步分析[J]. 福建师范大学学报，2009, 25(1): 110.

[5] 孙磊，翟莉茹，韩剑，等. 冰粉籽中酯化度果胶钙离子络合物对大鼠的降餐后血糖作用[J]. 营养学报，2009, 32(1): 110.

202 磨盘草

【来源】锦葵科苘麻属植物磨盘草*Abutilon indicum* (L.) Sweet的全草。

【形态特征】一年生或多年生亚灌木状草本，被灰白色短柔毛。茎直立，分枝多。单叶互生，有叶柄，叶片卵圆形至宽卵形，先端短尖，基部心形，边缘疏生锯齿，有时全缘，下面灰绿色。夏季开黄色花，花单生茎顶和叶腋，花梗长而纤弱，花萼盘状，绿色，被有柔毛；花冠浅钟状，倒卵形。果实扁圆形，磨盘状，黑色，有棱，顶端具短芒。种子肾形，疏被短柔毛。

【生长环境】生于荒野、坡地、路边草丛或者灌木丛中。

【采集加工】全草入药，夏秋采收，洗净切段后晒干备用。

【性味功能】甘、淡、平。疏风清热，益气通窍，祛痰利尿。

【主治用法】用于泄泻，淋病，耳鸣耳聋，疝气，痈肿，荨麻疹。

【化学成分】草：土木香内酯、异土木香内酯、氨基酸、香草酸、延胡索酸、β-谷甾醇、β-蒎烯等挥发油。根：β-谷甾醇、β-香树脂醇、abutilin A、生物碱及脂肪。

【现代研究】

1. 抗炎：小鼠灌胃给磨盘草乙醇提取物高、中、低剂量2g/kg、0.5g/kg、0.125g/kg，每天1次，预保护给药5天，干预二甲苯致小鼠耳炎症及醋酸引起的小鼠腹膜炎模型，实验结果显示，磨盘草药材醇提物高、中、低剂量能明显降低二甲苯所致小鼠耳肿胀度，抑制冰醋酸所致的小鼠腹腔毛细血管通透性增高。

2. 利尿：磨盘草药材醇提物高、中、低剂量1g/kg、0.2g/kg、0.0625g/kg，6h内能明显增大鼠排尿量。

3. 抗氧化：磨盘草乙醇提取物和甲醇提取物均具有较强的抗氧化活性且与浓度呈现良好的量效关系。在一定质量浓度下乙醇提取物清除DPPH能力比甲醇提取物强，甲醇提物的还原Fe^{3+}能力比乙醇提取物强。当DPPH·清除率接近50%时乙醇样品液的浓度（IC_{50}）为0.6mg/mL，甲醇样品液的浓度为0.7mg/mL，表明磨盘草乙醇提取物清除DPPH·的能力比甲醇提取物强。

【临床应用】

1. 湿疹：磨盘草、艾叶煎液浸浴治疗婴儿湿疹，共治疗36例，给药7天后，治愈22例，显效10例，有效2例，无效2例，总有效率为94.4%。

2. 中耳炎：磨盘草治疗急性中耳炎，共治疗患者46例，治疗7天后，治愈28例，显效12例，有效5例，无效1例，总有效率为97.8%。

【参考文献】

[1] 刘娜，贾凌云，孙启时. 中药磨盘草的化学成分研究[J]. 沈阳药科大学学报，2009，26(3): 196.

[2] 陈勇，杨晨，魏后超，等. 磨盘草药材醇提物抗炎、利尿作用实验研究[J]. 亚太传统医药，2009，5(12): 19.

[3] 莫礼滨. 磨盘草、艾叶煎液浸浴治疗婴儿湿疹36例[J]. 广西中医药，2011，34(5): 31.

[4] 刘娜. 磨盘草化学成分及质量标准的研究[D]. 沈阳：沈阳药科大学，2008.

[5] 刘玟君，周艳，韩倩，等. 民族药磨盘草研究进展及展望[J]. 辽宁中医药大学学报，2019，21(5): 129.

203 簕苋菜

【来源】苋科苋属植物刺苋*Amaranthus* spinosus L.的全草。

【形态特征】一年生草本，茎直立，有分枝，无毛或疏生短毛，绿色或红色。单叶互生，具柄，叶片菱状卵形或卵状披针形，先端圆钝，顶处有小针刺，基部楔形，全缘。夏、秋开淡绿色或绿白色花，簇生于叶腋或排成顶生或腋生稠密的穗状花序，胞果矩圆形，盖裂。

【生长环境】生于村边路旁或草坡上。

【采集加工】全草。夏、秋采挖，晒干或将根、茎、叶分别洗净切段后晒干备用。

【性味功能】甘、淡，微寒。清热利湿，解毒消肿，凉血止血。

【主治用法】痢疾，腹泻，胃、十二指肠溃疡出血，痔疮便血；外用于皮肤湿疹，疖肿脓疡，毒蛇咬伤。

【化学成分】茎含苋菜红素、异苋菜红素、甜菜苷、异甜菜苷、阿魏酰奎宁酸等。

【现代研究】

1. 抗炎：簕苋菜正丁醇提取物低剂量15g/kg与高剂量30g/kg，两个剂量均对二甲苯所致小白鼠耳肿胀有抑制作用。

2. 镇痛：簕苋菜正丁醇提取物低剂量15g/kg与高剂量30g/kg灌胃干预小白鼠腹腔注射醋酸所致的扭体反应，实验结果显示，两个剂量均能对抗小白鼠腹腔注射醋酸所致的扭体反应。刺苋50%乙醇提取物对小鼠福尔马林致痛、醋酸致痛、热板致痛、热水缩尾致痛都有明显的抑制作用，但剂量依赖性明显，浓度为400mg/kg时镇痛效果最好。

3. 止血：簕苋菜正丁醇提取物低剂量15g/kg与高剂量30g/kg灌胃给药，每天1次，连续给药3天，末次给药1h后，眼眶取血，检测凝血时间，结果表明，簕苋菜正丁醇提取部分能显著地缩短凝血时间。

4. 利尿：簕苋菜水提取物剂量为200mg/kg、500mg/kg、1000mg/kg、1500mg/kg给大鼠口服给药，24h后收集尿液，结果显示，刺苋水提取物有很强的利尿活性。

5. 抗氧化：60%乙醇提取制备的刺苋总多酚对羟基自由基有很强的清除能力，当总多酚浓度为2.5mg/mL时，抑制率可达60%。簕苋菜的甲醇提取物，其清除DPPH、一氧化氮、超氧自由基、ABTS和羟基自由基有良好的效果。

6. 保肝：刺苋50%乙醇提取物灌胃给药剂量为100mg/kg、200mg/kg、400mg/kg，持续14天。对四氯化碳诱导的实验动物的肝损伤，血清中AST、ALT和总胆红素的血清酶水平呈剂量依赖性恢复正常化。

7. 驱虫：小鼠体内实验结果表明，刺苋提取物对疟原虫有一定的杀灭作用。半数有效剂量ED_{50}为（789.36±7.19）mg/kg。其抗疟疾的活性物质有可能是甜菜苷和苋苷，以及多酚类成分。

【临床应用】

1. 溃疡病出血：簕苋菜治疗溃疡病出血，有效率94.4%，未发现任何副作用。

2. 肾结石：用刺苋根50～100g水煎液治疗肾结石患者76例，治疗后通过B超检查，排石率达70%以上，且极少复发。

【参考文献】

[1] 贤景春，杨清，郭香云. 刺苋总多酚提取工艺及其抗氧化性研究[J]. 贵州农业科学，2011, 39(1): 194.

[2] 廖里，郑作文. 刺苋的药理研究[J]. 广西中医学院学报，1999, 16(3): 107.

[3] 黄洪坤. 簕苋菜的临床应用[J]. 新中医，1984(12): 25.

[4] 郑作文，周芳，李燕. 刺苋根皂苷镇痛抗炎作用的实验研究[J]. 广西中医药，2004，27(3): 54.

204　翻白草

【来源】蔷薇科委陵菜属植物翻白草 *Potentilla discolor* Bunge. 的带根全草。

【形态特征】多年生草本，根丛生、纺锤形、表面黑褐色，茎短，多分枝、表面密被白色绵毛。根生叶丛生、奇数羽状复叶、小叶二至五对，长圆形，边有锯齿，叶面疏毛，深绿色，叶背密被白色绵毛。夏季开小黄花、聚成伞形。结小卵圆形、淡黄色瘦果。

【生长环境】多生于田边、坡坎下、路边阴湿地。

【采集加工】带根全草，夏、秋季采挖、洗净切片晒干备用。

【性味功能】甘、微苦，平。止血，解热。

【主治用法】间歇热，疟疾，阿米巴痢疾、肺结核咯血、吐血，习惯性鼻、子宫出血。9～15g。

【化学成分】根含可水解鞣质及缩合鞣质，并含黄酮类等。全草：延胡索酸，没食子酸，原儿茶酸，槲皮素，柚皮素，山柰酚，间苯二酸。

【现代研究】

1. 抗菌：翻白草全草70%乙醇提取液的抑菌效果最好，对金黄色葡萄球菌的抑制作用最强，最低抑菌浓度（MIC）为0.125g/mL；对大肠埃希氏菌和八叠球菌的抑制作用次之，MIC为0.25g/mL，对普通变形杆菌、铜绿假单胞菌、粪肠球菌的抑制作用最差，MIC为0.5g/mL。翻白草中所含成分没食子酸、槲皮素，对志贺痢疾杆菌及福氏痢疾杆菌有抑制，最低抑菌浓度（MIC）分别为59μg/mL、37μg/mL。

2. 降血糖作用：体外细胞培养实验结果表明0.9mg/mL翻白草水提液能促进正常和胰岛素抵抗（IR）肝细胞糖代谢，增加肝糖原合成以及肝葡萄糖激酶活性，降糖作用呈量效关系。

3. 降血脂：翻白草高、中、低（8g/kg、4g/kg、2g/kg）剂量可有效降低高血脂家兔以及大鼠血清中TC、TG、LDL水平，而且对家兔的体重没有影响。

4. 抗癌：翻白草油能抑制HepG$_2$细胞增殖，而且呈剂量依赖性，IC$_{50}$值为2.03mg/mL。

5. 抗病毒作用：翻白草油在无毒范围（0.003～0.1mg/mL）内能增强被呼吸道合胞病毒（RSV）感染的Hela细胞存活率，而且与翻白草油质量浓度呈正相关。

6. 抗氧化：0.50mg/mL翻白草鞣质对HO·和O$_2^-$的清除率分别为81.7%和

85.4%，0.75mg/mL时对DPPH·的清除率达到91.6%，而对丙二醛（MDA）的抑制率为90.2%，其抗氧化作用在一定范围内随浓度的增加而提高。

【临床应用】

1. 颈淋巴结结核：取翻白草全草75～100g，用黄酒750g（不善饮者可减量）浸泡1昼夜，隔汤炖，以无酒味为度，加红糖适量，1次或分数次1日服完。每日或隔日1剂，15剂为一疗程，必要时停药5天后继续服第二疗程。治疗11例，服药1～2疗程后，8例颈淋巴结周围炎症消退，肿块消失；2例周围炎症减轻，肿块缩小；1例无效。

2. 急性菌痢：用鲜翻白草60g或干品30g，水煎，每日一剂，重症患者或者中毒型菌痢，可每日服2剂，分4次服用。共治疗350例，痊愈315例，好转28例，无效7例，治愈率为90%。

3. 高血脂：用翻白草治疗37例T2DM脂代谢异常者，结果三酰甘油、胆固醇、全血黏度、血浆黏度、纤维蛋白原、血细胞比容、载脂蛋白较治疗前明显降低。

4. 糖尿病：用翻白草治疗糖尿病，男11例，女7例，翻白草煎剂治疗1疗程，疗程结束后复查，血糖正常，尿糖消失，肝肾功能正常，血常规正常，心电图检查无心肌损害。疗程结束后停药，随访0.5～2.5年无复发。

5. 病毒性腹泻：40名因轮状病毒引起腹泻儿童分为两组（试验组和对照组），5天后发现给药的试验组的20名儿童中有8名腹泻停止，而给安慰剂的对照组中只有1名儿童腹泻停止，实验表明翻白草的提取物能够有效缩短轮状病毒引发的腹泻的持续时间。

【参考文献】

[1] 王健，焦强，海波，等. 翻白草化学成分、质量评价及药理活性的研究进展[J]. 中成药，2016, 38(7): 1590.

[2] 刘为民，徐艳. 翻白草治疗18例2型糖尿病临床分析[J]. 中国社区医师（医学专业），2011, 13(30): 168.

[3] 边可君，徐辉碧，黄开勋，等. 三叶委陵菜乙醇提取物镇痛作用的研究[J]. 江苏临床医学杂志，2002, 6(3): 200.

[4] 伍贤进，毛倩，刘胜贵，等. 翻白草提取物的抑菌作用研究[J]. 辽宁中医杂志，2007, 34(9): 1295.

[5] 张远荣，王锋. 翻白草鞣质的体外抗氧化作用研究[J]. 中国药房，2011, 11(22): 98.

下 篇

粤北药用原植物彩图

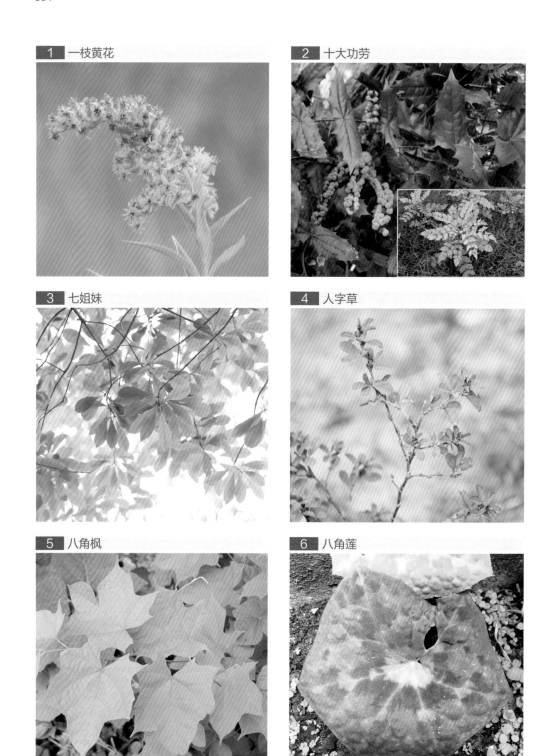

1 一枝黄花

2 十大功劳

3 七姐妹

4 人字草

5 八角枫

6 八角莲

7　八卦拦老虎

8　了哥王

9　三月泡

10　三白草（塘边藕）

11　三荚草

12　三桠苦

13 三钱三

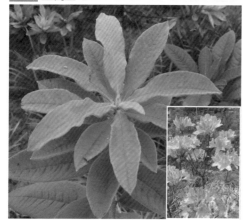

14 土人参

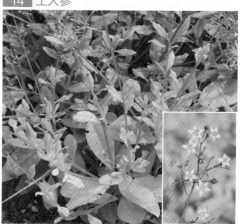

15 土荆芥

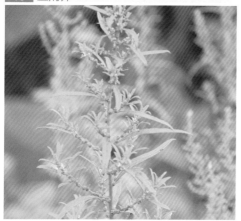

16 土党参

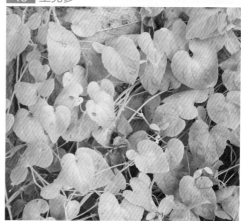

17 大飞扬草

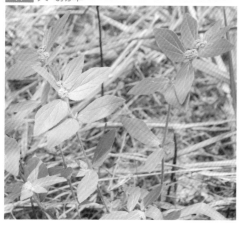

18 大叶双眼龙

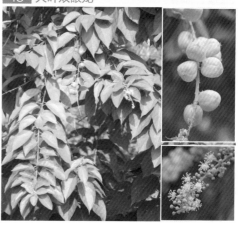

19 大叶驳骨兰

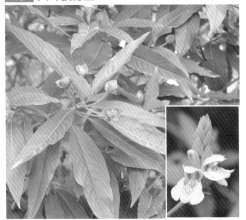

20 大叶紫珠

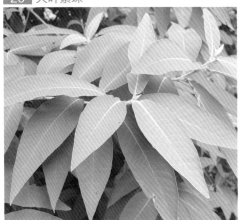

21 大血藤

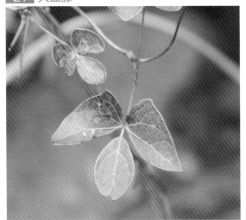

22 大茶药根

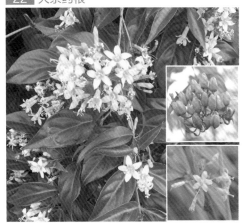

23 小飞扬草

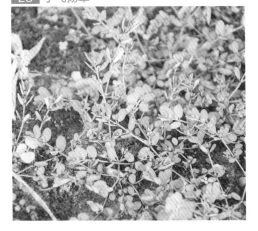

24 小木通

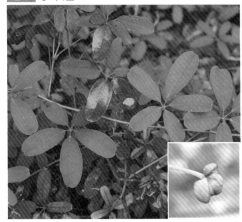

25 小金不换

26 山大颜

27 山芝麻

28 山苍子

29 山指甲

30 山蚂蝗

31 山薄荷

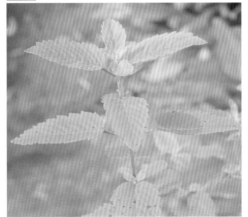

32 千斤拔

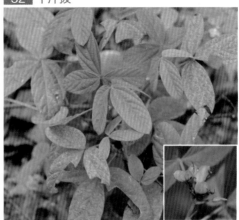

33 千里光

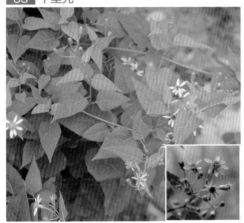

34 广东土牛膝

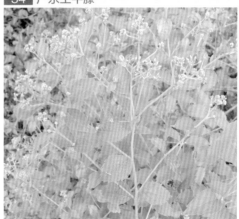

35 飞龙掌血

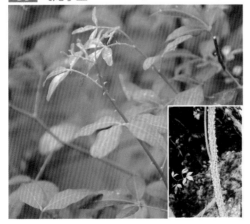

36 马蹄蕨

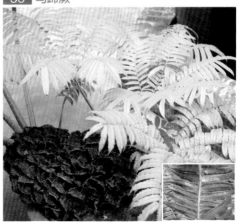

37 马鞭草

38 天胡荽

39 云实

40 木芙蓉

41 木豆

42 木槿

43 木患树

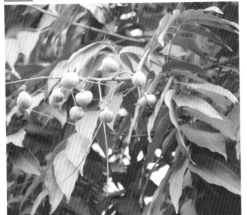

44 艾

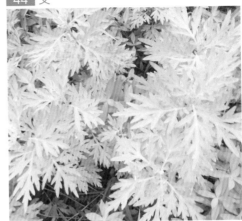

45 五指毛桃

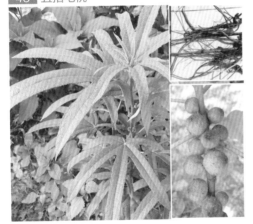

46 五指柑

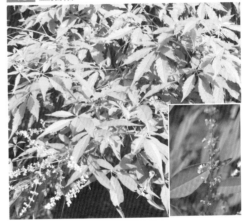

47 水杨梅

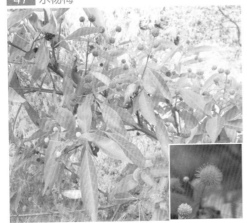

48 水线草

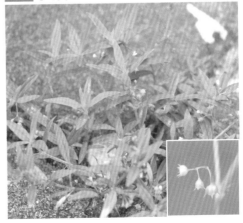

49 牛白藤

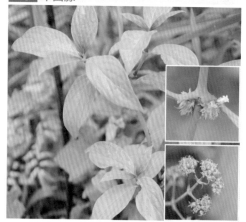

50 牛耳枫

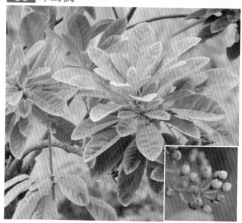

51 毛冬青

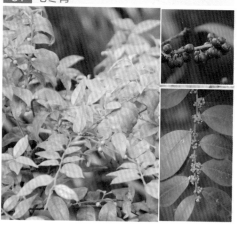

52 毛麝香

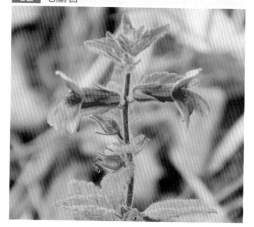

53 月月红

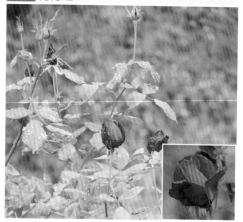

54 乌桕树

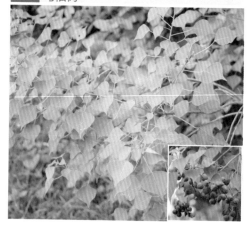

55 乌蔹莓

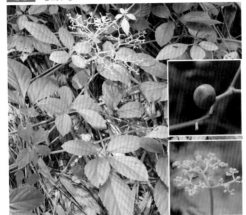

56 火炭母

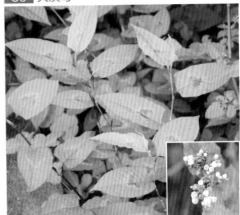

57 火炭酸

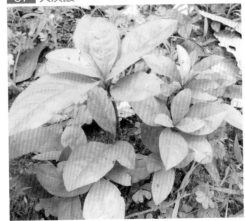

58 节节草

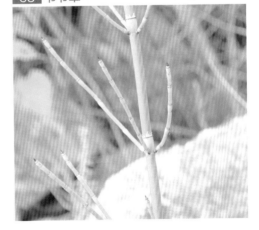

59 石上柏

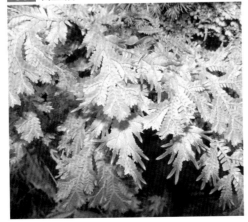

60 石仙桃

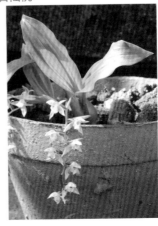

61 石柑子

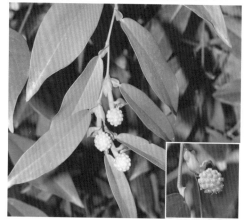

62 石楠藤

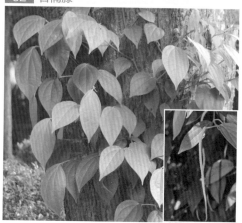

63 石辣椒

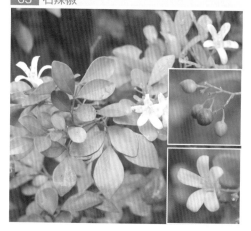

64 石薯

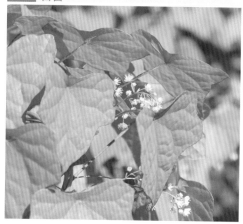

65 龙骨风

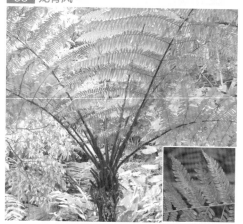

66 龙脷叶

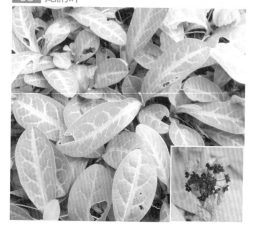

67 叶下珠

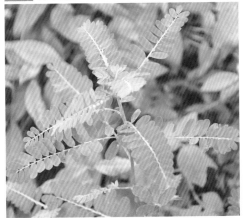

68 田基黄

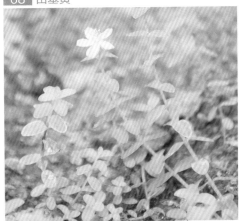

69 四大天王

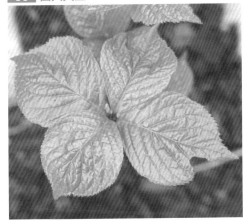

70 白牛胆

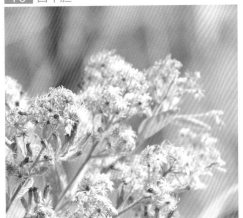

71 白毛藤

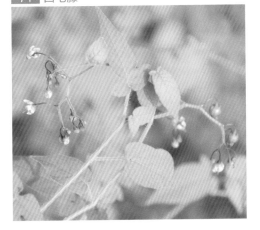

72 白药子

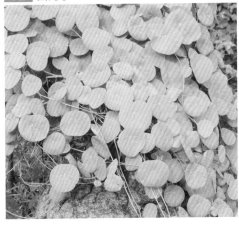

73 白背叶

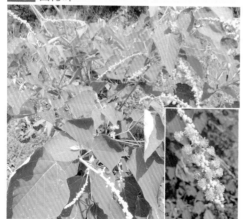

74 白簕

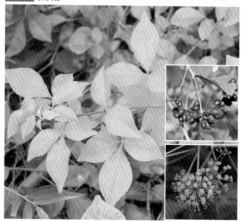

75 半边莲

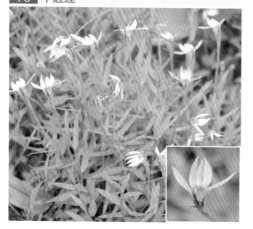

76 半边旗

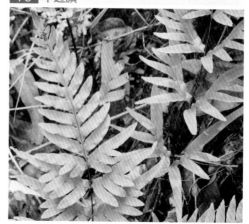

77 半枝莲

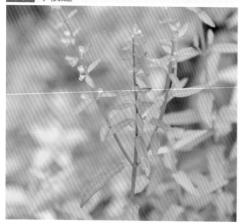

78 半枫荷

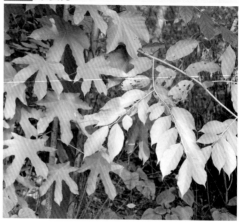

79　丝线吊芙蓉

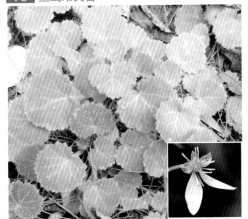

80　老虎枥

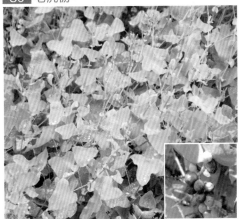

81　地胆头

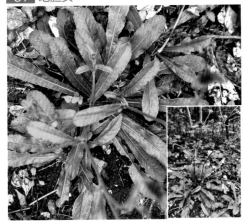

82　地榆

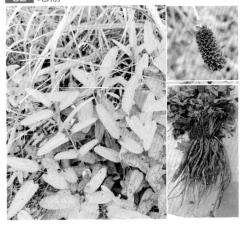

83　地稔

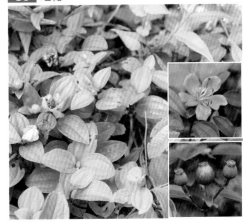

84　过江扁龙

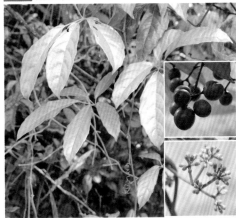

85 过江圆龙

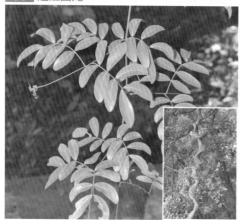

86 吊杆泡

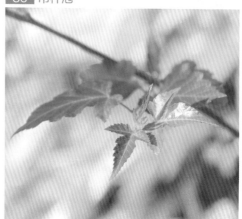

87 朱砂根

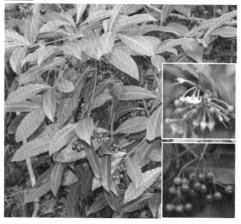

88 竹柏

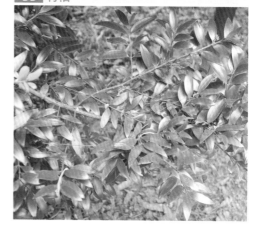

89 竹骨草

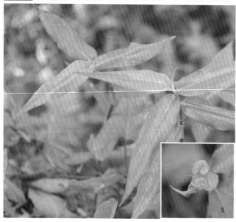

90 竹桔树

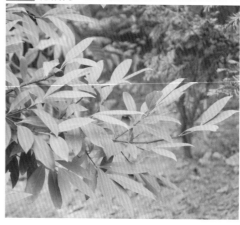

91 血水草

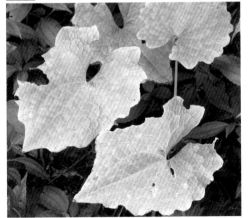

92 血见愁

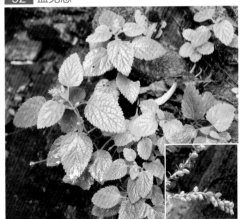

93 血党

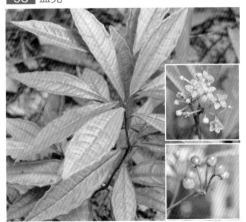

94 羊蹄

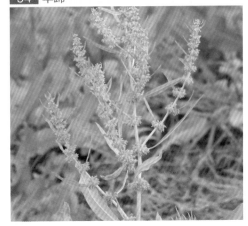

95 羊蹄草

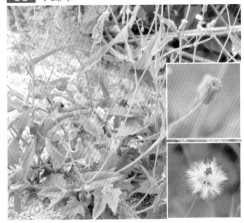

96 米仔藤

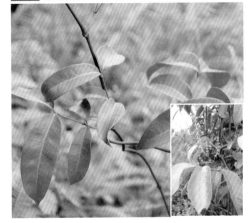

97 红花倒水莲

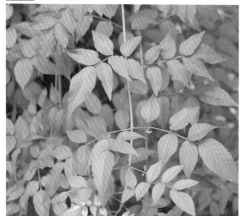

98 红豆蔻

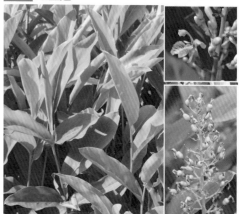

99 扶芳藤

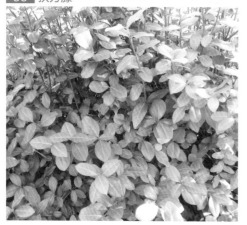

100 走马胎

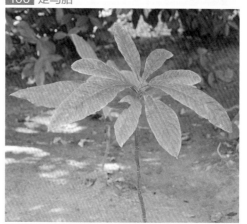

101 走马箭

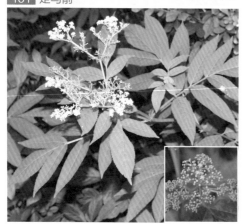

102 赤脚草

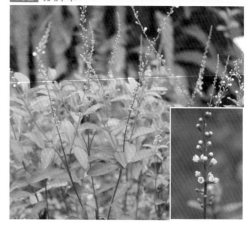

103 苎麻

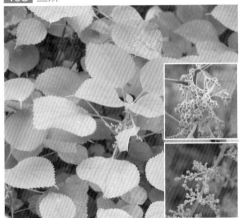

104 苏铁蕨

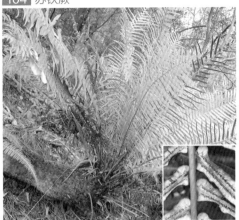

105 杜虹花

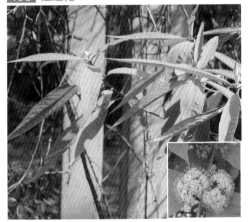

106 杨梅

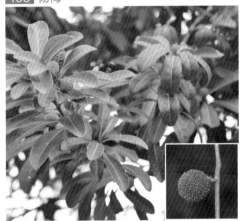

107 两指剑

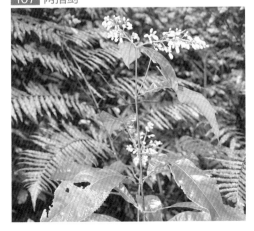

108 旱辣蓼

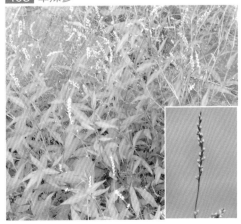

109 岗稔

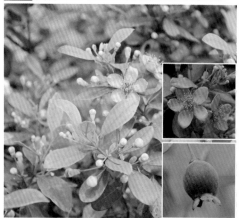

110 牡蒿

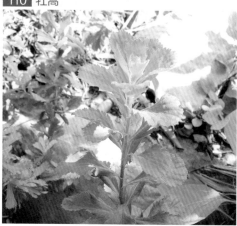

111 伸筋草

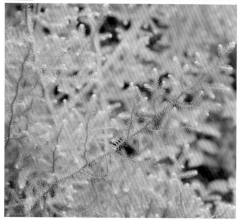

112 余甘子

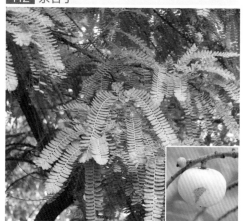

113 鸡骨草

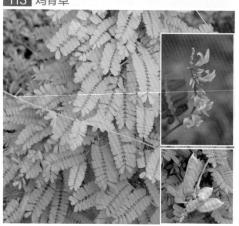

114 鸡屎藤

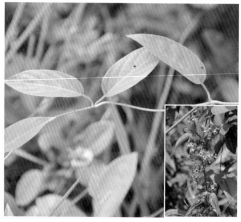

115 驳节草

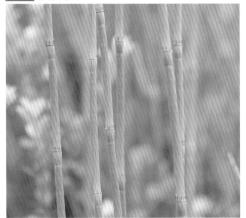

116 青果

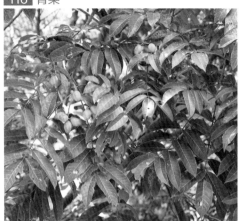

117 青葙

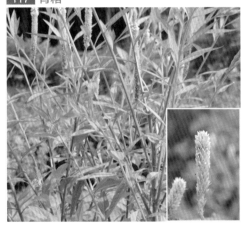

118 苦丁茶

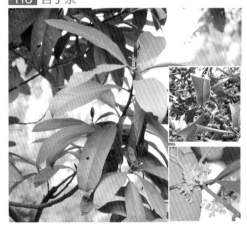

119 苦木

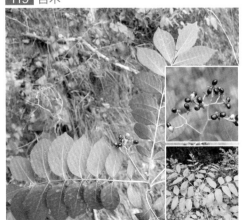

120 苦荞麦

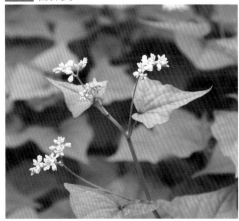

121 苦斋菜

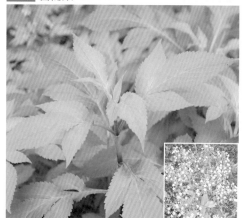

122 苦蘵

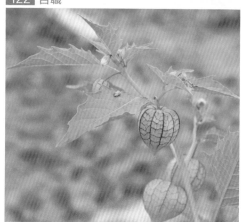

123 枫香脂

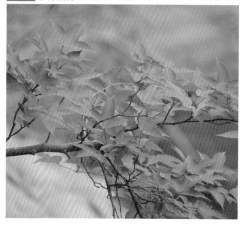

124 金耳环

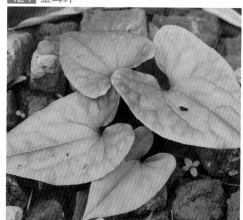

125 金刚藤

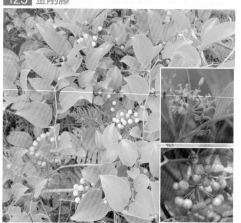

126 金沙藤

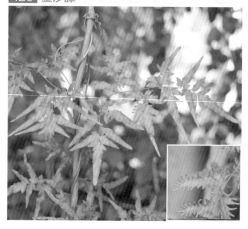

127 金果榄

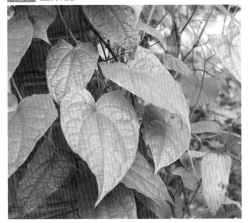

128 金钗石斛

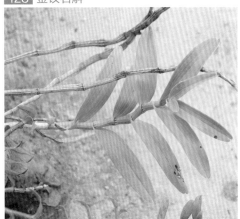

129 金盏银盘

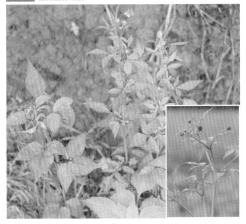

130 金锁匙

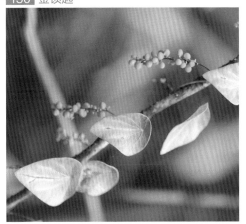

131 肿节风

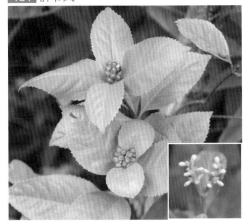

132 兔耳风

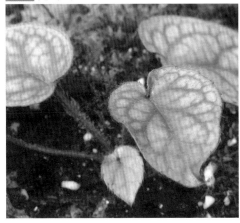

133 狗头泡

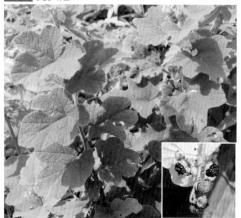

134 狗肝菜

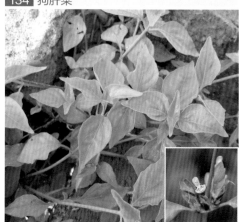

135 狗尾草

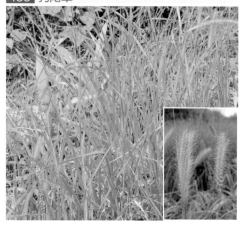

136 闹羊花

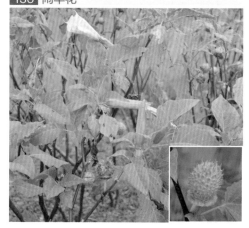

137 卷柏

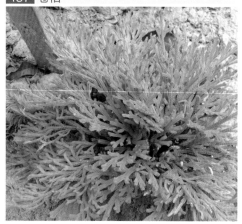

138 油松节

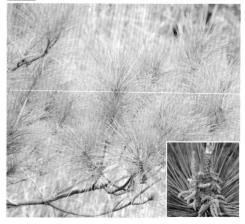

139 泥鳅串

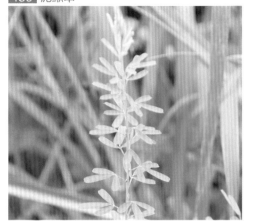

140 细箬仔

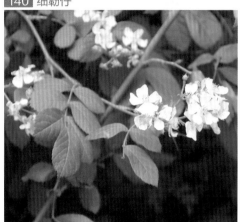

141 草石蚕

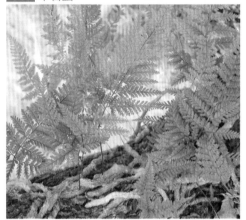

142 南天竹

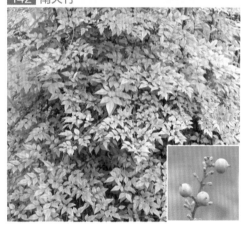

143 南板蓝根

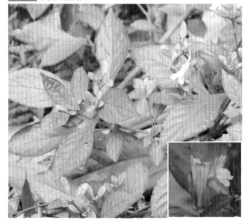

144 枳椇子

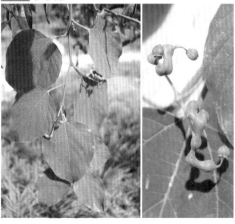

145 香椿

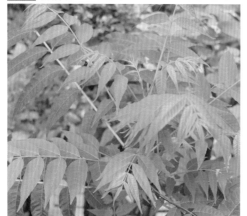

146 鬼箭羽

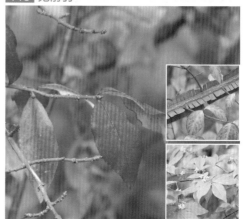

147 独脚柑

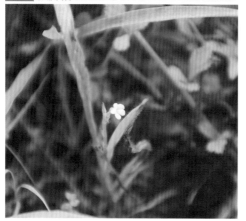

148 穿心莲

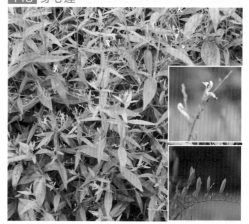

149 穿破石

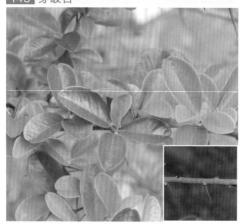

150 娃娃拳

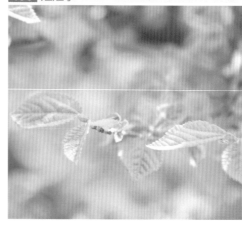

151 绞股蓝

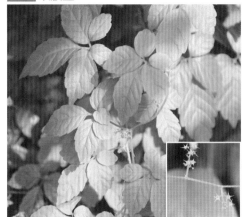

152 盐肤木

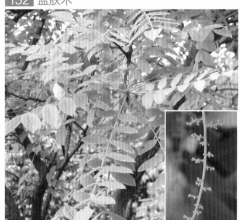

153 鸭脚木

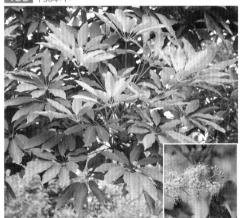

154 鸭脚艾

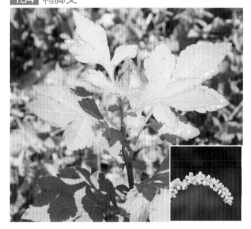

155 铁苋

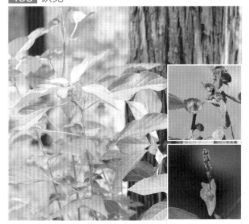

156 积雪草

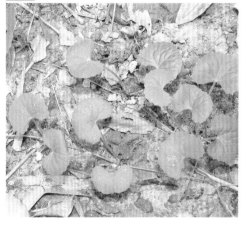

157 透骨消

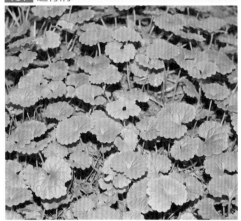

158 倒吊黄花

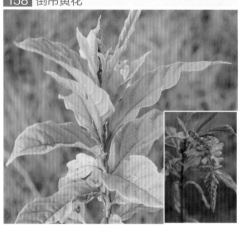

159 臭牡丹

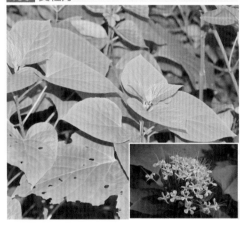

160 凉口茶

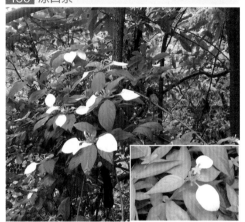

161 排钱草

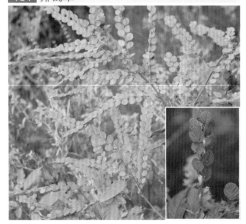

162 接骨木

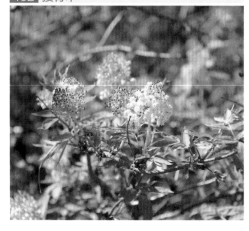

163 黄独

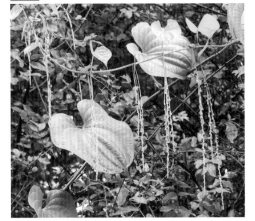

164 黄蜀葵

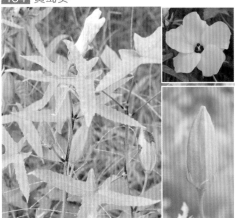

165 救必应

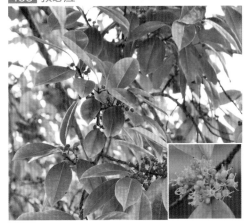

166 雀梅藤

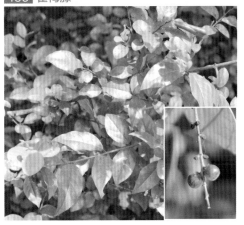

167 常山

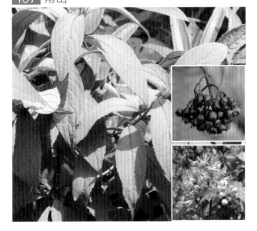

168 野甘草

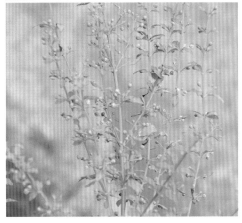

169 野牡丹

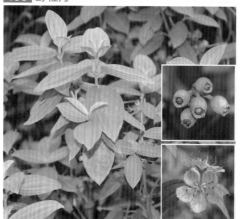

170 野鸦椿

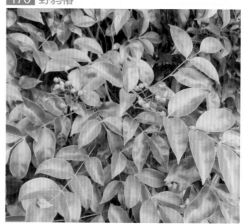

171 野颠茄

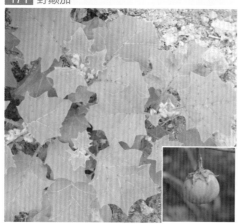

172 蛇莓

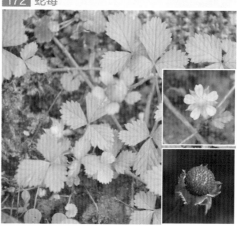

173 甜茶藤

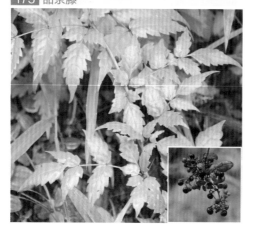

174 盘龙参

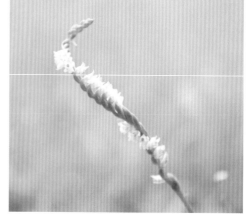

175 盘龙草

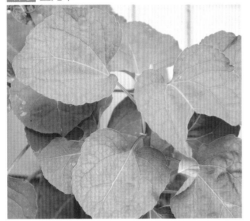

176 猫毛草

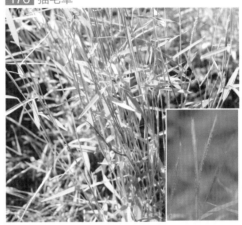

177 琴叶榕

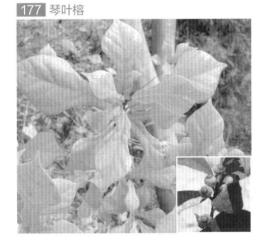

178 博落回

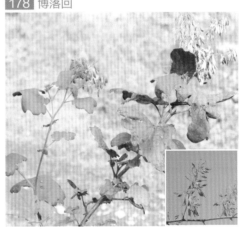

179 楮实子

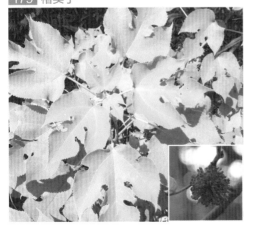

180 紫背天葵

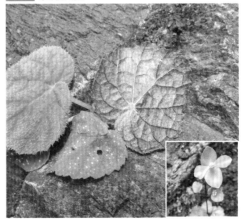

181 紫珠草

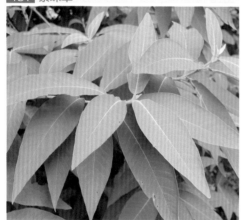

182 掌牛仔

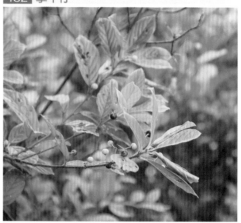

183 蛤蟆王

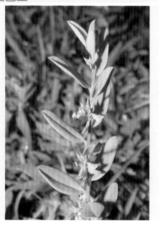

184 蛟龙木

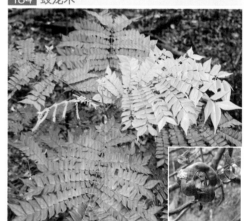

185 黑老虎

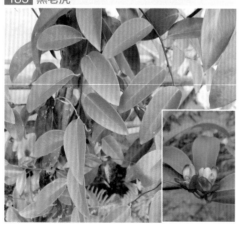

186 黑面神

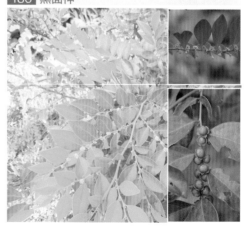

187 鹅不食草

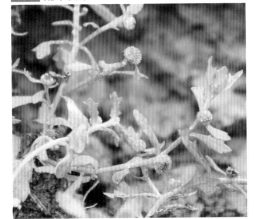

188 粪箕笃

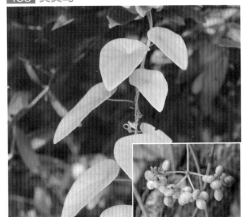

189 楤木

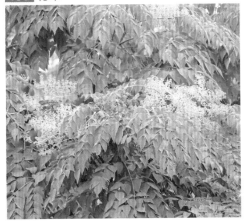

190 路边菊

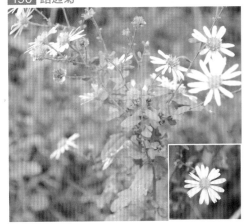

191 蜈蚣草

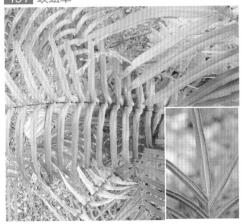

192 稔水冬瓜

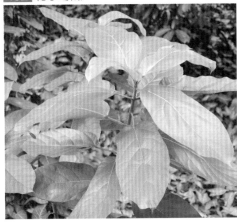

193 鼠曲草

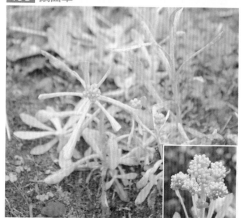

194 溪黄草

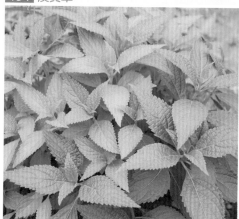

195 酸味草

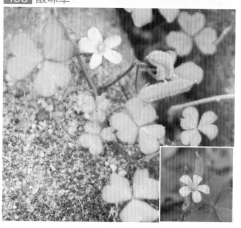

196 漆大姑

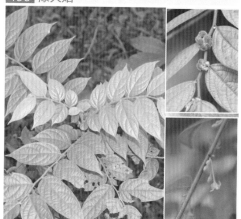

197 漆姑草

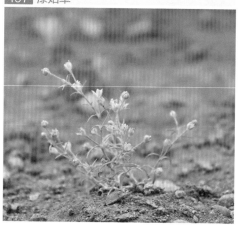

198 翠云草

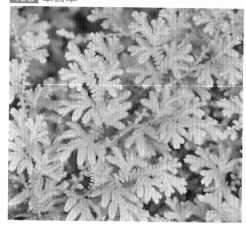

199 槲蕨

200 寮刁竹

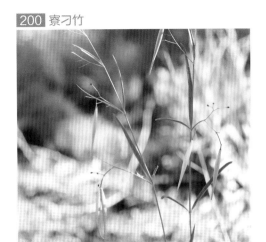

201 薜荔

202 磨盘草

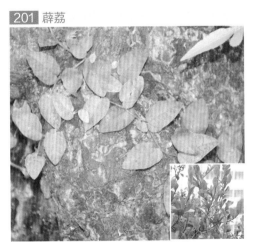

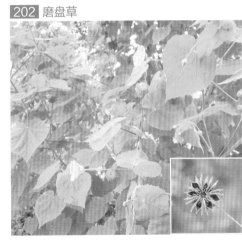

203 筋苋菜

204 翻白草

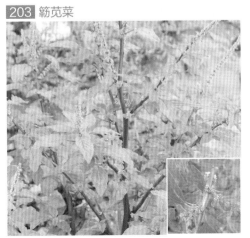

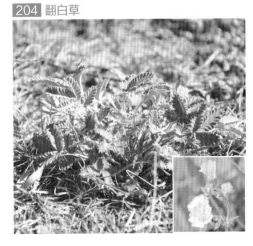

主要

参考文献

[1] 梅全喜.广东地产药材研究[M].广州：广东科技出版社，2011.

[2] 国家中医药管理局，《中华本草》编委会.中华本草(1—10)[M].上海：上海科学技术出版社，1999.

[3] 宋立人.现代中药学大辞典[M].北京：人民卫生出版社，2001: 352.

[4] 江苏新医学院.中药大辞典[M].上海：上海科学技术出版社，1977: 133-134.

[5]《广东中药志》编辑委员会.广东中药志：第2卷[M].广州：广东科技出版社，1996：552.

[6] 广西壮族自治区卫生厅.广西中药材标准：第2册[M].南宁：广西科学技术出版社，1992：42.

[7] 中国药品生物制品检定所，广东省药品检验所.中国中药材真伪鉴别图典：2 常用根及根茎药材分册[M].广州：广东科技出版社，2011: 227.

[8] 冯洪钱.民间兽医本草续编[M].北京：科学技术文献出版社，1989: 367.

[9] 南京中医药大学.中药大辞典[M].上海：上海科学技术出版社，2006.

[10] 广东省食品药品监督管理局.广东省中药材标准[S].广州：广东科技出版社，2004.

[11] 国家药典委员会.中华人民共和国药典[S].北京：中国医药科技出版社，2020.

[12] 范文昌，梅全喜，李楚源.广东地产清热解毒药物大全[M].北京：中医古籍出版社，2011.

[13] 程金生，陈文滨.客家中草药图鉴及民间验方[M].北京：中国医药科技出版社，2016.

[14] 尹显洪.瑶医常用植物药化学与药理研究[M].广州：广东旅游出版社，2008.

[15] 庞声航.实用瑶药学[M].南宁：广西科学技术出版社，2008.

[16]《全国中草药汇编》编写组.全国中草药汇编[M].北京：人民卫生出版社，1975.

[17] 王继生.皮肤病实用中药学[M].保定：河北大学出版社，2010.

[18] 司有奇.黔南本草[M].贵阳：贵州科技出版社，2015.

[19] 郑小吉，饶军，林伟波.岭南中草药图谱[M].北京：中国医药科技出版社，2016.

[20] 福建省医药研究所.福建药物志[M].福州：福建人民出版社，1979.

[21] 马骥，唐旭东.《岭南采药录》考证与图谱：下册[M].广州：广东科技出版社，2016.

[22] 潘超美.中国民间生草药原色图谱[M].广州：广东科技出版社，2015.

[23] 崔同寅.全国重名易混中药鉴别手册[M].北京：中国医药科技出版社，1992.

[24] 刘新民.中华医学百科大辞海内科学：第3卷[M].北京：军事医学科学出版社，2008.

[25] 蒋长远，周德铭.中草药临床实验录[M].北京：科学技术文献出版社，1984.

[26] 谢观主.中华医学大辞典[M].沈阳：辽宁科学技术出版社，1994.

[27] 广西壮族自治区革命委员会卫生局.广西本草选编[M].南宁：广西人民出版社，1974.

[28] 广西壮族自治区革命委员会政治工作组卫生小组.广西民间常用中草药手册：第1册[M].南宁：广西人民出版社，1969.

[29] 郭国华.临床中药辞典[M].长沙：湖南科学技术出版社，2007.

[30] 林余霖.图解本草纲目[M].北京：军事医学科学出版社，2015.

[31] 方显明，赖祥林.岭南特色活血化瘀药的现代研究与临床应用[M].广州：广东科技出版社，2017.

[32] 钱伯文.抗癌中草药的临床效用[M].上海：上海翻译出版公司，1987.

[33] 郑小吉，饶军，林伟波.岭南中草药图谱[M].北京：中国医药科技出版社，2016.

[34] 王慧娟.全国医药产品大全[M].北京：中国中医药科技出版社，1988.

[35] 谢宗万.全国中草药汇编[M].北京：人民卫生出版社，1996.

[36] 周德生，巢建国.根和根茎类中草药彩色图鉴[M].长沙：湖南科学技术出版社，2016.

[37] 萧步丹.岭南采药录[M].广州：广东科技出版社，2009.

[38] 陈蔚文.岭南本草3[M].广州：广东科技出版社，2016.

[39] 郭建生，潘清平.实用临床中药手册[M].长沙：湖南科学技术出版社，2016.

[40] 刘春生.实用中草药图典[M].珍藏版.北京：中医古籍出版社，2013.

[41] 赵新先，赵素云，李泽贤.本草图典：第1卷[M].广州：广东世界图书出版公司，2003.

[42] 黄燮才.实用中草药原色图谱[M].南宁：广西科学技术出版社，1993.

[43] 黄燮才.蛇虫咬伤中草药原色图谱[M].南宁：广西科学技术出版社，2009.

[44] 黄燮才.肝炎病中草药原色图谱[M].南宁：广西科学技术出版社，2001.

[45] 黄燮才.常用中草药识别与应用[M].北京：化学工业出版社，1999.

[46] 杨建峰.中草药大典[M].南昌：江西科学技术出版社，2015.

[47] 方显明，赖祥林.岭南特色活血化瘀药的现代研究与临床应用[M].广州：广东科技出版社，2017.

[48] 李葆莉.实用中草药彩色图鉴：上卷[M].北京：中医古籍出版社，2016:46.

[49] 潘港珍.珠海市常见中草药植物[M].广州：华南农业大学，1988.

[50] 戴义龙，戴义石.袖珍草药图本[M].福州：福建科学技术出版社，2000:296.

[51] 黄元金.实用皮肤病性病中草药彩色图集[M].广州：广东科技出版社，199:370.

[52] 田燕主.一味中药治顽疾[M].北京：金盾出版社，2012.

[53] 曹金洪.一味中药巧治病[M].乌鲁木齐：新疆人民出版社，2014.

[54] 陈蔚文.岭南本草3[M].广州：广东科技出版社，2016.

[55] 江苏省植物研究所.新华本草纲要：第2册[M].上海：上海科学技术出版社，1991.

[56] 邵水生.广东中药志：第2卷[M].广州：广东科技出版社，1996.

[57] 崔树德.中药大全[M].哈尔滨：黑龙江科学技术出版社，1998.

[58] 梅全喜.现代中药药理与临床应用手册[M].北京：中国中医药出版社，2016.

[59] 国家医药管理局中草药情报中心站.植物药有效成分手册[M].北京：人民卫生出版社，1986:128.

索 引